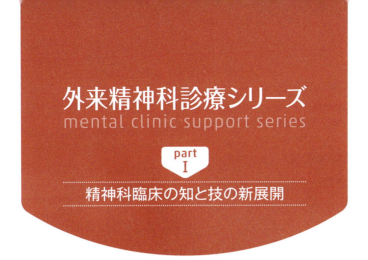

外来精神科診療シリーズ
mental clinic support series
part I
精神科臨床の知と技の新展開

診断の技と工夫

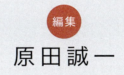

編集
原田誠一

中山書店

[編集主幹]

原田誠一（原田メンタルクリニック：東京）*

[編集委員]（五十音順）

石井一平（石井メンタルクリニック：東京）

高木俊介（たかぎクリニック：京都）

松﨑博光（ストレスクリニック：福島）

森山成栞（通谷メンタルクリニック：福岡）

[編集協力]

神山昭男（有楽町桜クリニック：東京）

(*本巻企画・編集担当)

【読者の方々へ】

本書に記載されている診断法・治療法については，出版時の最新の情報に基づいて正確を期するよう最善の努力が払われていますが，医学・医療の進歩からみて，その内容がすべて正確かつ完全であることを保証するものではありません．したがって読者ご自身の診療にそれらを応用される場合には，医薬品添付文書や機器の説明書など，常に最新の情報に当たり，十分な注意を払われることを要望いたします．

中山書店

刊行にあたって
― 五人の侍からのご挨拶 ―

　精神科クリニックが年々増え続けている現状には，社会のニーズと時代の流れに裏づけられた必然性がある．精神医療におけるクリニックの役割と責務は，今後ますます大きくなっていくに違いない．こうした趨勢のなか，本叢書を世に問う意義はどこにあるだろうか．

　まずは，「クリニックの立ち上げ方」や「診療・経営を継続する工夫」を具体的にわかりやすく示すこと．これは，これから開業を目指す方々にとって心強いガイド，格好の導きの糸となるだろう．加えて，すでに精神科クリニックを開設し営んでおられる皆さまにとっても，日々の仕事内容を振り返り，今後に活かすための参考資料になるのではないか．

　さらには，開業という場に伴いがちなさまざまな問題点について改めて考え，対策を試みるための教材という役割．ともすればクリニックに孤立しがちななか，診療の質をどう維持してさらなる向上を目指すか，自らを含めたスタッフの心身の健康をどのように守るか，変動する社会のニーズにどう応えていくか，周囲との連携をいかに実践するか．クリニック関係者が，こうした問題としっかり向き合って試行錯誤を重ねる営為が，そのままわが国の精神医療の改善につながることが期待される．

　加えて，今回編者らが心中ひそかに期したのは，精神科クリニックでの実践を通じて集積されてきた膨大な「臨床の知」を集大成して，一まとめの形で世に問うことだ．

　自らの活動の場を市井の診療所に定めて精進を続けているクリニック関係者には，"開設の志" と "自分の城で培ってきた実学の蓄積" がある．真摯な日々の経験の積み重ねを通して得られた「臨床の知」には，他所では得難い味わいや歯応え，独創性と実用性，手触りや香りがあるだろう．わが国の現場に根差した「臨床の知」をひっくるめて示して，現在の正統的な精神医学～精神医療に対する自分たちなりの意見表明や提言をする．このような企みが，わが国の精神医学～精神医療のレベルの向上に裨益できるところがあるはずだし，はたまたその必要性があると考えた．この信念に基づいて結実したのが，本シリーズである．クリニック関係の皆さまはもとより，クリニックと直接関係のない精神科医，たとえば大学病院～単科精神病院～総合病院精神科の先生方にも，ご参考にしていただけるところがあるだろうと期待している．

　本叢書の企画・編集に携わった5名の精神科医は，いずれも（自称）侍だ．腕に（少しは）覚えがあり，開業医の苦楽を（それなりに）味わい，一家言を（幾許かは）もっている五人の侍．この野武士集団が，現在の精神医学～精神医療～日本社会に投げかけ問いかける中身が，はたしてどのようなものになるか．

　あるいは，へっぽこ侍がなまくら刀を振り回す滑稽な図柄か．しかしながら，そこには独自の新味や切実な問題提起，斬新な面白さやピリ辛の刺激が含まれているだろうし，現場で真に役立つ「臨床の知」が発見できるはずだ．

　諸兄姉におかれましては，ぜひ頁をめくって五人の侍，一癖も二癖もある野武士集団からのメッセージをご賞味くださりますことを．

2014年10月　編者を代表して

編集主幹　原田誠一

序　新しい精神科診断学の提案

　〈外来精神科診療シリーズ〉の構成を考えた際に，「ぜひ，診断の巻も作ろう．屋上屋を架すことにならぬよう，新鮮味のある内容にしたいものだ」という大願を抱いた．何とも大それたこの願いをもつに至ったのは，軽率でそそっかしい編者の宿痾が災いしたばかりではない．精神科診断をめぐる積年の不充足が，背景に存在した気配濃厚である．しからば，その欲求不満の内実は何か．

　編者が精神科医になって三十余年経たが，この間に精神科診断学は劇的な変貌をとげた．研修医になった当初はもっぱら伝統的な診断学を学んだが，その後DSMに代表される操作的診断が世界中を席巻した．こうした変革の嵐の中で，「伝統的な診断学 vs 操作的診断」という構図の議論がさかんに行われてきた．そこでは「自らが拠って立つ立場の長所」と「相手側の欠点」が，声高に主張されることが多いように見受けられる．

　編者の目から見ると，伝統的な診断学と操作的診断の関係は対決して雌雄を決する類のものではなく，両者は相補的な間柄にある．そして双方を基盤にした内容にプラスアルファの要素を加えて，さらに臨床に役立つ進化したネオ診断学を目指すべきと考えてきた．このような認識が語られることが必ずしも世に多くなく，「新しい診断学」に関する議論が乏しい風景が屈託につながっていたのである．

　こうした編者にとって，本書の企画に携わる機会はまさに奇貨居くべし，と感じられた．好機到来のこの意識が，劈頭に記した蛙の願立てにつながった次第．

　目次を眺めると，本巻の編集方針の概要をご理解いただけるだろう．全体の構成は，① 各派の精神療法／リハビリテーションからみた診断のコツとポイント（精神療法／リハビリテーションに役立つ診断），② 精神科診断に関するエッセイ（臨床の知を自由に語っていただくコーナー），③ 当事者からみた精神科の診断—実態と問題点（当事者の視点），④ 精神科診断に役立つ質問票，症状評価尺度—概要と利用法，⑤ 診断をめぐる往復書簡（お二人の優れた精神科医による，診断にまつわる金言を楽しむ欄）．加えて本書の執筆者全員に，次の『精神療法の技と工夫』巻への寄稿を併せてお願いしたことも，今回工夫してみた点である．

　渾身の珠玉論文が勢ぞろいして，目論見通り「新しい診断学」について考える格好の一巻となった（と思っている）．読者諸賢におかれましては親しく頁をめくって，精神科診断をめぐる豊かな思索をご満喫ください．

2016年12月

原田誠一

外来精神科診療シリーズ
mental clinic support series
目　次

I　精神科診断概論

1　新しい精神科診断学の提案
　　―「伝統的な診断学」と「操作的診断」を補完する内容とは？　　　　　　　　　　原田誠一　2
　　1. はじめに…2／2. 精神科診断への基本的な視座①：「伝統的な診断学」と「操作的診断」の位置づけ…3／3. 精神科診断への基本的な視座②：「伝統的な診断学」と「操作的診断」では不十分な場合とは？…4／4. 精神科診断への基本的な視座③：「伝統的な診断学」と「操作的診断」を補完する重要な内容に"精神療法の工夫に役立つ診断学"がある…6／5. 本巻の構成―「伝統的な診断学」と「操作的診断」を補完する内容…8／6. おわりに…9

II　精神療法の各流派からみた診断のコツとポイント

1　精神分析　　　　　　　　　　　　　　　　　　　　　　　　　　　　　　　　奥寺　崇　12
　　1. はじめに…12／2. 精神分析における診立て―アセスメント／定式化…12／3. 精神療法の診療所とその実践…15／4. 精神分析の現在地，エナクトメント…17／5. おわりに…19

2　自己心理学（コフート心理学）　　　　　　　　　　　　　　　　　　　　　　和田秀樹　20
　　1. はじめに…20／2. コフート理論の変遷…21／3. 分析可能性という診断軸…22／4. 自己愛の成熟度…23／5. 自己の病理…24／6. 他者に依存できる能力という診断軸…25

3　行動療法　　　　　　　　　　　　　　　　　　　　　　　　　　　　　　　　原井宏明　27
　　1. ある二分法―診断はパズルかミステリーか？…27／2. うつ病は内因性／非内因性（心因性・神経症性）に二分すべきか？…28／3. 1980年代：神戸大学精神科研修医…30／4. 行動療法家になり始めた頃：第一世代の行動療法…31／5. EBMをし始めた頃：第二世代の行動療法―認知行動療法と認知モデル…32／6. 動機づけ面接とACTをし始めた頃：第三世代―診断横断的アプローチ…34／7. 診断はどう役立つのか？…35／8. 患者と医師のための診断…36／9. おわりに…37

4　認知行動療法　　　　　　　　　　　　　　　　　　　　　　　　　　　　　　井上和臣　40
　　1. はじめに…40／2. 認知的概念化―概観…41／3. 認知的概念化―症例…42／4. 聴覚情報から視覚情報へ―可視化の重視…45／5. 障害非特異的スキーマ…46／6. おわりに…46

5　ユング心理学　　　　　　　　　　　　　　　　　　　　　　　　　　　　　　武野俊弥　48
　　1. ユング心理学とは…48／2. ユングにとっての診断の意味…49／3. ユング派臨床にとっての診断の実際―筆者の場合…50

6　アドラー心理学　　　　　　　　　　　　　　　　　　　　　　　　　　　　　野田俊作　54
　　1. はじめに…54／2. 精神医学的診断との関係…54／3. 仮想的目標を分析する…55／4. 目標を評価する…57／5. 私的感覚を分析する…57／6. 私的論理について…58／7. ライフスタイルを診断する…59／8. おわりに…60

7　森田療法　　　　　　　　　　　　　　　　　　　　　　　　　　　　　　　　岩木久満子　61
　　1. はじめに…61／2. 森田療法の理論を理解する…61／3. 診断のコツ―適応か否か…64／4. おわりに…67

| 8 | 内観療法 | 飯島正明 | 69 |

1. はじめに…69 ／ 2. 内観方法…70 ／ 3. 症例…70 ／ 4. 考察…73 ／ 5. おわりに…75

| 9 | 交流分析 | 城所尚子 | 76 |

1. はじめに…76 ／ 2. カウンセリングを始める前に―引き受けられるのかどうか？…76 ／ 3. 心理的見立て…78 ／ 4. 機能レベルの見立て―機能レベルに応じたアプローチの選択…79 ／ 5. 交流分析による人格適応論からの見立て…79 ／ 6. おわりに…83

| 10 | 芸術療法 | 富澤 治 | 84 |

1. はじめに―診断とは何か…84 ／ 2. 「芸術療法」とは何か…87 ／ 3. 「表現病理学」からみる芸術表現…87 ／ 4. 表現病理学はどのように診断的側面に関与するか…88 ／ 5. 「メンタルクリニック」における芸術療法を用いた診断の応用…89 ／ 6. 診断して安心するのではなく，治療につながるさらなる問いかけを…90

| 11 | 動作療法 | 鶴 光代 | 91 |

1. 転換性という障害における懐疑意識への評価…91 ／ 2. 鑑別不能型身体表現性障害と診断された事例にみる情報収集と判断…93 ／ 3. 麻痺したからだに入ったわずかな主体的動作情報を見逃さずに判断した例…95

| 12 | 生活臨床 | 伊勢田 堯，小川一夫，長谷川憲一 | 98 |

1. はじめに…98 ／ 2. 生活臨床の初期の診断体系…99 ／ 3. 生活臨床の診断体系のその後の発展…101 ／ 4. おわりに―家族史療法としての展開へ…105

| 13 | ブリーフサイコセラピー | 長田 清 | 107 |

1. ブリーフサイコセラピーとは…107 ／ 2. 解決志向ブリーフセラピーによる診療の流れ…109 ／ 3. 考察…111 ／ 4. おわりに…112

| 14 | 家族療法 | 楢林理一郎 | 114 |

1. はじめに…114 ／ 2. 家族療法の視点…115 ／ 3. 家族療法における診立て方…116 ／ 4. 家族を理解するためのいくつかの視点…120 ／ 5. おわりに…121

| 15 | 集団療法 | 柴田応介 | 122 |

1. はじめに―宇宙飛行士になるには…122 ／ 2. リーダーシップとフォロワーシップ…123 ／ 3. ビオンの理論―集団内の精神力動…124 ／ 4. おわりに…126

III 精神科リハビリテーションからみた診断のコツとポイント

| 1 | 精神科リハビリテーションからみえてきた診断の工夫 | 白潟光男 | 128 |

1. 従来の診断とリハビリテーション現場での乖離…128 ／ 2. 外来診療における診断の工夫―当事者の周囲の人が診断をどう思うか…130 ／ 3. 生活のしづらさを改善するための治療につながる診断の工夫…132 ／ 4. おわりに…133

| 2 | リワーク活動における診断 | 内海浩彦，桐山知彦，竹本千彰，井上和臣 | 134 |

1. はじめに…134 ／ 2. 復職に向けたリワーク活動の現状…134 ／ 3. うつ病の診断と想定される発症メカニズムについて…135 ／ 4. 不安障害からうつ状態への移行…137 ／ 5. 自閉スペクトラム症（ASD）の適応障害が増悪したうつ状態について…138 ／ 6. 閾値下の心的外傷後ストレス障害（PTSD）とうつ状態の併存…140 ／ 7. いつまでたっても難しい双極性障害と単極うつ

病の鑑別…140／8. 器質的要因…141／9. リワークの視点としての復職準備性のアセスメント…141／10. おわりに…142

IV 精神科診断に関するエッセイ

1 **名づけることの意味** 泉谷閑示 146
 1. 名づけることとは…146／2. 治療がうまくいかないときに持ち出される診断名…147／3. アスペルガー症候群とカサンドラ症候群…149／4. 診断の功罪…151

2 **日々の診療—症状の連続性と「不連続さ」** 海老澤佐知江 153
 1. はじめに…153／2. 症例…154／3. おわりに…158

3 **解決志向における診断の技と工夫** 岡 留美子 159
 1. 解決志向とは…159／2. 症例A：祖母の声が聞こえて苦しいと訴える小学校高学年女児…160／3. 解説…162

4 **私の臨床心得と診断** 小林一成 165
 1. 松沢病院で学んだこと—臨床心得第一条第一項…166／2. 苦い経験から—臨床心得第一条第二項…167／3. 人為的・操作的診断基準の本質とは…168／4. 「診断基準」の未来…169

5 **文化精神医学からみる解離症状の再考** 小林幹穂 171
 1. はじめに…171／2. レーモン・ルーセルのエクスタシー…172／3. エクスタシーの精神医学的記述…173／4. 憑依の精神医学的記述…174／5. 解離の投企的側面…175／6. おわりに…175

6 **新しい性格類型と精神疾患の診断—うつ状態の鑑別診断の試み** 志村宗生 177
 1. はじめに…177／2. 筆者の性格類型の特徴…178／3. うつ状態の鑑別…179／4. おわりに…182

7 **神田橋條治『精神科診断面接のコツ』を再読する** 高木俊介 183
 1. 『精神科診断面接のコツ』との出会い…183／2. 精神科診断の基本事項を再確認…184／3. 病名変更への影響…185／4. オープンダイアローグと神田橋流面接…185／5. 日暮れて道遠し…186

8 **病跡学からみた精神医学的診察と診断** 高橋正雄 187
 1. 加賀乙彦の『雲の都』…188／2. 色川武大の『狂人日記』…189／3. 島尾敏雄の『死の棘』…190

9 **精神科診断をM's理論により科学にする** 松﨑博光 193
 1. 長い前置き—正しく進めるために…193／2. 問題点の提起…194／3. ゆきづまりの本質…195／4. 西田、ラカン、シュレーディンガー…195／5. 波動方程式は対話方程式である…196／6. 量子力学における「観測問題」…197／7. M's理論の提唱…198／8. おわりに…201

10 **診断の「軽さ」と「重さ」—就労支援の現場から** 森越まや 202
 1. ラグーナの活動について…203／2. 中井久夫先生とラグーナの「考える患者たち」…204／3. 患者から日々教わっていること—診断を受ける側の体験…204

11 「発達障害」と診断することの難しさについて　　　山登敬之　208
　　1. 発達障害の「正しい」診断はありうるか…208／2. 自閉症の診断はこのままでよいのか…209／3. 診断はどう伝えるか…211

V　当事者からみた精神科の診断―実態と問題点

1 「患者を良くする」ことを念頭においた診断を　　　小石川真実　214
　　1. はじめに…215／2. 発症の経緯…215／3. 精神科の医師にお願いしたいこと　その1―医師-患者間の信頼関係のために…216／4. 精神科の医師にお願いしたいこと　その2―薬物依存および診断名について…218／5. おわりに―僭越ながらもう一言…224

2 あの頃は……18年を経て思い出すこと　　　ニキリンコ　225

3 精神疾患をかかえた方の「子ども」に目を向けてください　　　北野陽子，細尾ちあき　230
　　1. はじめに…230／2. 体験談…230／3. おわりに…233

4 当事者の"臨床の知"との協同と活用―当時者研究と医療との連携　　　向谷地生良　234
　　1. はじめに…234／2. "臨床の知"としての当事者研究…236／3.「当事者の知」との連携…238

VI　精神科診断に役立つ質問票，症状評価尺度―概要と利用法

1 不安症，気分障害　　　貝谷久宣，岸野有里　242
　　1. はじめに…242／2. パニック症…246／3. 社交不安症…246／4. 不安うつ病，非定型うつ病…252／5. うつ病…252／6. 性格検査…252／7. おわりに…253

2 発達障害　　　川﨑葉子　256
　　1. 質問表，症状評価尺度の意義…256／2. さまざまな質問表，評価尺度…258／3. 質問表，評価尺度利用の前提…259／4. 質問表，評価尺度利用時の留意点…260／5. 発達障害を診断してみて…261

3 依存症，嗜癖　　　大石雅之　263
　　1. はじめに…263／2. 依存症治療における評価のポイント…264／3. 重症度の評価…265／4. 心理社会的要因の評価…265／5. 治療反応性の評価…267／5. おわりに…268

4 睡眠障害　　　中村真樹，井上雄一　270
　　1. はじめに…270／2. 不眠症評価に用いる質問票…271／3. 過眠症評価に用いる質問票…275／4. 睡眠覚醒リズムの評価…276／5. レストレスレッグス症候群の診断と評価…276／6. おわりに…279

5 性の障害　　　石丸径一郎，針間克己　282
　　1. はじめに…282／2. 性別違和（性同一性障害）…282／3. 性機能不全…284／4. おわりに…285

6　パーソナリティ障害　　　　　　　　　　　　　　　　　　　　　　　　　　　　　　　川谷大治，杉本　流　287

1. はじめに… 287 ／ 2. パーソナリティ障碍概念の歴史的変遷と診断… 288 ／ 3. パーソナリティ障碍の診断面接… 289 ／ 4. パーソナリティ障碍の自己記入式評価尺度… 293 ／ 5. おわりに… 294

7　認知症　　　　　　　　　　　　　　　　　　　　　　　　　　　　　　　　　　　　　植木昭紀，宇和典子　296

1. はじめに… 296 ／ 2. 認知機能障害の評価尺度… 297 ／ 3. 認知症の精神症状・行動異常の評価尺度… 300 ／ 4. 日常生活動作（ADL）の評価尺度… 301 ／ 5. 重症度の評価尺度… 302 ／ 6. おわりに… 303

VII　精神科診断をめぐる往復書簡

1　原田誠一，山中康裕 往復書簡　　　　　　　　　　　　　　　　　　　　　　　　　原田誠一，山中康裕　306

1. 山中康裕先生への第一書翰… 306 ／ 2. 原田誠一先生の第一書翰への返答… 311 ／ 3. 山中康裕先生への第二書翰… 315 ／ 4. 原田誠一先生への第二書翰… 319

2　原田誠一，森山成彬 往復書簡　　　　　　　　　　　　　　　　　　　　　　　　　原田誠一，森山成彬　324

1. 森山成彬先生への第一書翰… 324 ／ 2. 原田誠一先生へ… 327 ／ 3. 森山成彬先生への第二書翰… 334 ／ 4. 原田誠一先生　硯北… 339

索引　　　342

執筆者一覧（執筆順）

原田誠一	原田メンタルクリニック・東京認知行動療法研究所：東京
奥寺　崇	クリニックおくでら：東京
和田秀樹	国際医療福祉大学大学院臨床心理学専攻，和田秀樹こころと体のクリニック：東京
原井宏明	なごやメンタルクリニック：愛知
井上和臣	内海メンタルクリニック・認知療法研究所：兵庫
武野俊弥	武野クリニック：東京
野田俊作	アドラーギルド：滋賀
岩木久満子	顕メンタルクリニック：東京
飯島正明	飯島クリニック：島根
城所尚子	カウンセリング＆コンサルテーション「城所」：神奈川
富澤　治	とみさわクリニック：島根
鶴　光代	東京福祉大学大学院心理学研究科：群馬
伊勢田　堯	代々木病院：東京
小川一夫	中之条病院：群馬
長谷川憲一	榛名病院：群馬
長田　清	長田クリニック：沖縄
楢林理一郎	湖南クリニック：滋賀
柴田応介	初台クリニック：東京
白潟光男	こおりやまほっとクリニック：福島
内海浩彦	内海メンタルクリニック・認知療法研究所：兵庫
桐山知彦	神戸大学大学院保健学研究科保健学専攻博士課程後期課程：兵庫
竹本千彰	有馬病院：兵庫
泉谷閑示	泉谷クリニック：東京
海老澤佐知江	アルバ・メンタルクリニック：東京
岡　留美子	岡クリニック：奈良
小林一成	小林クリニック：神奈川
小林幹穂	桜が丘病院：熊本
志村宗生	にしちば心和クリニック：千葉
高木俊介	たかぎクリニック：京都
高橋正雄	筑波大学人間系生涯発達専攻：東京
松﨑博光	ストレスクリニック：福島
森越まや	ラグーナ診療所：鹿児島
山登敬之	東京えびすさまクリニック：東京
小石川真実	内科医師：東京
ニキリンコ	翻訳家：奈良
北野陽子	NPO法人ぷるすあるは：埼玉
細尾ちあき	NPO法人ぷるすあるは：埼玉
向谷地生良	北海道医療大学看護福祉学部臨床福祉学科，浦河べてるの家：北海道
貝谷久宣	パニック症研究センター：東京
岸野有里	赤坂クリニック：東京
川﨑葉子	むさしの小児発達クリニック：東京
大石雅之	大石クリニック：神奈川
中村真樹	睡眠総合ケアクリニック代々木：東京
井上雄一	睡眠総合ケアクリニック代々木：東京
石丸径一郎	東京大学大学院教育学研究科：東京
針間克己	はりまメンタルクリニック：東京
川谷大治	川谷医院：福岡

杉本　流	川谷医院：福岡	
植木昭紀	うえき老年メンタル・認知症クリニック：兵庫	
宇和典子	兵庫医科大学精神科神経科：兵庫	
山中康裕	京都ヘルメス研究所，京都大学名誉教授：京都	
森山成彬	通谷メンタルクリニック：福岡	

I

精神科診断概論

I 精神科診断概論

1 新しい精神科診断学の提案
―「伝統的な診断学」と「操作的診断」を補完する内容とは？

原田誠一
原田メンタルクリニック・東京認知行動療法研究所

1 はじめに

　いきなり私的回想になってしまい恐縮であるが，筆者が精神科医になった1983年（昭和58年）は，例のDSM（Diagnostic and Statistical Manual of Mental Disorders）-III 日本語訳が刊行された翌年にあたる．当時はまだ従来の伝統的な診断学，たとえば「シュナイダー（Schneider）の精神病理学」「表出の精緻な把握に基づく診断法（立津政順）」「木村・笠原のうつ病分類」「軽い意識障害の診断法（原田憲一）」に代表される方法論が主流を占めていたが，DSMの出現が話題になり始めていた．改めて振り返ってみると，筆者はもっぱら「伝統的な診断学」に基づく教育を受けた最後の世代に属していることになる．その後，DSMに代表される操作的診断が瞬く間に世界中を席巻していった経緯，そしてその影響に功罪両面が存在することは周知の事実である．

　こうした流れに沿ってDSM-5が発表され，改めて精神科診断学に関する議論が交わされている昨今，あえて診断学をテーマとする書を世に問う運びとなった．その冒頭に位置するこの項では，本巻の精神科診断にまつわる基本的な視座を述べて，筆者が意図した内容の概略をお伝えしようと思う．

原田誠一（はらだ・せいいち）　略歴

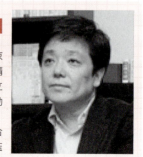

1957年東京都生まれ．1983年東京大学医学部卒．東京大学医学部附属病院精神神経科，東京都立中部総合精神保健センター，東京都立墨東病院内科・救命救急センター，神経研究所附属晴和病院，東京通信病院精神科医長，三重大学医学部精神科神経科講師を経て，2002年より国立精神・神経センター武蔵病院外来部長．2006年7月より原田メンタルクリニック・東京認知行動療法研究所を開設．現在，原田メンタルクリニック院長．
主な著書として，『正体不明の声―対処するための10のエッセンス』（アルタ出版，2002），『統合失調症の治療―理解・援助・予防の新たな視点』（2006），『精神療法の工夫と楽しみ』（2008），監修として，『強迫性障害治療ハンドブック』（2006）〈以上，金剛出版〉，『強迫性障害のすべてがわかる本』（講談社，2008）など多数．

精神科診断への基本的な視座 ①：「伝統的な診断学」と「操作的診断」の位置づけ

　初めに，伝統的な診断学と操作的診断に対する筆者の評価〜態度，そしてその判断に基づく本巻の編集方針を箇条書きで記してみる．

① 当然のことながら「伝統的な診断学」と「操作的診断」には，双方の必要性と有効性が認められ，両者の関係は"相反する"という性質ではなく，"相補的"とみなすのが適切と考えている．

② 近年，操作的診断が主流になっているが，DSM 自体に明記されているように，操作的診断だけで"診療に必要な診断内容"を十全にカバーすることはできない．

③ 特に，各種エビデンス〜アルゴリズムに依拠する標準的な薬物療法が十分奏効せず，さらなる治療の工夫を要する局面において，操作的診断に基づく診立てだけでは，有効な診療を進める導きの糸を探すのが困難に陥りやすい．

④ ちなみに，従来 DSM に代表される操作的診断の"悪影響"として嘆かれ議論されてきた内容の少なからぬ部分は，診断システム自体に備わっている欠点というよりも，操作的診断の適切な活用法を十分わきまえずに利用している，ユーザー側の問題が大きいのではなかろうか．

⑤ 本書では，すでに十分記述され議論も交わされてきた「伝統的な診断」と「操作的診断」にまつわる言及はしない．この二者の必要性と有効性を認めて双方を基盤にするという前提のうえで，診療場面で必要とされる精神科診断のさらなる内容，プラスアルファの要素について具体的に論じていきたい．

　ここで念のため，前記 ② でふれた内容を DSM-5 の冒頭部分から引用する（引用文中の下線は，筆者がつけた）．

　「DSM-5 の第 1 の目的は，熟達した臨床家が，症例定式化のための評価の一部として行う診療患者の精神疾患の診断を助けることであり，それが各患者に対応した十分に説明された治療計画につながることになる．おのおのの診断基準に示される症状は，その背後にある障害の包括的な定義を構成するものではなく，各障害は，このような短い要約ではとても描ききれないほど認知的，情動的，行動的，生理学的過程が複雑にからみ合っているものである．…（中略）…

　どの特定の患者についても，症例の定式化には詳細な臨床病歴と，その精神疾患の発症に関与したかもしれない社会的，心理的，生物学的な要因に関する簡潔な要約が伴わなければならない．したがって，診断基準にあげられている症状を単純に照合するだけでは，精神疾患の診断をするためには十分ではない」

　ここで明言されているように，DSM の作成側も"操作的診断で十分"と能天気に考えているわけではなく，むしろプラスアルファの内容が必須である事情を自明の前提とみなしている．これからそのプラスアルファについて考えていくが，まずは「伝統的な診断学」と「操作的診断」だけでは「精神疾患の診断をするためには十分では

表1 うつ病の寛解実現—難しさの実態	表2 うつ病の寛解実現—難しさの内実
・大規模臨床試験 STAR*D の結果 　標準的治療アルゴリズムでの寛解達成は3分の1 　治療ステップ4まで進んでも，寛解達成は3分の2 ・標準的な治療による寛解達成は，必ずしも容易ではない ・臨床現場での印象を率直に述べると… 　患者本人の発症前〜発症後の健康度が高く， 　周囲のサポート力も高い場合に，寛解が得られやすい ・その他で，寛解実現が必ずしも容易ではない理由は？	寛解実現が，必ずしも容易でない内実の例は？ ・うつ病になって自信を失い，自責〜悲観傾向が目立つようになっている ・元来，不安〜葛藤の処理が苦手だったり，発症後に回避〜強迫傾向が顕著にみられるようになった ・周囲が，患者に対して過度に厳しい態度をとっていたり，本人にとって対応が難しい課題が存在する ・うつ病の発症〜その後の経過のなかで，患者の生活に重大な変化が生じて，生活の再建が必要 ・こうした諸事情の結果，生活のリズムが乱れたり活動量が減って，「上の空」の時間が増えてしまいがち

ない」臨床場面を，具体的に抽出する作業から始めてみよう．

精神科診断への基本的な視座 ②：「伝統的な診断学」と「操作的診断」では不十分な場合とは？

　改めて「伝統的な診断学」と「操作的診断」だけでは不十分な場合を検討しようとする際に，その代表的な例として先の ③ で記した次の状況をあげることができると思うが，いかがであろうか．

「③ 特に，各種エビデンス〜アルゴリズムに依拠する標準的な薬物療法が十分奏効せず，さらなる治療の工夫を要する局面において，操作的診断に基づく診立てだけでは，有効な診療を進める導きの糸を探すのが困難に陥りやすい．」

　おそらく「標準的な薬物療法が十分奏効する」症例では，既存の「伝統的な診断学」と「操作的診断」で（もちろん不十分な点はあるものの）ある程度対応できるだろう．しかるに周知の通り，かなりの割合の症例で標準的な薬物療法が奏効しえないのが実情である．

　たとえば，近年行われたうつ病の大規模臨床試験 STAR*D（Sequenced Treatment Alternatives to Relieve Depression）では，「標準的治療アルゴリズムでの寛解達成は3分の1，治療ステップ4まで進んでも寛解達成は3分の2に留まる」と報告されている（表1）．この結果をどう受け止めるかは各人各様であろうが，筆者は「臨床現場の実感と，おおむね一致する数字と思う．患者本人の発症前〜発症後の健康度が高く，周囲のサポート力も十分ある場合に寛解に至りやすい．この条件を満たす症例の割合と，ほぼみあった数字のように感じる」という印象を抱いた．

　それでは，標準的な薬物療法だけでは寛解に導入するのが難しいうつ病の症例には，どのような特徴が認められるか．もちろん，薬物療法抵抗性の内実は症例によって千差万別だが，代表的な因子として次の内容を指摘することができるだろう（表2）．

・うつ病になって自信を失い，自責〜悲観傾向が目立つようになっている（患者因子1：否定的自動思考の存在）．
・元来，不安〜葛藤の処理が苦手だったり，発症後に回避〜強迫傾向が顕著にみられる

表 3 精神障害と脳の生活習慣—「現場からの治療論」という物語

- こころの病気とは，典型的な脳の心身症であり，生活習慣病なのです
- 天性の資質に無理のない，相性のよい脳の生活習慣に変えることで，脳というからだは自然治癒，すなわち自ら，ひずみを修復していく
- 「気持ちがいい」を信じるのが心の病の養生の基本

(＊) 精神障害の背景にある生活習慣の実態〜問題点を明らかにして，適宜 CBT を利用した精神療法的介入を行い，当事者の自然治癒力の活性化を目指す

CBT：認知行動療法

(神田橋條治．古稀記念「現場からの治療論」という物語．2006[2] より)

ようになった（患者因子 2：不安・葛藤の処理が不得手で，回避／強迫傾向がある）．

- 患者に対して周囲が過度に厳しい態度をとっていたり，本人にとって対応が難しい課題が存在する（環境因子 1：対応困難な課題が周囲に存在する→当然のことながら，環境因子 1 は患者因子 1〜2 を増幅しがちである）．
- うつ病の発症〜その後の経過のなかで，患者の生活の場に重大な変化が生じてしまい（例：失業，学校を中退，家庭が崩壊），"生活の再建"が必要となっている[1]（環境因子 2：生活の再建の必要性→環境因子 2 も環境因子 1 と同様に，患者因子 1〜2 を増幅しがちである）．
- こうした背景があるなか，生活のリズムが乱れたり体を動かす活動量が減って，「上の空」の時間が増えてしまい，そのことがうつ状態のいっそうの増悪〜遷延化につながる（患者因子 3：活動量の不足，患者因子 4：上の空）．

筆者の私見では，こうしたさまざまな患者因子〜環境因子を的確に把握して評価し，さらなる治療に資する診断の姿勢〜方法論が，「伝統的な診断学」や「操作的診断」にやや不足していた傾向が否めない[＊1]．神田橋[2] は「こころの病気は，典型的な脳の心身症であり，生活習慣病なのです」と記しているが（表 3），ここで述べている患者因子〜環境因子の同定・評価は，「脳の資質と相性の良くない生活習慣の具体的な解明」ということになるだろう．

そして，薬物療法抵抗性につながりやすいこれら諸因子への治療的対応を工夫する際に，有力なアプローチ法となるのが精神療法である[＊2]．とすると「伝統的な診断学」や「操作的診断」にプラスされるべき内容に，「前記の患者因子〜環境因子を含む臨床テーマに，精神療法からアプローチを工夫するときに役立つ診断の内容」が含まれ

[＊1]：精神科診断の重要な要素として「精神療法に寄与しうる内容」をおく筆者の傾向は，自分自身が初めて学んだ精神療法が生活臨床であったことの影響が大きいと感じている．生活臨床では，生活類型・生活特徴に基づく患者の行動様式の把握が「第 2 の診断」と呼ばれ重視される．加えて，その後筆者が不十分ながら精神分析や認知行動療法を学び，それぞれ異なる病態理解を行って治療に活かしている実情を学んだ影響もあると考えている．

[＊2]：薬物療法が十分奏効しえない場合，狭義の精神療法以外にもさまざまなアプローチ法が存在し（例：環境調整，福祉制度の利用），そのなかに（薬物療法以外の）各種身体療法が含まれることはもちろんである．本シリーズの『メンタルクリニックでの薬物療法・身体療法の進め方』で解説されているように，身体療法には（従来からよく知られている電撃療法のほかに）「精神栄養学」「反復経頭蓋磁気刺激」「高照度光療法」「運動療法」などがある．こうした「環境調整」「福祉制度の利用」「薬物療法以外の身体療法」を試みる際には，それぞれの方法論に基づく「プラスアルファの診断学」が必要となる．しかるに本項では紙幅の関係から，「精神療法」に絞って議論を進めさせていただく．

4 精神科診断への基本的な視座 ③:「伝統的な診断学」と「操作的診断」を補完する重要な内容に"精神療法の工夫に役立つ診断学"がある

　ここまでの考察を通して,「標準的な薬物療法が十分奏効せず,精神療法の工夫が求められる場合」が,伝統的な診断学と操作的診断に基づく対応が困難に陥りがちな臨床例である事情が明らかになった.そして,こうした薬物療法抵抗性の病態に対する精神療法を行う際に役立つ診断には,前記の「患者因子1〜4」や「環境因子1〜2」の把握・評価が,重要な要素として含まれることになるだろう.

　ちなみにこの内容は,DSM-IVまで採用されていた「多軸診断」における「IV軸 心理社会的および環境的問題」とのオーバーラップが一部認められるところである.しかるに筆者は,従来の「IV軸 心理社会的および環境的問題」では,ここで述べている「薬物療法抵抗性の病態への精神療法に寄与しうる内容」たりえないことが多いと考えている.

　筆者が想定している「精神療法に寄与しうる診断内容」は,たとえば「患者因子1〜4」を次のように扱っていくことになる.

- 因子1「否定的自動思考」:実生活のなかで,患者がどのような場面において,どのような形で"抑うつをもたらす代表的な否定的自動思考"である「自分へのダメ出し」や「過度の悲観」(図1, 2)を行っているかを明らかにする.
- 因子2「回避/強迫」:抑うつを呈する患者が,"背景にある外傷体験"や"併発している不安障害"などに基づいて,どのような形で回避/強迫の悪循環(図3)に陥っているかを示す.
- 因子3「活動量の不足」:抑うつ状態の患者において,活動量の不足がどのような悪循環をもたらしているかを評価する(表4).
- 因子4「上の空」:患者が「上の空」になることで,どのような悪影響が出ているか(例:楽しみや喜び,充実感を体験する機会の減少,否定的自動思考の反芻の増加)を明らかにする(表4).

　ちなみにこの患者因子1〜4それぞれに対して,認知行動療法(cognitive behavioral therapy:CBT)は有効なアプローチ法を有している.すなわち,「因子1:否定的自動思考→認知再構成,因子2:回避/強迫→曝露,因子3:活動量の不足→行動活性化,因子4:上の空→マインドフルネス」という接近法である(表5).実際のところ,筆者が日々臨床を行うなかでCBTを利用する主な局面は,この4因子がからんでいることが多い[*3].

　しかるに,この4種類の患者因子に対してCBT以外の精神療法の流派が有効なアプローチ法をもっていないかというと,当然のことながらそうではない.一例として,

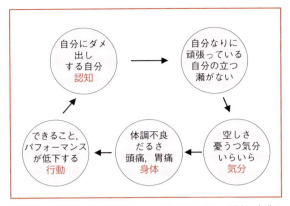

図1 「自分へのダメ出し」が生む悪循環—認知（ダメ出し）・気分・身体・行動の連関

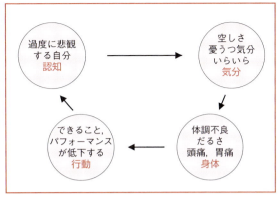

図2 「過度の悲観」が生む悪循環—認知（過度の悲観）・気分・身体・行動の連関

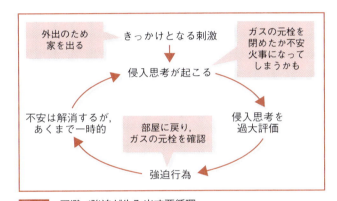

図3 回避／強迫が生み出す悪循環
典型は不安障害・外傷性精神障害の併存例

表4 生活のリズムが乱れて活動量が減り,「上の空」になることの悪影響の例

1. 活動量の不足
   - 精神障害では,「① ある症状（例：抑うつ）が存在する→② 生活が狭くなり活動量が減る→③ いっそう, 症状が悪化→④ いっそう, 生活が狭くなり活動量が減る→…」という悪循環が存在する
   - 特に,「近代科学技術の進歩～経済的な余裕の広がり」に伴い, 概して人間の外的な活動が減少しがちな現在, 各種病態でこの悪循環が果たす役割～意味合いが増している
2. 上の空
   - 精神障害に陥って活動量が減少すると, 各種心配事が頭から離れなくなり, 生活場面で「上の空」状態になりがち
   - 「上の空」状態では, ① 否定的自動思考の反芻が増え, ② 楽しみ～喜びを体験する機会が減り, 抑うつが悪化しがち

表5 4つの患者因子へのCBTのアプローチ

- 「否定的な自動思考」「回避／強迫」「活動量の不足」「上の空」の4事項は, 多くの症例で発症～再発～遷延化とかかわり, 薬物療法や受容・共感に基づく通常の精神療法だけでは, 変化しにくい場合が少なくない
- この4因子に対して, CBTは次のアプローチ法を有している
  ① 否定的な自動思考：特に,「自分へのダメ出し」「過度の悲観」
     →認知再構成（思考記録の利用）
  ② 回避／強迫
     →曝露
  ③ 活動量の不足
     →行動活性化
  ④ 上の空
     →マインドフルネス

*3：筆者は, 患者因子1～3の「自動思考」「回避／強迫」「活動量の不足」に関して, それらがもつ「人間にとっての元来の意義」や「文化・時代的背景」をふまえた考察を試みたことがある. 加えて患者因子4の「上の空～マインドフルネス」について, 吉田健一や神田橋條治の著作を引用しながら論じてみた. 興味をおもちの方は, 次の文献を参照されたい.

- 原田誠一. 精神療法・私観—精神療法に"認知行動療法"を何故／どう織り交ぜて, 臨床力の向上を目指すか. 精神療法 2015；(増刊2号)：140-148.
- 原田誠一. マインドフルネス・私観—文学～診療～日常生活のマインドフルな世界. 精神療法 2016；42：536-539.

森田療法・内観療法でどのような接近が行われるかを表6に示す．こうした認識に立つ筆者は，臨床の場で適宜CBTを活用するもののCBTを絶対視する姿勢はとらず，CBTと他の流派の関係を相補的なものとみなしている[3-6]．そのため本書においてもCBTを特別扱いすることなく，さまざまな流派による「診断に関する臨床の知」を同じ形式で記すようにした．

5 本巻の構成―「伝統的な診断学」と「操作的診断」を補完する内容

ここまで述べてきた問題意識をふまえて，本書の構成を次のように組んでみた．
① 精神療法の各流派からみた診断のコツとポイント
② 精神科リハビリテーションからみた診断のコツとポイント
③ 精神科診断に関するエッセイ
④ 当事者からみた精神科の診断―実態と問題点
⑤ 精神科診断に役立つ質問票，症状評価尺度―概要と利用法
⑥ 精神科診断をめぐる往復書簡

このうち「① 精神療法の各流派からみた診断のコツとポイント」では，先に述べたようにさまざまな流派からの寄稿を同じ条件でお願いした．その際，内容が専門的な内容に偏らないよう，「一般の精神科医に『ここだけは，ぜひ伝えたい』という勘所，エッセンスについてわかりやすくご記述下さい」と執筆依頼を行った．

加えて，リハビリテーションの視点も日常臨床に欠かせない要素であるため，「② 精神科リハビリテーションからみた診断のコツとポイント」を設けた．ちなみに土居[7]は，omnipotenceという用語を援用して精神医学～精神科リハビリテーションを論じている（表7）．精神科診断学には，土居が強調する「omnipotenceの回復」に役立つ内容が求められている，と述べることが可能だろう．

診断にまつわる要素には，狭義の精神療法～リハビリテーションの枠に入りきらない各種"臨床の知"も含まれるため，「③ 精神科診断に関するエッセイ」欄をおいた[*4]．

さらに「④ 当事者からみた精神科の診断―実態と問題点」を用意したところも，本巻の特徴の一つである．近年の流れ，たとえば「当事者研究」「説明と同意」「協働的意思決定（shared decision making：SDM）」をふまえれば，診断内容に当事者・家族の意見～意向を反映させる必要があることは，改めて述べるまでもないだろう．

加えて，臨床の場で利用していただけるよう「⑤ 精神科診断に役立つ質問票，症

---

*4：薬物療法抵抗性の症例の治療を試行錯誤するなかで，従来と異なる視点に立脚した工夫を行う必要に迫られ，その経緯がオリジナルな診断プロセスにつながる場合がある．加えて，診断と治療の内容を患者・家族にわかりやすく伝える作業を試みるなかで，新しい心理教育の方法論が生まれることもある．本シリーズの次の4論文で筆者なりの実践を記したので，興味をおもちの方は参照されたい．
● 原田誠一．標準的な治療で改善しにくいパニック障害へのアプローチ―「生活の窮屈さ」への着目と接近法／強迫性障害と社交不安障害のあまり知られていない3亜型―コミュニケーション強迫，接触強迫，醜心恐怖について／境界性パーソナリティ障害の心理教育．メンタルクリニックでの主要な精神疾患への対応[2] 不安障害，ストレス関連障害，身体表現性障害，嗜癖症，パーソナリティ障害．中山書店；2016.
● 原田誠一：統合失調症の認知行動療法―概要と記憶に残る症例．メンタルクリニックでの主要な精神疾患への対応[3] 統合失調症，気分障害．中山書店；2016.

表6 4患者因子への他の流派のアプローチ

- 4つの患者因子への有効なアプローチ法は，CBT以外の流派，「森田療法」「内観療法」「精神分析」「芸術療法」など，多くの既存の流派が有している
- たとえば，内観療法では…
  ① 「内観三項目」の自己内省（曝露）
  ② 「お世話になった方々」「自己存在の意義と価値」などに関する認識の変化（認知再構成）
  ③ 集中内観および内観後の生活の広がり（行動活性化）
- 一方，森田療法では…
  ① とらわれ，思想の矛盾→あるがまま（認知再構成）
  ② 恐怖突入，はらはら～どきどき（曝露）
  ③ 作業の重視（行動活性化）

表7 omnipotenceと精神医療

土居健郎は，omnipotenceという用語を援用して，次のように論じている（「リハビリテーションと精神医学」，2004）
① 健康人は自分の心身に関して，omnipotence（全能感，大丈夫～何とかなるという感覚）をもっている
② 病にかかることで「omnipotenceの喪失」が生じてしまい，「うまくいかないのではないか？」「自分には対処できないのではないか？」といった自己否定的～悲観的な認識・態度が優勢になる
③ 医療～リハビリテーション～精神療法の重要目標は，「失われたomnipotenceを復活させること」であり，「たとえ障害者であっても全能感は回復できるのである」

（＊）「omnipotenceの回復」を目指すのが精神科臨床の重要な目標の一つであり，その実現に役立つ診断学が求められる

（土居健郎．臨床精神医学の方法．2009[7]）より）

状評価尺度—概要と利用法」を設けた．優れた質問票や症状評価尺度を活用することは，（操作的診断の場合と同じように）利用法さえ過たなければ診療の質の向上に寄与しうる，と考えているためである．

最後の「⑥ 精神科診断をめぐる往復書簡」では，真に優れた臨床家である二人の精神科医との往復書簡を供覧した．筆者が山中康裕先生，森山成彬先生の聞き役を果たすことを通して，診断に対するお二人の深い見識，鋭い洞察，自由闊達な姿勢を，読者の皆さまにフレッシュな形で味わっていただきたいと考えた．

6 おわりに

本項では，今日求められる精神科診断の在りようを，「伝統的な診断学」と「操作的診断」をふまえつつ考察した．そのなかで，「伝統的な診断学」と「操作的診断」を補完するプラスアルファの要素に，"薬物療法抵抗性の病態でなされる精神療法の実践に役立つ内容"があることを述べた．加えて本巻の構成上の工夫を紹介し，そこに新しい精神科診断学の視点が含まれることを指摘した．読者諸賢が「精神科診断」について改めて考えをめぐらせるうえで，本書のなかに少しでも参考にしていただける点があれば幸いである．

文献

1) 神田橋條治，原田誠一，渡邊衡一郎ほか．うつ病診療－現場の工夫より．メディカルレビュー社；2010．
2) 神田橋條治．古稀記念「現場からの治療論」という物語．岩崎学術出版社；2006．
3) 原田誠一（企画・編集）．特集 認知行動療法をめぐる対話－これからの精神療法について語り合う往復書簡．精神療法 2013；39（4）．
4) 原田誠一（企画・編集）．特集 先達から学ぶ精神療法の世界－著者との対話への招待．精神療法（増刊第1号）．金剛出版；2014．
5) 原田誠一．うらおもて勉強録－スタビンズ君，精神療法ワールドを逍遥する．精神療法（増刊第3号）．金剛出版；2016．pp71-78．
6) 原田誠一．認知行動療法を"我流で"活用している－精神科医からみた森田療法．日本森田療法学会誌 2016；27：15-20．
7) 土居健郎．リハビリテーションと精神医学，2004．臨床精神医学の方法．岩崎学術出版社；2009．pp93-104．

II

精神療法の各流派からみた診断のコツとポイント

II 精神療法の各流派からみた診断のコツとポイント

1 精神分析

奥寺　崇
クリニックおくでら

1 はじめに

　人は感情の生き物であり，理性とは別に働いて広範な心の領域を担っている．それらは広く情緒的活動とされていて，医師，患者の区別なく，動機づけ，願望，欲望，不安，おそれ，攻撃性などの形をとって意識，意識下をうごめき，人の心のありように影を落とす．操作的診断基準，治療ガイドラインが整備される21世紀の精神医療の担い手であるわれわれも，われわれ自身の情緒的活動の影響を免れない．カエサルの「人は自己の望むものを喜んで信じるものだ」という名言は初診時の「診立て」にも表れる．

　本項では，精神分析的（力動的）な定式化を解説し，筆者が営んでいる精神療法の診療所における工夫について紹介する．

2 精神分析における診立て—アセスメント／定式化

　精神医学における精神分析の位置づけを端的にいうと，異常（了解困難）な精神と行動の現象について，「変形した不安」として理解を試みることにある．そして，異常な現象に対する精神分析的な理解によって起きる不安の軽減が「本来の自己」としての人生の歩みを回復するための援助となる．理解のために必要な文法として「メタ心理学」という発達期からの情緒の動きの理論体系をつくりあげて，発達に伴う不安の体験が解決をみないまま，養育期における経験（育てられの経験）をはじめとする

奥寺　崇（おくでら・たかし） 　略歴

1958年山口県生まれ．
1985年群馬大学医学部卒．同附属病院，厚生連佐久総合病院に勤務の後 Menninger School of Psychiatry, Tavistock & Portman NHS Trust に留学．赤城高原ホスピタル副院長，国立精神・神経センター武蔵病院を経て2008年より開業．
共著に『知っておきたい精神医学の基礎知識』（誠信書房，2007），『精神分析入門』（放送大学出版会，2007），『精神分析の名著』（中公新書，2012），監訳書に『プレゼント・モーメント』（岩崎学術出版社，2007），共同監訳に『クライン派用語辞典』（誠信書房，2014）など．

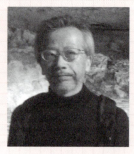

さまざまなライフイベントをきっかけとして精神症状と病的な行動が発現するという考えを提唱した．

　精神分析の経験は，精神病理を母子関係などの早期の被養育体験に由来するという見解から出発し，精神病的，発達障害については素因の存在を想定するようなっている．しかしながら精神分析の「診断」とは，疾患診断ではなく，以下に列挙するいくつかのポイントについての総合的な社会心理的なパーソナリティの見極めということができる．このような観点から患者を診て精神療法の適応の是非を含めて適切な治療設定を見定めることを"アセスメント"と呼ぶ．

　精神分析的なアセスメントについては，フォーミュレーション（定式化）という半構造化面接から，面接者の知識，経験に加え直感を駆使する「自由に漂う注意」[*]に基づく，構造化されていない面接までの広範な方法がある．後者は熟練を要するものであり，精神分析／分析的精神療法の訓練を受けているか，少なくとも治療者自身が精神分析／分析的精神療法を終えている必要がある（理由は後述する）．

　フォーミュレーションについてはマクウィリアムス（McWilliams）[1]があげた8項目を手がかりに解説する．この順番は不安の発生モデルについて治療関係を深めるなかで徐々に探索する作業手順を示している．

力動的フォーミュレーションについて

① 変えられないもの：「個人の気質的特徴，先天的要因，身体的外傷・疾患・中毒の与える不可逆的な影響，変えられない身体的現実，人生における変えられない状況，個人史」[1]などの心のありように影響を及ぼすが精神療法によって変えることのできない要因について，現実検討の一環として，あるいは喪失体験（取り返しがつかないもの）として位置づける必要がある．

② 発達的な問題：「大人の発達障害」を特徴づける諸要素について，葛藤に由来する（精神療法によって改変可能性がある）部分と，上記の変えられない部分とを見極めることは現在の医学診断では困難を伴う．小児期，思春期を通して家族関係，集団生活，学力に特筆すべき問題がみあたらない場合，現在どこに問題があるかというよりも，何がそれまでの適応を助け，どのような経緯で発症・受診に至る破綻をきたしたかを理解することが重要となる．発達上の葛藤に由来する部分については，養育者との関係，同胞，集団生活における対人関係上の内的な困難について詳細に聴取するとどのような時期のどのような発達課題について不安を覚えるかを理解できる．

③ 防衛：発達上経験したライフイベントのもたらすストレス，不安について，どのように対処してきたか，どのように自分自身を守ってきたのか．たとえば，夫婦間のいさかいなど問題の多い家庭内に育った子どもは身を守るために，大人の顔色を窺って状況が紛糾する前に「いい子」としてふるまい，予防的に事態の平穏

---

[*]：「自由に漂う注意」とはフロイト（Freud）が自由連想法による精神分析療法を施行する場合の分析家の心構えとしての文言である．

化を図ることで間接的に身を守る習慣が身につく．機能不全家族のように身近に信頼できる人物がいない状況に育った子どもにとって人を信頼することは容易ではない．これらは複雑な例ではあるが，それまでの人生を支えてきた防衛システムについて診立てることと，治療のプロセスにおいて防衛を早急に取り上げることはまったく別の作業である．これについては本シリーズの別の巻『精神療法の技と工夫』で改めて述べる．

④ 感情：専門家であるわれわれは精神障害に詳しくとも，人の生，普通の心に詳しいということにはならない．むしろ，面接中に専門家として人の心について考え，助言している際にも基準としているのは自身の人生経験であり，患者が専門家として見ているのは「白衣を着た素人」であると肝に銘じるべきだろう．まさしく一人ひとりの患者から教わり，学ぶことによってしかできないし，あるいはよい年齢を重ねて人に詳しくなることにつきるだろう．新フロイト派のエリクソン（Erikson）はライフサイクル論で人の一生について詳述しているが，そこには健全な人生についての価値観が含まれている．

⑤ 同一化：これは養育者（親）との自覚的な関係性に関する診立てである．しばしば病態の重い患者から「理想とする人物がいない」という発言を聞くことがある．もちろんそれだけでは，その患者が誰からの影響も受けていない，誰の人柄も参照していない，とは限らないが，少なくとも自覚的に他者を理想化し，取り込むことについての成育歴は，その後の治療関係（さらにいえば転移の形成）を予測するうえでも重要な情報であるといえる．

⑥ 関係のパターン：患者にとっての，「外的な対象関係（対人関係）」は時に繰り返され，内在化されて「内的対象（他者へのイメージを彩る先入観の原型）」となる．この傾向が極端であると，外的世界における経験は学習（書き換え，上書き）をもたらすことなく，先入観の確かめ（上塗り）にとどまってしまう．集団生活への参加，思春期までの同性の友人関係，思春期以降の異性関係，現実の生活における「良い大人」との関係は「先入観の現実における上塗り」から脱却するのに役立つし，それがかなわないことが患者に起きているということもできる．

⑦ セルフエスティーム（自尊心）：喜び，充足感といった個人の内的な感覚は，社会適応などの外的な基準から推し量ることはできない．たとえば，臨床的には中年期のうつ状態や燃えつき型の不登校にしばしばみられる「内的な不安の促すままに外的な評価の向上に努めることでさらに不安が増し，さらなる外的評価の向上に猛進する」という，悪循環が破綻した状態がそれにあたる．このような場合には破綻（うつ状態・不登校）をきたすまで当の本人は悪循環の自覚がないばかりか，外的な基準と内的な満足とが同じであると誤って認識している場合が多く，内的な自尊心のよりどころを探求する過程が治療そのものとなる場合もある．

⑧ 病因となる信念：良心，倫理観といった「常識」ひいては，宗教とも関連する世界観などである．臨床上は「人は信用ならない」「正直者は馬鹿をみる」といったように歪んだ親の見方を自覚なく自明であるとみなしている場合があり，このよ

うな場合，孤立的，尊大な自己を形成し，そのもろさのゆえに不安の耐性が低く，容易に投影（不安を外在化し被害的世界観をつくりだす）を用いて，さらには無自覚に自身の挑発的な言動によって相手を自身のもつ被害的世界観の一員へと巻き込んでしまう．診察の「場」は患者が固有のシナリオに沿って支配的にふるまう空間となってしまう．

このような半構造化面接による力動的フォーミュレーションを行うと，日常診療のなかでどれくらい診断面接に時間をかけられるかという現実的な困難が浮かび上がる．

3 精神療法の診療所とその実践

筆者が運営している「精神療法の診療所」におけるアセスメントの概要は，
① どの患者にも初診は50分を2回にわたって行い，必要に応じて最大4回（いずれも50分）まで実施する．
② その間に，治療者の診立てを「このように理解しました」あるいは「こういったところが印象深かったです」と伝え，治療者のコメントをどのように受け取ったか，どういった反応があるかに着目する．
③ 総合的な判断とともに，当院で引き受ける場合の治療方針，面接時間，頻度，具体的な曜日や時間といった治療設定を提示する．
④ その次以降の診察において，いわゆる治療契約を交わす．

その意図は，患者を診る際に治療者が抱く「そのときどきの治療者自身の心理状態」をモニターし，患者が診療所に持ち込んだ情緒と混同しないように，さらには治療者の心に起きる情緒のなかに潜む患者理解に重要な役割を果たす事柄について検討する機会（「間」）を設けることである．たとえば，診察の後になってそこで患者が語ったこととは異なる情緒的体験を治療者が自覚する場合，そこには面接中のやりとりには明示されないながらも患者が持ち込んでいる何らかの不安（病理性）をキャッチしている可能性がある．それについてつぶさに検討することがその後の治療の展開を予測するうえでも大きな役割を果たすのである．そのような理由から，筆者は患者理解を伝える際に，その時の反応とともにその次の回の面接において，前の回の面接を終えた後にどのように体験したかを聞くことにしている．治療契約についても提示したその回で決めてしまわないのは同様の理由による．

その際に念頭においていることをまとめると，
① 主訴，受診の経緯から話を広げていく際に，より客観性の高い情報を得ることが目的ならば，5W1Hの問いかけが有効だが，わかったつもりになることを避けるあまり，次々に「それはなぜですか」という問いをすれば患者が閉口してしまうだけではなく，知性的な「説明」を求めて情緒を疎隔化してしまうことになる．適切な方法は「○○ということなのでしょうか」という聞き手の理解を伝えることだろう．こちら側の理解を投げかけることは，聞き手がどのように理解してい

るか，どのように感じているか伝える点で一種の自己紹介としても機能し，さらに患者の体験をどこまで共有しているかが，少しずつ明らかとなる．

② 医師のような援助職全般に認められる傾向として，援助者自身が抱いている，人の役に立ちたいという願望のために，「ものわかりの良い」治療者像を志向しがちになる．初対面の患者に，温かみを示し，人として専門家として，人の心の痛みがわかる人物であるということを示すことは重要であると同時に，過剰なものわかりの良さ，早飲み込み，先読みまでになれば治療者の意図とは反対に，わかったふり，早とちり，といった点での誤解を招くおそれが生じることもある．先回りするかのような「それはそうですよね」という相槌に患者が違和感を覚えて語りを止めてしまうこともある．それはひそかな失望であるともいえる．正直な気持から相槌を打ったとしても，患者が思っていることと同じように考えているとは限らず，さらに患者が何か言おうとしている機会を取り上げてしまうおそれもある．

③ 患者が外来を訪れるのは主訴があるからであるが，それが不眠という生理的な現象であっても不安がつきまとっていることに目をつけたい．心配事に心を奪われるあまり目が冴えてしまう場合，不眠の解消というところに回避してしまう場合もあれば，不眠が続くことでこの先どうにかなってしまうという恐れもあるかもしれない．前者の場合にいたずらに処方だけで対処すると，治療者は回避という心理機制に共謀するということになるかもしれない．かといって共謀に陥ることを回避しようと躍起になるあまり後者の恐れをあおるという危険性もある．これらは診察によって患者が心の深いところで孤立をより深めることになるし，患者が経験しているであろう孤独（症状をもつことそのものが「自分にあること（人にはないこと）」として孤独を経験させている）について留意する必要がある．

④ 外傷性障害の重要な病因の一つである，複雑トラウマ（温かみのない，他者からの否定といった環境に持続的に身をおくこと）は解離性障害，情緒不安定性パーソナリティ障害，うつ病，不安（パニック）障害といった疾患への影響を及ぼすとされている．このような環境に身をおいた子どもたちは環境（養育者，大人）の平穏を願うために，人の顔色をうかがって人の感情状態を先読みするようになる．その過程と積み重ねによって対象の情緒を取り込んで対象が抱いている不安を無意識に肩代わりする．このような機制を身につけた子どもたち，あるいはその後の成人が病状として表すのは当事者のものばかりではない．幼少期の当事者の周囲の対象，その対象との関係性のもつ不安である．病理性は当事者だけに由来しないことは念頭におく必要がある．このような心理機制（病理）は面接の場において，「治療者が望んでいると思しき患者像」を患者が無自覚に先読みするあまり，面接の場における平穏を望む「いい患者」をつくりだしてしまう．「偽りの自己」「アズイフ人格」といった病理の表れである．日常の臨床でも患者から「今日の先生は忙しそうだから」といった予想しえない発言に驚くことがあるが，深刻なのは医師が忙しそうにみえる，という先読みを口にせず，「大丈夫です」と言

ってしまう人もいれば，そもそも診療所は自分のことを話す場ではない，という思い込みを形成することである．

⑤ このようにみていくと，臨床の場，とりわけ初回面接においてはどれほど多くの陥穽があるかということに改めて気づかされる．実際にはこれらの要因が重なり合って，絡み合ったものが診療の場を織りなしているということができる．もう一点大切なことは，このような複雑な事象に踏み込むことで患者の心の中に混乱が生じることである．人の心に土足で入り込むことは慎むべきであると同時に，その反動で患者の心に触れない，ということも問題である．そのなかで慎重に治療プロセスを進めていく際に避けられないのは，攻撃性の発露である．詳細は本シリーズの別の巻『精神療法の技と工夫』でふれるものの，人の心に触れることへの反応として攻撃的な言動を示す患者は少なからず存在する．診断面接は文字通りの「診断」にとどまらず，その先の治療について予測するものでもある必要がある．患者がそれまでの人生のなかで混乱に陥った時にどのような対処行動を示し，その際に衝動的な言動があったかどうかは重要な情報となる．とりわけ開業診療所においてはその規模からも重みを増す．

治療の見通しを予測するうえで重要な概念について説明する．

4　精神分析の現在地，エナクトメント

精神分析は1950年代に視点のコペルニクス的転回を経験した．それまでの精神における分析家の役割は，症状形成に働く無意識の動きを読み解き，転移神経症の形成を通じて解釈によりワークスルーに至らしめる，一貫して中立的立場を順守するものであった．治療者は，教養があり冷静沈着で，情報処理能力の高いスーパーヒューマンのような存在として権威化されていたともいえる．

しかしながら逆転移（治療者が意識・意識下において患者に対して抱く情緒的活動）は詳細な検討によって，それまでのように高度の訓練によって徹底して排除すべき事象ではなく，むしろ患者の心理状態の情報収集に関する貴重な情報源と意義づけられた．いうまでもなく，精神分析家とて感情をもつ人間なのであり，まったく感情を制御することのできてしまうスーパーヒューマンではない．スーパーヒューマンを気取るというところに治療者の「願望」（万能感）という，診断・治療からは除外すべき心の動きが働いていることを自覚する必要に迫られたのである．むしろ，治療者がときには感情に左右される一人の人間であるという事実をどのように治療に使うかが重要なのだといえる．

かつては治療者の心は白紙（ブランク・スクリーン）であるべきで，そこに患者のもっている心模様が描き出される，という理想があった．そこでは治療者の心は絵画におけるキャンバスとして患者の心模様を映し出すための道具であり，一点の曇りもないことが理想であり，治療者の知性は患者を主役とする舞台の演出家・監督であった．しかしながら，その後の対象関係論の発展，クライン（Klein）派における投影

同一化の概念化を経て，現代の精神分析はエナクトメント（enactment）という用語によって，患者が主役となる治療空間において，治療者も出演者の一人であるとたとえられる．そこでの治療者は，患者が治療者に割り振った役割を担いつつも，患者のもっている「固有のシナリオ」を書き換えるという使命をまっとうすべき存在である．

もちろん，このような役割を適切に遂行するには，治療者自身が精神分析あるいはそれに準ずる治療によって自己理解を深め，自分自身の治療の終結後も自己分析を継続することにより治療者自身の情緒理解を深めることが求められる．患者のもっている固有のシナリオは強力であり，時には治療者の自覚を超えて，それはまるで患者とペアになって社交ダンスを踊っているともたとえられる．患者には固有のステップがあり，治療者は患者のステップに合わせつつも，徐々に望ましいステップを踏めるようにリードする役割がある．しかしながら治療者には治療者自身の固有のステップがあり，それは治療者が治療を終えることでおおよそは克服されていても，どのような患者のステップにも合わせてリードすることができるとは限らない．反対に，治療者が患者の固有のステップと思い込んでいるものが「患者が治療者のステップに合わせようとしている姿」である可能性もある．

社交ダンスのたとえは，治療者が患者に「合わせる」ことは現実の治療においては治療関係における境界侵犯というリスクについても警鐘を鳴らしている．「治療関係における親しみ」と「現実生活における親しみ」は決して混同されてはならない．

患者が治療者のもとを訪れる際に，これからどのようなドラマが繰り広げられるのだろうか，そこで気をつける点，念頭におくべきリスク・境界侵犯の可能性などなど，より精神療法的な接近を考慮する場合に役立つ情報となるのは，以下の3点である．

① 子どもの頃からの将来の夢：小児期，思春期，青年期にわたってどのような夢を抱いてきたか，さらに現実の進路選択にはどのような思いや考えが働いたかからはその人の人生観を垣間見ることができるし，患者が自らの内面をどのように語るかを知ることができる．

② 最早期記憶：面接の場面において思い出すことのできる限り最も早期の記憶を語ってもらう．そこに描かれた情景は最早期の情景でもあり，「今ここで」治療者を前にして想起している情景（初回における転移）である可能性も念頭におくべきである．

③ 印象に残っている夢：患者の内面に起きている「固有のシナリオ」である可能性があり，精神内界の構成についての情景であり，ストレスがどのように表現され，処理されているかを示していることが多い．

本来，精神分析的な発達論においては性的な関心／経験，空想を重要視することは周知の通りであるが，現代の日常臨床でこのようなプライベートな要素についてどこまで踏み込んで聞くことが望ましいかについては，医療における倫理，先に述べた境界侵犯の問題とも関連するためここでは取り上げていない．いたずらに「必要な情報」としてしまわないで，この患者のセクシュアリティはどのようなものだろうか，という疑問を念頭におき続けることが賢明であると考える．

5 おわりに

　初回面接はその後の治療の可否に大きく影響する．とりわけ精神分析という人の心の内面の成り立ちにかかわりをもつ，良くも悪くも侵襲性の高い治療やそのようなオリエンテーションに頼った精神療法の場合，患者に何を見るか，何を引き出すか，さらには治療者自身についてどのような立場と役割を負っていて，何をしようとしているかについて身をもってさらすというきわめてドラマティックな瞬間であるとみなすこともできる．

　本項で繰り返し述べた，患者がひそかに治療者に合わせているというテーマは冒頭の「人は自己の望むものを喜んで信じるものだ」に尽きるということができるかもしれない．

文献

1) McWilliams N. Psychoanalytic Case Formulation. Guilford Press：1999／成田善弘（監訳）. ケースの見方・考え方. 創元社；2006.

Ⅱ 精神療法の各流派からみた診断のコツとポイント

2 自己心理学（コフート心理学）

和田秀樹
国際医療福祉大学大学院，和田秀樹こころと体のクリニック

1 はじめに

ハインツ・コフート（Heinz Kohut）が創設した自己心理学とは，現代アメリカ精神分析学のなかで，最もポピュラーな理論とされるものである．

コフートのアメリカにおける影響力は絶大で，ストラウス（Strauss）らが発表した，アメリカの主要な精神科医に行った，「1970 年から 80 年にかけて出版された著書や論文のなかで，永続的な価値をもつか，今後も発展していくと思われる重要なもの」のアンケートにおいて，1 位が DSM-Ⅲ，2 位がカプラン（Kaplan）とサドック（Sadock）のテキストブックだったのだが，単著としては最高順位の 3 位に，彼の主著の一つである『自己の分析』がランクされている．8 位にも『自己の修復』が入っており，同一著者の 2 冊の本がランクインしているのは，もう一人の精神分析の巨匠オットー・カーンバーグ（Otto Kernberg）との二人だけだが，2 冊ともコフートのほうが順位は上である[1]．

これらのベスト 10 のなかには，ヤーローム（Yalom）の集団精神療法の概説書やベック（Beck）の認知療法の主著も入っているのだが，精神分析の枠外の人にもいかに大きな影響力を与えていたかがわかるし，精神分析療法が下火になった現在でも，そのなかで有力な地位を占め，特に富裕層のメンタルヘルスとして高い価値をもっている[2]．

今回，このコフートの自己心理学をどう心の病の診断（というより診立て）に役立

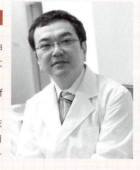

和田秀樹（わだ・ひでき）　略歴

1960 年大阪市生まれ．1985 年東京大学医学部卒．浴風会病院，東京大学医学部付属病院精神神経科助手，米国カール・メニンガー精神医学校国際フェローなどを経て現在，国際医療福祉大学教授（臨床心理学専攻），川崎幸病院精神科顧問，和田秀樹こころと体のクリニック院長．
1998 年には日本人として初めて，自己心理学の優秀論文の国際年鑑 Progress in Self Psychology に論文が掲載される．
自己心理学を扱った著書には『〈自己愛〉の構造』（講談社選書メチエ，1999），『〈自己愛〉と〈依存〉の精神分析』（PHP 新書，2002），『心と向き合う　臨床心理学』（朝日新聞出版，2012），『自分が「自分」でいられる　コフート心理学入門』（青春新書インテリジェンス，2015）が，訳書に『トラウマの精神分析』（ロバート・D・ストロロウ著，岩崎学術出版社，2009）がある．

てるかを可能な限りコンパクトにまとめてみたい．

2 コフート理論の変遷

　コフートの「自己心理学」については，日本では誤解されていると筆者は考えている．というのは，精神分析を創始したジグムント・フロイト（Sigmund Freud）も局所論から構造論にモデルチェンジしたことが知られるように，コフートも大きなモデルチェンジを行っているからだ．このモデルチェンジを押さえておかないと，コフート理論と言っても，彼のどの理論を指しているのかわからないし，実際，たとえば診断一つとってみても，彼の理論の変遷とともに診断概念や診断名が変わっている．

　コフートは，若い頃はミスター・サイコアナリシスと呼ばれるような正統派の精神分析学者だった．当時のアメリカの正統学派だった自我心理学の重鎮のハインツ・ハルトマン（Heinz Hartmann）やフロイトの娘のアンナ・フロイト（Anna Freud）にも可愛がられ，1964 年にはアメリカ精神分析学会の会長に選ばれている[3]．

　しかしながら，講義の達人と知られていたが，1957 年に著した共感に関する論文を除いては，臨床論文はほとんど書かず，オリジナルの論文のデビュー作といえるのは，1966 年の自己愛の変形にまつわる論文であり，出世作といえる自己愛パーソナリティ障害の治療論は 67 年に発表している．この論文は，フロイトの欲動理論を継承し，伝統的な自我心理学を修正し，それまで分析不能とされていた自己愛パーソナリティ障害の治療論を確立したことで注目され，一躍，精神分析学界のスターとなった（これが，3 位に選ばれた『自己の分析』[4]の骨子である．現在でもコフート理論を自己愛の理論とか，自己愛パーソナリティ障害の治療論と考えている人は少なくない）．

　しかし，1974 年 10 月 11 日の，シカゴ精神分析インスティテュートで行われた講義のなかで，コフートはこう語っている．「自己の心理学──これからは私は『自己愛の心理学』ということばを（略）めったに使わなくなることでしょうが──が，これまでの限界を超えて，もっと広い意味で精神分析の拡張となっていくかの問題なのです」（p.137）[5]．要するに，この当時から，コフートは自らの理論について，古典的な精神分析の枠組みにおける「自己愛の心理学」をあきらめ，独自の自己の心理学を模索し始めていたのだ．

　その集大成といえるのが，2 作目の著書である『自己の修復』である．同書は，序文でも明言されるように自らの自己の心理学の独立宣言といえる著書であり，用語もオリジナルのものを多数採用している．「本書は自己愛に関する私のこれまでの著作を，いくつかの方向に乗り越えている．これまでの著作で，私は自己の心理学に関する見解を主として古典的な欲動理論の用語を用いて述べてきた．（略）これらの用語上の変化は明確に定義づけられた自己の心理学への潮流の一つのあらわれである」（p.v）と明言し，後に，「まだ，私は新しいワインを古いボトルに注ごうとしていた」と総括した（p.162）[7]．この理論上の変化は，診断面でも，技法面でも（これについては，本シリーズの他巻の『精神療法の技と工夫』で解説したい）大きな変化をもた

らした．

　その後も，コフート理論は，古典的な精神分析理論とは別の方向性で発展をとげる．それがまとめられたものが，コフートの遺稿をコフート学派の重鎮，アーノルド・ゴールドバーグ（Arnold Goldberg）がまとめた『自己の治癒』（もちろん，コフートの3冊目の著書の扱いとなっている）である．同書のなかでは，心理的依存の重要性がさらに明言されている．「心理領域における依存（共生）から独立（自律）へ向かう動きは，生物的領域でのそれと対応的な，酸素に依存した生活から依存しない生活へと向かう動きと同様，望ましいというのはおろか，可能ですらない」(p.71)[7]．

　このような明言は確かに旧来の精神分析理論（フロイトの構造論にせよ，それを引き継ぐ自我心理学にせよ，自我を鍛えることで，人に依存しないですむ精神的自立が得られるという考えをもとにしている）とは大きく異なるものであるが，フロイト批判のはしりとなったイギリスの対象関係論（これはイギリスの精神分析学界では主流とされる）や，アメリカのボーダーラインの治療論の多くは，精神分析治療における愛情の必要性や，心理的依存の許容を説いたもので，決してコフートのオリジナルとはいえない．ただ，対象関係論にせよ，ボーダーライン治療論の多くにせよ，心理的依存を許容したり，愛情をもって治療者が接することは，ある種の心理的育て直しであり，究極的には，ウィニコット（Winnicot）のいうような「ひとりでいられる能力」を目指すものといえる[8]．

　それに対して，コフートは，この『自己の治癒』のなかで生涯にわたる自己対象の必要性を強調し，最終的には治療者でなくても人に依存できる能力の醸成を治療の目標においた．

　このようなコフート理論の変遷をもとに，診断というより，患者の診立てのヒントとしてどのように役立つかを考察したい．

3 分析可能性という診断軸

　コフートの診断論は，古典的な欲動理論に基づく自己愛の心理学時代と旧来型の精神分析と事実上決別した自己の心理学時代では，診断に関する考え方もかなり異なっている．

　自己愛の心理学時代のコフートの診断の主たる軸は，分析可能性と自己愛（対象関係）の成熟度である．もともと，精神分析治療は適応対象を明確に規定する治療だった．フロイトは当初精神分析治療が適応できる患者の条件として以下の4つをあげた[9]．
① ある程度の教養
② 精神病，錯乱状態，強度の気分変調などを除外する
③ 50歳以下であること
④ 差し迫っての急速な徴候の除去が必要とされる場合は除外する

　その後，理論が精緻化されるなかで，対象転移が起こる転移神経症は分析可能だが，対象に転移が起こらず，自己にリビドーが向かう自己愛神経症は分析不能ということ

になった[10].

　フロイトの没後，アメリカで精神分析が隆盛を誇るようになると，分析を行うとかえって妄想的になったり，精神状態が悪くなるケースが問題視された．こういう患者たちは，潜在性精神病と呼ばれたり，神経症と精神病の境界上にあるから，ボーダーラインと呼ばれたりした．このタイプの患者も精神分析の適応外とみなされた[11,12].

　自己愛の心理学時代のコフートは自己愛転移を独自のやり方でワークスルーすることで，自己愛転移が生じる患者でも分析可能だということを主張した．対象転移の起こる神経症，自己愛転移の起こる自己愛パーソナリティ障害，それすら起こらない精神病という分析可能性による診断を行ったのだ．

　さて，転移というのは，もともとは乗り移るという意味である．対象転移というのは，まさに過去の重要な対象（通常は父親か母親）が治療者に乗り移り，乗り移った人に対する長いあいだ抑圧されてきた感情が治療者に向けられるというものだ[10]．これに対して自己愛転移というのは，このような感情や関心（いわゆるリビドー）が治療者（あるいは対象が乗り移った治療者）に向かわず，自分に向くということなのだが，具体的には，自分を愛してほしい，認めてほしいという鏡転移というものと，自分の庇護者であってほしい，自分のメシアであってほしいという理想化転移をコフートは重視した．この場合，治療者に気持ちが向くのでなく，本当は自分のために治療者を利用しようとしていることになる．

　しかし，コフートはこの気持ちを理解し，丁寧に対応していくことを通じて，こういう転移しか起こらない患者でも治療できると主張したわけである．コフートは最終的に自己愛の心理学の理論を捨て去ることになるのだが，臨床的には，この考え方は現在でも有用だろう．

　フロイトの時代と異なり，現在の精神分析的治療は，患者との情動交流などを通じて，パーソナリティ障害など，認知療法その他の精神療法で治療困難なレベルの患者の治療理論として生き残っている感がある．この場合，治療効果がある程度期待できるか，それどころか，その治療が継続可能かどうかは，治療者に認められたり，治療者を理想化することで患者が満足できるのか，心理的に（一過性であっても）安定するのか，あるいは，治療者と会うことで安心感や心の安らぎなどが得られるのかなどは重要な鍵である．分析可能性ということより，感情交流の可能性というべきものが，精神分析的な臨床診断の一つのポイントになることは間違いないだろう．

4　自己愛の成熟度

　精神分析の多くの学派は独自の発達理論を有している．たとえば，フロイトの有名な精神性的発達論では，口愛期→肛門期→男根期→エディプス期→性器期という発達モデルを想定している．あるいは，クライン（Klein）は，妄想-分裂ポジション→抑うつポジションというような乳幼児の心理世界の発達モデルを提起しているし，エリクソン（Erikson）の漸成説は生涯にわたる心理発達のモデルを提言している．

自己愛の心理学の時代のコフートは，フロイトの自体愛→自己愛→対象愛の発達モデルに疑問を呈し，自体愛→自己愛→自己愛のより高度なかたちという発達ラインの併存（後に完全な対象愛など存在しないとまで言い切るようになる）を提起した[13]．ただ，当初は自己愛的な対象関係（人を上手に利用しようとすること）を是認したりしているが，彼のいう自己愛のより高度なかたちというのは，理想の強化，ユーモア，創造性，共感，英知といった健全な自己愛という意味のようだった．もちろん，自己愛的な人でも，他人に共感できたり，人を喜ばせるようなユーモアが言える人のほうがより健全といえるが，その後，コフートが自己愛理論そのものを事実上捨て去ったこともあって，高度なかたちの自己愛論はさほど進展しなかった．多少の診断上の価値はもつかもしれないが，筆者もあえてこれを重視しようとは考えない．

5　自己の病理

　自己の心理学という独立宣言をしてからのコフートは，精神病理を自己の病理としてとらえるようになった．自己心理学独立宣言後の初めての成書といえる『自己の修復』では，次の5つの自己の障害をあげている[6]．
① 精神病：自己の永続的あるいは遷延性の崩壊
② 境界状態：自己の永続的あるいは遷延性の崩壊．しかしそれは多かれ少なかれ効果的な防衛構造によっておおい隠されている．
③ スキゾイド・パーソナリティ，ならびにパラノイド・パーソナリティ：前者は感情的な冷たさや浅薄さという防衛メカニズムによって，後者は敵意と疑い深さという防衛メカニズムによって，自己の永続的あるいは遷延性の崩壊から患者を守っている．
④ 自己愛パーソナリティ障害：軽蔑に対する過敏性や心気症や抑うつといった自己変容的症候という形をとって現れる自己の一時的崩壊．ひきこもり型の自己愛障害と考えていいだろう．
⑤ 自己愛行動障害：性倒錯や非行などの外界変容的症候という形をとって現れる自己の一時的崩壊．誇大的で共感能力に欠ける現在の診断基準にあてはまるような自己愛パーソナリティ障害がこれにあたる．

　このうち，コフートは，②と③はいまの生き方が自己の弱さを守るための防衛なのだから分析によって崩すべきではないが，④と⑤は自己の病的な部分が自己-対象（自己の一部として体験される対象のこと．自己愛の心理学時代のコフートはこれを自己愛転移の対象と考えた．自己の心理学を打ち出してからは，自己愛転移を自己-対象転移と呼び換えている．後に自己対象と"-"を取った形で呼び直している）である分析家との融合体験を通じて分析的治療が可能と考えた．

　さらに遺作となった『自己の治癒』では，構造神経症（転移神経症）も自己の病理に違いないが，自己愛パーソナリティ障害の人が自己対象体験の欠如（愛情不足）の病理であるのに，神経症は親との過度な密着や過剰刺激の病理であるという仮説を呈

している．一方で，精神病や境界状態については，「観察者の共感という道具では理解することができない」(p.13)[7] 心理状態にすぎないと論じ，その中核自己の再建はできないが，自己対象の存在によってより適応的な防衛構造を作り出せると断じている．

　もう一つ，自己の心理学になってからコフートが重要視したのは自己の凝集性である．逆にいうとバラバラな自己とか自己崩壊というのは，自分の主観的な体験が時系列や空間的なつながりをもたない状態である．昨日の自分と今日の自分が同じ人間である感覚をもてないときに，妄想を通じて連続性をもとうとしたり，あるいは，同じ場所が痛いというような心気症を通じてそれを感じたりする．

　その病的な度合いが強いときは，あえて分析的な感情関係を築こうとすることで，相手の主観世界を揺るがして，余計に不安定にさせるべきでないというのが，コフートの基本的な考え方であった．一方で，これまでフロイト流の精神分析の対象外だった病的な自己愛障害，体験世界の障害のある患者さんには，治療者との感情的な交流や治療者が患者の心理世界の一部となることで，「自分が自分である」「自分が過去の自分とつながっている」感覚を強めてあげることを主眼としたのが自己心理学の基本的な考え方だ．

　逆に考えると，自己の病理の重い，軽いはどの程度，自分の病的な世界に没入しているか，逆に，多少歪んだ形でも治療者のような他者に心理的依存が可能かどうかが診断のポイントといえる．

　ただし，コフートはこれは絶対的な基準でなく，治療者との相対性のものだとも論じている．治療者の共感能力が高かったり，治療者と患者の相性がよければ，ある治療者には治療不能でも，別の治療者では可能とも明言しているのである．

6　他者に依存できる能力という診断軸

　このように基本的に心の病を自己の病理ととらえ，その再建，修復を治療の目標としたコフートであったが，現実的な治療のゴールは別のところにあった．「自己が確固としたものになっていくということは自己を自己対象から独立したものにするということではない．そうではなくて，自己の堅固さの増大とは，自己対象を選択する際の自由度が増大することも含め，自己を支持するために自己対象を利用する自己の能力を高めるのである」(p.114)[7]．

　治療のゴールが，治療者以外の人を上手に利用したり，頼りにできる人を選ぶ能力が増すことであったとしたら，その患者の重症度や治療可能性も，そこにポイントをおいても不思議はない．

　この『自己の治癒』でコフートが最終的に分析不能と考えた精神病や境界状態の診断は，「私には患者との信頼に足る共感的結びつきを維持することができないだろう，という感情」(p.13)[7] に基づくと明言している．最終的にコフートは，感情的な対人交流の可能性でそれを判断するに至ったのだ．

コフートを継承する理論家のなかには，ストロロウ（Stolorow）のように，どんな人間も自己対象が必要であり，また主観世界を有するということでこのような診断をあえて行わない人もいる[14]．

　精神分析が，相手の「分析」でなく，治療理論であるということが忘れられがちだが，コフート理論においては，治療が重視されるゆえに，診断は二の次の扱いになっていることをあえて付言して本項を終えたい．

文献

1) Strauss GD, Yager J, Strauss GE. The cutting edge in psychiatry. Am J Psychiatry 1984；141：38-43.
2) 和田秀樹．〈自己愛〉と〈依存〉の精神分析．PHP研究所；2002．
3) Strozier CB. Heinz Kohut：The Making of a Psychoanalyst. Farrah, Straus and Giroux；2001／羽下大信，富樫公一，富樫真子（訳）．ハインツ・コフート―その生涯と自己心理学．金剛出版；2011．
4) Kohut H. The Analysis of the Self. International Universities Press；1971／水野信義，笠原　嘉（監訳）．自己の分析．みすず書房；1994．
5) Kohut H. The Chicago Institute Lectures. Tolpin P, Tolpin M（eds）. Analytic Press；1996.
6) Kohut H. The Restoration of the Self. University of Chicago Press；1977／本城秀次，笠原　嘉（監訳）．自己の修復．みすず書房；1995．
7) Kohut H. How Does Analysis Cure? University of Chicago Press；1984／本城秀次，笠原　嘉（監訳）．自己の治癒．みすず書房；1995．
8) Winicott DW. The Maturation Processes and the Facilitating Environment. International Universities Press；1965／牛島定信（訳）．情緒発達の精神分析理論．岩崎学術出版社；1977．
9) S.フロイト．精神療法について．1904／小此木啓吾（訳）．フロイト著作集 第9巻．人文書院；1983．pp13-24．
10) American Psychoanalytic Association；Moore BE, Fine BD（eds）. Psychoanalytic Terms & Concepts. Yale University Press；1990／福島　章（監訳）．アメリカ精神分析学会 精神分析事典．新曜社；1995．
11) Bychowski G. The problem of latent psychosis. J Am Psychoanal Assoc 1953；1：484-503.
12) Knight RP. Borderline states. Bull Menninger Clin 1953；17：1-12.
13) Kohut H. Forms and transformation of narcissism. In：Ornstein PH（ed）. The Search of the Self vol. 1. International Universities Press；1978. pp427-460／伊藤　洸（監訳）．コフート入門―自己の探求．岩崎学術出版社；1987．pp136-169．
14) Stolorow RD. Brandchaft B, Atwood GE. Psychoanalytic Treatment：An Intersubjective Approach. Analytic Press；1987／丸田俊彦（訳）．間主観的アプローチ―コフートの自己心理学を超えて．岩崎学術出版社；1995．

Ⅱ 精神療法の各流派からみた診断のコツとポイント

3 行動療法

原井宏明
なごやメンタルクリニック

1 ある二分法―診断はパズルかミステリーか？

　診断はいわば一種の謎解きである．そして謎はパズルとミステリーの2つに分けられる．前者はどんなに複雑怪奇に見えたとしても正解は1つだけだ．30年前の知人が今も生きているか死んでいるかは答えが1つしかない．診断でいえば，たとえば脳腫瘍が原因になって生じた精神症状であればその腫瘍を見つけ出すことが診断のゴールである．多種の腫瘍が同時に生じる（重複癌）は例外的だから，1つ見つければよい．所見や病歴などあらゆる情報を集め，検査し，まだ見つかっていない何か一つを発見することに注力することになる．情報は多ければ多いほどよい．診断上手な医者とは必要最小限の情報で正解に到達できる人のことである．診断の凡人でも情報を集めることさえ怠らなければ，いつかは正しい診断に到達する．いちばん悪いのは情報集めを怠り，見落とす医者だ．

　逆に，ミステリーは調べれば調べるほど迷宮に迷い込み，判断に自信をもてなくなるような謎だ．知人の30年間の人生が幸せだったか不幸だったかはどう決めればいいだろう？　再会した瞬間に幸せそうかどうかは判断できるだろう．しかし，30年間の話を微に入り細に入り詳しく聞いたとしたらどうなるだろうか？　私は精神科医を続けて30年になる．診た患者の数は数千人を超える．そのなかには本一冊でも足りないような壮絶な人生を経てきた患者がいる．診断基準をあてはめただけでも，うつ

原井宏明（はらい・ひろあき） 略歴

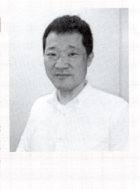

1984年岐阜大学医学部卒．ミシガン大学文学部に留学（文化人類学専攻）．1985年神戸大学精神科で研修．1986年国立肥前療養所に就職，山上敏子先生から行動療法を学ぶ．1998年国立菊池病院に転勤．精神科医長．うつ病や不安障害，薬物依存の専門外来と治験などを担当．2000，2001年ハワイ大学精神科アルコール薬物部門に留学．2003年臨床研究部長．2007年診療部長．2008年医療法人和楽会なごやメンタルクリニック院長．
著書に，『方法としての動機づけ面接』（岩崎学術出版社，2012），『強迫性障害に悩む人の気持ちがわかる本』（講談社，2013），『「不安症」に気づいて治すノート』（すばる舎，2016）などが，翻訳書に『医師は最善を尽くしているか』（2013），『死すべき定め』（2016）〈以上，アトゥール・ガワンデ著．みすず書房〉がある．

病や心的外傷後ストレス障害（PTSD），パニック症，社交不安，アルコール・睡眠薬依存がつく．アダルトチルドレンや家庭内暴力（DV），空の巣症候群などともつけたくなる．そして情報を集めれば集めるほど，その人に何が最も良いことなのか，援助するとはどういうことなのかがわからなくなる．これがミステリーである．診断上手な医者とは情報の解釈に長けて実際の援助につなげられる人だ．凡人は間違った診断であっても適当なところで見切りをつけて前に進める人だ．いちばん悪いのは情報収集癖である．次々情報や検査を加えては新しい異常を発見する．得られた情報をどう解釈したらよいのかわからず，さらに精査する．この間，患者への援助はないがしろにされる．

さて，精神科診断はパズルか，ミステリーか，どちらであるべきなのだろうか？　パズルかミステリー，このような二分法は議論を始めるときには必ず必要だ．分類は医学の出発点である．正常と異常を分けなければ，誰が医者か患者かもわからない．一方，二分法は私たちの自由な発想を邪魔する落とし穴にもなる．筆者もはまっていた．そして落とし穴が恐ろしいのは，出てからでないと入っていたことにすら気づかないところだ．一生入ったままの人もいるだろう．まず，筆者も入っていたうつ病の二分法の落とし穴を掘り返すことから話を始めよう．

2　うつ病は内因性/非内因性（心因性・神経症性）に二分すべきか？

誰でも素朴に考えれば，心の病気を，人間関係や環境など患者の外側に原因があるものと，脳や神経のように患者の内側に原因があるものに二分する．落ち込みと意欲低下，体調不良が長く続き，思いあたるような持病や体の異常がなければ普通の人ならうつ病を考えるだろう．駅前にあるメンタルクリニックに自分で電話をかけて初診を予約し，1週間後に1人で歩いてこられる患者ならば脳腫瘍などはほぼ考えなくてもよい．このような場合，伝統的な精神医学は症状に基づいて内因性と非内因性（心因性・神経症性）に二分する．一方，DSM-III以降，少なくともアカデミックな精神医学の診断分類からはこの二分法は日陰に押しやられている．筆者は行動療法家だが，診断に関しては感情障害長期経過追跡研究[1]で一緒に仕事をした―より正しく言えば，指導を受けた―古川壽亮先生に多大な影響を受けている．彼の診断学の本[2]から引用する．

内因性/神経症性の区分にまつわる論争は，イギリスでは一元論のLondon学派と二元論のNewcastle学派との論争として，50年以上にわたって続いていたものである．1960年代から1970年代にかけて一連の論文でNewcastle学派のRothらは，内因性うつ病と神経症性うつ病とは別個の疾患であることを証明しようとした．区分が妥当であることを証明するためには，両者が混在した状態が比較的まれであること，つまり「黒」と「白」に比べて「灰色」が少ないことを示さなくてはならない．そこで，彼らは129例の内因性もしくは神経症性うつ病の患者の症状評価を重回帰分析

したところ，その結果は一峰性ではなく二峰性の分布を示したというのである．しかしながら，後続の研究はそのほとんどがこの結果を追試することに失敗した．現在では，したがって，うつ病の症状は連続的なものでいわゆる内因性と神経症性の症状はそれぞれの純粋形よりも混合形のほうが多いことが認められている．

（中略）

　さらに，上述の「うつ病の精神生物学に関する共同研究」で5年間の追跡期間中に2回以上の抑うつ病相のあった201例の症例を検討したところ，同一症例で内因性に関して一貫した症状が反復される傾向はみられなかった．

　これだけのデータにかかわらず，多くの精神科医は，種々の症候，重症度と転帰を示すうつ病すべてをひとからげにすることに躊躇するようである．これが，（薬物によく反応するという神話に加えて）いわゆる内因性うつ病の概念が，多くの研究でその妥当性を確認されていないにもかかわらず，生き残っている理由の1つであろう．しかし，神経症性うつ病については，全くその限りではなく，したがって，もはや時代遅れのものと考えなくてはならない．

　もともとの筆者は他の精神科医と同じで，笠原-木村のうつ状態分類・キールホルツ（Kielholz）の分類法などの常識を信じていた．落とし穴に入っていたのだ．古川先生に会ったことが穴から出るきっかけになった．診療上の疑問が生じたらコクラン共同計画やUpToDate®を見るようになった．精神病理学の権威が伝統に基づいて主張することをまず疑うようになった．

　筆者の懐疑心に拍車をかけたのは，抗うつ薬のプラセボ対照二重盲検ランダム化比較試験（randomized clinical trial：RCT）の経験である．現在，日本で上市されている抗うつ薬の臨床試験の大半にかかわった．対照群に対して優越性を示せず闇に消えた薬も数種は知っている．筆者がプラセボを与えた患者は20人を超える．最初の頃は副作用が出たり，反応が早かったりすれば実薬だと思い込んでいた．目の前の患者に飲ませている薬が本当は何なのかは誰にもわからないとは信じられなかった．症例記録を固定するたびに，この患者はプラセボだ，実薬だという賭を治験チームでやってみた．結果は無残だった．さまざまな薬で何回やってもどの患者がどの群に割り当てられたか誰にも当てられなかった．まさしくランダムだった．やればやるほど明確になったのは，治療者・研究者自身が無意識に抱えている思い込み"認知バイアス"を打ち砕く方法として，RCTほどデザインが簡単で強力なものはないという事実だった．一方，治験の依頼者からは「プラセボ反応しやすい患者と，そうではない患者を事前に見分ける方法を教えて欲しい」と何度も頼まれた．私は「できないものはできない，できると答えている研究者は全員疑似科学者だ」と何度も答えた．内因性うつ病は薬に反応しやすいというのはまさしく神話である．何度否定されても不死鳥のように蘇る．うつ病患者に対するプラセボ対照試験は非倫理的だと主張する医師もいまだにいる．

　筆者が自分の診断と治療に対して謙虚であるとすれば，それは行動療法家だからで

はない．evidence-based medicine（EBM）を学び，予測不能なプラセボ反応をRCTのなかで繰り返し経験しているからである．それでも症状で病気を分類しようという試みは，素人はもちろん，精神科医・行動療法家のなかでもなくならない．たとえば私が専門にする強迫症の場合，広汎性発達障害を併発しているならば行動療法は適応ではない，と堂々と主張する専門家がいる．広汎性発達障害に対して応用行動分析のエビデンス[3]があるのを知らないのか？ と言いたくなる．しかし，これもまた"内因性うつ病は薬に反応する"神話と同じで，発達障害の有無による二分法の罠から出られないためだろう．

筆者にもうつや不安症，強迫症を症状で下位分類したらどうだろうか，治療反応性を予測できるのではないかと思っていた時期があった．現在のような境地に至るまでの筆者個人の"診断学"の歴史を振り返ってみよう．

3　1980年代：神戸大学精神科研修医

精神科医自体のなかでの診断に対する態度はさまざまだ．EBM派／非EBM派と二分することもできるが，同じ人間でも時代・状況によってすることが違う．そして筆者の研修医時代にはEBMという概念がなかった．

1985～86年，中井久夫教授が率いる神戸大学精神科での研修中に退院まで担当した患者は計21人だった．当時の退院時要約をみると，主診断が精神分裂病（現在の統合失調症）が6人，非定型精神病が4人，アルコール関連が3人，双極性障害（躁状態）が2人だった．他はうつ病や頭部外傷後遺症，心因性反応，解離性障害などが1人ずつあった．全体の20％が非定型精神病だった．いうまでもないが診断はオーベンの指導による．当時の神戸大では満田の非定型精神病[4]が流行していた．精神医学のテストで三大精神病とは何か？ と聞かれたら，精神分裂病と躁うつ病，てんかんと答えるのが正解の時代だった．

精神衛生法の時代である．最もよく使う入院形式は"同意入院"だった．患者本人の同意ではなく，保護義務者の同意だ．精神分裂病でもうつ病でも病名を患者に告知することはありえなかった．患者が見る可能性がある診断書には「神経衰弱」「心身症」と書いた．心理教育という概念はなく必要もなかった．患者には知らせないし，診断書には偽りとわかっている当たり障りない病名を書くからだ．そして何よりも，仮に正しい診断をしたからといって何か患者にとってプラスになることができそうにはなかった．抗精神病薬の効果は明らかで，急性幻覚妄想状態であればほぼ確実に治せていた．ベゲタミン®を出して夜は静かに眠らせることもできた．しかし，それ以外はどうしたらいいかわからなかった．心因性ならば精神療法をすることになっていたが，何にどういう精神療法が有効なのかは教科書になかった．強迫神経症は難治性疾患の代表で，どんな薬でも誰が精神療法をしても治らないことになっていた．研修医に配られた中井先生の本には，強迫症は「うす紙をはぐように消えていく．周囲がそれを話題にするとかえって強まる．無理に止めると不安が起こる．周囲は一つのクセと考

えている方がよい」とあった[5]．これは治し方ではなく，つきあい方だった．

　治らないことが初期設定であり，心理教育の必要もない．だから，"同意入院"させる必要があるかどうかだけが大切で，それ以外は細かな診断にこだわる理由がなかった．一方，当時の神戸大学精神科には神経内科医も同居していた．神戸大では神経内科はまだ独立していなかった．そのせいか，研修医の教育では器質的な背景を見つけ出すことが重んじられた．神戸大学時代の21人のうち，7人に器質的・物質的な背景の診断があるのはそのせいである．神経学的検査と脳波検査，髄液検査は研修医にとってのルーチンだった．X線頭部CTが導入されたばかりである．画像検査に頼る前にまず自分の目と手で見つけなければならなかった．

　精神科診断と神経内科診断は天と地のように違う．ウェルニッケ脳症やターナー症候群，正常圧水頭症など，丁寧に情報を集めることでパズルを解くように答えを出せた．脳に興味がある仲間のうちで診断をパズルにしたい者は神経内科，ミステリーで十分と思う者は精神科を選んだように思う．精神科医を目指す者は白衣ではなく平服を着ていた．助教授の山口直彦先生は外来診察室で患者は座らせたまま，自分はベッドに横になっていた．中井教授は大名行列のような教授回診が嫌いだった．誰が患者か医者なのかさえ外から来た人間にとってはミステリーだったのである．

4　行動療法家になり始めた頃：第一世代の行動療法

　筆者が研修医だった時，すでに行動療法は世にあった．神戸大学を含むほとんどの精神医学教室のなかになかっただけである．強迫症に有用であることもごく一部の人にはわかっていた[6]．認知行動療法の名前はまだない．後世の人はこの頃の行動療法を"第一世代"と呼んでいる．

　多くの精神療法の流派は治療理論だけでなく，それに一致した病理理論をもっている．精神分析ならエディプス・コンプレックス，森田療法なら森田神経質，アドラー（Adler）なら器官劣等性である．行動療法はこのような病理理論をもたなかった．あえて言えば実験神経症があるが，似て非なるものである．パブロフ（Pavlov）が犬に対してレスポンデント条件づけを行ったときに条件刺激の弁別を段階的に困難にさせていくと，ある時点で犬が吠えたり，嚙みついたりするなどの異常行動を示すようになった．一度そうなると条件刺激を元に戻しても，前のようには弁別学習が進まなかった．この現象をパブロフは実験神経症と呼んだ．

　言い換えると他の精神療法では"異常状態"が最初からあることを前提にして，その成り立ちを説明する理論がある．行動療法は犬でも人でもどんなに正常な状態であっても環境条件を操作すれば，異常に変えることができることを示した．この点で行動療法は二項対立を超えている．正常と異常は連続だとみなす．犬と人もそうだ．心と体もそうだ．行動主義の祖であるワトソン（Watson）は，健康な1ダースの乳児と，育てることのできる適切な環境さえととのえば，才能，好み，適性，先祖，民族など，遺伝的といわれるものとは関係なしに，医者，芸術家から，どろぼう，乞食までさま

ざまな人間に育て上げることができると唱えた．行動療法は生まれ育ちや気質などの種別にもこだわらない．もちろん診断分類にもこだわらない．行動療法の初期の治療報告は単一事例が中心であり，それを誇りにもしていた．単一事例実験計画[7]のような証明方法を開発し，一人ひとりの患者さんに合わせてテーラーメイドの治療を行うことでも科学的知見を得られた．

　筆者は1986年に国立肥前療養所に就職した．ほとんどが開放病棟だった．山上敏子先生がおられ，行動療法があった．神戸大学から来た私にとって何よりも驚きであったのは，強迫症を治せるということだった．クロミプラミンの有効性もここでは周知のことだった．ここでの行動療法では，患者一人ひとりで治療期間が違うのが常識だった．全員が同じ回数同じ期間同じ治療を受ければそれでよい，と主張することは行動療法を知らないと言っていることと同じだった．診断ごと・分類ごとに治療の適応がある，たとえば知的水準が高い人には認知療法，中間の人には認知行動療法，低い人には行動療法というような治療適応があるという主張を目にすると山上先生は目をつり上げた．行動療法の適応がない診断・分類はない，たとえどんな状態であっても行動療法には何かできることがある，というのが山上先生の持論だった．当時の私はそこまで言うか？　と思ったが，今の私なら賛成する．ガワンデ（Gawande）の『死すべき定め』[8]を翻訳したことも理由だ．5分前のことも忘れるような認知症の人でも，癌の末期で余命数日という人でも，その人がその人らしく生きる余地があり，支援できることがある．

5　EBMをし始めた頃：第二世代の行動療法—認知行動療法と認知モデル

　1990年代に入ると行動療法"業界"に変化が起こる．"認知革命"と呼ぶ人もいる．ベック（Beck）やマイヘンバウム（Meichenbaum）[9]，クラーク（Clark）などによる認知療法（cognitive therapy：CT）が入ってきた．Beckの功績はうつ病の成因に関する病理理論を提唱し，それを認知療法という独自の治療法パッケージに組み合わせたこと，そして群間比較のRCTを行ったことである．第一世代の行動療法家にとっては，いままで非科学的として遠ざけてきた素朴な常識心理学にも使いみちがあるという証拠をベックが突きつけた形になった．行動療法は「心の病気は考え方次第でどうにでもなる」という常識を徹底的に否定することから始まっている．認知療法は考え方を変えることでできることもあることを示した．

　ベックはもともと精神分析家である．しかし，彼の考えは精神分析学会では最初は受け入れられず，アメリカ行動療法学会（Association for Advancement of Behavior Therapy：AABT，現在のAssociation for Behavioral and Cognitive Therapies：ABCT）で発表することになった．認知療法のパッケージのなかに行動療法の技法が入っていたので認知行動療法（cognitive behavior therapy：CBT）と呼ばれるようになった．同時にこの頃にDSM-III，III-R，IV，IV-TRとDSMが浸透した．DSMは精神分析による神経症概念も取り払い，それに伴いそれまでの行動療法にとっての

最大のライバルだった精神分析はアメリカ精神医学の表舞台から退場させられた．精神分析的精神病理理論はCBTの認知モデルに置き換えられた．パニック症なら身体感覚に対する破局的解釈がある．社交不安症なら安全確保行動と自己注目がある．強迫症なら責任の過大評価がある．

DSMがCBTに与えた恩恵のもう一つはパニック症や社交不安症，強迫症，全般不安症，PTSDなどを独立させたことである．それまでの臨床試験ではこうした患者は十把一からげに「神経症」にまとめられていた．それが細分化された診断について臨床試験を行えるようになった．精神療法各流派の中でエビデンス量，すなわちRCTとメタアナリシスの数を比較すればCBTの勝利は明白である．それは，診断を細分化してそれぞれにRCTを行えるようになったことも寄与しているのだろう．

1993年，感情障害長期経過追跡研究を通じて筆者は古川壽亮先生と出会った．これは筆者個人にとっては"EBM革命"だった．彼に手取り足取りされて論文も出している[10]．EBMイコール治療のエビデンスだと思う人がいるかもしれない．もともとは臨床疫学と呼ばれ，検査や診断についても疫学的なデータに基づいて批判的吟味を行うものである．当時，われわれが熱中していたことは診断である．多施設共同による長期経過追跡研究のためには多様な個人を対象に均一な診断をつける必要がある．多様なのは患者だけでなく，診断者もそうである．こちら側を均質にするためには診断基準・治療マニュアルだけでなく，面接の仕方もマニュアル化する必要がある．その代表選手がSCID（Structured Clinical Interview for DSM-IV-TR）である[11]．感情障害長期経過追跡研究でもCOALA（Comprehensive Assessment List for Affective Disorders）を作った[12]．筆者自身でも物質使用障害患者を比較するために日本語と英語の面接を作った[13]．製薬企業からの受託研究では，M.I.N.I.（Mini-International Neuropsychiatric Interview）[14]やSIGH-D（Structured Interview Guide for the Hamilton Depression Rating Scale）[15]，MADRS（Montgomery Åsberg Depression Rating Scale）[16]，PDSS（Panic Disorder Severity Scale）[17]，Y-BOCS（Yale-Brown Obsessive Compulsive Scale）[18]などを使うのが当然になった．

この頃からの10年間の筆者を振り返ると半構造化面接漬けだった．通常の初診でもM.I.N.I.をしていた．うつであればSIGH-D，躁であればYMRS（Young Mania Rating Scale）[19]，パニック症であればPDSS，強迫症であればY-BOCS，社交不安ならLSAS（Liebowitz Social Anxiety Scale）[20]，全般不安症ならHARS-IG（Hamilton Anxiety Rating Scale Interview Guide）[21]それぞれに合わせて重症度を評価していた．データは大量に集まる．そして，このまま集め続けてSPSS®などの統計パッケージを使えば新しい診断分類を提案できるだろうと思っていた．同時にこの頃，日本の精神医療がミステリーをやめるようになった．1987年，精神衛生法が精神保健法に変わった．1995年，「精神保健及び精神障害者福祉に関する法律」に変わり，精神障害者も障害者手帳を取れるようになった．患者に病名を告知して心理教育をすることが筆者を含めた精神科医の常識になった．筆者も白衣を着ることが普通になった．

6 動機づけ面接とACTをし始めた頃：第三世代—診断横断的アプローチ

2004年は筆者にとっての転換点であった．動機づけ面接（motivational interviewing：MI），アクセプタンス＆コミットメントセラピー（acceptance & commitment therapy：ACT）を使うようになった．知ったきっかけはEBMの習慣からである．系統的レビューを検索していたら，行動療法の仲間らしいのに筆者がまったく知らないアプローチが出てきた．MIは従来のアルコール臨床の常識である"底つき体験"の必要性を否定している．ACTは行動療法からCBTに入ってきた筆者にとっては居心地の悪かった自動思考・認知再構成を乗り越えさせてくれそうだった．

どちらも診断横断的である．患者でも正常でもすべての人は基本的に同じ問題を抱えており，だから同じアプローチでよいと考える．第二世代の行動療法の進歩で大きな役割を果たしたバーロウ（Barlow）もunified protocol（不安とうつの統一プロトコル）[22]を提唱しはじめた．これも診断横断的である．ライフスパン全体を考えれば，一人の人に不安とうつは共存することが多く，DSMに従えば併存診断（comorbidity）が当然のように生じた．第二世代のCBTでは診断ごとに別々の認知モデルをたてていた．併存診断をもつ患者に対してはこのやり方では，意味不明である．

SCIDなどの半構造化面接は1回の面接で悉皆的に診断を探る．ハワイ州立精神病院で物質使用障害患者の診断面接を行っているときも，依存症の患者はうつや精神病，不安症，パーソナリティ障害など3つ以上の診断がつくことがごくあたりまえだった．しかし，一人の人間に3つ以上の病名をつけて告知し，それぞれについて心理教育をすることは何の役に立つだろうか？　たくさん病名をつけることは，障害者手帳を取ることには都合が良いかもしれない．障害年金診断書を書くとき診断名が強迫症単独であれば却下されるが，うつ病も併存していることにすれば大丈夫である．でも治すことには？

心理教育も場合によっては有害である．アルコール依存症に対する酒害教育の逆効果はメタアナリシスをみれば歴然としている[23]．救急場面では念入りな教育よりも短時間のMIのほうがはっきりと効果的だ．うつやパニック症はもちろん，アルツハイマー病から高血圧まで，あらゆる診断に対して共通して効果を発揮する治療法の代表選手を一つ考えてみて欲しい．答えはプラセボだ．そしてプラセボは副作用が最も少ない．

実際にMIを使い出すと強迫症に対するエクスポージャーと儀式妨害（exposure & ritual prevention：ERP）が楽に行えるようになった[24]．それまでは無理やり腕力でさせていたのである．父親にアルコール問題があり，自傷を繰り返していた社交不安症の若い女性にACTを使ってみたら有効だった．境界性パーソナリティ障害らしさまでなくなってしまった[25]．

筆者は徐々に診断分類・半構造化面接への興味を失っていった．続けたのはM.I.N.I.ぐらいである．全般不安症のようにうつ病の鑑別が難しく，私も慣れていない診断の場合には半構造化面接が必須だった．

2008年になごやメンタルクリニックに移るとM.I.N.I.も徐々にしなくなった．一日に最高で新患4人，再来60人を診るような場所では，半構造化面接はやっていられない．強迫症のセルフヘルプ本[26]を出したら，新患の7割が強迫症になった．強迫が初期値であり，患者も大半が行動療法を希望してくる．初診の30分で行うべきことは，前医で出されている薬の整理と集団集中治療・個人カウンセリングの計画，簡単なホームワーク・セルフモニタリングの指示である．患者の約半数は前医の苦闘を物語るかのように，長年，多剤併用になっていた．過鎮静状態で，表情がなくろれつも回らない人を診断しても意味がない．過去の病歴がわかっていれば他の疾患を除外することは難しくない．パーソナリティ障害や発達障害などを前医が見落としているかもしれないが，それらを診断するのはしばらくしてからでも遅くなかった．2，3週間ほどしてから，薬が1，2剤に整理され，セルフモニタリング記録もあるとなると初診時と比べると診断の精度が格段に高いのは当然だろう．よく考えてみれば初診時にすべての診断をつける必要はない．MIでは，最初の課題は患者との関係性をつくることである．それさえできていれば，最初の日から解決策を提示する必要はない．

　　今日詳しく話を聞かせてもらいました．どうして自分がこんなに苦しいのか，理由か病名を知りたいのですね．原因がなければ苦しいのは自分のせいだという意味になりますから，そう思われるのはもっともだと思います．
　　私の考えとしては，そうですね，詳しい病名はしばらく経過をみてから決めたほうがよいと思っています．どんな治療がいちばん良いかもそれからのほうが間違いが少ないでしょう．この次に来ていただいた時，書いていただいたセルフモニタリングの内容もみてそうしたいと思いますが，いかがですか？

7　診断はどう役立つのか？

　　診断がよって立つ基盤は何なのだろう？　診断基準・半構造化面接は何の役に立っているだろうか？　そもそも何のために診断が必要なのだろうか？　普通の精神科医なら，診断の根拠は精神病理学や臨床疫学のような医学であり，診断基準・半構造化面接は信頼性・妥当性を確保するためのツールであり，適正な保険診療のためには診断が当然必要だと答えるだろう．いずれももっともに聞こえる．でも本当にそうだろうか？　世界精神医学学会とWHOがまとめた"International Classification in Psychiatry"（精神科国際診断の展望）の序文には「精神医学における分類は，精神医学が学問として成立する以前から存在していた．事実，精神医学それ自体が，分類から生じたのであった」と書かれている[27]．
　　考えてみればそうだ．精神医学が成立するはるか昔，ギリシャ時代からうつ病はある．強迫症も12世紀，中世ヨーロッパでScrupulosity（几帳面さ，入念さ）という名称で呼ばれていた．15世紀には神学者でありパリ大学の総長であったジャン・ジェルソン（Jean Gerson）が宗教的な熱心さ・生真面目さが無用な苦悩を生むことを

警告し，信心もほどほどにせよと戒めている．これは今でいう縁起恐怖・道徳強迫である．精神医学などまったく知らない素人の素朴な観察と診断がもとになって精神医学が生まれているのである．その逆ではない．

　診断基準・半構造化面接はどうだろう？　どこまで行っても100％完璧な信頼性・妥当性はありえないことは誰にでもわかっている．では，どの程度ならよいのだろう？　30年前，信頼性・妥当性自体を気にしていなかった頃と比べれば，精神医学は信頼できるものになった．DSMもⅢから5まで細部をみれば確かに進歩している．しかし，どこまでの信頼性・妥当性があればわれわれはOKと言えるのだろう？　そのためにどこまで手間暇をかけられるだろうか？　一流の医学雑誌に受理されるために必要なレベルと，多忙なクリニックで必要なレベル，そして患者自身のために書かれたセルフヘルプ本に必要なレベルではみんな違う．診断の見落としは確かに問題だ．不眠を訴える患者が来たとき，睡眠時無呼吸を見落としてベンゾジアゼピンを投与したら，かえって悪化させる．DSM-5のうつ病の分類では特定用語という小さな扱いになっている季節型，いわゆる冬期うつ病は高照度光療法という特異な治療に反応する．初期治療でうまくいかなかったとき，慢性化したときには，素朴な観察・診断には頼れない．何かのチェックリストが必要だ．DSM-5やM.I.N.I.もそのために役立ってくれるだろう．しかしどちらも，初期治療がうまくいかず，診断を最初から見直さなければならないとき，医師がはまってしまっている落とし穴を教えてくれるツールとして作られたものではない．

　そして，実は問題はもっと別のところにある．診断は精神医学のため，信頼性・妥当性のため，適正な保険診療のため，であるとしたら，患者はどこにいったのだろうか？　診断は患者のためにどう役立つのだろうか？　肥前療養所に入った時，最初に目についたのは玄関ロビーに掲げられた"The Most Important Person In This Hospital is the Patient."だった．患者中心の医療は謳い文句としては誰でも知っている．では具体的に診断はどうすれば患者のためになったと言えるのだろうか？

8　患者と医師のための診断

　今の私にとっては「患者のための診断とは何か？」の答えは30年前よりももっとわからなくなっている．どうなるのがよいことなのかは，患者に聞くことが必要だとはわかっている．しかし，何が自分のためになるのか，それをよくわからないからこそ患者はクリニックにきて医者のアドバイスを求めているのだ．精神病の患者だけではない．強迫症の患者でもそうだ．病名ではちょっとしたトラブルがあった．

患者：私の病名は強迫症です．薬はセルトラリンが出ています．ネットで調べたら，セルトラリンは強迫症には適応がありませんでした．健康保険組合から違反だと怒られたりしませんか？
原井：セルトラリンもSSRIの一つで強迫に効果があるとわかっています．確かに保

険での承認はありませんが，うつ病の病名をつけているから，問題はありません．
患者：私にはうつはまったくありませんが．
原井：確かに長生きしたいといつもおっしゃっているし，意欲的ですからね．これは保険病名といって一応つけておく病名です．まぁ大丈夫です．みんなやっていますから．
患者：でも違反なんですよね．
原井：まぁ，でもそこまで調べられたりしませんよ．初診時は確認症状がひどいせいで落ち込んでおられたし，あながち嘘とは言えないし．
患者：私は嘘や間違ったことには耐えられません．もし保険組合から問い合わせがあったらどう答えたらいいんですか？
原井：いや患者さんに問い合わせがあることはまずありません．
患者：絶対ないとどうして言えるんですか？（続く）

　筆者は諦めてフルボキサミンに変更した．強迫行為に巻き込まれたわけである．初診時は警察官を見るだけで怯えるような患者だった．その頃よりはずいぶん改善し，日常生活は普通にできるようになった．しかし，このようなこだわりのために人間関係にトラブルが生じることがまだあった．風邪で受診した内科医院でも同じようなことをしたらしい．

　しばしば患者は普通になりたいと言う．病気になる以前に戻りたいとも言う．記憶を消したいと言う人もいる．"普通"を定めた診断基準はどこにも存在しない．病気になり，受診し，治療を受けているという事実と記憶はどれだけ良くなったとしても消えることはない．診断は一つのツールであり，スタート地点である．その先は精神医学や診断基準もないところを患者と一緒に探していかなければいけない．

9 おわりに

　精神療法を観念主義と実際主義に二分するとしたら，実際主義の極にあるのが行動療法である．実際主義とはプラグマティズムのことであり，「経験不可能な事柄の真理を考えることはできない」と主張するイギリス経験論を引き継いで，20世紀初頭のアメリカで花開いた．行動療法は実際主義の伝統の上に立ち，われわれの常識的な観念を疑ってかかる．われわれはいろいろな二分法のなかで育ち，それを常識とし，疑いもしない．最も根強いものは心と体であり，思考と行動，正常と異常だろう．行動療法はそんな常識を覆すところから始まった．自分自身のあり方も覆している．行動一本槍になったり，認知に走ったり，また再び行動に戻ったりする．このような変わる能力をもっていることが行動療法の最大の強みである．筆者自身も変わった．それは行動療法のおかげであり，EBMのおかげでもある．サケット（Sackett）が最初に行ったEBMの定義には"External Evidence"外部のエビデンスという言葉が繰

り返し出てくる[28]．自分自身を育ててくれた文化・流派から外れた所からエビデンスを拾ってこいとサケットは繰り返し主張しているのだ．自分がなじんだ世界からだけものを見るようにしていれば，ものは必ず歪んで見えており，何か大事なものを見落としていても気づかない．

　医学は著しく進歩した．日本人の平均寿命は1985年から2015年の30年間に6年伸びた．女児だけに生じる特殊な自閉症とされていたレット症候群はX染色体上の*MECP2*遺伝子の突然変異が原因と判明し，DSM-5の病名リストから消えた．8項目の診断基準を一回の遺伝子検査が置き換えたわけである．ずっと長いあいだ，肝硬変経由肝癌行きの片道切符だったC型肝炎は2014年からは治癒する病気になった．直接作用型抗ウイルス薬が使えるようになったからだ．医学は，一部の疾患についてはパズルをクリアに解き明し，文句のつけようのない解決も提示できることがある．一方で大半の疾患についてはミステリーのままだ．そして大半の医師にとっては医学の謎のどれがパズルでどれがミステリーか，この二分法自体がミステリーであり，しかも毎日新しい謎が付け加わる．

　30年やっても医学は相変わらず面白い．

謝辞

- この原稿を書くにあたり，都立松沢病院精神科の今井淳司先生に貴重なコメントをいただいた．伝統的な精神病理学に立つ方にも興味をもっていただける文章だとしたら，それはすべて彼のおかげである．
- 診断をパズルとミステリーに分けたのは，マルコム・グラッドウェル（Malcolm Gladwell）による"Open Secrets"からのアイデアである．http://gladwell.com/open-secrets/

文献

1) 原井宏明．感情障害長期経過多施設共同研究　厚生省精神・神経疾患研究10年度研究報告書　感情障害の成因解明，治療法の標準化及び治療反応性の予測因子に関する研究．1999．pp63-66．
2) 古川壽亮，神庭重信．精神科診察診断学―エビデンスからナラティブへ．医学書院；2003．
3) Reichow B, Barton EE, Boyd BA, et al. Early intensive behavioral intervention (EIBI) for young children with autism spectrum disorders (ASD). Cochrane Database Syst Rev 2012；10：CD009260.
4) 満田久敏．精神医学における臨床と遺伝―非定型精神病の問題を中心にして．精神医学 1968；10(3)：185-190．
5) 青木典太，遠藤四郎，中井久夫．精神科治療の手引き．神戸大医学部精神科；1984．
6) 洪副　薫．14 曝露―反応妨害法が有効であった強迫神経症の4症例(一般演題C)．日本行動療法学会大会発表論文集．1985；(11)：46-47．
7) DH.バーロー，M.ハーセン（著），高木俊一郎，佐久間　徹（監訳）．一事例の実験デザイン―ケーススタディの基本と応用．二瓶社；1997．p297．
8) A.ガワンデ（著），原井宏明（訳）．死すべき定め―死にゆく人に何ができるか．みすず書房；2016．
9) Meichenbaum D. Cognitive-Behavior Modification：An Integrative Approach. Plenum Press；1977.
10) 原井宏明．エビデンス精神医療手取り足取り3　エビデンスの検索．臨床精神医学 1999；28(10)：1285-1291．
11) First MB, Spitzer RL, Gibbon M, ほか（著），髙橋三郎（監），北村俊則ほか（監訳），富田拓郎ほか（訳）．

精神科診断面接マニュアル SCID. 日本評論社；2003.
12) Furukawa T, Takahashi K, Kitamura T, et al. The Comprehensive Assessment List for Affective Disorders（COALA）: A polydiagnostic, comprehensive, and serial semistructured interview system for affective and related disorders. Acta Psychiatr Scand Suppl 1995；387：1-36.
13) 原井宏明. 諸外国との比較 3 年間のまとめ 治療に関するレビュー・北部九州とハワイの物質使用障害患者の比較. 厚生科学研究補助金 医薬安全総合研究事業 10～12 年度研究報告書 薬物依存・中毒者のアフターケアに関する研究. 2001.
14) Sheehan DV, Lecrubier Y, Sheehan KH, et al. The Mini-International Neuropsychiatric Interview（M. I. N. I.）: The development and validation of a structured diagnostic psychiatric interview for DSM-IV and ICD-10. J Clin Psychiatry 1998；59（Suppl 20）：22-57.
15) 中根允文. HAM-D の構造化面接 SIGH-D 日本語版について. 臨床精神薬理 2003；6（10）：92-97.
16) 上島国利. Montgomery Asberg Depression Rating Scale（MADRS）の日本語訳の作成経緯. 臨床精神薬理 2003；6：341-363.
17) 原井宏明, 山本育代, 古川壽亮. パニック関連障害 PDSS, 自記式尺度. 樋口輝彦, 久保木富房, 中村 純ほか（編）. ストレス疾患ナビゲーター, Vol. 108-109. メディカルレビュー社；2004.
18) Nakajima T, Nakamura M, Taga C, et al. Reliability and validity of the Japanese version of the Yale-Brown Obsessive-Compulsive Scale. Psychiatry Clin Neurosci 1995；49（2）：121-126.
19) 稲田俊也, 稲垣 中, 岩本邦弘ほか. ヤング躁病評価尺度日本語版（YMRS-J）による躁病の臨床評価. じほう；2005.
20) 原井宏明, 吉田顕二, 木下裕一郎ほか. 社会不安障害（SAD）の薬物療法―社会不安障害の薬物療法のエビデンス. 臨床精神薬理 2003；6（10）：1303-1308.
21) 大坪天平, 幸田るみ子, 高塩 理ほか. 日本語版 Hamilton Anxiety Rating Scale-Interview Guide（HARS-IG）の信頼性・妥当性検討. 臨床精神薬理 2005；8（10）：1579-1593.
22) DH.バーロウ, TJ.ファーキオーニ, CP.フェアホルム, ほか（著）, 伊藤正哉, 堀越 勝（訳）. 不安とうつの統一プロトコル―診断を越えた認知行動療法. 診断と治療社；2012.
23) Miller WR, Wilbourne PL, Hettema JE. What works?: A summary of alcohol treatment outcome research. In: Hester RK, Miller WR（eds）. Handbook of Alcoholism Treatment Approaches: Effective Alternatives, 3rd edition. Allyn & Bacon；2003. pp13-63.
24) 原井宏明. 強迫性障害の認知行動療法―個人療法, 集団集中治療, サポートグループ. 原田誠一（編）. メンタルクリニックが切拓く新しい臨床. 中山書店；2015. pp99-108.
25) 岡嶋美代, 原井宏明. 境界性人格障害と呼ばれそうな 20 代女性に対する SAD グループ治療. 日本行動療法学会第 32 回大会発表論文集. 2006. pp82-83.
26) 原井宏明, 岡嶋美代. 図解やさしくわかる強迫性障害―上手に理解し治療する. ナツメ社；2012.
27) Stefanis NC. 序文. In: Mezzich JE, Cranach M（eds）. International Classification in Psychiatry, Unity and Diversity（精神科国際診断の展望）. Cambridge University Press；1989.
28) Sackett DL, Rosenberg WM, Gray JA, et al. Evidence based medicine: What it is and what it isn't. BMJ 1996；312（7023）：71-72.

Ⅱ 精神療法の各流派からみた診断のコツとポイント

4 認知行動療法

井上和臣
内海メンタルクリニック・認知療法研究所

> Hold your formulations lightly, and let your imaginations grow,
> remembering that all formulations used to be imagination.
>
> (Ghaemi N, 2013)

1 はじめに

　メンタルクリニックの月初恒例の業務は診療報酬請求である．電子カルテの技に感嘆すること頻りとなる．投与薬剤と整合性のある病名一覧が与えられると，瞬くうちに診断作業を終えられる．国際疾病分類（ICD-10〈ICD-10 精神および行動の障害〉）[1]と必ずしも一致しないことだけが難点である．改訂された DSM-5（DSM-5 精神疾患の診断・統計マニュアル）[2] を参照する場面は皆無に近くなっている．自立支援医療にしても障害年金（精神の障害用）にしても診断書には ICD-10 コードが要求される．休養を指示する一般的な診断書では状態像診断も有用である．外来診療における診断は臨機応変といえよう．ただ，診断医（通常は治療医でもあるが）にも悩みはある．他の医師との検討を通じて診断の妥当性を高める機会が得にくい．我流と独断に陥りやすく，誤謬を自覚しがたい．

　小論では，認知療法・認知行動療法（以下，認知療法〈cognitive therapy〉）からみた診断を論じる．しかし，それは診断の第 2 層である．基底の第 1 層を成す国際疾病分類による臨床診断が不確実では，認知療法の理論的診断も，さらには認知療法ま

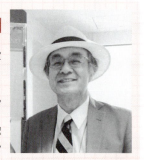

井上和臣（いのうえ・かずおみ）　　　　　　　　　　　　　　　　　　略歴

1952 年徳島県生まれ．1977 年京都府立医科大学卒．1980 年京都府立医科大学精神医学教室助手．1986 年同講師．1988 年米国ペンシルベニア大学精神医学教室認知療法センター留学．1989 年京都府立精神保健総合センター所長．1990 年鳴門教育大学人間形成基礎講座助教授．1998 年同教授．2001 年同大学教育臨床講座教授．2012 年医療法人内海慈仁会内海メンタルクリニック院長．
著書として，『心のつぶやきがあなたを変える―認知療法自習マニュアル』（星和書店，1997），『認知療法への招待』（金芳堂，2006），『認知療法の世界へようこそ―うつ・不安をめぐるドクトル K の冒険』（岩波科学ライブラリー，2007）など多数．

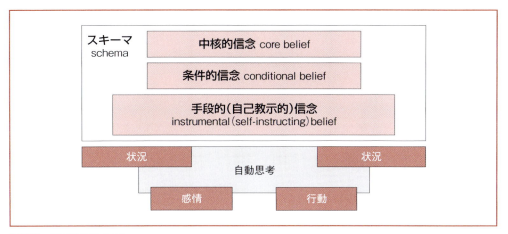

図1 認知的概念化図

でもが瓦解する．

2 認知的概念化—概観

　認知療法は精神療法の一体系（a system of psychotherapy）とされる．多彩な認知的・行動的技法以上に，認知療法の理論（cognitive theory）が認知療法を最も特徴づけるものなのである．ここにとりあげる認知的概念化（cognitive conceptualization）とは，認知療法の視点からなされる理論的診断である．認知的概念化は図によって提示される．これを認知的概念化図（cognitive conceptualization diagram）という（図1）．認知的概念化図は認知療法を進めるうえで海図・道路地図の役割を果たす．

　認知的概念化図は以下の要領で作成される．
- 第1段階：不快な感情や不適応行動の起こる対人関係状況を特定し，その状況における否定的自動思考を取り出す．
- 第2段階：いくつかの対人場面における自動思考から共通の主題を推測し，信念を同定する．
- 第3段階：不快な感情の起こる状況，自動思考，信念を図示することにより認知的概念化図を作成する．
- 第4段階：患者は治療者の作成した認知的概念化図が自分にあてはまるかどうかを検討〜確認し，必要に応じて修正を加える．

　信念は，中核的信念，条件的信念，手段的（自己教示的）信念の3種に区別できる．それぞれ，「私（他人，世界）は〜である」「もし〜ならば，そのときは〜である」「〜しよう／〜しないようにしよう」と表現される．中核的信念のうち最も重要なものは，「私は無力である（helpless）」に代表される一群の信念（「私は劣っている」「私は弱い」「私は失格である」「私は役立たずである」「私は落伍者である」）と，「私は愛されない（unlovable）」に代表される信念群（「私は社会的に好ましくない人間である」「私

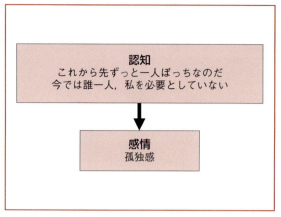
図2 認知的概念化図―孤独感と認知

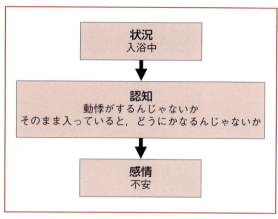
図3 認知的概念化図―パニック障害にみられる不安と認知

は嫌な奴である」「私は拒否されている」「私は変わっている」「私には社会的欠陥がある」）である．

認知療法では信念とスキーマはほぼ同義語として用いられる．しかし厳密には，信念は，活動的なものであれ非活動的なものであれ，スキーマ内部に蓄えられた内容物であり，スキーマは信念を保持する貯蔵庫であり構造物である．構造物としてのスキーマと内容物としての信念は持続性で変容しがたく，構造上の変化をもくろむ治療に抵抗する．一方，自動思考の修正は機能上の変化にとどまるので達成しやすい．

認知的概念化はあくまで「仮説」であるから，治療の進展に伴って修正・変更されることになる．患者との共同的治療関係を深めるうえでも，患者の治療への参画を促進するうえでも，認知的概念化に基づいた治療計画を策定することが重要である．

3 認知的概念化―症例

土曜の昼下がりに寂しい男性

男性（45歳）は最近離婚し土曜日の昼下がりになると寂しさのあまり自殺を考えることもある[3]．

離婚してからというもの気持ちが落ちこんで不安ですし，それにとても寂しくて，「これから先ずっと一人ぼっちなのだ」という感じです．「今では誰一人，私を必要としていない」んです．

認知的概念化図の最も単純な例が図2である．男性の訴える孤独感は「これから先ずっと一人ぼっちなのだ」「今では誰一人，私を必要としていない」という認知によって規定されている．

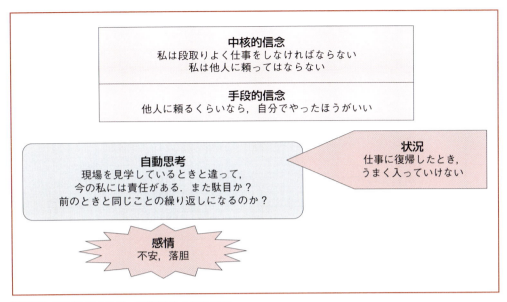

図 4　認知的概念化図—反復性うつ病性障害

「動悸はこわいものだ」と怯えるパニック障害の女性

　小さな頃から"自律神経失調症"の母を見てきた患者（30歳）[4]は「動悸はこわいものだ」と思っていた．昨年，突然動悸と息苦しさを覚えた患者は，それ以来，動悸がこわくなり，出口にたどり着けない場所を恐れるようになった．長男と入浴していても，「動悸がするんじゃないか．そのまま入っていると，どうにかなるんじゃないか」と不安になった．

　認知的概念化図（図3）は，入浴中の身体の変化（動悸）を予期し破局的に解釈することで不安が増幅することを示している．明示的ではないが，「動悸＝切迫する死」という等式が通奏低音のように響いている．

職場復帰が頓挫した反復性うつ病性障害の男性

既往歴：8年前の最初のうつ病相は抗うつ薬に反応し3週間で終息した．2年半後の第2回目の病相は抗うつ薬の点滴静注により1か月で寛解した．3年後の第3回病相には4か月の外来治療が行われた．

現病歴：第3回病相の後，1年足らずで出現した第4回病相は1年数か月に及んでいた．この間に患者（40歳）[5]は勤務に就いたが，3か月後には調子を崩し仕事が続けられなくなり，再び自宅療養に入ることになった．

認知的概念化図（図4）：直近の職場復帰が頓挫したときの経験をもとに将来起こりうる再燃・再発状況を患者に予測してもらう過程から，「私は段取りよく仕事をしなければならない」「私は他人に頼ってはならない」という中核的信念を想定した．

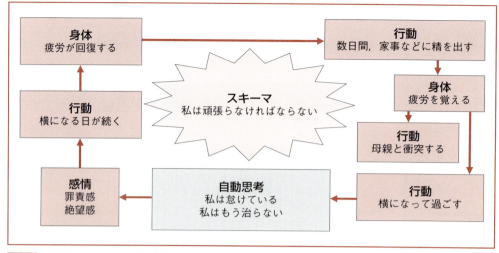

図 5 認知的概念化図—統合失調症の抑うつ

残遺型統合失調症に重畳して抑うつ状態を呈した女性

既往歴：高校3年時に不登校がみられ，大学では授業に出席しても試験は受けなかった．当時の患者は「家でいるとテレビ局の車が来て自分のことを実況放送している」と語っていた．大学は4年で卒業したが，就職しても長続きしなかった．

現在症：患者（35歳）[6]は一日中横になっていることが多く，たまに起き出しても翌日には寝込んでしまった．好きな編物にも興味がわかず，自殺念慮はほとんど毎日のように認められた．受診前には首をつろうとした．中途・早朝覚醒がみられた．

認知的概念化図：この患者の場合，「今度こそ頑張ってやり直そう」と全力投球で数日間「頑張って」は，その後「身体が疲れ頭が茫として」，2週間近く「パジャマのままの生活になる」状態が繰り返されていた．行動が不活発となる状態を"問題"とみて，不活発に陥る時間を日常の諸活動によって置換していこうとする方略（不活発の撲滅〈scheduling activities〉）から，不活発な状態を計画的に日常生活に導入することによって，むしろ不活発を温存・保証しようとする方略（不活発の温存〈scheduling inertia〉）に治療方略を変更する過程で，認知的概念化を行った（図5）．

幻聴が持続していた統合失調症の女性

現病歴：患者（20歳）は「監視装置が仕掛けられている」と言って下宿中を探し回り，夜も寝ずにベッドで座り続けていた．実家に帰っても「同級生が悪口を言っている」と訴えた．

認知的概念化図：幻聴が鮮明になるときとそうでないときを比較対照する形で作成した認知的概念化図が図6である．夜一人でいて何もすることがないとき不安とともに幻聴が生じる．患者は声の内容についてあれこれ考えはじめる．「X年前，誰かに何かあったのか」と．幻声はさらに明瞭になる．さまざまな感情が生まれ強まる．一方

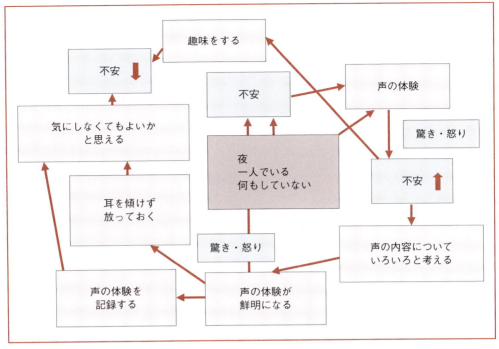

図 6　認知的概念化図—幻聴

で，声に耳を傾けずにいたり，声の体験を記録したり，趣味の刺繍をしたりアニメを見たりすることで不安が弱まり，「気にしなくてもよいか」と思えだす．

4 聴覚情報から視覚情報へ—可視化の重視

　旧聞になるが，神戸の内科医が高齢患者に処方するとき服用方法や留意点を録音して患者に持ち帰ってもらっていることが報道されていた．主治医が上級医から指導を受けるため治療セッションを録音することはあっても，患者用に録音することは珍しかろうと，認知療法を実施するに際して録音テープを患者に手渡し次回までのホームワークとしていた時期がある．人は自分の話したことは覚えていても，他人の言葉は一度聞いただけでは記憶に留まりにくいようで，どの患者も医師の提案や指示を理解するのに役立ったと報告してくれた．

　しかし，百聞は一見にしかず，の言もある．言葉を媒介とする精神療法は聴覚情報優位になりがちである．これに視覚情報を加味し可視化を目指す．認知的概念化図はその最たるものである．もっとも作図は面倒であり，舞台裏での営為は患者理解に有用であっても短い診療時間での患者教育用としては不便なこともある．簡にして要を得た診断図を診療の舞台で披露するには悪循環図が良いかもしれない．認知的概念化図は横断面の心的構造を表現している（図1）．患者の経験に即するなら，縦断的な可視化，時間経過とともに出没する心的現象を図示するのが容易ではあるまいか．図5はその一例である．事実を□の中に記し認知など心的なものを○で囲めば，「事実

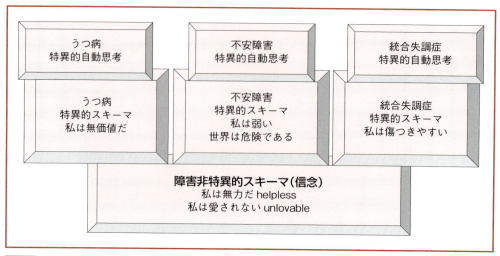

図7　うつ病・不安障害・統合失調症に共通する認知構造

と認知は同じではない（"Thoughts are not facts."）」[7] ことを患者が理解する助けともなろう．

5 障害非特異的スキーマ

うつ病と不安障害と統合失調症に共通する認知構造を図7に示す．うつ病には特異的な自動思考が存在し，不安障害においても特異的な自動思考が存在する．統合失調症についてもそうである．それぞれの自動思考の基礎には，うつ病や不安障害や統合失調症に特異的なスキーマが存在する．うつ病の場合は「私は無価値だ」というスキーマがあり，不安障害の場合には「私は弱い」とか「世界は危険だ」というスキーマである．統合失調症では「私は傷つきやすい」というスキーマが障害特異的なものとして認められる．こうした障害特異的な認知のさらに底部に，障害特異性は乏しいものの複数の病態に共通する，より広汎なスキーマが存在すると仮定できる．認知療法における診断と治療は，障害特異的なスキーマはもちろんのこと，障害非特異的なスキーマをも視野に入れ組み立てられる必要があろう．

6 おわりに

小論では認知療法の視点からなされる診断として認知的概念化をとりあげた．認知的概念化図が示すように，患者の臨床的問題は一定の枠組みのなかに位置づけられる．しかし，冒頭にあげた Ghaemi[8] からの引用にあるように，認知的概念化図へと結晶化させる行為はあまりに強固であってはなるまい．むしろ想像力をおおいに活用し，まずは患者理解の外延を可能な限り拡張していくことが必要であろう．そして生命の象徴である呼吸がそうであるように，想像という名の呼気と公式化（診断）という名

の吸気が不断に繰り返されることが何よりも重要であるといえるだろう．

文献

1) World Health Organization. The ICD-10 Classification of Mental and Behavioural Disorders：Clinical Descriptions and Diagnostic Guidelines. WHO；1992／融　道男，中根允文，小見山 実（監訳）．ICD-10 精神および行動の障害．医学書院；1993．
2) American Psychiatric Association. Diagnostic and Statistical Manual of Mental Disorders, 5th edition. American Psychiatric Publishing；2013／日本精神神経学会（日本語版用語監修），髙橋三郎，大野　裕（監訳）．DSM-5 精神疾患の診断・統計マニュアル．医学書院；2014．
3) Three Approaches to Psychotherapy III：Part 3 Dr. Aaron T. Beck — Cognitive Therapy. Psychological & Educational Films；1986（ビデオ）．
4) 井上和臣．パニック障害に対する治療の工夫．原田誠一（編集主幹），森山成彬（編）．外来精神科診療シリーズ 不安障害，ストレス関連障害，身体表現性障害，嗜癖症，パーソナリティ障害．中山書店；2016．pp34-39．
5) 井上和臣．双極性うつ病の診断と治療―双極性うつ病の精神療法．精神科 2013；22：74-79．
6) 井上和臣．認知行動療法と伝統的精神療法の共存と住み分け―認知行動療法を行う上でまず何を検討すべきか．精神科治療学 2011；26：277-282．
7) Segal ZV, Williams JMG, Teasdale JD. Mindfulness-Based Cognitive Therapy for Depression, 2nd edition. Guilford Press；2012．
8) Ghaemi N. On Depression：Drugs, Diagnosis, and Despair in the Modern World. Johns Hopkins University Press；2013. Appendix：Listening to despair：An interview by Leston Havens.

II 精神療法の各流派からみた診断のコツとポイント

5 ユング心理学

武野俊弥
武野クリニック

1 ユング心理学とは

　クレペリン（E.Kraepelin）によって提唱された早発性痴呆（dementia praecox）に対して，必ずしも人生の早期に発症するわけではなく，かつ痴呆に陥らないケースもあることに注目したチューリッヒ大学精神科教授のブロイラー（E. Bleuler）は，統合失調症（Schizophrenie）という新たな呼称と疾病概念を確立した．ブロイラーは統合失調症の基本病理を連合障害に求め，幻覚妄想などそれ以外の症状のすべてを連合障害に対する心理的防衛反応と考えた．そしてその心理反応を説明するためにアカデミズムの世界で初めてフロイト（S. Freud）の精神分析学を正式に受容した．チューリッヒ大学精神科の附属病院であるブルクヘルツリ精神病院で働いていたユング（C. G. Jung；1875-1961）は，ブロイラーの勧めでフロイトの『夢判断』を読み，いたく興味をひかれ，フロイトと協同して精神分析学の発展に励んだ．

　しかしリビドー概念を初めとするいくつかの重要な点で根本的に考えが相容れず，1912年に袂を分かち，ユングは独自の道を歩むことになった．その後，ユングはフロイトの精神分析学とは異なる自身の深層心理学の考えを，分析心理学（analytical psychology）と呼ぶようになるが，ユングの心理学は分析的というよりは総合的・統合的であるため，総合心理学（synthetic psychology）ないしは統合心理学（integrative psychology）と呼ぶほうがふさわしいという考え方もある．さらにいえば，総合・統合はユングの心理学の本質的特徴の一側面にすぎず，むしろ本書で採用

武野俊弥（たけの・しゅんや） 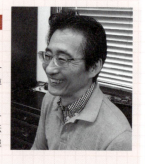 略歴

1953年東京都生まれ．
1978年東京医科歯科大学医学部卒．四倉病院副院長・院長を経て，1988〜91年，スイス・チューリッヒのユング研究所に留学し，ユング派分析家資格を取得．1992年より精神療法・精神分析専門のクリニックを開業．現在，武野クリニック院長．
著書に『分裂病の神話』（1994），『嘘を生きる人 妄想を生きる人』（2005）〈以上，新曜社〉，共著に『ユング派の心理療法』（日本評論社，1998），『ユング派の臨床』（金剛出版，2000），『講座心理療法2 心理療法と物語』（岩波書店，2001），『精神医学文献事典』（弘文堂，2003），『今日の精神疾患治療指針』（医学書院，2012）などがある．

されているように，ユング心理学（Jungian psychology）と呼ぶのがいちばん妥当であろうと筆者には思える．

ユングは光のみの世界である完璧（perfection）ではなく全体性（wholeness）を目指すことを，自身の心理学ないしは精神療法の本義と考えている．この全体性を目指すプロセスを，ユング心理学においては個性化の過程ないしは自己実現の過程と呼ぶ．全体性とは，光のみならず影も，さらには明も暗も，美も醜も，健康も病も，相反するすべてを包含したものであり，意識と無意識とをつなげることでもある．フロイトの意味する無意識である個人的無意識は意識に統合できるが，そのさらに深層にある全人類共通の先天的な無意識でもある集合的無意識を意識に真の意味で統合することは不可能であり，せいぜいそれと創造的につながることを目指すことしかできないのである．

ユング心理学は難解でありわかりにくい，神秘的でとらえどころがないなどといわれることが多いが，ユング心理学がわかりにくいのではなくて，その対象である人間の心というものが，そもそもそういう性質のものなのである．むしろわかりやすい心理学というのは眉唾物であると，逆に疑ってかかることが臨床家としては必要なのではなかろうか．

2 ユングにとっての診断の意味

ブルクヘルツリ精神病院での統合失調症者との治療実践が精神科医としてのユングの出発点であったが，フロイトとの邂逅により精神分析を実践するようになってから，神経症の治療にもユングは関心をもつようになった．しかしユングは，フロイトのように細分化された精緻な神経症の分類体系を作ることはなかった．

神経症の精神療法においては，他の医学領域とは明らかに異なり，精緻な医学的「診断」が意味をなさないことをユングは強調している．神経症の臨床においては，診断をつけることと予後や治療法とがほとんど連関していないのである．重要なことは神経症そのものではなく，それを患っている「人」そのものを理解することである．しかも心理学的側面だけではなく，その人の生きている社会的側面や身体的側面をも含めた全人的理解が神経症の治療においては何にもまして重要であるとユングは述べている．

ユングは神経症の総論的理論は治療上無益であるとすら言っている．一人ひとりの患者の個性を大切にするべきであり，その個性に沿った，あくまで理論ではなく生きた経験に即した精神療法，現代の言葉でいえばテーラーメイド医療としての精神療法が求められているのである．この患者はどんな神経症を患っているかを診断するのではなく，どんな人なのかを全人的に理解することに医師は努めるべきであるとユングは強調している．

いわば神経症という診断だけで十分であり，ユングは強迫神経症，不安神経症，ヒステリー等々の下位分類には興味がなかった．脳に一次的な器質的障害がないのか，

機能的障害（すなわち神経症）と考えてよいのか，だけの鑑別診断が重要であるとユングは述べている．器質的障害の除外診断だけをしっかりやっておけば，あとは患者の全人的理解に医師はエネルギーを注ぐべきであるというのがユングの考え方である．患者の全人的理解によって生まれるテーラーメイド精神療法こそが，ユングの臨床家としての真骨頂といえよう．

ある人にとってピッタリにあつらえられた最良のテーラーメイドの服が，別の人にとっては，窮屈で自由を束縛する最悪の拘束着になってしまいうることをユングは強調している．お仕着せの精神療法はありえないのである．したがって治療者は，前回の治療の成功体験を忘れることも重要である．成功体験にとらわれると，新しい別の患者との治療においてそれは単なる枷にしかならないであろう．

要するにユングにとっての「診断」とは，目の前の患者一人ひとりの個性的ありようや独自性の把握であるといえよう．そしてそのためには，自然科学の知以上に人文科学の知や神話の知が要請されることになるのである．

ユングにとって神経症とは意識と無意識との乖離によってもたらされたものであり，この乖離のために無意識の自己治癒力がうまく活かされなくなっている．したがってその乖離に橋渡しをすることが神経症の治療ということになる．一方，統合失調症は意識が無意識に呑み込まれた状態と理解している．そして統合失調症を，自我意識は通常の強さをもっているのに無意識の力が強すぎるタイプ（シャーマン気質，芸術家気質などと呼ばれるタイプ）と，自我意識が単に弱すぎるタイプとに分けている．治療上は，無意識に呑み込まれた自我意識の救済と，再発予防のための自我意識の強化を重視しており，精神分析における統合失調症治療のパイオニアであるフェダーン（P.Federn）と技法上とても近似している．

なお，ユングの師であるブロイラーは統合失調症の病因を未知の一次的脳病変にあると推察していたが，ユングは心理社会的ストレスが二次的な脳病変を生み出しうると考え，統合失調症の精神療法の可能性を信じていた．

3 ユング派臨床にとっての診断の実際—筆者の場合

● 診断名ではなく「人」を診る

共通言語としての既存の診断体系に精通していることが精神科医の素養として重要であることは論をまたない．実務上，精神科医として，精神障害者保健福祉手帳や障害年金の申請時，あるいは生命保険会社などに提出する診断書ではICD-10での診断名が求められるので，それに応じられなければならない．筆者の私見としては，近年やや軽んじられているきらいのあるドイツやフランス等の伝統精神医学における診断体系になじむことは，臨床家としての幅をとても広げてくれると感じている．しかし，治療を念頭におかない診断のためだけの面接は，ときとして患者を傷つけることを銘記すべきである．治療上は患者一人ひとりの個性をしっかり把握することが何よりも

大切である．

　患者として目の前にいるこの人は，いったいどういう人なのか，どういう背景をもって今ここに来ているのか，まさに「人」そのものを診ることが何よりも求められているのである．すなわち，いちばん重視されるのは患者の「個性ある一人の人間としての唯一性」であり，それを十全に理解するためには，その人固有の生活史・家族歴すなわちその人固有の歴史性を重視しなければならない．

生活史・家族歴の重視

　現病歴はもちろんのこと，生活史・家族歴もしっかりと聴かなければならない．それによって患者の意識的人格，すなわち自我意識の個別的唯一性の成り立ちとありようを，より深く理解することができるようになるからである．ただし，生活史・家族歴は客観的事実（fact）として聴くのではなく，あくまで主観的なその人固有の物語，すなわち患者個人の神話（myth）として聴く態度が必要である．そこでは正誤は問われず，一貫性や整合性にもとらわれず，たとえ矛盾に満ちていようとも，患者が生きている内的リアリティを豊かに把握することが重要である．

　全体性を志向するユング心理学においては矛盾を内包する力が必要である．患者の話に種々食い違いがあったとしても，あるいは家族の話と患者の話が矛盾していたとしても，どちらが本当は正しいのかなどということにはあまりとらわれすぎず，その矛盾こそが患者の個性や家族の実態を反映しているものであり，むしろ患者が生きている内的リアリティをよく表しているのだと理解したほうが治療的であろう．

　どういう経緯やプロセスで，今，この眼前の患者の主観的意識的人格が成り立っているのかを把握することは，ユング心理学において治療の大前提になる．ユング心理学では無意識の自己治癒力への信頼が治療の根底にある．それは意識のアンバランスを無意識が補償してバランスを取ろうとする作用，換言すれば全体性を目指そうとする無意識の働きに基づいている．すなわち，自我意識のありように対しての無意識の補償作用を治療的に重視し，それを最大限に活かそうとするのがユング派の治療といえる．この無意識の補償作用が端的に現れるのが夢であり，治療的な夢分析のためにも，自我意識の偏りの特性を十全に把握しておくことがとても重要となる．なお，完璧な人間などいるはずがないので，自我意識の偏りは誰にでもあり，その特性がまさにその人の個性となるわけである．

夢の活用

　前節でもふれたように，夢は自我意識の偏りを補償しようとする無意識の働きの発露とユング心理学ではみなされている．したがってユング派の治療においては夢の分析がとても重視されることになるが，実はある意味，診断においても夢は重要な意味をもっている．なぜなら，夢は意識と無意識との相互関係によって織りなされるものであり，したがって，夢を通して，無意識の側からみた意識のありようを垣間見ることも可能となるのである．とりわけ，初回夢ともいわれる治療初期の夢は，「現在」

の自我意識の有する問題点を提示するだけではなく，「今後」の治療の課題や展望まで指し示してくれるものとされている．

ただし，患者の意識も無意識も治療者の存在に影響を受けているので，初回夢で示される治療の展望は，あくまで「この」治療者と治療を続けた場合の未来の予測であることを忘れてはならない．したがって，初回夢で予後がかんばしくないと判断されたとしても，それは患者の病理性のみに起因するものではなく，治療者との関係性や相性の悪さを示している場合もありえよう．治療者が患者に臨む態度を変えるか，それが難しければ治療者そのものを変えれば予後も変わりうるし，初回夢もまた変わりうるのである．すべからく精神科の治療は，患者と治療者との関係性を基盤として展開するものであることを肝に銘じておくべきであろう．

心の「窓」を見出すこと

ユング派の治療においては夢分析を重視するものの，夢を覚えていない患者も多い．そのような場合，患者が生きている外的世界を，患者の内的世界ないしは内的イメージの投影されたものと考える．いわば外的世界を患者の夢と等価と考えるわけである．その際，患者が外的世界でいちばんコミットしている，あるいはコミットしやすい領域を探していくことが肝要である．とりわけ患者の内的世界，すなわち心が外的世界に発露しやすい関心領域，いわば心の「窓」[1]を見出すことが治療上とても重要である．患者の心の「窓」を通して治療者は，患者の無意識の自己治癒的働きを感じることができるからである．

ユング派臨床での診断の一例

最後に実際の症例を用いて，ユング派の診断の要諦を提示したい．患者は20代後半の男性である．一流大学を出て一流会社に勤めるエリートサラリーマンである．花形の部署に若くして抜擢され，周りからの期待に応えるべく必死で頑張ってきたが，次第に「何となく，物事が生き生きと感じられない．間に1枚ベールかガラス板がはさまっているような」感じに悩まされだし，その4か月後，急に症状がひどくなり，「すべてが作り物のような感じ．そらぞらしい感じ．人の話し声が声としてではなく音としてしか聞こえない」状態となり，仕事に身が入らず自ら受診してきた．

典型的な離人症であるが，脳器質的疾患やうつ病・統合失調症の可能性をまず除外し，神経症水準の病態と診断した．そのうえで丁寧に生活史・家族歴を聴取していくなかで，今までは誰からみても良い子の優等生で，中学受験して名門の中高へと進学し，周りの期待通りの人生を生きているようにみえたが，一度だけ主体的に生き，少なくとも外面的には小さな挫折を体験していることがわかった．

高校3年生のとき文化祭で仲間と映画を作ることになり，友人が見つけた『長距離走者の孤独』[2]という小説に魅了され，それまでは勉強以外では何事にも距離をおいてきた患者であったが，生まれて初めて夢中になって，その小説をもとにした映画製作にのめり込んでいった．患者が作った脚本は，「不良少年が少年院に入り，彼はと

ても足が速く，少年院対抗のクロスカントリー大会に出ることを所長より求められる．もし活躍すれば，良い待遇を約束され，頑張る．活躍すれば所長も対外的なメリットがあり，自分も得して万事丸くおさまるところだが，ゴール直前で，・自・分・自・身・の・た・め・に・走・っ・て・い・な・い・こ・と，・走・ら・さ・れ・て・い・る・自・分・を・自・覚・し・足・が・止・ま・っ・て・し・ま・う（傍点筆者）」というストーリーだそうである．患者はこの映画を作るのに勉強そっちのけで全精力を使い果たしてしまったため，受験に失敗し，周囲の期待を裏切って浪人することになってしまったとのことである．しかし作品そのものは上映されたとき多くの人から熱烈な拍手を受け，勉強以外のことで初めての達成感を得たとのことである．

　この患者がのめり込んだ映画の内容は原作とは細部が若干異なるが，むしろそこにこそ患者の個性が反映されているように思われる．そこで描かれているのはまさにこの患者の現況そのものであるといえよう．周りの期待に合わせてひた走ってきた患者が神経症という形で，出世街道を驀進するさなかで突然立ち止まり，本来の自分の生き方を取り戻そうとしている，と治療者である筆者は診立てた．結局，患者は出世を約束された花形部署から自ら身を引き，時間的にゆとりのある部署に移らせてもらい，そこでもう一度自らを見つめなおすことにした．この患者にとっての心の「窓」がまさに上述の自主製作映画であったといえよう．

　ユングの考えおよびユング心理学の概略については，筆者なりにユングの著作をまとめたものであるが，本論文を書くにあたっては文献3），4）を特に参考としている．

文献

1) 山中康裕．思春期内閉 Juvenile Seclusion―治療実践よりみた内閉神経症（いわゆる学校恐怖症）の精神病理．中井久夫，山中康裕（編）．思春期の精神病理と治療．岩崎学術出版社；1978．pp17-62．
2) アラン・シリトー（著），丸谷才一，河野一郎（訳）．長距離走者の孤独．新潮文庫；1973．
3) Jung CG. The Psychogenesis of Mental Disease. The Collected Works of C.G.Jung, Vol.3. Princeton University Press；1960.
4) Jung CG. The Practice of Psychotherapy. The Collected Works of C.G.Jung, Vol.16. Princeton University Press；1966.

II 精神療法の各流派からみた診断のコツとポイント

6 アドラー心理学

野田俊作
アドラーギルド

1 はじめに

アルフレッド・アドラー（Alfred Adler〈1870-1937〉）が創始したアドラー心理学における診断と治療の技法は，ルドルフ・ドライカース（Rudolf Dreikurs〈1897-1972〉）が大成した．ここで紹介するシステムも，ドライカースの方法に，日本語で診断・治療操作を行うために，筆者が若干の工夫を加えたものである[1]．

2 精神医学的診断との関係

精神医学をはじめとする現代医学は原因論的・生物学的な思考に基づいているので，診断学も原因論的であり生物学的である．これに対して，アドラー心理学は目的論的・心理社会学的に考える．精神障害に陥る人は，その個人固有の価値判断（私的感覚）と社会が共有している価値判断（共通感覚）のあいだにへだたりがあって，精神症状を使用することでその矛盾を解決しようとしているのだと考える．ドライカース[2]は，神経症者は，社会が要求していることは理解しているが，症状を口実にそれから逃れようとしているし，精神病者は，社会が要求していることを妄想的に曲解しているし，性格障害者は，社会が要求していることを拒否している，と書いている．いずれにしても，症状は目的のために使用される道具のようなものであって，症状そのものの分析からは，症状の無意識的目的を知るというアドラー心理学的意味での診断はできない．その結果，ある種の単一精神病論を採用することになって，少なくと

野田俊作（のだ・しゅんさく） 略歴

1948年　大阪府生まれ．
1972年　大阪大学医学部卒．精神科医として大阪府立病院等に勤務．
1982年　シカゴ・アルフレッド・アドラー研究所留学．

日本精神神経学会認定精神科専門医．日本アドラー心理学会認定アドラー心理学トレーニング・アナリスト．

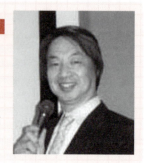

も心理治療のなかでは精神医学的な病名分類を重視しない．

　統合失調症や気分障害や発達障害は脳の機能異常があるものと考えられているわけであるが，そのような機能異常は幼少期にすでに存在していると考えられる．それが子どもの生活に支障をきたすのであれば，子どもはそれに対して何らかの対応をすることになる．このような，身体（脳）の障害が生活に支障をきたすので，それに対して精神が補償をするという考え方を「器官劣等性（organ inferiority）」と呼ぶ．精神病的な行動類型は脳の器官劣等性に対する補償として発達したものであり，神経症的な行動類型は，脳の器官劣等性はないが，幼少期の社会的な劣等感，たとえば親や教師が間違った接し方をした結果起こった子どもの劣等感，に対する誤った補償の結果発達したものだと考える．いずれにしても，劣等性に対して個人は固有の対応をして補償する．アドラー心理学が関心をもつのは，どのような劣等性があるかのほうではなくて，その個人がどのような固有の対応パターンを発達させたかのほうである．

3 仮想的目標を分析する

　ここでは，精神科医から患者が心理士のところに紹介されてくる状況を考える．事前に精神科医による精神医学的な面接があり，精神医学的な診断のために必要な情報は聴取されているものと考える．そのような前提のもとで，アドラー心理学的面接に特有な情報収集法とその解釈法とを説明したいと思う．

　アドラー心理学の臨床では，「ある日あるところで1回だけあったできごと」を話題にする．これを「エピソード（episode）」と呼んでいる．逆に言うと，「いつもこのようだ」という「レポート（report）」は話題として採りあげない．

　エピソードというのは，たとえば次のようなものである．

　半月ほど前のことですが，部下の女性が持ってきた書類が，こちらが指示したことがまったくわかっていなかったので，ちょっときつく注意をしたんです．そうしたら後で上司に呼ばれまして，「部下の使い方をもうちょっと考えてくださいよ」と言われたんです．それで，「どういうことですか？」と言うと，「先ほどの○さんのことだけれど，ああいう言い方はないだろう」と言われました．「今回だけのことではないので，つい強く言ってしまいました」と言ったのですが，「あなたは人に対する要求が強すぎるんだよ」と言われました．かなりムカついたんですが，「はい，気をつけます」と言って引き下がりました．それからなんだかイヤになってしまったんですね．真面目に働いているし，部下にも仕事をちゃんと覚えてもらいたいと思って工夫しているんですが，上司は表面のことしか見てくれないんだなと思いましてね．次の週くらいからだと思いますが，気分が落ち込んで，朝早くに目が覚めるようになって，クヨクヨ考え込んで，会社に行きたくなくなってしまったんです．

　このようなエピソードを聴取すると，最初の手順として，そのなかから語り手の「対

処行動（coping behavior）」を探す．上の例だと，
① 「どういうことですか？」
② 「今回のことだけではないので，つい強く言ってしまいました」
③ 「はい，気をつけます」
の3つを数えることができる．このうちのどれか1つをとって，行動の目的を話し手と一緒に考える．

治療者：「今回のことだけではないので，つい強く言ってしまいました」とおっしゃったんですね．それは上司のどういう言葉に対しておっしゃったんでしょうか．
話し手：「部下の使い方をもうちょっと考えてくださいよ」と言われたことに対してです．
治療者：そのときの感情を，プラス5点からマイナス5点で採点するとすると，何点くらいでしたか？
話し手：そうですね，マイナス3点くらいかな．
治療者：まあまあ感情的になっていたわけですね．それで，「今回のことだけではないので，つい強く言ってしまいました」と言って，実際には上司は「あなたは人に対する要求が強すぎるんだよ」と言ったのですが，ほんとうはどう答えてくれるとよかったと思いますか？
話し手：そうですね，「わかった．しかし，もうすこし丁寧に指導してくれよ」と言ってくれるといいかな．
治療者：それだと，感情は何点ですか？
話し手：プラス2点くらいかな．
治療者：もしプラス5点にするとすると，あと，どういうことがつけ加わればいいですか？
話し手：「あなたは自分の仕事もとても丁寧にやってくれると思うし，部下にも丁寧に仕事をしてもらおうと思っているのはわかるんだよ．けれども，もうすこし丁寧に指導してくれると，もっと部下も伸びると思う」などと言ってくれると，プラス5点かな．

　このような対話によって，「あなたは自分の仕事もとても丁寧にやってくれると思うし，部下にも丁寧に仕事をしてもらおうと思っているのはわかるんだよ」と上司が評価してくれることが，話し手の無意識的な目標であることがわかった．この目標は，3つの対処行動すべてに共通であると思われる．このような目標を「仮想的目標（fictional goal）」と呼ぶ．
　個人は，「ライフタスク（life-task）」，すなわち陰性感情を感じるようなできごとがあると，それに対処するために行動するが，その場合，無意識的な仮想的目標に向かって行動する．その行動は成功することもあるし，しないこともある．成功した場合には治療者に相談することはないので，成功しなかった場合だけが相談される（図

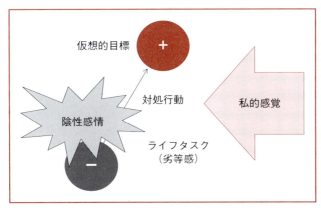

図1　エピソード分析

1)．なぜ成功しないかについては，次に説明する．

4　目標を評価する

　仮想的目標について合意した時点で，その目標が「協力的な構え（co-operative attitude）」に基づいたものであるか，あるいは「競合的な構え（competitive attitude）」に基づいたものであるかについて話し合う．競合的というのは，話し手の価値観に基づいて相手を裁くやりかたである．たとえば，「あなたは間違っている」とか「あなたは悪いことをしている」とかいう構えのことである．あるいは，「私は正しい」とか「私は善いことをしている」と主張するのも競合的な構えである．これがあると相手も競合的になることが多く，その結果，話し手の願いに応えようとしなくなって，対処行動が成功しない．

　協力的な目標というのは，相手も合意して一緒に解決しようと思うような目標である．それならば対処行動は成功するかというと，必ずしもそうでもない．もし目標が協力的であるのに対処行動が成功していないとすると，それは対処行動が適切でないということだから，「その目標を達成するために，どういう言い方をすれば相手に伝わるでしょうか？」と質問して，代替行動を考えることで問題は解決する．

5　私的感覚を分析する

　しかし，もし目標が競合的であれば，代替行動を工夫しても問題は解決しないので，より協力的な目標を考えなければならない．協力的な目標を探すための一つの方法として，「私的感覚（private sense）」を分析する場合がある．私的感覚というのは，その個人に固有の価値観のことである．そのために，ライフタスクに出会ったときの思考を聴き，これを手がかりにして考えていく．

治療者：上司が「先ほどの○さんのことだけれど，ああいう言い方はないだろう」と

言ったとき，あなたはどんなことを考えましたか？
話し手：そうですね，「間違っているのは彼女のほうだ．私は自分がすべきことは誠実にやっている．なるほど感情的になったのはまずかったかもしれないが，それは彼女が少しも学ばないからだ．それを，まるで私だけが悪いかのように言われるのは心外だ」というようなことですかね．
治療者：「誠実に仕事をする」というのは，あなたにとって大切な価値なんですか？
話し手：そうです．いつも誠実に努力していたいと思っています．
治療者：それは他の人々にも期待していますか？
話し手：そうですね．自分も人も，みんなが誠実に仕事をすべきだと思っています．
治療者：どういう場合に「誠実でない」と感じますか？
話し手：「手間を惜しむ」ときですかね．
治療者：ということは，「誠実である」というのは「手間を惜しまない」ということですね．あなたは手間を惜しまない人ですか？
話し手：仕事なんて面倒臭いものですよ．それを面倒臭いと思っていたら，いい仕事はできません．細かいところまで気をつけて手間暇惜しまず働かないといけません．

　このようにして，プラスの価値とマイナスの価値の対として私的感覚を記述する．プラスの側もマイナスの側も肯定文で言っておくほうが，後で便利である．つまり，プラスの価値が「誠実である」だとすれば，マイナスの価値を「誠実でない」というように否定文で記述しないで，「手間を惜しむ」というように肯定文で記述しておくほうがよいということである．

6 私的論理について

　ある出来事が起こると，個人は私的感覚に照らして，好ましいことか好ましくないことかを判断する．もし私的感覚のマイナス側と一致すると，それをライフタスクだと認定し，私的感覚が与えるプラス側の仮想的目標に向かって，対処行動によって状況を改善しようとする．このように，人間の行動は，私的感覚を軸としてマイナスの状況をプラスの目標に向かって解決しようとする流れをもっており，その個人なりに「筋の通った」ものである．逆に言うと，外からみると了解が難しい行動であっても，本人にとっては論理的に整合的なものであるとアドラー心理学は考える．そのようなその個人に特有の論理の流れを「私的論理（private logic）」と呼ぶ．
　私的論理はあくまで私的なものであり，本人にとっては論理的に整合的なものであるかもしれないが，社会が共有している共通感覚からみると必ずしも筋の通ったものではないかもしれない．私的論理を言語化することで，社会の共通感覚と照らし合わせることができ，ある場合には私的感覚を修正することで，不適応な行動を自己修正できることもある．しかし，精神障害の場合には，ドライカースが述べたように，私的感覚に固執して社会の共通感覚を拒否する口実として症状が使われていることが多

いので，私的感覚と共通感覚を対比しただけでは，行動を修正することは難しいことが多い．

7 ライフスタイルを診断する

　仮想的目標はあるエピソードに特有のものであるが，私的感覚は多くのエピソードに共通している価値観であると思われる．ある一つのエピソードから私的感覚を導き出すのだが，それがたまたまそのエピソードのなかでだけ使われている特異な価値観であるのか，あるいは話し手の人生のなかでいつも参照される根本的な価値観であるのかはわからない．ある場合には，根本的な価値観を知ったほうがよい場合もある．そのような根本的な価値観を「私的意味づけ（private meaning）」あるいは「私的信念（private belief）」と呼んでいる．

　私的意味づけを導き出すためには，複数のエピソードについて，それらに共通する価値観を考えればよい．アドラー以来の伝統で，子ども時代のエピソードの思い出を含めることになっていて，そのような治療を心理療法と呼び，最近の一つのエピソードの解決だけをめざす治療をカウンセリングと呼んで区別するのが普通である．

　子ども時代のエピソードを「早期回想（early recollection）」と呼ぶが，以下のような条件を満たすものである．

① エピソードであること．すなわち，ある日あるところで1回だけ起こった出来事の思い出であること．
② 視覚的にありありと思い出せること．
③ なんらかの感情を伴っていること．
④ 出来事の初めから終わりまで語られていること．
⑤ 小学校卒業以前のものであることが望ましい．

　「出来事の初めから終わりまで語られている」というのは，「その前に何がありましたか？」「その後どうなりましたか？」と尋ねて，その出来事の前も後ろも記憶していないことを確認しておくことを意味している．このような条件を満たす早期回想を数個聴取する．

　早期回想を分析する場合には，現在のエピソードを分析するときに使うのと同じような方法も使われるが，より直感的，あるいは象徴的な方法も使われることがある．それについてはきわめて専門的になるので，ここでは述べない．

　私的感覚に基づく認知行動パターンを私的論理と呼ぶのだが，それに対応して，私的意味づけに基づく認知行動パターンを「ライフスタイル（life style）」と呼ぶ．ちなみに，早期回想が原因で現在のライフスタイルができたのだとは考えない．むしろ逆に，現在こういうライフスタイルだから過去のことをこのように思い出すのだと考える．つまり，現在が原因で過去が結果なのだ．そのことは，ライフスタイルを修正する治療をしたときによくわかる．治療が成功してからもう一度早期回想を聴取すると，初期に聴いた思い出が，違うふうに思い出されることがよくある．

私的意味づけは私的感覚と同じように，プラスの価値とマイナスの価値の対として記述する．そこからそれに基づく人生の論理，すなわちライフスタイルを診断する．仮想的目標に相当する部分について，ハロルド・モサック（Harold Mosak）[3]は「自己理想（self-ideal）」という言葉を使ったが，日本では「優越目標（superiority goal）」という言い方もよく使われる．先の事例の「誠実であるべきだ」という私的感覚をもっている人が，早期回想からも同様の私的意味づけを導き出せたとすると，そのプラス側が優越目標であると考える．

これに対して，モサックは，現実の自分自身についての信念を「自己概念（self concept）」，人生や世界についての信念を「世界像（Weltbild）」と呼ぶが，日本ではこれらをまとめて「劣等の位置（inferiority position）」と呼ぶことが多い．これらを話し手と一緒に考えて，それと現在の問題の関係を話し合うことで，より適応的な認知行動パターンを探すのが，アドラー心理学における心理療法である．

8 おわりに

アドラー心理学に基づく心理治療における診断の方法について述べた．話し手が自分自身を検討する能力が高く，冷静に自分の問題を見つめることができるのであれば，ライフスタイル診断を伴う心理療法によって援助することができる．自験例では，うつ病やパニック障害については，そのような治療が奏功することが多い．しかし，神経症者や精神病者のある人たちは，自分自身の考え方に問題があるとは考えず，他罰的に周囲の人々や過去の人々が自分の不幸の原因であるという考え方に固執することがあって，そのような場合には早期回想を使った心理療法ではなく，現在の個々のエピソードについてカウンセリングして，協力的な解決法を見つけ出すことによって援助する．

文献

1) 野田俊作．エピソード分析．アドレリアン 2012；25（1）：3-11.
2) Dreikurs R. Psychodynamic diagnosis in psychiatry. In：Dreikurs R. Psychodynamics, Psychotherapy and Counsering. Alfred Adler Institute of Chicago：1973. pp103-110.
3) Mosak HH. The Psychological Attitude in Rehabilitation. In：On Purpose. Alfred Adler Institute of Chicago：1977. pp52-54.

Ⅱ 精神療法の各流派からみた診断のコツとポイント

7 森田療法

岩木久満子
顕メンタルクリニック

1 はじめに

　森田療法とは，1919年頃に森田正馬（もりたまさたけ，もりたしょうま）により創始された，主として「神経質（現代の神経症性障害）」に対する治療法である．

　森田の後は三聖病院，鈴木知準診療所，高良興生院，常盤台神経科，三島森田病院，東京慈恵会医科大学付属第三病院森田療法棟（現・森田療法センター），啓心会（現・生活の発見会）などの専門の入院施設や自助グループが生まれ森田療法が行われた．現在，入院森田療法の専門施設は減りつつあるが，一般病床のなかで入院森田療法を行う治療者は増えてきている[1]．現在は入院よりも外来で森田療法を行う精神科医や臨床心理士が多くなっているが，近年は精神科以外の医師や助産師，産業カウンセラー，学生相談，学校の教師などさまざまな分野の専門家たちも森田療法を活かした治療あるいは指導を行っており，そのすそ野は広い[2,3]．

2 森田療法の理論を理解する

● 神経質性格について[4,5]

　森田は，神経質を「身体の衰弱や器質的要因がなく，慢性的に心身の主観的症状を呈する病態」と定義した[6]．また森田は，神経質を引き起こす一種の性格傾向のことも"神経質"と呼んだ．本項では，性格傾向を示す"神経質"については「神経質性格」と呼ぶことにする．

岩木久満子（いわき・くみこ）　　　　　　　　　　　　　　　　略歴

日本森田療法学会認定医．
東邦大学医学部卒．東京慈恵会医科大学精神医学教室入局後，同大学付属第三病院・鈴木知準診療所にて入院と外来森田療法を学ぶ．
2013年より，顕（ケン）メンタルクリニック院長．

森田は，神経質の根本的な治癒のためには症状の消失を目指すだけでは不十分であり[7,8]，己の長所（＝神経質性格の特徴を生かした姿）そのままの苦痛になりきれば，強い向上心に基づいた努力三昧の姿となり，結果的に上等で人情味ある人間になり根治できる，と繰り返し患者に伝えた[5]．森田は神経質性格の特徴を「生の欲望（せいのよくぼう）旺盛で，且つ一方には自己内省の力が強い」[9]と述べた．

生の欲望とは，「成功したい，人よりも優れたい，人から好かれたい」など，生きるうえでより良く生きるためのさまざまな欲望を指す．まず自分が常に完全であろうとする完全欲により，徹底的に取り組まないと気がすまない，理知的で納得いくまでつきつめて考えたり行動したりする傾向がある．そして強い向上欲により，負けず嫌い，粘り強く努力家，などの面がみられる．さらに自分の身を守ろうとする自己保存欲により，安心安全を強く望み，変化に不安を覚えたり変化を嫌ったりする傾向がある．

自己内省とは，反省心や自己観察が強い傾向のことである．反省心の強さにより，自分の判断や考え方・感じ方は客観的にみて間違っているのではないか，自分だけ浮いているのではないか，他者と引き比べて自分は劣っているのではないか，人からどう思われているか，などを常に吟味しようとし，用心深く立ち回り，会話やものごとの判断や意見の表出も慎重になりがちである．迷いやすく取り越し苦労も多く，ときに優柔不断だととらえられてしまうこともある．そして自己観察の強さのため自分の心を細かく観察し，たとえば不安や怒り，傷つき，人への好悪の感情などの不快な感情に苦しむことも多い．

以上に述べた神経質性格の特徴を生かすことは，自己のあり方を常に反省し，向上心に従って努力し続ける人となることであり，結果的に人間的な成長が促される．しかし同時に神経質性格をもって生きることは大きな苦痛となり，生きづらさにもつながる．たとえば面倒な仕事を頼まれたときに，「面倒だ．イヤだなあ」などと意識すると，自己観察の強さからその苦痛を強く感じるために，苦痛からどうしたら逃れられるかの工夫で頭がいっぱいになり，いちばん手っ取り早く苦痛を取るために，やるべき仕事をやらない，ものごとを投げ出すなどの回避行動を選びがちである．一方，持ち前の向上心もあるので，後で自分が取り組めなかった結果を悔み，「どうして自分はこう面倒くさがりなのだろう」「面倒くさがりを直さなくては」と，自然に湧くはずの「面倒くさい気分」そのものを問題にする．そして「面倒の苦痛に耐える精神力を養わなくては」「物事に対する誠実さが足りない」などと知的に反省してその対策を練る．たとえば，面倒で物を置き放しにする人が片づけ方に関する本をたくさん読んで片づけ上手になろうとしたり，面倒な仕事を先延ばしして仕事がうまく回らない人が，滝行をしたり自己啓発本を読んだりして精神力を鍛えようとしたり，ということが神経質性格の人にはよくみられることである．当然のことながら，こうした対策では面倒な気分を根本的に取り去ってくれず，かえって面倒くさい気分が強くなってしまう．そして結局「面倒だから投げ出した」という結果だけが事実として残るため，「自分は面倒くさがりでだらしがない，ダメな人間だ」とますます自信をなくし

てしまう．このように，神経質性格をもつ者は自然に湧くさまざまな感情や理知に対して，やるべき仕事をやらぬまま知的に対策を練ろうとする傾向があり，これを森田は「抽象的観念的に悩む」という短所だと指摘した．

以上のような，苦痛から逃れようとする態度は症状のもとになってしまうために，森田は神経質性格の短所と評して厳しく戒めた．森田正馬全集には，神経質性格の短所の例が具体的にあげられている．楽をして成功したがる，いい加減，ずぼら，抽象的観念的に悩む，屁理屈を並べる，損得勘定，功利主義，言い訳が多い，空いばり，虚栄心，他罰，虚勢を張る，ひねくれ，過剰に卑下する，自分ばかりが苦しいと悩むなどである．

さらに森田は，「神経質はズボラに見へるけれども，本質は努力家である．仕事の選択や価値批判のために，努力が費やされて，仕事其ものになりきらないから，ズボラに見へるのである」[10]と述べている．つまり，短所にみえるあり方も，仕事そのもの，己の心そのままになりきることで長所に変わると繰り返し指導した．

● "症状の成り立ち" について[4,5,11]

前述の「神経質性格について」では，森田が神経質性格の特徴のままになりきれない姿を短所の扱いとして戒め，根本的な治癒のためにはその特徴のままになりきるよう促した，と述べた．ここではこの理論についてもう少し詳しく述べる．

まず，森田のいわゆる"感情の法則"について説明する．これは，森田が感情の事実をまとめあげたものであるが，筆者が症状の成り立ちに関連して特に重要だと考えている点を筆者なりに以下の2点にまとめた（心の流れと滞り[12]）．

(a) われわれの喜怒哀楽の感情は，そのまま起こるに任せ何もやりくりしなければ，そのつど起こっては流れて消えてしまい，跡形も残さない．

(b) ある感情が自分にとって受け入れがたかったり納得がいかなかったりする場合に，注目したり常に考えたりなくそうとしたり，とこだわってやりくりすると，その感情が長く心に残るようになる．

このことをふまえて，症状の成り立ちと神経質性格の関係を説明する（図1）．ある出来事が強い感動を引き起こしたときに，その感情や理知が心に残る．そしてひとたびその感情や理知に対して感じないようにしよう，考えないようにしよう，などと執着するとますますその感情や理知が滞るようになる．これが症状のもととなり症状に発展していくのである．一方，これらの苦しい感情や理知をそのまま起こるに任せる，もっと言えば感情や理知そのものになりきってしまうことによりその感情や理知は放任され，いずれ自然に流れて消え去ってしまう．これを繰り返すことにより，自分自身の心の事実を知り，現実や自分自身を深く自覚するようになり，症状の根治はもちろんのこと，人間的な成長につながっていく．

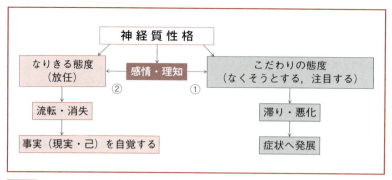

図 1 症状の成り立ちと神経質性格

神経質性格をもつ者が，ある出来事に強い感動を引き起こしたときにその感情や理知が心に残る．
① その感情や理知に対して感じないようにしよう，考えないようにしよう，などとこだわるとますますその感情や理知が滞るようになる．これが症状のもととなり症状に発展していく．
② これらの苦しい感情や理知をそのまま起こるに任せる，もっと言えば感情や理知そのものになりきってしまうことによりその感情や理知は放任され，いずれ自然に流れて消え去ってしまう．これを繰り返すことにより，自分自身の心の事実を自覚し，症状の根治はもちろん人間的に成長する．

3 診断のコツ―適応か否か

 以上の森田療法の理論を理解したうえで，日常診療のなかに潜む森田療法の適応例がどのようなものなのか，筆者の私見を述べたい．なおここで示す症例は，倫理上の観点より本人を特定できないように一部改変したものである．

● 対象

 森田療法適用の対象となるすそ野は広がっているが，ここでは外来治療で行う対象を中心に述べたい．

 主な対象疾患は神経症性障害であるが，昨今は慢性化したうつ病患者[13]や摂食障害患者[14]，自閉症スペクトラム患者[15]，慢性疼痛患者[16]，さらに患者家族への森田療法[17]なども試みられている．初めて森田療法を試みる場合は，まず神経症性障害に対する森田療法から始め，その技法に慣れてきたら徐々に適応範囲を広げていくのがよい．

 特に外来レベルで療法を行う場合，筆者は以下の点を重視している．① 発症から初診までにある程度（できれば半年以上）の期間が経っていること．これは患者の生の欲望の強さと，ある程度生活を崩さぬ底力があることを示している．② 症状による障害が生活の一部にとどまること．③ 症状の焦点が一つに絞られていること．②③とも，こだわりが明確であり，患者の課題も絞り込みやすい．一方，複数の症状を抱える例は自我の脆弱な患者が多く，問題の焦点を絞りにくい印象がある．

 ここで症例を示す．

Aさんは24歳の女性である．23歳の夏に，高速道路で運転中に尿意を催したが，渋滞でなかなか休憩所につかず「漏らしてしまったらどうしよう」とふと考えた途端，強い吐き気と恐怖に襲われた．以来，高速道路や美容院など，すぐ出られない場所へ行こうとすると「あの時みたいに苦しくなったらどうしよう」という予期不安と嘔気が出現するため行動が制限されるようになった．しかし，上記の場所以外では不安も起こらず仕事もできており，苦手な場所も必要に迫られれば酔い止めを飲んで行動している．

　Aさんは広場恐怖であり，① 初診までの1年間自分なりに生活できるよう努力を続けており，② 症状による生活の制限は部分的であった．③ 症状は一貫していた．以上より，Aさんは外来で森田療法を行える対象であると判断した．

● 神経質性格であること

　次に神経質性格の特徴を確認する．ここでは特に自己内省の有無が重要である．まず「対象」で吟味した対象疾患に対し，問診をするなかで生の欲望と自己内省という神経質性格の特徴を吟味していく．ある程度該当しそうだと判断したら，筆者のほうから神経質性格の特徴について説明して患者の反応を観察する．神経質性格をもつ者は傷つきやすいので，まず先に生の欲望を強調しながら説明し，反応が良ければ今度は自己内省について説明するのがよいように思う．そして自己内省の傾向について少しでも不快な表情や乗り気のない様子をみせるなら，「あてはまらないみたいね？」とすぐ引っ込めて森田療法の適応からいったん外す．しかし，生の欲望の説明よりも自己内省の説明のほうに強く共感をもって反応する場合は，神経質性格と判断できるため，森田療法を用いる可能性がぐっと上がる．患者が神経質性格の説明をしっかり理解するだけで症状を放置するきっかけになることもあり，この確認の作業自体が治療的なものとなりうるのが森田療法の特徴ともいえる．

　Bさんは20歳の女性である．15歳頃より対人緊張を意識するようになった．Bさんは大学生でアルバイトを続けていたが，アルバイト先では自分の緊張が客に迷惑をかけてしまうのではと不安になりレジ打ちに集中できず，ミスを繰り返していた．学校ではいつも下手に出て相手の機嫌を取り，嫌われないようにしていた．人と会話すると緊張して顔が引きつりオドオドしてしまうのが苦しいので緊張をなくそうとしたが，そうするとますます緊張が強くなってしまう．「気の弱い自分がイヤ．もっと強い人間になりたい」と当院を受診した．

　Bさんは，自分の不安や緊張を強く感じる，という自己観察の強さがあった．そしてその苦痛を取り除こうとして，かえって悪化させてしまっていた．しかし，このような苦しい状態でも学校やアルバイトを休まず続けていることや「強い人間になりたい」と語ったことから，生の欲望の存在を窺わせた．Bさんは神経質性格と判断できた．

症状の成り立ち理論にあてはまるか

次に，症状の成り立ち，つまり「症状や感情，理知をなくそうとこだわることでますます悪化，固定して症状に発展する」という経過が明確であるかどうかを吟味する．症状に対する対処を尋ねて回避傾向を確認し，症状がなくなれば何をしたいか，なぜなくしたいのかを尋ねて生の欲望を探り，患者のこだわりをより深く理解するよう努める．

Cさんは45歳の主婦である．半年前に家で突然息苦しさ，過呼吸，死の恐怖に襲われ救急受診したが過労と言われた．しかし仕事を辞めた後も息苦しさが残り，体調の違和感が改善しない．夫と一緒だと症状は出ず，一人で外出しようとすると悪化するので家にいることが多くなった．しかし，犬の散歩など自分の好きなことだと比較的症状は軽く，放っておくといつのまにか消えることもある．ただ，意識を向けると息苦しくなる．いつになったら消えるのかと途方にくれて受診した．

Cさんは，息苦しさに対して「今，なぜ起こるのか」との違和感が強く，そのため息苦しさへのこだわりをなくそうとするようになった．息苦しさを放任すれば消え，意識を向けると強くなるという，息苦しさが症状として固定していく過程が窺える．

治療者の指導を実行できるか否かで治療の場を判定する

「対象」「神経質性格であること」「症状の成り立ち理論」のすべてに該当すれば，筆者はほぼ森田療法の適応だと考えるが，治療の場をどこにおくか決めることも重要である．初回から数回までの面接で，そこを確認していく．確認事項はただ一つ，回避状況に対して行動を促す指導をしたときに，ある程度の実行力があるかどうかである．

Dさんは40歳の主婦である．2年前の夏に体調が悪く内科にかかった際に薬の副作用を起こし，その後，病院の薬はもちろん，市販薬を服用するのさえも怖くなった．半年前に風邪をひき不安ながら何とか受診し処方薬を飲んだが，その頃から症状（一人になることへの不安，胸騒ぎ，服薬への恐怖，必要な治療を受けられないのではという不安）が出現・持続するようになった．一人で何をするにも不安なので日中は母親に来てもらったり，夜中に何か不安が起こると夫を起こして背中をさすってもらったりなど，家族を巻き込んで不安の対処をしていた．

Dさんは，家族への巻き込みが強固でその不安は著しく，入院適応としてもよい病態であったが，結果的に外来治療のみで改善した．筆者が外来で対応できると判断したのは，「不安をなくそうとしてますます不安が強くなっている」という説明をよく理解できたことや入院せず外来で治したいというDさんの強い希望があったことも

あるが，最も重要な判断の根拠となったのは「強い薬は怖くて飲みたくないので，言われたことを頑張って守ります」と語り，初回の面接で"夫を夜中に起こさぬこと"というハードルの高い治療者の指導を次の回までにきっちり実行した点であった．

● 非適応例

上記「対象」「神経質性格であること」「症状の成り立ち理論」に該当しない例や，たとえ神経質性格に該当しても以下の場合はひとまず森田療法は見送ることが多く，薬物療法中心の治療を行う．
- 症状の消失を早期に望む患者
- 衝動性が高く，感情をみつめる余裕がない内省困難な状態の患者
- 傷つきやすく自己をみつめることが困難な患者，他罰的攻撃的になる患者
- 本音を自覚しづらい，あるいは本音を隠す患者

4 おわりに

以上が筆者の行っている，森田療法を適用できる患者の診断基準である．これは森田正馬の行った森田療法の研究結果を中心に，これまで多くの先生方に教えていただいたエッセンスも盛り込みながらまとめたものである．はなはだ不十分なできながら，これだけは自信をもって伝えたかったことが一点ある．それは，もしも神経質性格に基づいて症状に発展した患者がいるならば，ぜひ森田療法を試してほしい，ということである．

文献

1) 松本裕史, 山森佐智子, 山田紗梨ほか. 14歳の強迫性障害の症例に対し入院森田療法を行った一例. 日本森田療法学会雑誌 2014；25（1）：77.
2) 第32回森田療法学会一般演題抄録. 日本森田療法学会雑誌 2015；26（1）：95-108.
3) 立松一徳. 職場不適応と森田療法的介入. 産業精神保健 2008；16（2）：76-79.
4) 岩木久満子. 森田正馬の外来森田療法 第二報. 日本森田療法学会雑誌 2015；26（2）：129-141.
5) 岩木久満子. 森田正馬の外来森田療法 第三報. 日本森田療法学会雑誌 2016；27（2）：1-17.
6) 森田正馬.『現代医学大辞典』より. 高良武久, 中川四郎, 大原健士郎（編）. 森田正馬全集第六巻. 白揚社；1974. p432.
7) 森田正馬. 神経衰弱及強迫観念の根治法. 高良武久, 中川四郎, 大原健士郎（編）. 森田正馬全集第二巻. 白揚社；1974. pp272-273.
8) 森田正馬. 神経質ノ本態及療法. 高良武久, 中川四郎, 大原健士郎（編）. 森田正馬全集第二巻. 白揚社；1974. p441.
9) 森田正馬. 神経衰弱及強迫観念の根治法. 高良武久, 中川四郎, 大原健士郎（編）. 森田正馬全集第二巻. 白揚社；1974. p272.
10) 森田正馬. 入院患者の日記から（二）. 高良武久, 中川四郎, 大原健士郎（編）. 森田正馬全集第四巻. 白揚社；1974. p157.
11) 岩木久満子. 森田正馬の外来森田療法 第一報. 日本森田療法学会雑誌 2012；23（2）：133-141.
12) 岩木久満子. 外来森田療法における治療者の役割. 精神療法 2009；35（2）：217-224.

13) 谷井一夫. 慢性うつ病の森田療法—入院治療を中心に. 日本森田療法学会雑誌 2014；25（1）：33-36.
14) 岩木久満子. 摂食障害の森田療法. 日本森田療法学会雑誌 2014；25（1）：49-52.
15) 石山菜奈子, 塩路理恵子, 中村 敬ほか. 不安・強迫観念を主訴とした自閉症スペクトラム女児への外来森田療法. 日本森田療法学会雑誌 2015；26（1）：98.
16) 平林万紀彦. 難治性慢性疼痛に対し外来森田療法を施行した1症例—もうひとつの痛み"痛み情動"へのアプローチ. 日本森田療法学会雑誌 2016；27（1）：80.
17) 上原実貴. 長男の夜驚症に悩む母親の神経症的認知に対する森田療法的アプローチ. 日本森田療法学会雑誌 2014；25（1）：80.

II 精神療法の各流派からみた診断のコツとポイント

8 内観療法

飯島正明
飯島クリニック

> ものごとは心に基づき，心を主とし，心によって作り出される．
>
> （ブッダ，ダンマパダ，1）

1 はじめに

　われわれは，日々の生活を営むうちに，周囲の人たちへわだかまりや引っかかりをもち，環境や人間関係の悩みを抱え込んでしまう．愛する人との離別や，憎む人と会ったりする苦しみを経験し，求めても得られないことばかりである．起きていることには，意味があるという．周囲の混乱は，自分自身の心の中の混乱の投影だともいう．しかし，われわれはどうやって，外的世界は内的世界の表れであることを知ればよいのであろうか．そして，自分自身の姿を見，自分自身の心を知ることができるのであろうか．直面した困難や苦しみのなかからどのようにして学び，それを越えて行けばよいのであろうか．

　人は人を映す鏡だという．これまでにかかわった人とのあいだの出来事を見直していくと，そこに自分自身の姿が表れているのである．しかし，出来事を漠然と回想し，調べてみても，問題を明らかにするのは難しいものである．内観によって，相手からしていただいたこと，して返したこと，迷惑をかけたことを調べると，どのように人とかかわっていたかがみえてくる．内観とは，文字通り内を観ることであり，自分の心の内側を観察することである．そして，相手とかかわっている情景をできるだけ生き生きと思い浮かべ，現れた喜び，温かさや穏やかさを十分に感じ取るのである．その時，生かされてきた自分に気づき，喜びと感謝が湧いて，ありのままの自分を受け

飯島正明（いいじま・まさあき）　　　　　　　　　　　　　　　　　　　　略歴

1960 年島根県出雲市生まれ．
1986 年島根医科大学卒．1990 年島根医科大学大学院修了．2007 年島根県松江市にて飯島クリニック開設．同院院長．
日本内観学会監事．

容れることができるのである．

内観によって得た，穏やかな心の状態を維持しながら，自分が抱え込んだ心のわだかまりや引っかかりを見直してみる．その時の悲しさ，苦しみ，怒りを十分に感じ取り，抑圧されていた感情を感じ直す．そして，そこに表れている自分の現実の姿と，望んでいたことを見直していくと，自分の思い方や行動のくせに気づく．自分自身の我欲や執着と，心の奥底にある真の願いを知ることができるのである．目の前に表れた事実をありのままに見ること，そして受け容れることができたとき，自分のあり方は自然に変わっていく．

2 内観方法

初めに内観三項目である，"していただいたこと"，"して返したこと"，"迷惑をかけたこと"を記入してある A4 用紙を渡す．"食事を作っていただいた"，"手伝いをした"，"病気になって心配をかけた"，などを対応する例としてあげている．診察時に，いつの時代の誰について内観をするかを決める．通常は，母親について，自分が小学校 1～2 年生時から始めることが多い．以降，2, 3 年刻みくらいで各年代をみていく．それぞれの項目について出てきたことを用紙に箇条書きにし，次の診察時に持参する．想起するときに，リラックスし，できるだけその時の情景をありありと思い浮かべるように指示する．診察時に，記入してきたことを見て，印象的な出来事について，その時の自分の気持ち，相手の様子や相手の気持ちなどを話題にし，今回の内観についての感想を尋ねる．このことの繰り返しである．主として，対人葛藤を抱えたうつ病圏の患者に施行することが多い．

3 症例

● 症例 1：30 歳代男性，会社員，うつ病

病歴：有名大学を出て，大手企業に就職．元来，仕事熱心で，早くに課長となり，年上の部下を幾人か抱えた．部下や上司が自分をなんと思っているか気になって仕方がない．部下や上司とコミュニケーションがとれず，自分がどういう人間なのかわからないと訴えた．

母親像："恥ずかしい"．内職の手伝いをさせられた．身なりが粗末．頑固．学歴が低い．

父親像："うざい"．酒に酔って，説教をたれ，寝込んでしまう．人づきあいが下手．大手企業を辞職して，自営で皮製品作りをするが失敗し，故郷に帰り農業をしている．自分がうつ病になったのは両親の悪いところが似ているためだ．

母親への内観—していただいたこと：内職をして，昆虫図鑑，偉人伝，野球用品など，欲しいものを何でも買ってもらっていた．学校用の手提げ鞄を手作りしてもらった．

望遠鏡を，父を説得して買ってくれた．**して返したこと**：内職の重い荷物を運ぶのを手伝ったが，恥ずかしかった．肩をもんであげたら喜んでくれた．**迷惑をかけたこと**：バス遠足で車酔いをして，背中をさすってくれた．弁当がまずそうだと言ったら，ひどく悲しそうにした．友達のお母さんよりダサいと感じていて，態度に出たと思う．**感想**：母親のしてくれる世話があたりまえと思っていたが，そうではなかった．ばかにしていたが，情愛深く育てていただいた．胸の中が暖かくなる．感謝の気持ちとはこういうものかと，わかった気がする．

父親への内観―**していただいたこと**：読書会をしてもらった．休日には一緒にランニングをした．"他の子どもより不利になるようなことはさせない"と言っていた．アメリカ出張時に，旅費を節約してコインなど土産をたくさんくれた．**して返したこと**：朝，靴磨きをして，父が無事帰ってくるように祈っていた．**迷惑をかけたこと**：野球部のキャプテンになったが，嫌になって反抗した．**感想**：一生懸命育てていただいていた．あの頃が懐かしい．父は父であって，何の苦しみもなく生きているものだと思っていたが，父も仕事でつらかったのだなと，だからあんなふうに酔っ払って，くだを巻いたりしていたのだなと，ようやく感じられるようになった．故郷の父に電話をかけて，ありがとうと言った．

洞察：うまくいかないのを親のせいにしていたが，そうではなかった．両親だけでなく，家族や会社の同僚も同じ．皆に世話になった．毎日，充実感をもって働ければよい．どんな仕事でも，やっていける気がする．復帰を前にして，怖いと感じていた上司に会ったが，何ともなかった．ただの，おっさんだった．

経過：無事職場復帰して，順調に経過し，終診．

● 症例2：20歳代女性，医療職，うつ病

病歴：疲労感から仕事に出られなくなった．夫とは別居中．姉は数年前に自殺．幼時から病弱で，早く死にたいと思い，20歳になったら死ぬと決めていた．頭をぶつけたり，息を止めたりすると楽になった．

母親像：ヒステリックで，父といつもけんか．父から暴力を受けた．患者たち姉妹を叩いたり，蔵に閉じ込めたりの暴力があった．幼稚園の頃，養子に出る話があり，母に捨てられると思う怖さがあった．

父親像：仕事が不安定で，貧乏．飲酒のうえで怒鳴り，物を投げる，ガラスを割る，母を蹴る，患者たち姉妹を叩くなどの暴力があった．幼時に身体を触る性的悪戯あり．とても怖い．

母親への内観―**していただいたこと**：発表会に来てくれて，一緒に弁当を食べてうれしかった．母，姉と3人でお風呂に入り楽しかった．おやつに芋を蒸かしてくれた．学校への持ち物に名前を書いてもらった．入院中に売店で漫画を買ってもらった．お金が心配だったが，修学旅行に行かせていただいた．**して返したこと**：洗濯物をたたんだ．肩たたきしてあげたら，とても喜んでくれた．**迷惑をかけたこと**：病弱で通院や入院をするのに付き添ってくれて，とても心配してくれた．お金がないから，高校

に進学しないと言って困らせた．**感想**：今まで，つらかったことや悪い思い出ばかり集めていた．楽しい思い出や，良い日々もいっぱいあった．母も一生懸命，一つひとつ愛情をもってしてもらっていた．自分が母を避けて，関係を悪くしていた．逆に母に寂しい思いをさせていた．

父親への内観―していただいたこと：山菜やタケノコを採りに家族で行ったり，採ってきてくれたりした．川へ魚釣りに行った．畑で一緒に野菜を作った．写真を撮り，アルバムにしてもらっていたが，成人後に燃やしてしまった．家族のために働いてくれた．高校まで行かせてくれた．**して返したこと**：男の子が欲しかったので，男の子っぽくして，木登りなどしたら喜んでくれた．**迷惑をかけたこと**：病気の治療でお金をかけさせた．**感想**：自分にはとても優しくしてくれていた．父は父なりに一生懸命働いて家族を養っていた．父を怖がり，ほとんどかかわることがなく，父は寂しかっただろうな，孤独だったのだと思う．

洞察：自分はこれまで逃げてばかり来て，親にかわいそうなことをした．しんどいことはあったが，向き合わないといけない．夫ともうまくいかなければ次の相手を見つければよいと思っていたが，話し合わなければいけない．

経過：両親や自分の幼い子どもと一緒に穏やかに暮らし始めた．仕事復帰を目指して，治療継続中．

症例3：40歳代女性，医療職，うつ病

病歴：職場で中間管理職をしているが，他人を誹謗中傷したり，葛藤を生じる人が多く，仕事に出るのがつらい．夫は，起業すると言って公務員を辞めたが，就労していない．

母親像：患者と同じ職業の管理職をしていた．仕事が忙しく，負担になると思い，甘えられなかった．同居する姑と不仲でけんかばかりしており怖かったが，守ってくれない感じがした．幼稚園児の頃，荷物をまとめて妹を背負い，家を出ようとしているとき，患者にもついて行くかと言い，一緒について出た．

父親像：会社員．酔っ払って帰ってくることが多く，夫婦げんかが多かったが，仕事には出ていた．母と祖母の不仲を放置し，何も介入しなかった．

母親への内観―していただいたこと：ホットプレートで焼きそばを作ってもらった．ピアノを買ってもらった．仕事の合間を縫って，参観日に来ていただいた．花柄の可愛い水着を作ってくれて，海水浴へ行った．**して返したこと**：妹をあやしながら留守番をした．欲しいものがあっても，家計が苦しいから我慢した．祖母に，母の悪口を言うのはやめてと泣きながら話した．**迷惑をかけたこと**：友達の靴を砂場に埋めて失くしてしまい，母が謝ってくれた．**感想**：こんなことは認められない．自分は反抗期だ．自分は親と似ているが，親は嫌いだから自分も嫌い．親も自分も許せない．逃げていることと，まだ怖くて向き合えない．

経過：親と距離をおけるようになったと述べ，日常生活に支障はなくなったが，最後まで抵抗が取れなかった．

● 症例4：40歳代男性，会社員，うつ病

病歴：転勤したところ，職場に慣れないと感じ仕事を休みはじめた．特に人間関係で悩みはない．仕事内容も前任地と同じだが，やり方が違い，先が見えない気がする．休職するが，なかなか復職意欲が回復しない．
母親像：元会社員，管理職．小さい頃はちょっと厳しかったが，特にわだかまりはない．忙しそうにしており，家事は主に祖母がした．
父親像：元会社員，管理職．優しかった．気ままに遊び歩くのが好き．
母親への内観―していただいたこと：誕生日に友達を呼んで，誕生会をしてくれた．学校であったことなど，よく話を聞いてくれた．キャンプで包丁の使い方を教えてくれた．**して返したこと**：母の日に何かプレゼントを買った気がする．炊事を手伝った．**迷惑をかけたこと**：宿題をしないで，つききりで見てもらった．学校でガラスを割って腕を切り，病院へ運ばれ，駆けつけた母は心配そうにして，叱らなかった．剪定ハサミで遊んでいて，母の手に傷をつけた．**感想**：何も言わず受け止めてもらっていた．
父親への内観―していただいたこと：魚釣りに連れて行ってもらい，魚の食べ方や，美味しいところを教えてもらった．火の焚き方や，刃物の使い方を教えてもらった．バイクに乗せてもらい，父と身体が密着して心強かった．海外長期出張の時，毎週手紙をくれた．**して返したこと**：父の日にプレゼントをした．**迷惑をかけたこと**：身体が弱くて心配をかけた．友達を殴って怪我をさせ，父が小さくなって謝っているのを見て，親に頭を下げさせるのはまずいと思った．**感想**：経験することでいろいろ教えてもらった．酒好きでちゃらんぽらんだが，実に自分を大事にしてくれていた．何かあっても大丈夫という安心感を与えてもらっていた．仕事に復帰したい意欲を感じられるようになった．**経過**：復職意欲が回復し職場復帰．順調に経過し，終診．

4 考察

　内観の本質は体験や知恵のなかにあり，理屈や知識にはない．きわめて個別の体験でありながら，優れて普遍的である特徴が認められる．内観により何か重大な出来事を思い出したり，劇的な行動を起こすことによってではなく，日常のありふれた出来事を見直していくことによって葛藤を解消していく性質がある．内観は，頭で考えるのではなく，心で感じるようにイメージして下さいと説明すると，パッと表情を輝かせて復唱する人がいる一方で，良い内観内容が出ているのに，何の様子も変わらない人がいる．

　症例1，2では，初診時から両親にわだかまりがあることを訴え，特に症例2では虐待を受けたといえるような体験をしている．していただいたことは，何も特別でない，普通の出来事ばかりである．それにもかかわらず，受容感が出現し葛藤が解消していく様子が観察されている．患者から，しばしば感謝という言葉が自然に出てくるのも特徴である．内観療法もまた，他の治療法と同じく，治療への抵抗を示すことが

ある．症例3では，していただいたことを目の当たりにしながらも，自分の変化への拒否や，母親への怒りから，最後まで抵抗が取れないまま経過した．特に大きな葛藤を抱えている場合ばかりでなく，症例4に示したように，漠然としたいきづまりをきたし，内観により穏やかな日常のなかで情愛深く育てられた日々を見直して，復職意欲を取り戻していく例もある．特別に深刻そうでなくても，このような例は多数ある．

　内観療法の対象は，対人葛藤を抱えているうつ病圏の患者を原則として行っている．人間関係の問題を生じ，要因として，これまでの人とのかかわり，特に親とのかかわりに葛藤を抱えているような人たちである．さらに，内省力があるかどうかも評価している．言語化能力が認められるか，自我の脆弱性が強く感じられないか，精神病レベルの病理をきたしていないかなどから判断している．しかし，内省力は内観をしてみなければわからない面もある．大きな精神的暴力に曝されながらも，していただいたことが多く，迷惑をかけても受け容れてもらった者は内省力がある．していただいたことが少なく，迷惑をかけると拒絶された者は，多くの言葉をもっているように感じられても，内省力が脆弱で，十分な内観にならない傾向を認めている．患者には，「人間関係の悩みもあって精神的に疲れているようだ．親との関係も今の症状に影響しているかもしれないので，見直してみるのもよい」と説明して内観を勧めることが多い．

　内観は，浄土真宗の身調べから生まれ，さらにはブッダのヴィパッサナー瞑想に由来するとされている．ブッダは特定の人物を師とすることをやめ，自らを師として修行に入る．苦行を否定した後，ピッパラ樹の下で瞑想に入り，悟りを開いたとされている．集団を離れ，単独者となり苦難を経て，自己の内面を見つめ直し，心の真実へ到達するパタンを示している．

　では，ピッパラ樹の下で何を瞑想し，見たのであるのか．中村　元は，「釈尊が説いたとされている教えのうちにも，後生の付加仮託になるものが非常に多い」とし，「後代の要素を能うるかぎり排除して，歴史的人物としての釈尊の生涯を可能な範囲において事実に近いすがたで示そうとつとめ」ている．初期原始仏教の経典を読み解き，ブッダの悟りについて，「思索の結果を述べているが，思索の過程を示していない」，「さとりとはなにか？　ということについて何の説明もない」としている．このことは，ジョセフ・キャンベルが，「悟りというブッダの境地が悟りに到達する道以外は伝達不能であることをしめしている」とし，「体験者各自の沈黙の体験にたよらなければ獲得できない」と述べていることに類似している．そのうえで，各経典に共通する部分として，中村は次をあげている．「こうして我は種々の過去の生涯を思い起した，——すなわち，一つの生涯，二つの生涯，三つの生涯，四つの生涯，五つの生涯，十の生涯，二十の生涯，三十の生涯，四十の生涯，五十の生涯，百の生涯，千の生涯，百千の生涯を，またいくたの宇宙成立期，いくたの宇宙破壊期，宇宙成立破壊期を．（中略）もろもろの生存者が死にまた生まれるのを見た．すなわち，卑賤なるものと高貴なるもの，美しいものと醜いもの，幸福なものと不幸なもの，としてもろもろの生存者がそれぞれの業に従っているのを見た」．この部分で要点は尽きており，後代の潤

色はないと述べ，ブッダの教えには特定の教義がなく，現実の人間をあるがままにみようとする立場であるとした．あるがままをみたとき，苦しみは消えるという．ブッダはすべての自分，すべての人々，宇宙自体のすべてをあるがままにみて，すべての苦しみが消え，悟りを開いたのであるのならば，内観において特定の相手との限られた時間のかかわりをあるがままにみて葛藤が解消するのは，内観はブッダの瞑想のひな型であるのか，ということである．

5 おわりに

　内観はきわめてシンプルな構造をしているが，とても奥深いものをもっている．内観者の実感のこもった言葉が，それを如実に物語っている．内観とブッダの瞑想の関連について，中村　元の著書によって比較検討し，一致することを見出した．はるか時を超え大地を越え，インドの荒野を歩み続けたブッダが，立ち止まり，振り返り，佇み，微笑んでくれただろうか？　内観を通して，より多くの人々が自分自身の姿を見直し，心を成長させて下さることを願っている．最後に，たくさんの生きる勇気を教えていただいた患者さんたちに感謝して，この項を終えたい．

参考文献

- 飯島正明，松下棟治．うつ病の記録内観療法について．第33回日本内観学会大会抄録集．2010．p27．
- 飯島正明，松下棟治．内観で現れる怒りへの対応について．第34回日本内観学会抄録集．2011．pp56-57．
- 飯島正明，松下棟治．うつ病の内観治療－何故上手くいくのか，いかないのか．第35回日本内観学会抄録集．2012．pp64-65．
- 飯島正明，松下棟治．うつ病の記録内観療法について－難治2例．第36回日本内観学会抄録集．2013．pp33-34．
- 飯島正明，松下棟治．うつ病の内観療法について－怒りへの対応．第37回日本内観学会抄録集．2014．pp33-34．
- 中村　元．中村　元選集（決定版）第11巻　ゴータマ・ブッダⅠ　原始仏教Ⅰ．春秋社；1992．
- ジョセフ・キャンベル（著），平田武靖・浅輪幸夫（監訳）．千の顔をもつ英雄　上．人文書院；1994．
- 神田橋條治．精神科診断面接のコツ．岩崎学術出版社；1984．

Ⅱ 精神療法の各流派からみた診断のコツとポイント

9 交流分析

城所尚子
カウンセリング＆コンサルテーション「城所」

1 はじめに

　「臨床の知を診断に活かす」という非常に魅力的なテーマをいただいた．カウンセラー（臨床心理士）が「診断（見立て）」をどのようにしているか，日々実践し，経験していることをお伝えできたらと思う．私設心理相談の実践では，いろいろな角度から見立てをする．筆者は交流分析をカウンセリングの中心理論に据えており，本項では交流分析による人格適応論からの見立ても述べる．

　筆者は医師ではなく，カウンセラー（臨床心理士）であるので「診断」という言葉ではなく「見立て」，「患者」は「クライエント」，「治療」は「カウンセリング」という言葉を使いたい．

2 カウンセリングを始める前に─引き受けられるのかどうか？

　まずカウンセラーはこのクライエントと安全に会うことができるかどうかを判断する．カウンセラーの感情は引き受けてよいのかどうかを教えてくれる．"怖い""無理だ""お手上げ"などの感情をしっかり自覚し，その場合は面接を中止し，取りうる安全な対処を考えなければならない．

城所尚子（きどころ・なおこ） 略歴

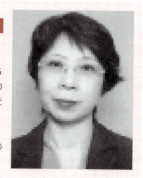

1969年日本大学文理学部心理学科卒，2001年東海大学修士課程修了．
平塚病院，丹沢病院，藤沢病院にて17年間の病院臨床を経て，1991年4月にカウンセリング＆コンサルテーション「城所」を立ち上げ，所長．25年間の私設心理相談の後，2016年3月にカウンセリング部門を閉じ，現在はコンサルテーション部門（湘南事例検討会）でスーパーバイズをおこなっている．

共訳書に，『ジョインズ人格適応型心理検査（JPAQ）第3版』（誠信書房，2012），『交流分析の理論と実践技法』（風間書房，2013）がある．

現実検討力はどのくらい保たれているのか？

例1：「この部屋，血の臭いがする」
　来所し，自分の予約時間まで待合室で待っていたが，面接室のドアの前で上記の言葉をつぶやく．面接室に呼び入れることはやめ，カウンセリングは行わなかった．服薬の確認をし，「意識的にも無意識的にも自分を傷つけない」「安全に自宅へ帰る」ことをしっかりクライエント自分自身に約束してもらった．

> - クライエントの現実検討力が弱い場合は引き受けない．
> - 引き受けないにしても，安全を守る．
> - **危険なことをしない約束を自分自身にする．**

感情のコントロールはできているか？

　安全の確保はカウンセラーとクライエント両方にとってまず最初に考えないといけないことだ．

例2：ふてくされ
　母親とともに来所．本人はふてくされ，椅子に浅く座りふんぞりかえっている．
　母はおろおろと恐縮している．突然，本人は自分の前にあったテーブルをひっくり返す．

> - 初めて来所された方とは「暴力があった場合は即刻カウンセリングは中止で，その後カウンセリングは行わない」旨の書面での約束，**管理上の契約を交わす．**

構造上のルールは守られるか？

　構造上のルールをしっかり守られるかどうかも大事な要素である．ここでの構造上のルールとは，予約日や時間を守ること，定められた金額の料金を払うこと，面接終了時間を守ること，キャンセルの場合は事前に連絡すること等である．これらの社会的ルールが守られないと引き受けることはできない．

例3：ダダコネ
　時間が来てもぐずぐずと帰らない．カウンセラーが席をたっても，本人は腰をあげないでぐずぐずしている．約束の日時ではないのに突然現れる．しかし，受付の場所での行動は社会人としての規律を守れている．そして予約は必ず，午前のいちばん最後か，夕方のいちばん最後の時間にする．つまり次のクライエントはいないということをふまえて予約している．

> - 感情のコントロールはできていて，ルールを意図的に破っている場合はこれらの行動の意味をカウンセリングで扱っていく．

　いろいろな角度から，「引き受けないこと」や「引き受けること」を判断している．

3 心理的見立て

クライエントとの良い関係は基本的に大事なことで，「見立て」は必ずカウンセリング計画，方向性を含まなければならない．

例1：知能の問題？ 性格の問題？

不登校の児童．「知能の問題で不登校になっているのではないか」と知能検査の依頼があった．検査結果では本質的な知能の問題は示されなかった．話を聞いていくと，「学校でいじめられた経験がある．それ以来，学校へ行っていない．学校にちょっとでも関連するものに拒否反応を起こした」「勉強もしようとするといじめのことが思い出される」「極力学校にまつわることをすべて回避してきた．勉強することも嫌だし，教科書やランドセルを見るのも嫌だ」と言う．

- この事例の心理的見立ては，知能の問題ではなく一つ嫌なことがあると，それに関連するすべてのものが嫌になり拒否するという**強迫的な在り方**であろう．したがってクライエントの強迫性に焦点を当てたカウンセリングが望まれると思われる．
- 見立てとカウンセリング計画は密接な関係にある．

例2：攻撃からぼやきへ

ある男性はカウンセラーに対して「意欲が上がるように自分のすべてを受け入れろ」と過大な要求をつきつけて来た．「それは無理です」と断ろうものなら，机をひっくり返すほどの勢いであった．話を聴いていくと，「自分は人よりも劣っている．だから人並みになるために頑張らなければならないのだ」という思いをもっていることがわかった．したがってカウンセラーは「人並みにばりばり働けるようになる」という彼の目標を少しいなして，彼ができているところ，もっている彼の豊富な知識に焦点を当てて話を聴いていくことにした．自分は自分でいいと少しでも思えるように「彼の存在へ向け，OK感を強める働きかけをする」という方針を立てた．だんだんと最初の緊迫した雰囲気から，リラックスしたものへと変化した．ある日カウンセラーの前で大きなあくびをして，「あ～あ，やんなっちゃうな」とつぶやいた．自分自身を少しずつ受け入れることができているようだった．

- クライエントの前面に出てくる要求に振り回されるのではなく，クライエントの"**本当の欲求**"を見立てる．彼の場合は自己肯定感が本当の欲求であろう．カウンセリングの方向性は，「彼の存在へ向け，OK感を強める働きかけをする」となる．

4 機能レベルの見立て—機能レベルに応じたアプローチの選択

クライエントの機能レベルを見立てる際にヴァイラント（Vaillant）[1]が提唱した防衛機制の4つのレベルを参考にしている．クライエントがどこまで正常な発達プロセスをたどったかによって，これらの機能レベルは定まる．機能レベルに従って，カウンセリングアプローチの選択をしている．

◆精神病レベル

自分と他人のあいだの区別ができていない．現実を歪曲することで心を守ろうとしている．

→ クライエントが安定した状態であるのならば，生活指導的アプローチ．

◆未成熟レベル

自分と他人のあいだの区別はできている．しかし，自分の欲求を充足するのに協力してくれる人を受け入れることができない．親密な人間関係をもつことを怖れ，見捨てられる不安から心を守ろうとして，行動化する．

→ きちんとした治療構造（枠組み）をもつ場所での精神療法が必要．クライエントとの距離のもち方をしっかりと考える．

◆神経症レベル

代償を払えば欲求を満たしてくれる人を受け入れることができる．たとえば，「親の期待に沿う良い子でいなさい．そうすればあなたを愛するでしょう」というメッセージを幼児期に受け取った子は成人した今でも，自分の欲求を押さえこみ，良い人であろうとする．これらのメッセージと自分の欲求とのあいだに葛藤が生じる．その結果，不安になりやすく，疲れ果て抑うつ状態になりやすい．

→ クライエントを理解するさまざまな理論を用いたアプローチ．筆者は交流分析理論をベースにしたカウンセングを行っている．

◆成熟レベル

欲求を充足するために協力してくれた他者を取り入れることができる．他者との関係性のなかで自分の欲求を満たす方法を探すことができる．しかし，ストレスが強い環境では，一時的に適応が困難になるときがある．そのような状況では適応障害を引き起こすことがある．

→ 傾聴と受容のアプローチ．クライエントは自分で立ちなおって行く．

5 交流分析による人格適応論からの見立て

『交流分析による人格適応論』[2]では，幼児は生き延びるために，その家の価値観に沿うためにその時とれる最適な方法で適応していくと説明している．しかし，それらの適応の仕方が今・ここでの現実への適応を困難にしてしまうことがある．

適応の仕方には6つのタイプがあり，それぞれの伝統的な呼び名は「スキゾイド型」「反社会型」「パラノイド型」「受動攻撃型」「強迫観念型」「ヒステリー（演技）型」

である．これらは病理を意味しているのではなく単に適応のスタイルである．

われわれはドライバー（人を駆り立てるメッセージ），外見の様子，人間関係のもち方，ストレスに対する態度や親の養育態度などからクライエントの適応タイプを見立てる．6つの適応タイプが見立てられると，カウンセリングを導いてくれる地図を手に入れたことになる．

以下，人格適応タイプごとにそれぞれのその状態に至った心の仕組みを説明する．同じような"うつの状態"のクライエントでも，タイプごとにさまざまな"うつの意味合い"があるのがわかるだろう（以下の事例は臨床でよく遭遇する6タイプの典型的な例を描写したもので，個人を特定するものではない）．

● スキゾイド型の"うつ"の状態

32歳の男性．独身．体つきは細く，髪は長く伸ばしている．

親は多忙で家にいないことが多く，小さい頃から一人で空想や白昼夢にふけりがちであった．その頃「人はあてにならない．弱音を吐かず，自分で自分の世話をしなければ」と思った．友人は一人親友がいたが，教室の中では孤立することが多かった．芸術肌で絵を描くことに才能をみせた．大学卒業後，芸術関係の職種に就くことを希望していたが，「それでは食べていけない」と親戚に薦められるまま保険代理店の営業部門に就職した．彼は自分の気持ちを相手に伝えるのが下手で，他者と協力して売上を伸ばすことができなかった．自分の殻に閉じこもるようになり，夜は眠れなくなり，食欲も落ちた．昼間も布団から出なくなり，誰とも会わず自分の部屋にいる．

- "空想にふけりやすい"，親の養育態度は"あてにならない"，"弱音を吐かない"等の特徴はスキゾイド型の人格適応を示す．
- このタイプの人はストレスがかかるとひきこもる．強い脅威に対しては屈みこむことで身を守ろうとする．
- うつ状態の意味は"ひきこもることで外界の刺激を遮断し，自己活性化しにくい状態にある"．

● 反社会型の"うつ"の状態

27歳の女性．洋服のセンスも良く，人の気をそらさない話し方をする．

美人でカリスマ的な彼女のまわりはいつも大勢の人が取り巻いている．しかし，心の中では見捨てられることを怖れていた彼女は，自分の本当の気持ちをストレートに相手に伝えない．彼女は頼み上手で，友人たちはなんとなく彼女のペースに乗せられてしまう．最近ボーイフレンドが別れ話を切り出した．彼女は"見捨てられた"と非常に傷ついた．彼女は他者に操作的にかかわってしまうため，人との良い関係が作れないでいるようだ．一日中泣いてばかりいる．親に「また会ってくれるよう，なんとか彼を説得して」と訴えている．本人は「自分は病気ではない．彼が自分の元に戻ってきてくれればすべて良くなる」と言っている．

- "他者に操作的にかかわる"，"見捨てられる不安"，"カリスマ的"等の特徴は反社会型を示す．
- このタイプの人がストレスを感じると相手を変えようと脅したり，唆したりする．
- うつ状態の意味は"人と親密な関係が築けず，寂しい心の状態にある"．

パラノイド型の"うつ"状態

　40歳の男性．姿勢が良く，硬い感じがする．隙のない服装をしている．
　小さい頃に，一貫しない態度をとる親に対して，彼は「自分が安全であるためには，相手を注意深く観察し，警戒していないといけない」「すべてをコントロールしなくては」と考えたのを覚えている．
　会社では"完全主義者"と評判で，鋭い思考の持ち主である．仕事は完璧にこなし，自分の弱みはみせない．自分のすることには細心の注意を払い，他者の言動に対して疑い深いところがある．大きなプロジェクトのチーフとして頑張ってきたが，ある時そのプロジェクトが頓挫した．この挫折をきっかけに朝起きられなくなった．「起きて会社に行かなければ」と思うほど体がついていかない．3か月間休職することになった．しかし「会社の皆が自分のことを無責任だと思っているに違いない」「ぼくを排除しようとしているのではないか」と他者の思惑を気にして，猜疑的となっている．子どもの時，自分を守るために役に立った「警戒心」が今・ここで彼を苦しめている．焦燥感が強くなり，家でも休むことができずにいる．

- "硬い印象"，親の養育態度は"一貫しない"，"強い警戒心""すべてをコントロールしなければならない"等はパラノイド型の特徴である．
- このタイプの人はストレスがかかると，相手や状況を警戒しコントロールしようとしたり，鋭い弁舌で相手を攻撃したりする．
- うつ状態の意味は"安心できず焦燥感にさいなまれている"．

受動攻撃型の"うつ"状態

　16歳の女性．高校生で不登校となっている．不満げな表情．歩き方はぎくしゃくし，制服の上着の下からブラウスがはみ出ている．
　生活歴から「自分のやりたいようにやると相手からの愛情を失う」と葛藤していたことが語られ，そして直接「嫌」と言わないで，受動攻撃的に言われたことをやらない態度が見受けられる．何事にも決定を先延ばしにする傾向が強く，希望の高校をなかなか決めない娘の代わりに親が高校を決めた経過がある．本人は「自分はこんな高校に入りたくなかった」とぶつぶつ文句を言って登校を渋るようになった．友人もいるが，友人からのアドバイスを"でも"と却下し，結局問題は解決しない．本人は家に閉じこもりながら，「ああすればよかった，こうすればよかった」とぐるぐる回りの思考をして，どこにも行き着かないことが多い．何をしても面白くなく，うつうつ

とした気分が続いている．自分の気に入ったゲームは粘り強く何時間でも遊んでいる．

- "常に葛藤していること"，"問題解決に向けて受身"，"先延ばしにする"等は受動攻撃型の特徴である．
- このタイプはストレスがかかると，泣きごとを言ったり，不満を述べたりして他者を非難する．よく愚痴る．
- うつ状態の意味は"堂々巡りの考えでエネルギーを消耗している"．

強迫観念型の"うつ"状態

53歳の男性，会社員．身体症状を訴える．完全主義者，背広をきちんと着こなす，緊張した様子．

母親は教師で完全主義者である．彼は小さい頃「母の期待に応えるべく有能であるために頑張る」と決断した．一流大学を卒業し，一流企業に就職した．非常に勤勉な働き手で周囲からの信頼も厚い．通勤は片道2時間かかるが誰よりも早く出社し，誰よりも遅くまで残業する．部下に仕事を任すことが苦手で，いつも大量の仕事を抱えている．有能であろう，完璧であろうと頑張りすぎて，身体が悲鳴をあげている．50歳を超えた頃から頭痛，頭重感，腰痛，胃潰瘍などの身体症状に悩まされるようになった．

- "完全主義"，"常に緊張している"，"働き過ぎ"等は強迫観念型の特徴である．
- このタイプの人は，ストレスがかかればかかるほどもっと忙しくする．
- うつ状態の意味は"疲労困憊している状態にある"．

ヒステリー（演技）型の"うつ"状態

45歳の女性，主婦．チャーミングで明るく，人の気持ちに非常に気を配る．感情豊かで社交的．

小さい頃，父親に溺愛されて育つ．「パパを喜ばせるためにはどうすればよいか」と常に考えていた．現在は夫と2人の子どもと暮らす．パートタイムの仕事をしているが，同僚との関係がぎくしゃくするようになった．自分の言い分をはっきりと相手に主張することができなかった．彼女は一生懸命相手を喜ばせようとするが，それらが空回りしてしまい，かえって相手から冷ややかな目で見られることが多かった．嫌われていると思った彼女は仕事を辞めた．子どもに当たり散らし，「私は駄目な人間」と泣き叫んでいる．

- "人の気持ちに非常に気を配る"，"感情豊か"，"自分に自信がない"，親の養育態度は"人を喜ばすことを強調"等の特徴はヒステリー（演技）型を示す．
- このタイプの人は物事がうまくいかないと感情をエスカレートさせ，その場から逃げる傾向にある．
- うつ状態の意味は**"自己肯定感がもてず，あがいている"**．

　同じ"うつ"状態であっても，その成り立ちはそれぞれ異なる．"うつ"なのだから，頑張らず休むことが大事だという一般的な見解がある．「強迫観念型」にはその方針があてはまるだろう．疲れ果てている「パラノイド型」に対しても「頑張れ」と言うことは，さらに追いつめることになり害となるだろう．しかし，ひきこもって何もしない「スキゾイド型」には少し背中を押す必要がある．ぐるぐる回りの思考に陥りやすい「受動攻撃型」は休んでいる分考える時間が多くなり，エネルギーを消耗し元気にはならないため，活動したほうがよいだろう．「反社会型」は他者と協調することが，そして「ヒステリー（演技）型」は相手の気持ちに反応するのではなく自分の気持ちを大事にすることが"うつ"状態からの脱却につながるだろう．

　以上述べて来た事例では，まず適応タイプを見立て，クライエントの状態の成り立ちを把握した例である．しかしもし，6つの適応タイプを見立てられなかったとしても，クライエントの話を詳しく聞いていくことで，クライエントのストレスへの反応の仕方やうつ状態に至った成り立ちが見えてくるだろう．

6 おわりに

　「見立て」をするうえでのコツとポイント，そして交流分析による人格適応論の活用の一端を述べた．私設心理相談の日々の臨床をイメージしていただけたら幸いである．

文献

1) Vaillant GE. Adaptation to Life. Little Brown；1977.
2) Joines V, Stewart I. Personality Adaptations：A New Guide to Human Understanding in Psychotherapy and Counseling. Lifespace Pub；2002／ジョインズ V, スチュワート I（著），白井幸子, 繁田千恵（監訳）．交流分析による人格適応論．誠信書房；2007.

Ⅱ 精神療法の各流派からみた診断のコツとポイント

10 芸術療法

富澤 治
とみさわクリニック

1 はじめに―診断とは何か

　筆者に課せられた，この小論のテーマを要素として考えてみると「メンタルクリニック」「芸術療法」「診断」ということであろう．この3つの要素のなかで私がまず始めに定義しなくてはならないと思うのは「診断」である．

　通常「診断」というと，医師が診察，検査を通して行う，患者の状態，病状に関する「判断」とされる．それは必ずしも「疾患」や「病名」を決定する，ということに限定はされないが，方向性としては「患者がなぜそのような状態になっているか」ということに関する判断である．

　たとえば「発熱」という状態に対して聴診したり，血液で炎症所見や起炎菌を検査したりして，「肺炎球菌感染による肺炎」と診断する．

　そのように診断した，ということは「発熱という症状（症候）に対する解決は肺炎の治療，肺炎球菌感染の解消である」ということで「必要な治療」に直結する．治療に直結する判断でないと「診断」そのものはまったくとは言わないが，あまり意味がない．

　疾患，病気という事態は「正常な生命活動」が維持できなくなった状態である．身体疾患の場合は生物としての恒常性（ホメオスタシス）が維持できなくなるような状態であり，正常でない病変がそこに存在する，という病変存在概念と，恒常性維持を阻む機能異常によって「病気」と診断することが通常である．

　身体疾患の治療では，自覚的な症状がまったくない段階でも明らかに病変が存在し

富澤　治（とみざわ・おさむ）　　　　　　　　　　　　　　　略歴

1961年島根県生まれ．
1987年佐賀医科大学卒．東京医科大学病院講師を経て，2004年とみさわクリニック開設．
2014年クリニックを新宿から島根県松江市に移転．
著書：『「治るうつ病」と「治らないうつ病」』(2010)，『裏切りの身体―摂食障害という出口―』(2011)〈以上，M.C.ミューズ〉．
共著：『芸術療法（こころの科学セレクション）』（日本評論社，2011）など．

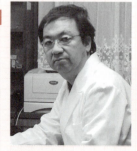

たり，機能異常があれば病気と診断し，その解決となる治療を行うことが半ば常識化している．典型的には無症候性の悪性新生物や，脂質代謝異常，高血圧などの治療がそれにあたる．

これに対して精神疾患の診断は100％臨床的な「異常性」によっている．いくら画像上大脳皮質が萎縮していても，SPECTで脳血流が低下していても，認知機能の低下がまったくなければ「認知症」という臨床診断はつけられない．「無症候性脳梗塞」という診断はあっても「無症候性認知症」という診断も，「無症候性統合失調症」も「無症候性うつ病」もありえない．

そうなると精神機能の異常が何を基準に決定されているか，ということになるが，それは精神科医なら誰でも知っている「平均規範」「価値規範」からみた，偏りの強さということになるであろう．しかしこの基準もよく考えてみればある時代，ある集団の相互主観のなかで構築された，社会文化的な基準，はっきり言ってしまえば「恣意的な」基準である．

身体疾患の診断が医師の主観を排した自然科学的な基準である（かのように思える）のに対して，精神疾患のそれが恣意的で，精神科医によって同じ患者に対する診断が違うという批判は従来からされてきた．その批判に対する一つの答えがアメリカ精神医学会のDSM（Diagnostic and Statistical Manual of Mental Disorders）であったし，その功罪も今までさまざまに論じられてきた．

ただ現時点で一つ言えるのは，DSMのような操作的な診断基準は結果として，先に述べたような本質的な意味での「原因の特定」を放棄していることは間違いない．診断する者同士の差異を少なくする方法として，原因の特定を「解釈する」ことを放棄し，表面的に症候がそろうことで一致率を高めても，先に述べた問題の解決に直結する判断ができなければあまり意味がないと筆者は思う．

そもそも身体疾患の診断が自然科学的，客観的で，精神科診断が恣意的，主観的であるという言説に対峙した時，われわれ精神科医はたじろぐのであるが，身体疾患の診断も本質的には恣意的なものであることは精神疾患のそれとまったく同じである．

病変存在概念に則って，胃粘膜に癌細胞の存在を証明したとしても，患者の自覚する心窩部痛と，その病変との因果関係を成立させているのは，主観的な解釈のみである．

1週間前には胸部X線上まったく陰影のなかった患者が，発熱し，再検したところ，胸部X線上に異常陰影があり，CRPが上がっていれば，肺胞内の炎症が原因となって発熱という結果が起きた，という「解釈」は至極もっともらしく思える．

しかし同時に，その患者に発熱を引き起こす要因をわれわれの主観がすべて把握しているかどうかは知りえないという可能性は残る．現代医学の常識というパラダイムのなかで考える限り，そのパラダイムを超えて存在する要因は，われわれは想定しえないからである．

それでもいちばん重要なことは，因果関係の証明ではなくて，患者の状態が良くなり健康な状態に戻ることである．肺炎感染以外にも発熱の理由はあったかもしれない

が，肺炎治療によって熱が下がり問題が全部なくなれば，通常，他のことは不問にされる．

疾病とはこのような意味で「現象」であり，また厳密には「すべての現象の一部分」である．ましてや精神症状は科学哲学的にいえば社会構成主義的にしか現出しえない．すなわち，患者という人間の主観的な感じ方と，医師という人間の主観的な受け止め方とのあいだにしか存在しない．

「治療」という，これもまた一つの「すべての現象の一部分」が成立し，進行していくためには，説得力のある物語が必要なのである．その物語の説得力として，レトリックとして「自然科学的である」という根拠は最も信頼性が高いとされているのである．

ところが，こと精神疾患やいわゆる「メンタル不調」というような状態に対する「理由」として，患者や家族の当事者に受け入れられやすいものは，生物学的な，あるいは自然科学的な説明ではなく（仮にそれが器質的な疾患であっても）「臨床心理学的に正しい」と感じられるような理由づけのほうである．

患者や家族が満足するように理由づけするほうがよいということではないが，精神的な病や悩みを前にした人は，たいていの場合，自身の心理的負担，悩みと，精神症状とを関連づけて解釈する．

パニック発作が起こったある女性の会社員は，「理由はわかっているんです」と言い，「その時，夫と車の中で口論していました」と述べた．仕事に行こうとすると頭痛や吐き気がしてどうしても一歩家から外へ踏み出せない男性は「4月に上司が替わり，理不尽な叱責を受けるようになってから，出社しようとすると頭痛や吐き気が止まりません」と言う．

単に診断というものが，現代の医学的常識を用いた判断，分類にすぎないのであれば，このような患者の主観的，恣意的な判断を否定，あるいは留保することは可能であるし，それが必要な場合もある．しかし前述のように診断というものが，患者自身が最終的にその問題を乗り越えていく治療と直結したものであるなら，その診断を決定する過程で，まず患者自身が今自分に起こっている症状，問題をどのようなものとして理解しているか，ということを知るためには，患者自身の解釈する自己の物語を理解し，受け止めることそのものが治療の一部分となる．

このように，病気の診断と治療という物語が表裏一体となって進行していくことが一つの理想であるとすれば，診断は，それ自体が治療的な側面を併せもっている，あるいは診断が治療の始まりとなっているのでなくてはならない．

「芸術療法」というと，もちろん治療の一形態なのであるが，この領域が上記のような診断的観点にどのような影響をもちうるだろうか．その答えは芸術療法とは何か，ということにかかってくる．

2 「芸術療法」とは何か

　芸術療法とは，一般には治療に芸術表現を介在させる精神療法・心理療法の総称である．精神分析や認知行動療法などのように，一定の「治療理論」をもった治療法ではなく「芸術表現を介在させる」という技法による分類であるから，その心理療法の理論的背景は必ずしも一様ではない．

　芸術表現の内容では，音楽，絵画（描画），箱庭療法，心理劇などは従来から行われており，その後発展してきた技法では，陶芸や園芸，工作などの造形，コラージュ，ダンスムーブメントなど多彩になってきている．

　技法ではなく，治療のための目的から芸術療法を分類すると

① レクリエーション的芸術療法：余暇として芸術表現を楽しむ目的で施行されるもの
② リハビリテーション的芸術療法：統合失調症慢性期のいわゆる陰性症状が主体となっている症例や，気分障害の回復期で徐々に健康な感情を取り戻しつつある症例などに対して，芸術表現に親しむなかで健康な情操を再獲得する，という意味合いで行われるもの
③ 精神力動的芸術療法：精神力動的な心理療法の治療関係のなかで治療者と患者・クライエントのあいだに布置された芸術表現を転移解釈や防衛解釈としての視点からとらえ，洞察志向的な心理療法の助けとするもの

などが考えられている．

　本項は芸術療法の診断への応用ということなので，詳しくは別の機会に譲るが，診断的価値ということになると，患者の心理状態，思考内容などが把握できることが必要になる．そうなると上記③の精神力動から芸術表現をとらえる視点が重要となるだろう．

3 「表現病理学」からみる芸術表現

　「芸術療法」が治療だとすると，その表裏一体のものとして診断的側面が強いものに「表現病理学」という領域がある．

　表現病理学とは芸術表現を対象とした「精神病理学」であるが，精神病理学の定義はといえば，精神疾患における精神症状を記述的に描写し，その記述を考察することを通じて，精神症状とその背景にある心理状態を定義，分類しようとする学問である．

　その学問は当然に患者の表現した主観的な体験である精神症状を，治療者である他者が主観的に受け止め，記述するという手法を用いており，先に述べたように，社会構成主義的に，つまり私たちが相互主観的に，覚知し，認識し，記述された限りにおいて他者の症状を理解するのである．

　その背景には現象学や心理学などが理論的な根拠として存在しており，そのそれぞれの世界では独自な論理をもって説得力を保っているのであるが，それは必ずしも「自

然科学的な」根拠ではない．むしろ「哲学的な」それであろう．

　一方で患者が，精神症状に関して，自然科学的な根拠よりも哲学的な根拠により納得を得るとすれば，それは必ずしも客観的に妥当かどうかは別として，治療に直結した診断という側面を考えれば，治療の端緒として有用な一歩となることは考えられる．

　表現病理学は，このように芸術表現を治療的に生かすという方向とは，一見，逆のように思えるが，患者の心理や悩み，症状や疾患を理解しようとする営みそのものが治療的なかかわりの第一歩であるとすれば，患者の芸術表現に対峙した治療者が，その治療者の内にどのような連想や感情がわき起こり，患者の問題をどのように理解したかは，その解釈が正しいか間違っているか，ということに限定されない価値のあることである．

　バリント（Balint）は「誤った解釈にも治療的な意味がある」と言ったとされているが，これは患者の表現を受け止めた治療者の解釈が内容的に妥当かそうでなかったかということも重要ではあるが，その解釈をまた介在させて，治療関係が発展していくこと自体に治療的な意味があるということを示している．

　患者の芸術表現を治療者が受け止め，その表現から患者の問題や乗り越えるべき課題を考えることは，患者に言語的な診たてや解釈，あるいは「診断名」を告げるということだけが意味があるのではなく，治療者のなかに起こるさまざまな考えや感情を治療に役立てることにつながる．

4 表現病理学はどのように診断的側面に関与するか

　具体的に臨床場面でどのように患者の芸術表現を診断に生かすかということに関して解説してみたい．

　心理テストで投影法というものがあることはご存じの方も多いと思うが，芸術療法においても，患者・クライエントが意識的にはまったく抑圧し，気づいていない心の深層を芸術表現のなかに投影し，治療者がその表現の内に患者の病理を見て取ることはある．このような場合，技法として最も用いられやすい表現は描画である．

　描画テストで有名なものは実のなる木を描く「バウム」テスト，家屋（house），樹木（tree），人間（person）を描く「H-T-P」テストなどがあるが，これらの表現を解析する場合に，解釈の方法が大きく分けると2種類ある．一つは「形式分析」であり，もう一つは「内容分析」である．

　形式分析とは，たとえば木を描いたとき幹が太ければ自我の発達がある程度達成されているとか，葉が豊かに描かれていれば無意識的なエネルギーが無意識の領域に満ちている，というような，特定の表現に対して定式化された，解釈のひな形をあてはめる分析方法である．

　これに対して内容分析とは，たとえば広い校庭に一人で佇んでいる少年を描いた患者に対して「この絵を見て何を連想しますか」と問いかけ，患者が「小学校の頃，みんなで遊んでいたと思ったら，気がついた時，校庭に友達が一人もいなくなっていた

ことを思い出した」という感想を述べたとしたら，現在，患者が仕事上感じている対人関係上の不全感から来る寂寥感に結びつけて解釈する，というような分析である．

　形式分析はロールシャッハテストをはじめとした投影法の検査のなかから，膨大な症例検討の蓄積がなされており，形式分析がいつでも正しいというわけではないが，あらかじめこのような情報を治療者，あるいは心理テストの試験者が深く知っていればいるほど，解釈はしやすくなる．

　このような知の蓄積は特に描画テストで多くなされており，ここですべてを紹介することはできないが，たとえば描画表現では絵の左から右に向かって時間が流れており，左は過去，右は未来を表す，手前（下側）はより自己の内面や無意識的な領域を表し，向こう（上側）は外界や外側の世界などを表す，といった具合である．

　画面の左下側に子犬が左を向いてしゃがんで川の水を飲んでいれば，今患者は現実に疲れ，休みたいと思い，やや退行した状態でいるのではないか，と推察する，というような解釈はありうる．ただ，このような解釈をいきなり患者に向けるのではなく，まず患者自身に感想を聞き，患者の連想，つまり内容分析の裏づけともなる言語的表現を傾聴する．

　実際にはこのように患者の行った表現を前に，言語的に対話しながら形式分析と内容分析を混在させて行うことが多い．

5 「メンタルクリニック」における芸術療法を用いた診断の応用

　メンタルクリニックの特性とはなんだろうか．それはおそらく他の医療機関と比較して，より患者と治療者の距離が近いことではないだろうか．

　通常診察室の中には患者と治療者の二人しかおらず，患者に芸術表現をしてもらい，その表現を診断的な観点から解釈するとき，両者のあいだに芸術表現が介在することにより，両者が正面から対峙する際に生じる緊張感が和らげられる．患者と治療者が相互に向かい合う形から，芸術表現を布置し，両者が共に芸術表現に向かい，両者が同じ方向（芸術表現）を見ることによって，二者から三者の関係性に変換し，両者の緊張関係を変容させる．

　このような治療的な関係性を考えると，患者の行った表現を「これはこのような意味がありますね」と解釈を押しつけるのではなく，「この表現にはどんな意味がありうるでしょうね」と共に考えることがより治療的となる．ということは表現を分析する際にも，より治療的にその分析を用いるためには，形式分析よりも内容分析的なアプローチが有用となるであろう．

　実際にクリニックの外来でこのような芸術表現を用いる際には，設備があれば箱庭や音楽なども有用であるが，このような技法を準備することが難しければ，描画やコラージュが施行しやすく，診断的価値も高い．画用紙とクレヨンや色鉛筆を用意すれば描画はすぐに行えるし，雑誌から切り抜いた風景や木や花などの自然物，動物や，さまざまなシーンの人間などを箱の中に入れておいて，画用紙に貼り付ければコラー

ジュ療法となる．

　解釈を患者・クライエントに一方的に伝えるのではなく，彼らの芸術表現を見守り，完成したらその表現を二人で共に味わい，どのような連想が働き，どのような感情を抱いたかを共有すれば，患者・クライエントの悩みや心理状態を理解する助けとなる．

6　診断して安心するのではなく，治療につながるさらなる問いかけを

　初めに述べたように，診断とはその後の治療のためにするものである．そうであれば診断して終わりではなく，判断をしたことが，その後の治療につながっていく必要がある．そのためには，治療の初めに行う診断は「絶対にこれが正しい」と決めつけることよりも，さまざまな可能性を留保するものであるほうが望ましい．

　これもまた初めに述べたように，治療とは，人間存在が生きていくすべての現象の一部分である．であるとすればその妥当性は，患者・クライエントと治療者のあいだの相互主観性によって検証されるべきものである．

　治療の妥当性とは，当然，臨床的な評価，すなわち症状の改善，心理的負担や問題の解決に求められる．芸術表現を診断的な観点で利用することは前述のような意味で有用ではあるが，結局のところこのような価値も臨床的な評価によって裏づけられるものなのであろう．

　芸術療法そのものは他の治療的な実践と同じく，その技法を知的に理解するだけで誰でもできるようになるわけではない．実際に芸術療法的手法や，表現病理学的な観点を臨床に応用しようとすれば，治療者自身の経験を積む，つまり「練習」しなければうまくはならない．その練習も独学で，我流でやれば事足りるものではとうていなく，いわゆるスーパービジョンのような形で研修を積まなければ習得できないものであることは最後に付け加えさせていただく．

参考文献

- 徳田良仁，大森健一，飯森眞喜雄ほか（監）．芸術療法1 理論編．岩崎学術出版社；1998．
- 徳田良仁，大森健一，飯森眞喜雄ほか（監）．芸術療法2 実践編．岩崎学術出版社；1998．
- Pratt RR, Tokuda Y (eds). Arts Medicine. MMB Music；1997.
- Naumburg M. Dynamically Oriented Art Therapy：Its Principles and Practice. Grune & Stratton；1966／マーガレット・ナウムブルグ（著）．中井久夫（監訳），内藤あかね（訳）．力動指向的芸術療法．金剛出版；1995．
- 飯森眞喜雄（編）．芸術療法．日本評論社；2011．
- 山中康裕．絵本と童話のユング心理学．大阪書籍；1986．
- 阪上正巳．音楽療法と精神医学．人間と歴史社；2015．

II 精神療法の各流派からみた診断のコツとポイント

11 動作療法

鶴 光代
東京福祉大学大学院心理学研究科

　動作療法を行っていると,「身体表現性障害（somatoform disorder)」と診断された人が相談にやってくる．その人たちは，自分のからだの違和感や苦しさ，そして，からだの動かなさに困っている．動作療法[1])は，このからだの感じや動きに直接的にアプローチして心理的援助を行えるところから，興味深い展開がみられている．ここでは，身体表現性障害と診断された場合のその後の情報収集と評価，判断を中心に述べていきたい．

1 転換性という障害における懐疑意識への評価

　精神科医から筆者（以下，セラピスト：Th.）のところに，転換性障害（conversion disorder）として紹介されてきたA（50歳代女性）は，左腕の肘を曲げて腕を胸前で抱えるような格好になっていた．経緯としては,「夫が急逝した約1か月後，朝起きたら左腕がしびれていて，肘が曲がって伸びなくなっていた．整形外科，神経内科，精神科と受診して，ストレスからきているといわれたが，ピンと来ない．信じられない」ということであった．

　Aは，肩・背に無意識的な力を入れた前屈姿勢で，言葉少なく，表情は平板な感じであった．Th.が〈神経の異常からきている気がするのですね〉と聞くと，ため息混じりに頷いた．〈そう思えるのですね〉と気持ちを受け取ると大きく頷いた．

　Aをはじめとして来談者の多くは，いろいろな診療科を受診した結果，転換性障害と診断されているのだが，それでも納得のいかなさを抱いている．「どうしてこんな

鶴　光代（つる・みつよ） 　略歴

1970年九州大学大学院博士課程教育心理学専攻中途退学．
福岡教育大学保健管理センター講師，秋田大学教育文化学部助教授，教授．その間，疋田病院，牧病院等の精神科にて非常勤の臨床心理士を兼任する．その後，跡見学園女子大学教授を経て，現在，東京福祉大学大学院心理学研究科長，一般社団法人日本心理臨床学会理事長．
主な著書として,『臨床心理学大系18 心理臨床の展開』（共編著．金子書房，2000),『臨床動作法への招待』(2007),『発達障害児への心理的援助』（編著．2008）〈以上，金剛出版〉がある．

ことになったのか，わからない」，「ストレスでこんなにまでなりますか？ 信じられない…」という．ストレスぐらいで，からだにこうした変調が出てくるとはとうてい思えないのである．この懐疑的な思いは特徴的情報であり，評価，判断の対象となる．

　ストレスでからだが動かなくなったということの受け入れられなさは，その人の自尊心や自己肯定とつながっており，ストレスに負けてこうなったとはとても思えないのである．こうした自尊心や自己肯定は，事実を客観的に受け入れられない心理状態であるとして，普通は問題視される．しかし，実際のところ，この自尊心や自己肯定がなければ，クライエントの自己存在そのものが揺らぐことになる．そこで，転換性というこころとからだのからくりへのクライエントの懐疑意識は，自尊心や自己肯定があるゆえに生まれると評価し，この自尊心や自己肯定をもとに自己変革の努力エネルギーが生じると判断してクライエントに向き合うのである．

　Aの懐疑意識を否定せず，自ら変わりたいと思え，変わる努力エネルギーが出てくるように対応することとした．そこで，自己否定につながる肘の曲がった左腕には焦点を合わせず，強い肩こりが推測できる肩の動作を対象とした．〈まずは，肩を楽にすることによって気持ちを楽にしていく方法をしましょう〉と誘い，動作療法を行った．

　椅子座位で，両肩を上に挙げていく動作課題を行うと，両肩とも硬く固まっていたが，右肩はガクガクといった動きで少し挙がっていった．左肩はほとんど動かなかった．そこで，右肩を中心に動作援助をしていくと，Aは，右肩を少しずつ挙げていき，動かなくなったところで慢性的筋緊張が弛むのを待って，弛み感が出たところでまた挙げていくという動作に注意を集中していった．挙げた肩をゆっくりと降ろしたところで，Aは，目を閉じた．そして，「肩の凝りがジワーっと溶けていく感じ，生き返っている感じ」，「右肩を自分の肩とはっきり感じる．左肩は物（物体）みたい」と，自体感（自分のからだの感じ）を吐露した．

　1週間後の第2回目では，表情がはっきりとしてきて，「右肩は楽．右肩と左肩がちぐはぐで困る」と，左肩に焦点を当てることを欲した．この回に行った横臥位の躯幹ひねり動作課題（図1)[2]では，左肩は少ししか動かなかったが，それでも，Aは，「左肩の塊がメリメリと崩れていきそうで，小気味よい」とその自体感を語った．そこには，左肩の硬さを自分が処理する対象としてとらえて努力している様子がうかがえた．3試行目には，左肩をそれまでよりはかなり大きく動かすことができた．起き上がって座位を取ると，左肩が下がり肘もかなり伸びていた．Aは，左腕をしげしげと眺め，その現実を疑っているかのように黙って左肘を曲げて伸ばす動作をした．「一生治らないのではないかと思っていた」と，しんみりつぶやき，涙を浮かべた．からだにいやな違和感がないことを確認してこの回を終わった．

　第3～4回目には，まだしびれ感があるという左肩，左腕の動作課題を中心に行った．第5回目で，Aは，家でも肩挙げを行っていると言い，「やっと，自分のからだになった．解放された．夫への恨みを夫に言えないままだったので，からだにため込んだのだろうか？」と語り，終結となった．

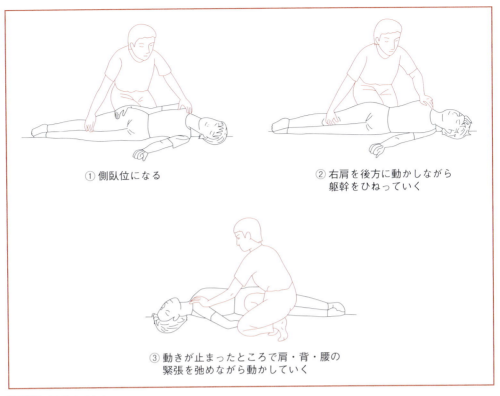

① 側臥位になる
② 右肩を後方に動かしながら躯幹をひねっていく
③ 動きが止まったところで肩・背・腰の緊張を弛めながら動かしていく

図1　躯幹のひねり

(鶴　光代．臨床動作法への招待．2007[2])より)

　Aにみられた「一生，治らないのではないか」という見通しのもてない不安も，評価，判断の対象となる．動作療法の場合は，この不安は，回復へのモチベーションを生み出し高めていくスタート地点として評価される．動作療法では，硬く固まったからだを弛めて自分で動かせたとき，「なんとかなりそう」，「よくなりそう」と体感でき，不安から抜け出る体験をする．この体験が，その後の自身を変えていく強いモチベーションとなるのである．身体症状の訴えは強いが回復意欲が低い場合は，目指している動作課題から巧妙に外れていくという変化抵抗が動作に現れる．現実的な回復を回避し症状への安住を選択しているという評価も視野に入れることになる．こうしたクライエントには，セラピストによる他動的援助を多くして，自体（自分のからだ）を実感的に体験する援助をじっくり行っていくことになる．

2　鑑別不能型身体表現性障害と診断された事例にみる情報収集と判断

　精神科病院の臨床心理士である藤吉[3])によると，クライエントB（30歳代後半男性）は，総合診療科，内科，脳外科，整形外科を転々と受診した後，精神科にて，鑑別不能型身体表現性障害と診断された．

　訴えは，「頭痛，頭重感，肩・背中・頸の痛み，全身の悪寒と特に手足の冷え，手

先のしびれ，倦怠感，疲労感，嘔気による食欲不振，不眠等々．いくつかの病院を受診したが診断名がつかない．どうすれば治るのかわからず不安でたまらない」であった．その経緯は，「実母が急逝したその頃，今から1年2か月前に，東日本大震災が起き，被災地に派遣され，遺体関連業務に従事し緊張の連続」であった．この業務から戻った後も多忙が続き，家族の問題も山積し，半年前から手足が異常に冷えるようになり，2か月前のインフルエンザ罹患後に多様な症状が出て今日に至っていた．

藤吉（以下，Th.）は，Bの訴える身体的不調は，心理的問題が動作上の不調として現れているとして，動作療法を適用した．Bの現症状とその経緯の情報から適切な選択といえるが，B特有の問題性への有効性判断には，動作アセスメントからの評価が重要となってくる．

第1回では，肩・背に強い慢性的緊張がある様子から，まず，Bが肩をどう動かしているのかの動作アセスメントをするため，片方の腕を真っ直ぐに伸ばして体側に沿って下から上に挙げていくことを課題とした「腕挙げ動作」を行った．

Bは，肩に力を入れたまま，腕を肩の高さくらいまで挙げたところで，「ここから先が以前，空手で肩を痛めたのでちょっと動きが悪いんです」と言い，現に，痛みが出て挙げにくい様子で，肩先にグッと力を入れ，動きを止めた．Th.は，そこで，腕を降ろさせ，痛めた時期を確認すると，10年以上前ということであった．この一連の情報から，Th.は，現在の肩の痛さは，その昔の痛みが継続しているのではなく，痛みがあるという思い込みのもとで，以前に痛みが出ていた動きのところで，無意識的ではあるが自ら痛みが出るように力を入れて動かしているゆえと評価した．そこで，セラピーとしては，肩と腕に入れている力を十分に弛めるという体験が必要と判断した．

Th.が，Bの一方の腕に手を添え，完全に力を抜いて腕をTh.に預けるようにと伝えた．Th.がその腕を少し挙げようとすると，Bは預けているはずの腕に自ら挙げる力を入れ，先に動かしていった．Bは「抜いているつもりですけど…．あー，難しい」と焦りながらも，自分のからだに向き合い，からだとやりとりをしながら，腕の力を抜いたまま相手に任せるという動作ができるようになっていった．そして，預けた腕が，Th.によって肩の高さを超えて挙げられていき，ゆっくり降ろされたとき，「おー．痛くなかったですね．何ででしょう！」という驚きの体験をした．

その後，Bは一人で腕を挙げ，いつもは痛みが出るところを楽に通過し，耳の高さまできたとき，もう少し挙げられるといい真上まで挙げていった．この一連の動作体験には，自分のからだに直に向き合い，余分な力を抜きながら動かしているかを現実検討し，動かせなかった肩を力まないで動かせる自分に変わりえた実感と，過去のこだわりから一歩抜け出た体験があったと推測された．

第2回目は，初回のせっぱつまった硬い表情が少し和らぎ，「全身の寒気と倦怠感が減り，食欲も元に戻っている．手足の冷えや肩こりは続いている．とにかく，自分の状態を把握できたことが大きい．自分は，被害的になっていたよう」と話した．

この回は，「まだ続いている手足の冷えや肩こり」の動作不調は，過去の未処理の

ストレス感をからだで抱え続けている現象と評価された．それを確認するために，躯幹のひねり課題（図1）を行うと，硬く固まった慢性緊張が左の肩・背にあり，それはBにも感知された．Bは，この硬さを弛め，動かせるようになりたいという意欲のもとにこの課題に取り組み，自分では動かせないところまでくると，「そこをもう少し強く押してください」とTh.からの援助を自ら要望した．その援助を活用しながら，慢性緊張を弛めていき，「あー，肩甲骨のところに効いている」と，自分のからだが変わっていくその感じに気持ちを向けていった．

この回の終わりに，Bは「背中から重さが消えました．そして動く感じがはっきりします．手先に血の流れるのがわかります．ジュワーっとして温かいです」と安心した表情を見せた．

第3回では，「手足の冷えやしびれはなくなり，肩や背中の凝りが軽くなった．頭痛もなくなりよく眠れる．仕事を根をつめないように調整しながらやっている」と語り，「体調は自分でもびっくりするくらい改善した．今後は一人で動作法をやっていこうと思う」と終結を希望した．Th.も終結に同意し，この回は，Bが一人でできる動作課題を設定し練習して終わった．

このBの事例の考察は，藤吉の論文[3]に詳しいので参考にしていただきたい．ここでは，鑑別不能型身体表現性障害と診断された後，身体に表現されている障害を新たに動作不調という視点から見直し，実際にからだを動かしてもらいそのクライエント特有の動作問題を情報として収集し，評価，判断をしていくプロセスについて述べた．

3 麻痺したからだに入ったわずかな主体的動作情報を見逃さずに判断した例

「4年前より完全麻痺になっている下半身に，変な感じがある」として，麻痺している両脚の動作改善を強く望むC（20歳男性）が，某県立医療機関の臨床心理士の吉川[4]を訪ねてきた．Cは，横断性脊髄炎と診断され，下半身完全麻痺で起立歩行は不能，車椅子で生活していた．吉川（以下，Th.）は，Cの希望には沿えないが，面接中にみられた焦燥感や不安感への援助は，硬く固めている肩・背の動作を楽にすることで可能と判断して，その日に動作療法を開始した[5]．

動くはずはないと思える足・脚だが，一応，マットの上で仰臥位になってもらい，足首の伸ばし動作（図2 ①）[5]の様子をみていった．Cは「できない」と言いながらも，なんとか動かそうとしたが，まったく力は入ってこなかった．ところが，動かない足を必死に動かそうと努力しているその殿部のあたりに，ごく弱い力が入ってきていることにTh.が気づいたのである．

そこで，Th.が仰臥位のCの膝を軽く曲げて浅く持ち上げ，〈この膝を伸ばすように，蹴ってみましょう〉と言い，膝伸ばしの動作課題（図2 ②）[5]に取り組むことにした．Th.が，殿部に入っていたわずかな力を手がかりに，慎重に誘導的に動かしていくと，徐々にわずかながら自力で脚を動かすことができるようになった．そして，長座位の姿勢でも，自分の左右の脚の曲げ伸ばしが自力でできるようになったのである．Cは

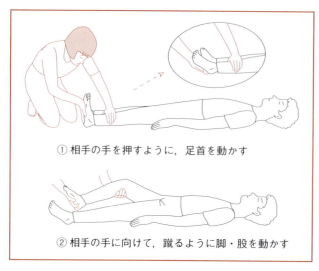

① 相手の手を押すように，足首を動かす
② 相手の手に向けて，蹴るように脚・股を動かす

図 2　足首の動作と脚・股の動作
（鶴　光代. 臨床動作法への招待. 2007[5]より）

　喜びと驚きの入り混じった表情をし，Th. も思わぬ展開に非常に驚いたという．脚をCが自分で動かせたという手応えは，この脚でからだを支えて立つことができるという評価をもたらした．

　この事例は，Cの希望もあり，短期集中的に行い，約3週間11回で終結となった．第3回では立位が可能となり，第4回では院内の廊下を独歩で歩くことができた．それを見た院内の職員は，奇異のまなざしを送るほどに驚いたという．第9回では自宅から独歩でやってきた．最終回，「勉強に打ち込みたい．自分の足とからだに聞いて無理なく自分でトレーニングしたい」と語っている．その後の経過として，希望校に進学し，調子は良いという知らせが入っている．

　Cの発症は11歳3か月時に，右足踵に原因もなく痛みが出て，整形外科で有痛性外脛骨と診断され，高校入学後には有痛性外脛骨手術を受けている．その後，高校への通学困難が生じ入院したが，クローヌスの亢進，知覚障害の出現などから脊髄腫瘍が疑われ，ミエログラフィ検査が施行された．検査結果は異常なしだったが，その直後から全身の感覚が鈍くなり，翌朝には膝から下が麻痺し，その後下半身が完全に麻痺してしまった．横断性脊髄炎と診断され，立位歩行不能，両下肢機能不全となったことにより，身体障害者手帳1種1級が交付された．整形外科と泌尿器科による医学的管理のもとで車椅子で生活していた．ところが，感覚がないはずの下半身に変な感覚を感じたことで，前述の次第となった．

　今回の結果からみれば，身体表現性障害といわざるをえないだろう．生育歴的には，右足踵に痛みが出る約半年前に，心理的に大きな出来事があったという．しかし，そのことで，強くこころが塞いでいたかどうかは定かではない．しかしながら，心理臨床的には，11歳の少年にとって，その出来事は疼痛性の心理的障害が起こっても不思議ではない類のものと理解できる．少年の踵の痛みと，はっきりとは表現しえていなかった心痛とを関連づけて検討する大人がいなかったことが悔やまれる．

本事例から学んだことは，Th.は，動かないはずのCの殿部に自分で動かす力がわずかながら入っているという現象を，脚を触っている手で感知したとき，前もっての完全麻痺という情報を脇において，目の前の事実に，客観的な情報を探りクライエントには脚を動かせる能力があると評価の目を向けたことである．そして，Cについていうならば，自分の人生の岐路に立ったとき，高校を卒業していよいよ自分の人生を定めていかねばならないとなったときに，下半身麻痺状態からの脱却を無意識的レベルでからだに主張させ，それによって殿部の違和感として自己に感知されたということであろう．すでに，Cには完全麻痺から脱却して自分を生き直そうとする力がうごめき始めていて，自ら，援助の手を求め，目的を達したといえよう．本事例は，人は，いつかは，自らの選択によって人生を切り開いていく存在だということを信じさせてくれる一例ともなった．

文献

1）成瀬悟策．臨床動作法．誠信書房；2016．
2）鶴　光代．第4章 統合失調症のひとへの臨床動作法①．臨床動作法への招待．金剛出版；2007．p62．
3）藤吉晴美．身体表現性障害を呈した人への動作による心理療法．臨床動作学研究 2014；19：1-12．
4）吉川吉美．ヒステリー症のひとへの臨床動作法．日本臨床動作学会（編）．臨床動作法の基礎と展開．コレール社；2000．pp169-178．
5）鶴　光代．第3章 緊張を自己処理することの意味－完全弛緩の自己処理．臨床動作法への招待．金剛出版；2007．pp50-56．

II 精神療法の各流派からみた診断のコツとポイント

12 生活臨床

伊勢田 堯[*1]，小川一夫[*2]，長谷川憲一[*3]
[*1] 代々木病院，[*2] 中之条病院，[*3] 榛名病院

1 はじめに

　生活臨床は，「生活を見ずして，治療はできない」をモットーに，これまでは統合失調症を，最近では，それ以外の精神疾患に対象を広げて生活の見立て（アセスメント）と治療法の開発に努めてきた[1-5]．

　なお，生活臨床では，患者と家族の生活行動を病理とみなさないので，「診断」の代わりに「見立て」という用語を用いた．しかしながら，本シリーズではオーソドックスではない「診断」がテーマであり，生活臨床でも「治療」という用語も用いることもあるので，「見立て」と同様の意味で「診断」という用語も用いた．また，「診断」は「見立て」，「治療」は「働きかけ」という意味で用いている．

　さて，生活臨床の特徴を端的に言えば，患者の具体的な生活行動，および数世代にわたる家族史の文脈から，患者の価値意識を特定し，それを社会生活のなかで実現しようとするアプローチである．

　生活臨床では，統合失調症を神秘的，「哲学的」に解釈するのではなく，普通の社会で，普通に生活している人として，普通に「治療」しようとした．また，面接場面のコトバとか表情ではなく，生活場面で具体的にどう行動したか，治療者の五感に頼るのではなく，患者の生活行動で診断しようとした．

　また，再発には生活上の「原因」があるという仮説から，生活の仕方と再発の関連性に法則性を見出し，その法則性に沿った働きかけによって，再発予防，現在でいう

伊勢田　堯（いせだ・たかし）　　　　　　　　　　　　　　　　　　略歴

1942年朝鮮生まれ．鳥取県境港市出身．
1968年群馬大学医学部卒後，精神科入局．生活臨床研究室に所属．1988年英国ケンブリッジ・フルボーン病院留学．1992年4月より都立の3つの精神保健福祉センターに勤務．2008年より代々木病院，松沢病院，2015年より榛名病院，2016年より心のホームクリニック世田谷の非常勤医師．
著書として，『生活臨床と家族史研究』（やどかり出版，2008），『自治体における精神保健活動の課題』（萌文社，2008）が，編著書に『専門医のための精神科臨床リュミエール17　精神科治療における家族支援』（中山書店，2010），『生活臨床の基本』（日本評論社，2012）などがある．

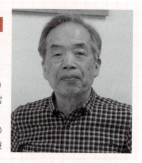

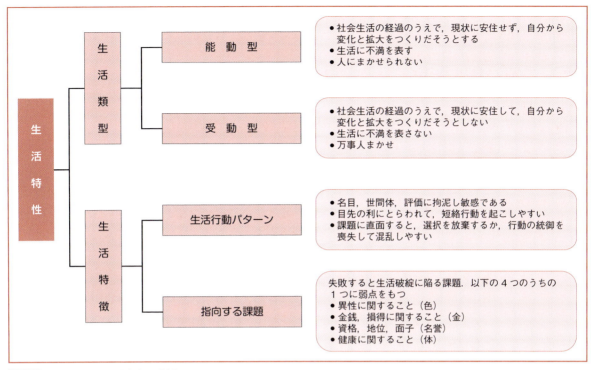

図 1 　生活特性—生活臨床の診断

リカバリー支援に挑戦してきた．

以下，生活臨床の見立て，生活を見るコツとポイントについて述べる．

2 　生活臨床の初期の診断体系[6, 7]

統合失調症患者の生活行動の観察から，人生を貫く縦断的な生活行動の特徴を「生活類型」とし，日常生活のレベルの横断的な生活行動の特徴を「生活特徴」とし，これらをあわせて生活特性と呼んだ．つまり，縦と横の生活行動の特徴によって，個々の患者の生活特性をとらえようとした（図1）．

● 生活類型

「生活類型」では，能動型と受動型を区別した．能動型は自ら生活を拡大しては生活破綻に陥るタイプ，受動型は周囲から生活を拡大されて生活破綻に陥るタイプである．それぞれの特徴を以下のようにまとめた．

① 能動型の特徴
- 社会生活の経過のうえで，現状に安住せず，自分から変化をつくりだそうとする
- 生活に不満を表す
- 人に任せられない

② 受動型の特徴
- 社会生活の経過のうえで，現状に安住し，自分から変化をつくりだそうとしない
- 生活に不満を表さない
- 万事人まかせ

能動型が全体の7割，受動型は3割であり，後の予後研究では，受動型のほうが予後良好で，男性の能動型が予後不良であることが判明した．

生活特徴

生活特徴は，直接生活破綻につながるわけではないが生活をしづらくしている日常生活行動パターンと，達成に失敗すると生活破綻につながる「指向する課題」に分類した．それぞれの特徴は以下の通りである．

① 生活行動パターン
- 名目，世間体，評価に拘泥し敏感である
- 目先の利にとらわれて，短絡行動を起こしやすい
- 課題に直面すると，選択を放棄するか，行動の統御を喪失して混乱しやすい

② 指向する課題
- 異性に関すること（色）
- 金銭・損得に関すること（金）
- 学歴・地位・資格などに関すること（名誉）
- 健康に関すること（体）

そして，一人の患者にとって，これらの4つの範疇の課題のすべてに反応するわけではなく，そのうちの1つの範疇の課題の達成に失敗すると生活破綻するという法則性が認められた．

さらに，これらは単に生活破綻に関係しているだけではなく，この課題が達成する方向にあるか，実際に達成されれば，生活は発展し，病状・社会適応度の飛躍的改善がもたらされる．

また，指向する課題を別の課題に変更させたり，俗世間の価値観から脱皮して超越した境地に達するように支援することは無効であったり，時に有害である．たとえば，職場での格づけにこだわる患者に「出世だけが人生ではない」という説得は，言葉のうえでは「納得する」ようになっても，それまでもっていたその人の価値観を変えることはできない．生活臨床では，その人の価値観として受け入れ，その課題を達成する支援に集中することにしている．

生活特性の判定方法のコツとポイント

◆生活類型の判定方法

典型的な例では判定は容易である．比較的判定が難しい例は，生活の変化に乏しい受動型に多い．

留意する点は，能動型は生活態度が積極的な人で，受動型が消極的ないしおとなし

い人という「印象」で判定しないことである．生活態度は積極的，能動的であるが，生活を自らは拡大しようとしない，積極的な受動型の患者もいるからである．

あくまでも，進学，就職・転職，結婚・離婚などの人生上の主要な課題に直面した際の生活拡大が，自らなされたものであるか，家族，親戚，職場など周囲の関係者によってもたらされたものであるかどうかによって判定する．特に，生活破綻のきっかけになった生活拡大の経緯は強力な根拠になる．

なお，病院・デイケアなど保護的な環境での生活行動は参考にすることにとどめている．

◆指向する課題の判定方法

指向する課題も，たとえば，異性関係に積極的だから「色」と印象で判断するのではなく，生活破綻のきっかけになった生活行動から判定する．生活が破綻しはじめた時期を特定し，その前の，多くの場合1週間以内にきっかけとなった生活上の出来事から判定する．

限られた診察時間で，すべての生活破綻のパターンを聴取することには限界がある．特に，経過が長い患者では，家族も覚えていないことが多く，聴取する側もされる側も混乱することがある．そうした場合，再発・生活破綻のパターンが一定であるので，1回の生活破綻のパターンだけでも，その詳細がわかれば，指向する課題を判定できる．2回，3回の生活破綻のパターンを確かめることができれば，いっそう判定の確度が高くなる．

ただ，たとえば，結納までいったが破談になったケースでは，断られたという「名誉に関すること」なのか，結婚が破談になったという「異性に関すること」なのか，結納金が戻ってこなかったという「金銭・損得に関すること」なのか，指向する課題の判定が困難になる場合がある．そうした場合は，別の生活破綻の経過と比較して判定する．

3 生活臨床の診断体系のその後の発展

初期の診断体系の限界

初期の生活特性診断の限界は，主には，生活臨床が発病には立ち入らなかったこと，社会生活をしている患者を対象としたことからもたらされるものであった．したがって，中学・高校生のような発病早期の患者や社会生活の経験が乏しい患者では判定が困難である．

また，生活拡大と発症との関係が明確な急性発症の患者には，生活特性を判定しやすいが，生活臨床でいう「だらだらダウン」という慢性発症型の場合，生活特性診断は困難になる．

これらの生活臨床の初期の診断体系の限界を乗り越えるために，「発病時課題」と「家族史的課題」という生活史と家族史にかかわる概念を導入した．

表 1　発病時課題と社会的転帰　　($p < 0.05$)

発病時課題	社会適応（1979）				
	A/B	C	D/E	F	計
達成	36	4	14	8	62
未達成	12	2	18	7	39
計	48	6	32	15	101

A：自立，B：半自立，C：家庭内，D：不適応，E：入院，F：死亡
（小川一夫ほか．生活臨床の基本．2012[9]より）

「発病時課題」

「発病時課題」[8,9]とは，発病時に直面している主要な生活課題で，生活臨床では精神症状の重症度にかかわらず，その課題の実現に向けて患者と家族を強力に支援する．

中学3年の受験期に発病した統合失調症患者の例では，高校進学か就職するかで「迷って」発病したことがわかったので，高校進学を「発病時課題」ととらえ，症状の回復を待つことなく，家族・教師との話し合いで高校を受験することにしたところ，幻覚妄想状態から急速に回復し，無事合格した．このように，発病早期の症例にも，指向する課題と同様に，「発病時課題」の達成を支援する．

小川のまとめ（表1）[9]のように，発病時課題の達成群は，その後の経過は良好である．しかし，未達成群にも希望は残されているので，引き続き指向する課題の達成支援に取り組む．

「家族史的課題」の導入

◆家族史研究による生活特性診断の発展

筆者らは，生活臨床の発展過程を，生活特徴概念の変遷によって，第1段階としての行動学的生活特徴から，第2段階としての行動学的特徴に価値意識を統合した生活特徴へ，そして第3段階としての価値意識中心の生活特徴へと発展しているものと評価している[10]．

第3段階の価値意識型生活臨床への発展を促したのが，家族史研究であった[11-13]．生活臨床の家族史研究によると，数世代にわたる家族史をみると世代ごとに家族運営上の主要な生活課題がみてとれ，それが代々歴史的に展開されていた．そこで，世代ごとに受け継がれる「家族史的課題」を想定した．そうしたところ，先代の家族史的課題の文脈上に，患者の「指向する課題」が形成されているという所見が得られた[12]．

患者のもつ価値意識は，その家族のもつ価値意識，家族に代々伝わる文化（マイクロ・カルチャー）を反映していた．父方の家族史と母方の家族史が絡み合っているので，両方の家族の歴史の力関係が働き，単純ではないが，その複雑性も含めて，その家族の考え方，生活の仕方という文化を把握したうえで生活支援することが重要であり，また有効であるという臨床経験を積み重ねてきた[14-17]．

こうした知見によって，社会生活の経験が乏しく，生活特徴が同定しにくい例でも，

数世代にわたる家族史を聴取することによって，患者の「指向する課題」を推測することができるようになった．

◆**家族史を知るコツとポイント**

　数世代にわたる家族史を聴取する目的は，家族と患者の生活に横たわる価値意識を探ることにある．以下，家族史から家族と患者の価値意識を探る方法，コツとポイントを紹介する．

　最初に，家系図を一緒に作成する．その際に，各構成員の名前と誰が命名したか，命名の由来を聞くと，その家族が何を大事にしてきたのか，価値意識や文化がおよそ理解できる．そして，職業，学歴・資格，家柄などを聴取する．家族史聴取から得られる情報は多いに越したことはないが，家族の文化がおよそわかればよいので，面接者が細部にこだわることは避けたい．

　また，家族史を聞くうえで重要なことは，信念とか心構えではなく，それぞれの家族員がとった具体的な生活行動を聞くことである．たとえば，「世間に恥ずかしくないような家にしたい」などという心情とか心構えではなく，学校，職業，結婚，家庭など人生における具体的にとった進路選択を聞く．

　また，一問一答形式の面談にならないような工夫も必要である．「お嬢さん（息子さん）の価値意識を実現する治療方針を考えるために，話せる範囲でご家族の歴史をお聞かせください」などと話を向けると，「よくぞ聞いてくれた」と言わんばかりに話し始める家族は珍しくない．専門職のなかには，「そこまで聞くの?!」と驚く人もいるが，生活臨床の経験では，すでに家系図を用意している家族など，積極的に話し出す家族のほうが一般的である．そうした場合，家族のペースで話してもらい，面接者は要所要所で進路選択の事実を確認していく．

　ただ，いきなり学歴，職歴，家柄を単刀直入に聞くことは慎まなければならない．そうではなく，たとえば，「どういう人生を歩まれた方ですか？　学校はどういう学校を出られて，どんな仕事につかれた方ですか？」などと質問し，学歴社会，職業の貴賎，身分や家柄を重視する印象を与えないような工夫が必要である．

　繰り返しになるが，なぜ，数世代にわたるまでの家族史を聞くかといえば，それぞれの家族の価値意識とか文化を知るためであり，その効果として，第1に，家族史の文脈と家族運営のゆきづまりと患者の人生のゆきづまりの関連性がみえてくるからであり，第2に，家族運営と患者の人生のゆきづまり解消のための豊富な知恵やヒントが隠されているからである．

◆**症例**[17]

　理解のために，竹島らと発表した症例の概要を紹介する．

・症例

　女性（生活臨床治療開始時22歳）．統合失調症．

・経過

　小学校5年生の頃から幻聴に悩まされ，精神運動興奮状態，自殺のおそれもあり，しばしば医療保護入院で保護室対応が必要であった．高校は母親の送り迎えもあって

何とか卒業はしたが，3年生からほぼ6年間自宅に閉居し，夜中に奇声を上げるなど昼夜逆転の生活が続き，治療は完全にゆきづまっていた．

• 生活臨床の導入による家族史聴取

　父方曽祖父は鉱山のある村で細々と小さな商店を営んでいた．父方曽祖父も鉱山で働き収入を補ったが，鉱山事故で亡くなった．祖父は鉱山の縮小もあって村を離れて上京し，機械部品の零細工場を始めた．

　先の見通しがない生活を打開しようとしたのが祖母であった．周囲の状況を見て，2人の男の子ども（患者の父親は次男）に教育をつけて経済的にも社会的にも安定する道があることを知った．小学校低学年では，読み書きそろばんを教え，高学年になると塾通いをさせた．兄と父はその期待に応えて一流大学に進み，兄は大手商社に就職し，父も医師となった．

　患者は，第2子長女であった．第1子の長男は仮死状態で生まれ，1歳で夭折した．そのせいもあって，患者には無理をさせないという育児になっていた．一方，弟はスポーツで才能を伸ばし，インターハイに出るなど一家の注目の的となっていた．

• 家族史分析と働きかけ

　弟が目標をもって活躍しているのに比べれば，長女としての生活・人生の目標が定まっていないことは明らかであった．人生がゆきづまっているとみえた．祖母が子どもに高学歴をつけることによって家族運営のゆきづまりを打開したこと，弟は専門学校に進学して大学に進学していないことを考慮すると，高校3年から6年間という学習のブランクはあったが，患者は4年制大学に進めば長女としての立つ瀬が保たれることになるのではないか，そうすれば病から復活する可能性があるのではないかと分析した．

　そこで，両親に筆者らの家族史分析の結果と治療方針を提示した．しかし，大学進学は両親ともに考えたこともなく，とても勉強ができるような病状にはないこと，学力の面からも見通しがもてないことなどという理由から，積極的な反応はなかった．そこで，患者本人に話してみることになった．

　その時の患者の反応は劇的であった．両親同席のもとで，「これはわれわれが決めることではなく，本人とご両親が決めることではあるが，4年制大学を受験する気はない？」という筆者の問いかけが終わるか終わらないかのうちに，「そうだ！ 私って大学に行きたかったんだ！」と，目を輝かせたのである．

　そして，「どうせ行くんなら古い大学がいい」と自分で希望した大学の受験勉強が始まった．父親と主治医の「畑田式わんこら学習法」[18]による勉学支援が取り組まれ，15か月の受験勉強により，希望する大学に首尾よく入学することができた．

　入学当初こそ，母親による送迎が必要であったが，その後は自分で通学できるようになり，大学の心理カウンセラーの支援も受けながら単位の取得も順調に進み，友人もできて学園生活を楽しめるようになった．幻聴，夜中の奇声などは残っているが，学園生活に影響するほどではなくなっている．

・症例の考察

　発病以来社会生活の経験がなく，生活臨床診断の対象にならないケースであった．しかし，数世代にわたる家族史の聴取による所見から，本人の価値意識を推測して，4年制大学に進学する潜在的希望があると判断した．本人からも両親からも言語的には一度も表現されたことのない「希望」ではあったが，家族史分析による推測がドンピシャリとヒットしたのである．そして，勉学支援と入学後の登校支援，大学のサポートにより，学園生活を楽しむまでに回復したのである．

　家族史的背景を知ることによって，患者の価値意識を特定できるし，その価値意識を実現することによって，発病以来長期に安定することがなかった生活から劇的に回復し，その効果が持続しているのである．生活臨床の家族史分析による人生のゆきづまり解消支援のアプローチに確信を深めたケースである．

4　おわりに─家族史療法としての展開へ

　筆者らは，症状治療，生活障害の訓練中心から脱却し，家族や患者のもっている価値意識を生活・人生のなかで実現する支援を中心とする生活臨床の発展を目指す臨床研究に取り組んできた[4,19]．

　これまでは統合失調症を対象にしてきたが，発達障害，パーソナリティ障害，アルコール依存症，不安障害などの神経症性障害，うつ病などの気分障害など，他の精神疾患，精神障害にも適用を広げて，生活臨床の人生のゆきづまり解消支援としての側面を，家族史療法（family history therapy）として展開している[5]．

　参考までに，筆者らの家族史療法のプレゼンテーションを聞いたある臨床心理士の感想を転載する．「自分の家系図と自分の名前の由来について，わかる範囲で起こしてみました．こんなにも家族史の影響を受けていることに改めて気がつき，たいへん驚きました．（自分の価値意識は）あたかも自分で作り上げてきたものであるかのような気になっていました」．

文献

1) 臺　弘（編）．分裂病の生活臨床．創造出版；1978．
2) 臺　弘，湯浅修一（編）．続・分裂病の生活臨床．創造出版；1987．
3) 伊勢田 堯．生活臨床と家族史研究─地域活動が世界基準に　世界基準を地域に活かす．やどかり出版；2008．
4) 伊勢田 堯，小川一夫，長谷川憲一（編著）．生活臨床の基本．日本評論社；2012．
5) 伊勢田 堯．生活臨床の挑戦．やどかり出版：投稿中．
6) 加藤友之，田島　昭，湯浅修一ほか．精神分裂病者の社会生活における特性─精神分裂病の生活臨床　第1報．精神神経誌 1966；68：1076-1088．
7) 江熊要一．生活臨床概説─その理解のために．精神医学 1974；16：623-629．
8) 小川一夫，中沢正夫，宮　真人ほか．精神分裂病の長期カタムネーゼ研究(1)─長期予後その可変性の研究．第4回精神科学懇話会（琵琶湖シンポジウム）抄録集．1979．pp17-18．
9) 小川一夫，渡会昭夫．生活臨床の長期支援．伊勢田 堯，小川一夫，長谷川憲一（編著）．生活臨床の基本．日本評論社；2012．pp31-70．

10）伊勢田 堯．特集 今日の生活臨床と統合失調症の心理社会的治療．生活臨床原典解題と今日的理解（私論）．臨床精神医学 2009；38：135-141．
11）伊勢田 堯，中沢正夫．10例の分裂病者の父親—家族史の立場からの比較研究．精神神経誌 1977；79（6）：287-302．
12）井上新平，伊勢田 堯，長谷川憲一ほか．10例の分裂病者の家族研究—家族史と患者・同胞．精神神経誌 1985；87（1）：32-52．
13）長谷川憲一，伊勢田 堯，近藤智恵子ほか．精神分裂病の家族史研究—父親が婿養子である症例について．精神神経誌 1992；94：558-583．
14）長谷川憲一，伊勢田 堯，井上新平ほか．分裂病者に対する家族史的家族療法の試み．精神医学 1985；27（5）：545-552．
15）長谷川憲一，伊勢田 堯，井上新平ほか．特集／家族療法の実際例．家族史分析による精神分裂病の家族療法．臨床精神医学 1985；14（11）：1651-1657．
16）白井有美，伊勢田 堯，岡崎祐士．東京都立松沢病院の生活臨床検討会における家族療法．伊勢田 堯，中村伸一（責任編集）．専門医のための精神科臨床リュミエール17 精神科治療における家族支援．中山書店；2010．pp142-168．
17）竹島 望，伊勢田 堯，岡崎祐士．生活臨床の症例検討（2）．伊勢田 堯，小川一夫，長谷川憲一（編著）．生活臨床の基本．日本評論社；2012．pp149-166．
18）畠田式わんこら学習法．http://wankora.blog31.fc2.com/tb.php/2753-dd075e5d
19）伊勢田 堯，長谷川憲一．これからの「家族療法」—家族病理治療中心から家族運営支援への転換．伊勢田 堯，中村伸一（責任編集）．専門医のための精神科臨床リュミエール17 精神科治療における家族支援．中山書店；2010．pp2-14．

Ⅱ 精神療法の各流派からみた診断のコツとポイント

13 ブリーフサイコセラピー

長田　清
長田クリニック

1 ブリーフサイコセラピーとは

はじめに

　医学モデルでは病気の原因を同定して診断をつけ，それに基づき治療を行う．精神的な問題であっても，その状態が望ましいものでなく，自己コントロールできない状態は病気として治療の対象になる．治療においては理論・モデルが先にあり，その理論をクライエントに適用して治療する．理論・モデルは有益なことも多く，初診のクライエントに対して指針となり，安心して治療に取り組める．しかしいざ治療してみると，なかなかうまくいかない．理論通りにいかないことで，治療は暗礁に乗り上げる．そのためさらに治療テクニックを学んだり，カウンセリング技法を次から次へと学ぶことになる．いろいろな技法はそれなりに有益であり，限定的には効果がある．しかし万人に通用する治療モデルはない．結局，クライエントに合わせた治療を協働で作っていくしかない．相手を変えるのではなく，こちらが変わる必要がある．

　精神科医で，催眠療法家でもあるエリクソン（Milton H. Erickson）はクライエントに合わせて対応を変えた．「患者は個々のニーズやそれぞれ独自の防衛によって動機づけられているので，伝統的で想像力を欠いた型にはまった対応よりは，その人個人に合ったアプローチを必要としていたから」であった[1]．相手をよく観察し，その人だけにフィットするやり方で変化を作りだしたエリクソンは，自分のやり方を理論

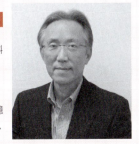

長田　清（ながた・きよし）　　略歴

1948年沖縄県那覇市出身．1982年徳島大学大学院博士課程修了．岡山県林道倫精神科神経科病院，東京都立松沢病院，沖縄県立精和病院勤務を経て，2001年長田クリニックを開院．日本ブリーフサイコセラピー学会理事，日本内観学会評議員，西日本心理劇学会理事．

共著に『内観療法（心理療法プリマーズ）』（ミネルヴァ書房，2007），共訳に『EMDR―外傷記憶を処理する心理療法』（二瓶社，2004），『学校で活かすいじめへの解決志向プログラム』（金子書房，2012）がある．

化し体系化することをしなかった．それが彼の流儀だから．だが幸い，彼の弟子たち[2-4]が多くを伝えてくれている．

ブリーフセラピー

ブリーフセラピー（brief therapy）とは，エリクソンの考え方と技法を基盤にして発展したもので[5]，Mental Research Institute（MRI）ブリーフセラピー，エリクソニアン・アプローチ，神経言語プログラミング（NLP），解決志向ブリーフセラピーなどいくつかの流派がある[6]．それらに共通する特徴としては，患者のもっている資源（症状や欠点すらも）を最大限に活用することや，過去よりも現在・未来を志向して，原因や病理よりも肯定的側面や小さな変化を重視すること，単純な因果論でなく相互作用論に立脚することなどである．

ブリーフサイコセラピー

精神分析ではフロイト以降どんどん治療が長期化したことの反動で，70年代以降に社会経済的背景[7]により短期治療を目指して，いろいろな力動的ブリーフ・サイコセラピー（brief psychotherapy）が案出された．しかしこれらは，あくまで伝統的な精神分析療法の亜型（または簡易型）として発展した短期精神力動的（brief psychodynamic）アプローチ[8]なので，ここでいうブリーフサイコセラピーとは異なる[9]*1．

日本ブリーフサイコセラピー学会は，1991年に心理臨床の学派（モデル・アプローチ）を越えて集まった臨床家・研究者が中心になって発足した「日本ブリーフサイコセラピー研究会」に始まり，1995年に学術団体となった[10]．その設立趣意書には，ブリーフサイコセラピーは，効果性・効率性を重要視し，短期間に目的が達成されるような指向性をもった心理療法の総称とある．20年前にはシステムズ・アプローチ，戦略派アプローチ，エリクソニアン・アプローチ，解決志向アプローチ，サイコドラマ，認知行動療法，眼球運動による脱感作と再処理法（EMDR），ナラティヴ・セラピーほか，多くの流派が集まっていた．要するにブリーフサイコセラピーは単一の理論で構成された治療法ではなく，解決を志向し短期間で行うさまざまな心理療法のアプローチを総称していう．そのなかで発展著しい解決志向ブリーフセラピーについて紹介する．

解決志向ブリーフセラピー

解決志向ブリーフセラピー（solution-focused brief therapy）は，ミルウォーキーの短期家族療法センター（Brief Family Therapy Center：BFTC）で，ド・シェイザー（de Shazer）[11]，バーグ（Berg）およびミラー（Miller）[12]らによって開発され

---

*1：筆者の所属する日本ブリーフサイコセラピー学会では，ブリーフサイコセラピー，ブリーフセラピーとして，ブリーフの後に「・」をつけない慣習になっている．しかし，他流派では独自の慣習があるため，その表記に従う．

発展してきた介入モデルである．解決志向ブリーフセラピーは，解決は必ずしも問題と関連しないと考え，解決した状態のイメージをどんどん作り，直接解決を構築していくやり方である．すなわち，問題を解消しようとすることよりも，クライエントが望む状態や，どうなりたいかを明確にし，それを現実にする次の小さな一歩を考えることに協力し援助する．そのために，すでにうまくいっている部分や，クライエントがもっていることに気づいていないその人自身の資源（強さ）を見つけ出し，それを拡大し発展させる．それが解決の状態へのシンプルで，確実な道だと考える．セラピストの目標とは，このプロセスを個別の事例のなかで状況に即して効果的に行うことである．

2 解決志向ブリーフセラピーによる診療の流れ

● 予診―クライエントと心理士の対話

　筆者のクリニックでは最初に，心理士による予診が行われる．家族歴，生活歴，既往歴，現病歴などの確認は必要事項であるが，調査，尋問調にならないよう心がける．クライエントの人間性，考え方，生き方，暮らしぶりの把握が目的であるが，クライエントは症状や問題とその原因，不満，苦悩について多く語りたがる．それに対して，あまり語ろうとしない事実，すなわち良いところやうまくいっていることを引き出す質問が必要に応じて使われる．クライエントの学生時代の部活動や趣味，楽しみ，リラクゼーションの方法，過去にあった病気や挫折体験への対処方法，問題と感じている相手や困っている家族とのつきあい方などについての質問である．さらに仲の良い家族や友人との交流，うまくいっているエピソード（旅行，食事会，遊びなど）についても聞いていく．そのなかには例外状況も含まれる．「例外」[13]とはクライエントが抱える問題が起こりそうな状況のなかで起こらなかったことである．たとえばいつもけんかするという夫婦で，けんかしなかったときのことが例外であり，どうやってそういう状況をつくれたのか聞く．

　それから本人の来院の目的，主訴，症状などが再確認されて，「どうなりたいですか」という介入の質問が行われる．クライエントは問題や困難を抱えて苦しんでおり，本能的に原因探しや犯人探しを行い，誰か他人のせいで困らせられていて，自分は無力な被害者なのでどうにかして欲しいと訴える．ある程度は問題について傾聴・共感した後で，次のステップの「目標設定」に移るのである．この「あなたはどうなりたいですか」という質問で，不満，怒り，悲しみ，苦しみなどのネガティヴ（否定的）な感情が，「～になりたい」という希望に転換され，ポジティヴ（肯定的）な期待が生じてくる．目標・方向性が定まったところで予診は終わり，その内容が診察前に医師に伝えられる．

● リソース探し―心理士と医師の対話

　クライエントの抱えている問題や悩みの報告に加えて，リソース（資源）が伝えられる．リソースとはクライエントの強み，人柄，良い人間関係，サポーター，趣味，楽しみ，学生時代の輝き（部活や勉学の栄光と挫折），得意なこと，そして現在の問題に対する本人なりの対処方法，取り組み，頑張りなどである．たくさん出てくる場合もあるが，なかなか出てこない場合もある．医師がいろいろ心理士に質問しながら，探していくこともある．後で直接クライエントに確かめることもある．それはわれわれがクライエントの長所や強みに関心をもっていることを伝えることになる．医師と心理士の対話は協働して，クライエントの良いところをたくさん見つけることに尽きる．最初，クライエントの抱える問題の大きさ，複雑さ，困難さにため息しか出ないような場合でも，最後にリソースがたくさん確認できると，医師も安心して余裕をもって，クライエントを迎え入れることができるのである．

● 診察―クライエントと医師および心理士との対話

　クライエントを診察室に招き入れると「いろいろあってたいへんでしたね」，開口一番，心からのねぎらいの言葉が出てくる．あなたの困難，苦労についてはしっかり聞きましたよ，というメッセージが含まれている．そして「よくやっていますね」と承認の言葉が続いて，相手がそれを受け入れたら「それであなたは〜になりたいのですね」と目標の確認を行う．クライエントが再び問題について話し始めるなら，それは傾聴して一段落したしたところで，「それであなたはどうなりたいのですか」と，再度ゴール設定に移っていく．ウェル・フォームド・ゴール（Well Formed Goal）[12]作りにはいくつかのルールがある．①「〜しない」という否定形でなく，「〜する」という肯定形で表現する．②明確で具体的な行動で表現する．たとえば「酒を飲み過ぎない」「子どもを叩かない」ではなく，「夕食を早めに食べる（満腹にする）」「ヨガ教室に通う（楽しみをもつ）」などである．ゴールが決まったら，何から取り組むかというスモールステップを取り決める．次回面接までにこれらの行動課題の実行を提案する．最後にクライエントのリソースをまとめて伝える．強み，できていることを再確認してコンプリメントする（ほめる）ことで，クライエントをエンパワーし，課題取り組みへの意欲を高めることができる．

● アセスメント―協働作業

　伝統的な治療で行われるアセスメント（臨床評価）は，治療者主導で状態を評価して治療目標を立てるために行われる．ブリーフセラピーではクライエントの能力を尊重し，それを利用した治療を行うため，アセスメントは協働的なプロセスである．よって，クライエントの症状の数を数えて行う操作的診断は使わない．医学的診断は目的になく，クライエントの人生で今起こっていること，その困難についての考え方，周りとのかかわり方，生き方，価値観をみていく．そしてその人のレジリエンス

(resilience；疾病抵抗力)[14] およびリソース（資源）を調べ，困難を克服する力を共に確認するのである．また，クライエント自身にどれだけ良くなっているか，頑張っているかを数字で評価してもらうスケーリング・クエスチョン（scaling question)[15]を使うことによって，現状の肯定的評価と，安心感も得られる．

　さらにあげるとすれば，クライエント-セラピスト関係についても評価する．解決志向ではクライエント-セラピスト関係を3つにまとめ[11]，それぞれに応じた適切なかかわり方を示している[*2]．1つめはビジター関係（visitor type）で，誰かに連れて来られて本人は問題を認識していない（例：飲酒者，非行少年）．2つめはコンプレイナント関係（complainant type）で，誰かに不満を抱いている．問題を強く認識しているが，自分ではなく他の誰かが変わるべきだと考えている（例：問題の人の家族）．3つめはカスタマー関係（customer type）で，問題があってそのことで自分が変わらなくてはと，変化に積極的な人である．このアセスメントはクライエントを値踏みして問題を評価しているのではなく，セラピーにおける医師との関係性をみているのである．クライエントにカウンセリングを受ける気がなく，ビジター関係と評価されるなら，無理に問題の話をせずに，来てくれたことに感謝しねぎらう．そしてその人の関心のあるテーマ（趣味，楽しみなど）について会話をしてラポール形成に努める．良い関係が築ければ，次回からカスタマー関係に変わることも可能である．コンプレイナント関係では，問題を見つけて取り組んでいることをねぎらう．周りの人を変えようと思う責任感と愛情をコンプリメントする．そして協働して問題に取り組んでいくことを約束し，次回までにこれまで同様，問題観察を続けることを勧める．加えて何か少しでも変化の兆しがないか見つける課題も提案する．カスタマー関係では，例外探しをして，うまくやれていることを確認し，スモールステップの目標を決めて，次回までの良いこと探しを課題とする．

3 考察

　解決志向では，何が問題であるか，というより，クライエントにとってそれがどう違ってほしいかということを確かめていく．事例で考えてみよう．職場に行く前にめまい，吐き気がして，涙が出て，体が重い，夜も眠れないという訴えがあるとすると，一般科では平衡機能をチェックして，胃腸の検査を行い，胃腸薬などで薬物治療が行われる．精神科に行くと涙が出る，体が重い，眠れないという症状からうつ病が疑われ，他の症状もチェックして項目がそろえばうつ病と診断されて選択的セロトニン再取り込み阻害薬（SSRI）が投与される．同時に休養の指示が出され，休職のための診断書が書かれるかもしれない．そういう問題解決の専門家の判断が正しくて，必要な処置であることもある．ただ医師の側が一方的に診断して，治療方針を決めるので

[*2]：この3つの関係については文献15）の第4版では，①クライエントが変化に無関心，もしくは抵抗しているような状況，②クライエントが他の人が変わる必要があると話す状況，③クライエントに望みがあり，自分自身がその解決にかかわると考えている状況，の3タイプに分類している．

はなく，クライエントの言葉や気持ち，ニーズにも十分配慮しながら進める必要がある．「あなたはどうなりたいですか」「何が今と違ってほしいですか」「そのために何ができますか」「あなたのお役に立つために私はどうしたらいいでしょうか」これらの質問にとまどうクライエントもいる．それでも，そこで初めて自分の望みをしっかり考えることになり，本当になりたい自分の目標を見据えて，自分の力も測りながら，何ができるかを見つけていく作業に入る．本人が答えを作っていくのである．

エリクソンは言う「人は皆独特である．それゆえ，心理療法はその人の独自性に合わせてしつらえられるべきであり，人間行動に関する仮説理論というプロクルーステースの寝台[*3]に合わせて，人の身長を伸ばしたり切り取ったりしてはいけない」[16]．これはクライエントに，治療者の理論や技法を無理やり押しつけてはいけないという意味である．最近，レジリエンス[14]の概念が注目を浴び，これを高め引き出すことの重要性が指摘されている．自然治癒力も考慮しながら，本人の力を使い，無理のない自然な治療が行われるのが望ましい[17]．解決志向ブリーフセラピーでもクライエントやその家族の強さ，リソース，健康な部分に焦点を当てていくため，容易に自発性とレジリエンスを引き出す介入が行える．

4 おわりに

予診のなかで，クライエントのリソース探し，目標設定が行われ，ラポールづくりから治療関係の基礎がつくられる．診察場面に入った後は，本人のリソースを利用しながら，レジリエンスを発揮できるように，未来志向の会話を続けていく．結局，精神病理的な側面からのアセスメントは行われず，困っていること，悩みについて解決に向けて協働関係が構築されていく．こちらの理論・モデルにあてはめて診断をつけるよりも，クライエントの気持ちを理解し，その人となりを知ってもてる力（レジリエンス）を利用することが重要と考えているからである．

*3：プロクルーステースの寝台：山賊が捕えた旅人を鉄でできたベッドの丈に合わせて，足を切ったり引き伸ばしたりしたというギリシャ神話．

文献

1) Zeig JK. Experiencing Erickson : An Introduction to the Man and His Work. Brunner/Mazel；1985／中野善行，青木省三（監訳）．ミルトン・エリクソンの心理療法　出会いの三日間．二瓶社；1993.
2) Zeig JK. Teaching Seminar with Milton H. Erickson. Brunner/Mazel；1980／宮田敬一，成瀬悟策（監訳）．ミルトン・エリクソンの心理療法セミナー．星和書店；1985.
3) Haley J. Uncommon Therapy : The Psychiatric Technique of Milton H. Erickson M.D. Norton；1973／高石昇，宮田敬一（監訳）．アンコモンセラピー――ミルトン・エリクソンのひらいた世界．二瓶社；2001.
4) Rosen S. My Voice will Go with You : The Teaching Tales of Milton H. Erickson. W.W.Norton；1982／中野善行，青木省三（監訳）．私の声はあなたとともに――ミルトン・エリクソンのいやしのストーリー．二瓶社；1998.
5) Cade B, O'Hanlon B. A Brief Guide to Brief Therapy. W.W.Norton；1993／宮田敬一，窪田文子（監訳）．ブリーフセラピーへの招待．亀田ブックサービス；1998.

6) 宮田敬一（編）. ブリーフセラピー入門. 金剛出版；1994.
7) 中久喜雅文. ブリーフ・サイコセラピーの社会背景─比較文化的考察. 精神療法 1997；23（4）：45-49.
8) 小此木啓吾, 黒崎充勇. 精神分析的なブリーフ・サイコセラピー. 精神療法 1997；23（4）：7-16.
9) Cooper JF. A Primer of Brief-Psychotherapy. W.W.Norton；1995／岡本吉生, 藤生英行（訳）. ブリーフ・セラピーの原則─実践応用のためのヒント集. 金剛出版；2001.
10) 長谷川明弘, 松岡智恵子.「ブリーフサイコセラピー研究」の動向と提案─創刊号から16巻までの掲載論文に基づいて. ブリーフサイコセラピー研究 2010；19（1）：15-27.
11) de Shazer S. Keys to Solution in Brief Therapy. W.W.Norton；1985／小森康永（訳）. 短期療法─解決の鍵. 誠信書房；1994.
12) Berg IK, Miller SD. Working with the Problem Drinker：A Solution-Focused Approach. W.W.Norton；1992／齋藤 学（監訳）. 飲酒問題とその解決. 金剛出版；1995.
13) De Shazer S. Putting Difference to Work. W.W.Norton；1991／小森康永（訳）. ブリーフ・セラピーを読む. 金剛出版；1994.
14) 加藤 敏, 八木剛平（編著）. レジリエンス─現代精神医学の新しいパラダイム. 金原出版；2009.
15) De Jong P, Berg IK. Interviewing for Solutions, 3rd edition. Thomson Brooks/Cole；2007／桐田弘江, 住谷祐子, 玉眞慎子（訳）. 解決のための面接技法, 第3版─ソリューション・フォーカスト・アプローチの手引き. 金剛出版；2008.
16) O'Hanlon WH. Taproots：Underlying Principles of Milton Erickson's Therapy and Hypnosis. Norton；1987／森 俊夫, 菊地安希子（訳）. ミルトン・エリクソン入門. 金剛出版；1995.
17) 八木剛平. ネオヒポクラティズムとレジリエンス─回復論的な治療思想と疾病抵抗モデル. 金原出版；2015.

| II | 精神療法の各流派からみた診断のコツとポイント |

14 家族療法

楢林理一郎
湖南クリニック

1 はじめに

　精神科クリニックは，その多くが市民にとってアクセスの良い所に立地しているため，受診のしやすさが特徴である．また敷居の低さゆえに，患者個人のみならず，患者を心配する家族も来院することが珍しくない．

　従来の個人精神療法になじんだ治療者にとっては，患者の家族と会うことを好まない場合もあるかも知れない．あるいは，家族と合同の面接という治療構造にとまどいを覚えることもあるかもしれない．

　当院の場合，筆者が以前より家族療法になじんでいたこともあり，家族が来院することは日常の風景となっている．家族同席の面接も自然と多くなる．

　家族が来院する事例というのは，思春期・青年期前期の事例や，中高年期のサラリーマンのうつ病や双極性障害における親や配偶者の同伴受診が多く，統合失調症などの精神病圏や発達障害の重症度の高い事例における家族の同伴受診，さらに老年期事例の配偶者や子ども世代との同伴受診などがそれに次ぐ印象がある．一般的にいえば，家族も困るほどに問題が周囲に影響を与えている場合に，家族も来院することが多いということができる．また，患者本人の受診しない「ひきこもり」の事例では，家族のみの相談もある[1]．

　精神疾患がしばしば患者個人にとどまらず，その家族にも影響を与え，また患者も家族からの影響を受けるという相互関係にあることを考えると，患者個人を診るだけでなく，家族の話にも同様に耳を傾け，家族の不安や苦悩を聴くことは，患者と患者

楢林理一郎（ならばやし・りいちろう）　　略歴

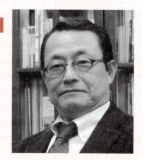

1950年東京都生まれ．
1976年北海道大学医学部卒．1980年4月滋賀県大津市に湖南クリニック開設，現在理事長・所長．同年10月同僚と湖南病院を開設し非常勤医，現在地域支援部担当理事を兼務．
2001〜07年日本家族研究・家族療法学会会長．
最近の著書として，『家族療法テキストブック』（日本家族研究・家族療法学会編．金剛出版，2013）がある．

をとりまく家族全体を理解するうえで大切なことといえよう．

　本項では，家族療法（family therapy）の視点，すなわち家族をも臨床の対象とみるという視点から，精神科外来診療に役立ついくつかの要点を述べようと思う．

2　家族療法の視点

●家族療法とは

　家族療法をひと言で説明することは，実はかなり難しい．家族療法の名のもとにきわめて多様な理論や方法論が含まれるからである．家族療法とは，そのような多様な理論や方法論を包括的に含む，いわば"傘"のような上位概念であると考えたほうが理解しやすいであろう．あえて家族療法を定義するなら，筆者は次のような言い方をすることが多い．すなわち，「家族療法とは，個人や家族の抱えるさまざまな心理的・行動的な困難や問題を，家族という文脈のなかで理解し，解決に向けた援助を行っていこうとする対人援助方法論の総称である」[2]．

●家族療法の視点で問題をとらえる

　家族療法は，個人というより家族を対象とすることから，個人療法とは異なる視点に立つことが特徴である．家族療法を最も特徴づけるのは，「円環的な認識」と呼ばれる"ものの見方"をするところにある．この視点に立つと，たとえば個人に病理や原因があると考えられていた精神症状や問題行動が，家族をはじめとした個人をとりまく周囲の人々との関係性の文脈のなかでとらえ直されることになる．たとえば，個人に何か原因があるから問題が起きるという直線的な見方（直線的な認識）とは異なり，家族成員それぞれの相互交流が織りなす綾のように，どれもが原因とも結果ともなりうるような円環のなかで問題はそれまでとは異なる相貌を帯びて立ち現れてくることになる．

　このように円環的に出来事をとらえようとするとき，システム論やサイバネティクスの考え方はおおいに役立ち，これを取り入れることによって家族療法は大きく発展した．すなわち「システム論的家族療法」とわが国で一般に呼ばれている家族療法は，このような視点に立つ臨床の方法を指している．なお，本書の趣旨から，家族療法の詳細については文献 3）～5）に譲りたい．

●家族療法では診断をしない

　ところで，円環的認識論に基づく家族療法においては，従来の医学では当然とされる病理を同定するプロセスという意味での医学的診断行為は行わない．本来，診断というプロセスは，たとえば発熱などの症状がみられた場合，その原因をつきとめるため，さまざまな除外診断のプロセスを経て，たとえば感染症によるものであった場合，原因菌を同定し，感受性をもつ抗菌薬を投与し治療するという一連の行為を含む．こ

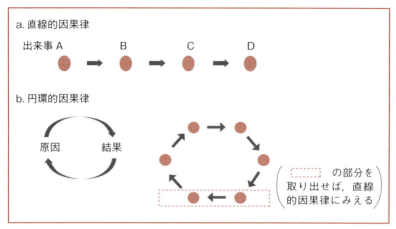

図1 直線的および円環的な認識論

(楢林理一郎.家族療法テキストブック.2013[4] より)

れは,現象をより細分化された要素に分解し,そのなかから原因となるより基本的な要素をつきとめようとする直線的な要素還元主義的な考え方に基づいている(直線的因果律,図1a).しかし,円環的な思考によれば,原因がある結果を招いたとしても,その結果が次の現象の原因となり,それがもたらす結果がさらに次の現象の原因となるという連鎖を引き起こしていく(円環的因果律,図1b).人間を含む生命の世界では,原因と結果が相互に関連し合う網の目のなかにわれわれは住んでいると認識されるので,上述したような原因菌を同定するような意味での直線的な診断は,人々の相互作用の織りなす社会のなかでは用をなさないと考えるからである.

すなわち家族療法では,過去の出来事や心理的葛藤に現在の症状や問題の起源(原因)を求めようとするのではなく,相互関係の織りなすパターンに着目し,いまここ(here and now)で起きている「問題」をめぐる出来事の相互関係を見ようとするのである.

付け加えると,その相互関係のパターンとは,単に家族のなかにみられるパターンにとどまらず,治療者をもその一員として含む治療システムのなかでみられるパターンを指している.

3 家族療法における診立て方

上述したように,家族療法では伝統的な意味での医学的診断を行わないのだが,その代わりに家族療法的な診立てとして,問題をめぐって相互交流している人々(治療者も含む)のあいだの交流パターンを見定めようとする.

家族を全体=システムとしてとらえようとする場合,筆者は3つの視点からみると理解しやすいと考えている.すなわちシステムを,

① 構造としてとらえる視点
② 行動の連鎖として出来事をとらえる視点

③豊かな意味，可能性を生み出す会話を創出する場としてとらえる視点である．

● 構造としてとらえる

あるシステム内の特定のメンバー同士が，いつも決まった交流パターンで相互交流している場合，その交流のパターンはやがては固定化された構造のようにみえてくることになる．

たとえば，両親と一人息子の3人家族を例にとろう．この家族内では，父と母のあいだには葛藤をはらんでおり，離婚の危機に直面しているとする．しかし，子どもが不登校などの問題を表しているときには，父母は親として協力して行動するというパターンが恒常化していた．つまり，父母は子どもの問題解決に取り組んでいるあいだは互いの葛藤関係は棚に上げ，夫婦間も安定する．いいかえれば，息子が問題を表しているあいだは，夫婦間は安泰という状況が生まれることになる．

このような状況を，三角関係化（triangulation）と呼び，家族療法の創始者の一人であるボーエン（Bowen M）[6]は，三角形の中に取り込まれ負荷のかかる位置にいるメンバー（この場合，息子）には，症状形成がもたらされることを指摘した．同時に，「脱三角形化」が家族療法の重要な鍵となると述べた（図2）．

家族内に起きている交流パターンをみるとき，このような三角関係化が起きていないかを探ることによって，治療的変化の目のつけどころがわかってくることが多い．

このような視点から家族へのアプローチを試みる代表的なモデルが，構造的家族療法と呼ばれるモデルである．詳細は，文献4)をはじめ成書にあたっていただきたいが，家族メンバー間の会話や仕草など交流パターンを詳細に観察して，いわば家族間の関係性の地図を描き出し，その構造に変化をもたらすような働きかけを行うことを目指すことが基本的な方針となる．

● 行動の連鎖として出来事をとらえる

家族メンバーそれぞれを結び合わせるのは，メンバー間のコミュニケーションである．Aという家族メンバーの言葉や行動が，Bという家族メンバーに影響を与え，それがCという家族メンバー（場合によっては家族外）の言動に影響を与え，それが回り回ってAの次の言動に影響を与える．このようなあるメンバーの言動が次々に影響を与え合う出来事の連鎖が，家族あるいは治療システムのなかに起きているととらえるのである．図1で述べたような円環的な見方が大切となるゆえんである．

たとえば，母親に暴力をふるう息子がいるとする．それまでは言うことをよくきく良い息子であった母にとっては，どうしてよいかわからず困惑し，父親に何とかしてほしいと訴える→普段は家庭内のことは母親任せにしていた父は，ここが父親の出番とばかりに子どもに暴力は認めないと強く言い聞かせ，強い父親をみせる→普段存在感のなかった父に強く説教され，おとなしくなる息子→おとなしくなった息子をみて安心し，再び強気になる母親→強気の母親の前におとなしくなる父親→弱くなった父

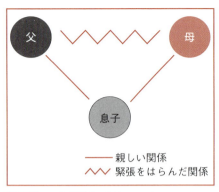

図2　三角関係化（ボーエン）

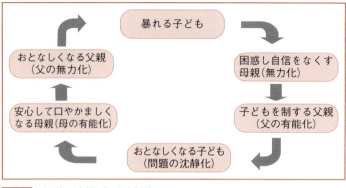

図3　行動の連鎖（反復循環）

をみて再び暴力をふるい出す息子．このような行動の連鎖のパターンがみられるとき，暴力という問題が繰り返され，維持される循環（反復循環）をみることができる．治療者は，このように問題となっている出来事を維持する連鎖のパターンを見出して，そのどこに着目して，この連鎖を変化させ，持続しないように働きかけるかを診立てることで，治療的変化を生み出そうとするのである（図3）．その際，次に述べるリフレーミング（reframing）の技法は有用である．

豊かな意味，可能性を生み出す会話を創出する場としてとらえる

行動の連鎖のパターンを観察するとき，行動そのものよりもそこで行われる会話に注目する．すなわち，問題となっている出来事が，どのように語られているか，その会話の内容，出来事への意味づけに注目する．

たとえば，問題ばかりを繰り返して親を困らせている娘E子がいたとする．E子について両親は，「困った子だ」と途方に暮れている→そのような両親をみて，もともと両親想いであったE子は，「私は親を困らせる悪い子だ」と感じ，ますます自己嫌悪を強め問題行動に走る→そのことがさらに親の「困った子だ」という意味づけを強化してしまう．このような循環に対し，治療者が加わり両親の困惑を一通り聞き終えた後に，「ところで，E子さんの良いところはどこですか？」と尋ねる→そのようなことをしばらく考えたこともなかった両親はとまどいながらも，「そういえば，今でもこんな良いところがある」と答える→それを聞いたE子は，自分にも認めてもらえるところがあると感じ，少し前向きにその良いところを繰り返す→それをみて両親は，E子を評価する→するとE子も少し自信をつけ，さらに少し頑張る．このように新たな連鎖が生み出されたとき，それまでの「E子は困った子」という会話の内容が，少しずつ「良いE子」をめぐるものに変化していく．すなわち，会話のなかで語られるE子への意味づけが変化していくことになり，そのことがE子の新しい行動を生み出す契機となるのである（図4）．

会話を繰り返していくこと，特に会話のなかでそれまで語られることのなかったテーマが語られることによって，問題は新たな様相を帯びて語られることになる．つまり，それまでの会話の前提となっていた意味づけの「枠組み」（この場合「悪いE子」）

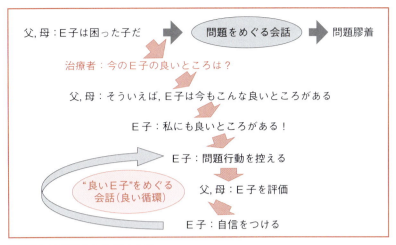

図 4 可能性を生み出す会話

が変化し，出来事は新たな意味を与えられて語り直され，そのことが行動や認識の変化につながっていくことになる．このように意味の枠組み，言い換えれば会話の文脈（context）に注目しながら，出来事がそれまでのネガティブな意味づけの文脈から抜け出し，よりポジティヴな意味をもつような枠組み（文脈）の再構成（reframe）を目指す会話を続けることが治療的な変化を生むことにつながるのである．つまり，ある出来事が「問題」と意味づけられていた文脈を変化させることによって，問題をめぐる行動の連鎖あるいは問題についての認識は変化し，出来事は「問題」としての意味づけを失っていくことになるのである．すなわち，「問題」が問題でなくなるような新たな文脈を構成していくことを目指す会話が，「治療的な会話（therapeutic conversation）」[7] となるのである[*1, *2]．

このような視点から治療者の役割を考えると，前述の構造としてみる視点や行動の連鎖としてみる視点と少し異なり，治療者は会話の流れに注意を集中させることになる．つまり，治療者は会話のなかで話されている内容（contents）ではなく，どのように話されているかという文脈（context）のほうに注意を集中させることになる．治療者は，問題を究明し，解決するための働きかけをするというより，問題についての会話が持続していくように会話の流れをマネージメントしていくことが求められる．すなわち治療者は，会話に自ら参加しながら，前述の「治療的会話」が進んでいくように，「会話の参与的マネージャー（participant manager of conversation）」[7,8] となる．このような治療的プロセスのなかでは，治療者はいわゆる従来的な意味での診断という行為とはほとんど無縁となるのである．

---

*1：アンダーソン（Anderson H）とグーリシャン（Goolishian HA）は，このようなシステムを，「問題」とされたことをめぐる言語的な活動のうちに組織され，同時に問題を解消していくシステム "problem-organizing, problem-dis-solving system" であると提起した[7,8]．

*2：文脈を変化させるという考え方は，家族療法のなかでは古くは戦略的モデルのなかで "reframing" と呼ばれる行動の変化を生む技法のなかにみられる．また，説明のパラダイムは大きく変わるものの，1990年代以降のポスト・モダニズムの時代の家族療法において広くみられる治療的会話，あるいはナラティヴ・セラピーの考え方のなかにもみることができる．詳細は，文献4），8）を参照のこと．

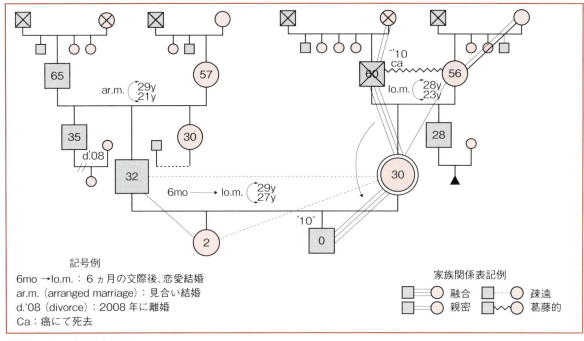

図 5 ジェノグラムの例

(中村伸一. 家族療法テキストブック. 2013[9]より一部改変)

4 家族を理解するためのいくつかの視点

来談した家族を理解するために，家族のおかれている歴史的文脈，社会的文脈，家族のライフサイクルなどの視点から家族をとらえることも重要である．

● 家族のおかれている歴史的文脈，ジェノグラムを描く

家族はそれぞれに固有の歴史をもっている．それは単に家柄とか先祖代々の価値観など地縁，血縁にとどまらず，家族の関係性の歴史をも含んでいる．前に家族を「構造としてとらえる」視点でも述べた家族メンバー間の関係性の図を，さらに原家族やそれ以前の世代へさかのぼって描こうとするものである．ある家族が伝統的に抱えてきた葛藤への対処法や家族関係のパターンなどが，ジェノグラムを描くことによって可視化され，家族が固有の価値観や行動規範を形成してきた背景が理解できるようになる[9,10]．図5にジェノグラムの例を示す．

● 家族の社会的文脈

家族が生活する土地や社会，文化などの背景も家族を理解する重要な視点となる．大都会のなかで生活する家族もあれば，高齢化する過疎地域に住む家族もある．経済的に豊かな家族もあれば，貧しい家族もある．国際結婚により，異文化の葛藤を経験している家族もある．そのような社会文化的な文脈のなかで，家族固有の信念や価値観，家族固有の風習など，多様な家族のあり方を理解することも家族を理解する重要な視点である．

● 家族ライフサイクル

　個人と同様に家族にもライフサイクルがあると考えることが有用である．マクゴールドリック（McGoldrick）らは，家族ライフサイクルの段階を，① 家からの巣立ち，新生の若い成人，② 結婚による家族のつながり／結合，③ 幼い子どもがいる家族，④ 青年期の子どもがいる家族，⑤ 中年期における子どもの巣立ちとその後，⑥ 後期中年期の家族，⑦ 人生の終わりを迎える家族，に分けている[11]．

　このようなライフサイクルの視点から家族に起きている問題をみるとき，家族の直面している葛藤の意味が了解され，その後に家族の向かう方向が浮かび上がり，治療的な働きかけの方向性を与えてくれることも多い．詳細は文献4）を参照されたい．

5　おわりに

　家族療法の視点から，疾病あるいはそれをめぐる問題に対してどのように診立て，理解するのかを概観した．はじめにも述べたように，家族療法はきわめて多様な理論や技法を含んでおり，家族療法家といってもその依拠する理論的立場により，家族療法の見方や説明の仕方もかなり多様である．その意味では，本項で述べた内容は，筆者の家族療法へのとらえ方をもとにしたものであるが，できるだけ特定の立場に寄らずに述べたつもりである．もとより紙数が限られており，詳細については成書をあたっていただければ幸いである．

文献

1) 楢林理一郎．精神科クリニックにおける家族へのアプローチ．精神科臨床サービス 2004；4（2）：187-191．
2) 楢林理一郎．家族療法とは―序にかえて．日本家族研究・家族療法学会（編）．家族療法テキストブック．金剛出版；2013．
3) 楢林理一郎．精神科外来診療における家族療法．専門医のための精神科臨床リュミエール 17 精神科治療における家族支援．中山書店；2010．pp40-55．
4) 日本家族研究・家族療法学会（編）．家族療法テキストブック．金剛出版；2013．
5) 楢林理一郎．家族療法の基礎概念．思春期学 2015；33（3）：296-302．
6) Kerr ME, Bowen M. Family Evaluation：An Approach Based on Bowen Theory. W.W.Norton；1988／福山和女ほか（訳）．家族評価―ボーエンよる家族探求の旅．金剛出版；2001．
7) Anderson H, Goolishian HA. Human Systems as Linguistic Systems：Preliminary and Evolving Ideas about the Implications for Clinical Theory. Family Process 1988；27：371-393／野村直樹（著，訳）．協働するナラティヴ―グーリシャンとアンダーソンによる論文「言語システムとしてのヒューマンシステム」．遠見書房；2013．所収．
8) 楢林理一郎．家族療法―最近の進歩．最新精神医学 1997；2（6）：517-525．
9) 中村伸一．ジェノグラム．日本家族研究・家族療法学会（編）．家族療法テキストブック．金剛出版；2013．pp60-63．
10) 中村伸一．ジェノグラムの書き方―最新フォーマット．家族療法研究 2002；19（3）：259-262．
11) 野末武義．家族ライフサイクル．日本家族研究・家族療法学会（編）．家族療法テキストブック．金剛出版；2013．

II 精神療法の各流派からみた診断のコツとポイント

15 集団療法

柴田応介
初台クリニック

1 はじめに—宇宙飛行士になるには

　宇宙飛行士になるためには，どのような試験を受けなければならないかご存じだろうか？

　宇宙飛行士の選抜試験は，掛け値なしに世界最難関の選抜試験である．そこでは最高度の知的能力，体力，判断力，冷静さが求められるのだが，それだけではない．宇宙船，あるいは宇宙ステーションという狭い空間のなかで，何人かの人間が長期間すごすという不可避の条件のために，集団のなかでの人間関係のスキルやコミュニケーション能力が非常に重要な要因として求められてくるのである．そこで選抜試験においても，実際に何人かの候補者が閉ざされた空間のなかで一定期間生活し，そのなかでいろいろな課題を共同でこなしていくという試験が行われる．この選抜試験の実際はながらくベールに包まれていたが，近年いくつかの出版物や漫画などにより，一般に知られるようになってきた．

　全員が揃ったところで，JAXAの担当者が告げた．
「皆さんにはこれから1週間，閉鎖環境施設に入っていただき，共同生活を送っていただきます．」
　その「閉鎖環境施設」とは，いったいどのような施設なのか？

柴田応介（しばた・おおすけ） 略歴

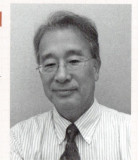

1957年岡山県生まれ．
1982年東京大学医学部卒．
東大病院分院神経科，長谷川病院，横須賀共済病院，府中刑務所，心の風クリニック，歌舞伎町メンタルクリニック等を経て，2017年より初台クリニック．
日本集団精神療法学会スーパーバイザー．

施設の延べ床面積は，80平方メートルあまり．マンションで言えば，わずか4DKの空間だ．ここに10人が押し込まれ，1週間，共同生活を送らなければならない．
（『ドキュメント宇宙飛行士選抜試験』）

　そしてその環境のなかで，こなさなければならない課題が出されるのだが，その課題というのは，全員で協力しなければ解決できないものなのである．そこでは何が試されるのだろうか．

　閉鎖環境での審査のポイントは，ストレスに耐えられるかどうかだ．しかし，JAXAが本当に見たかったものは，さらにその先にあった．
　ストレス環境下であっても，チームワークを発揮できるかどうか．団体行動における，候補者それぞれの力を見たかったのだ．
　JAXAはこれを，"リーダーシップ＝leadership"と"フォロワーシップ＝followership"と呼び，今回の試験で最も重要な採用基準としていた．
（同上）

2　リーダーシップとフォロワーシップ

　宇宙飛行士の選抜試験においては，リーダーが前もって決められているわけではない，という点が重要である．課題をこなしていくなかで，リーダーシップをとれる人材を見つけていこうということなのだが，ここで考えてみてほしい．日常の集団のなかでこのようなリーダーのいない状況が起きたとき何が起きるだろうか．そのときわれわれが目にするのは，たいていの場合リーダー争いではないだろうか．日常の集団では，リーダー争いを勝ち抜いた者がリーダーとなる．リーダー争いを勝ち抜くことがリーダーとなるための必要条件なのだ．だが宇宙空間で緊急の事態が起きたとすれば？　リーダー争いをしている暇はない．一瞬の時間の無駄が生死を左右するかもしれない環境なのだ．
　ここでフォロワーシップということが重要になってくる．フォロワーシップという言葉はあまり聞き慣れない言葉かもしれない．フォロワーシップとは，リーダーに従い，支援する力を指す．だがそれにつきるものではなく，さまざまな状況，特に緊急事態において，誰がリーダーシップを取るべきかをすばやく判断してリーダー争いを回避し，そのリーダーを中心に効率的な集団行動をとる能力が，フォロワーシップの重要な要件となる．また，もしも自分がリーダーシップをとるのがベストと思われる場合には躊躇なくそうすることも，優れたフォロワーシップには含まれてくると考えられる．このようにリーダーシップだけでなく，フォロワーシップをも見極めるために，リーダーレス・グループ（leaderless group）が有効なのである．
　このリーダーレス・グループを用いて選抜を行うという方法は，第二次世界大戦の

イギリス軍においてウィルフレッド・R・ビオン（Wilfred R. Bion）らによって将校の選抜のために考案された．後にビオンは，この経験をもとに集団現象の理論の基礎をつくる．リーダーレス・グループは，リーダーシップ，フォロワーシップについての評価に役立つだけでなく，そこに参加するメンバーのさまざまな側面を知るための重要なツールとなることがわかってきたのである．リーダーがいて組織形態が決まっているグループのなかでは現れてこないような個人の側面が，リーダーレス・グループのなかでは現れてくるということは，日常の感覚からも理解しやすいことだろう．ビオンが提唱した集団についての理論は，その後リーダーレス・グループだけでなく，リーダーのいるグループにおいても，そのなかで起きるさまざまな集団現象を理解するために役に立つことが明らかになっていった．

　ビオンの理論のなかでは，基底的想定（basic assumption）の概念と，投影性同一化（projective identification）を適用して集団現象を理解することの2つが重要である．

3　ビオンの理論—集団内の精神力動

　ビオンの理論にふれる前に，このような理論が日常の臨床の診断においてどのような役に立つのかを考えてみよう．集団療法を併設しているクリニックの場合には集団療法グループにおける患者の様子は診断のための情報となりうる．だが現実には集団療法を併設しているクリニックは数少なく，集団療法を直接診断に役立てることは難しいと思われる．そこでまず，精神科・心療内科の臨床における診断について，次のように3つに分けて考えてみよう．

① 患者個人の状態像・症状などの客観的データをもとに診断する精神医学的診断．
② 医師・患者の一対一の関係のなかで起こってくる現象をもとに行われる診断．患者が面接場面でみせてくる言動や感情，さらには治療者の逆転移感情をも手がかりにした診断．精神分析的診断といってもよい．
③ 集団のなかでの患者の行動や感情をもとにした診断．患者個人だけでなく，集団全体として何が起こってくるか，集団のメンバーや，集団全体が，患者に対して，あるいは患者とともにどのような反応をするのか，どのような感情をもつのか，どのような行動をとるのか，などをもとにした，いわば集団精神療法的診断．

　クリニックの臨床においては，③のような集団精神療法的診断を行う機会は少ないかもしれない．だがたとえば，患者が所属する組織のなかでどのような状態であったかを考えるときに，その患者個人についてだけでなく，その組織という集団の状況についても考えてみることが，見方を広げる助けになることもあるように思われる．

　その組織がどのような状態であったかを考える際に，ビオンの理論が役に立つだろう．ビオンは集団を作動グループ（work group）と基底的想定グループ（basic assumption group）に分けた．ここでいう作動グループとは先に述べた宇宙飛行士選抜で目指されているような，リーダーシップとフォロワーシップのバランスがとれ，合理的な集団行動が行われるような，ある意味理想的なグループをさす．これに対し

基底的想定グループは，そのような理想的なグループではなく，むしろ日常的には頻繁にみられる何かしら問題のあるグループをさすと考えてよいだろう．集団においては，たとえば仲間割れ，責任のなすりつけ合い，いじめなどの問題が起こりがちである．ビオンはこのようなさまざまなグループから以下の3つの類型を抽出した．

① 依存基底的想定グループ：グループのメンバーは，すべてのことはリーダーに任せればよい，あるいは任せなければならないと意識的・無意識的に感じている．メンバーはリーダーには従うが，自らは責任を取らない．責任はすべてリーダーに背負わせてしまっている．リーダーレス・グループにおいてもこの想定は起きることがあり，その場合は誰かがいつの間にか疑似リーダーとなっている．

② 闘争—逃避基底的想定グループ：メンバーはグループのなかで不安や危険を感じ，逃げるか戦うかしなければならないと意識的・無意識的に感じている．このようなグループでは，仲間割れ・いじめ・無視（シカト）・無関心・傍観などさまざまな問題が起こりうる．仲間割れとは，グループがサブグループに分裂して対立すること（闘争）であり，いじめ・無視（シカト）はスケープゴート（個人に対する攻撃・闘争），無関心・傍観は逃避である．

③ ペアリング基底的想定グループ：グループのなかの2人のメンバーが主に交流し，その成り行きがグループの今後を左右するかのように，他のメンバーは意識的・無意識的に感じてしまい，2人の会話に口をはさんではいけないのではないかと思ったり，逆に2人にまかせておけばよいと思ったりする．

このようにしてみると，集団におけるさまざまな問題が3つの基底的想定によって抽出されていることがわかる．

次にビオンは，これらの基底的想定を投影性同一化のメカニズムによって考察した．投影性同一化とは，自らのなかの受け入れたくない部分を他者に投影して，それをもっているのは自分ではなく他者であるとするメカニズムである．たとえば，自分がもっている不満や怒りを他者に投影すれば，不満や怒りをもっているのはその他者であって，自分は冷静であるという構えを保つことができる．不安・怒り・恐れ・希望などさまざまな感情が投影されることによって，3つの基底的想定がそれぞれ構成されている．

これを次のような例で考えてみよう．

ある組織においてパワハラ事例が起きた．ある現場の幹部が直接の上司-部下の関係にない総務課の一職員に対し，本来の業務とは関係のない仕事を強制した．

これは個人対個人の問題にみえる．だが組織集団全体を考えたときに，別の側面もみえてくる．

その地域の人口増加に伴い，業務量が増大していた．現場はそれに見合う人員の増員を上級の管理組織に要請していたが，増員はなされていなかった．

こうした状況に対して感情的にはどのようなことが起きていただろうか．

現場では意識的・無意識的に，増員がなされないことに対する不満や，人員不足のために業務が安全に行われず事故が起きるのではないかという不安が増大していた．

このような場合には，現状を冷静に認識するための話し合いと，できることとできないことを見極める現実的な判断が必要になるのだが…．
そのことについての話し合いは行われず，漠然とした不安や，言葉にならない怒りが広がっているようであった．
そしてこのような背景のなかで現場の一個人から総務部の一個人へのパワハラの事例が起きた．

これらのことから推測すると，この集団においては，闘争─逃避の基底的想定が起きていたと考えられる．そして解決されない不安や怒りが，現場サブグループから総務課サブグループへ投影されていた可能性がある．このことはもちろん無意識の過程であって，グループのどのメンバーもはっきりとそれを言葉にできるかたちで感じてはいなかっただろう．だがあえてそれを言葉にするとすれば，「人員が増員されないのは，総務課がさぼっているせいだ」という内容になるだろう．個人対個人の出来事の背後に，このような闘争─逃避の基底的想定があったことは十分に考えられる．つまり，集団における無意識の目に見えない力動が，個人における目に見える出来事として現れたのである．
個人の悩み・苦しみがどのようなところにあるとしても，その背景には集団がある．集団についての理解を併せもつことによって，個人の状況についての理解も上記の例のように広がるのではないかと考えられる．

4 おわりに

最後に，クリニックそのものも一つの集団であり，複数のスタッフから構成され，さまざまな集団力動がみられる場であることを考えるのも大事だろう．宇宙飛行士のチームに求められるような高度なチームワークは，宇宙ならぬ地上では望むべくもないかもしれないが，クリニックという集団における今ここでの基底的想定に対して感覚を開いておくことは，患者さんがおかれている状況に対する理解を深めることにつながるのではないだろうか．

参考文献

- 大鐘良一，小原健右．ドキュメント宇宙飛行士選抜試験．光文社新書；2010．
- Bion WR. Experiences in Groups. Basic Books；1961.
- Obholzer A. The Unconscious at Work：Individual and Organizational Stress in the Human Services. Routledge；2003／武井麻子（訳）．組織のストレスとコンサルテーション─対人援助サービスと職場の無意識．金剛出版；2014．

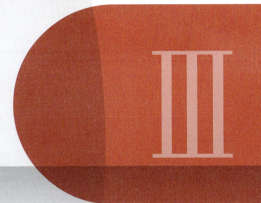

III

精神科リハビリテーションからみた
診断のコツとポイント

III 精神科リハビリテーションからみた診断のコツとポイント

1 精神科リハビリテーションからみえてきた診断の工夫

白潟光男
こおりやまほっとクリニック

1 従来の診断とリハビリテーション現場での乖離

　当クリニックは精神疾患のために生活のしづらさを感じている当事者が，その改善を目標としたトレーニングができる場（精神科リハビリテーション）を提供する目的で開業したという経緯がある．そのため，疾患を限定した復職のためのリワークとは違い，一般社会で生活したいという人であればどのような精神疾患であってもトレーニングを受け入れることを基本としている．

　このような枠組みで開始したリハビリテーションなのでさまざまな疾患をもった当事者が参加していて，疾患の違いゆえに，一人ひとりの対応についてスタッフはいつも頭を悩ませている．特に診断名はその悩みを助長する大きな課題である．リハビリテーションに参加する人は最初，外来で診断を受けるのはどこも同じであろう．外来で対応する医師は当事者を援助する観点から役所へ提出する書類を作成することが多く，診断基準は国際疾病分類（International Statistical Classification of Disease and Related Health Problems：ICD）を用いることがほとんどである．しかしリハビリテーションに参加してからは，現場スタッフが多軸的な視点を重視する目的で精神疾患の診断・統計マニュアル（Diagnostic and Statistical Manual of Mental Disorders：DSM）による診断も取り入れている．この段階で診断が重複するという悩ましい事態が起きているのだが，これらの診断をもとにトレーニング方法を決めていっても，後の同じ診断名の当事者にその方法が必ずしも生きてこないという事実に遭遇するのである．もちろん精神科リハビリテーションはゴールとなる目標が一人ひとり違うので，同じ働きかけなど何一つないと言ってしまえばそれまでである．しかし疾患の特

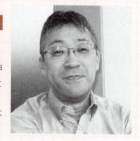

白潟光男（しらがた・みつお）　**略歴**

1965年札幌市生まれ．
1994年福島県立医科大学医学部卒，福島県立医科大学附属病院神経精神科，竹田綜合病院精神科，福島県立会津総合病院精神科，寿泉堂松南病院精神科等を経て，2006年こおりやまほっとクリニックを開設し，院長兼医療法人稔聖会理事長．
共著として『夢をかなえる精神科リハビリテーション─当事者が教えてくれる「確かなこと」』（日本評論社，2010）がある．

性を前提とするような働きかけができたほうがスタッフ間で共有しやすく効果も出やすいという考え方もできるだろう．その意味でICDやDSMを働きかけの目安としてみたが，それだけでは後に使えるようなものとはならなかったので，従来の診断にプラスアルファの要素を付け加えることにした．スタッフと検討を重ねたところ，当クリニックのリハビリテーションの目標が「生活のしづらさを改善して一般社会で生活できるようになる」というものなので，従来の症状を主体とした診断にこだわるのではなく，生活のしづらさを改善するための視点を盛り込んだカテゴリー分けが必要という結論に至った．そのことについて症例を通して説明してみる．

症例

　20歳代の専門学校生．筆記試験だけで評価される成績は上位だったが，実習が始まったところ「グループワークがこなせない」「提出物の締め切りを守ることができない」などの問題が生じ，いくつか単位を落として留年が確定した．学校の先生から発達の問題を疑われて当院を受診した．外来で行ったウェクスラー成人用知能検査（Wechsler Adult Intelligence Scale：WAIS）では得手不得手がはっきりしていて，言語性能力は平均をはるかに上回るものであった．これらの症状だけをとらえて学校でも疑われていた自閉症スペクトラムと診断して，学校で必要となるコミュニケーション技能を反復練習して使えるようにしてあげれば，ある程度の学校生活は可能になると考えられた．実際，いくつかの疑問はあったが自閉症スペクトラムの診断に基づいてリハビリテーションを行ってみた．具体的にはグループワークについてはグループの他のメンバーに協力をしてもらえるようにお願いの練習を行い，提出物の締め切りが守れないことについてはメモを取る習慣づけや時間の使い方を教えるという働きかけをしてみたが，復学という目標にはほど遠い状態が続いていた．そこで診断名にこだわることなく，もう一度，本人の特性をとらえることからやり直してみた．

　グループワークを通してみていると，この当事者は言葉の刺激が頭の中に入ると，その時に求められている考えや行動を導き出すのではなく，自分の興味があるキーワードに引きずられて，コミュニケーションとはまったくかけ離れた自分の世界を構築しているようであった．このことはコミュニケーションの障害が自閉症スペクトラムにみられるような不注意や言語能力の低さという受信能力の問題に起因するのではなく，外的な刺激を正しく処理できないという処理能力の問題が主で，その処理のなかには妄想と考えてもよい思考パターンも含まれていることがわかってきた．これはWAISなどの神経心理学検査だけではみえてこなかった特徴であった．さらにそれまで遺伝素因は否定していたが，実母と面談してみると，実母の思考パターンや行動が自閉症スペクトラムではなく統合失調症の疑いが濃いということもわかってきた．

　このケースから症状主体の診断にそって治療枠を組み立てても生活のしづらさを改善することに直接結びつくとは限らないということを学び，リハビリテーションの現場では従来の診断もふまえながら，当事者のこれまでの生活歴を重視したアセスメントを行うようにあらためた．そのなかでみえてきたのは，生活のしづらさというのは

社会適応能力と関係していて，この適応能力のポイントとなるものとして「認知機能」「行動特性」「環境」の3要素があるという点であった．上記のケースでいうと，言語性の認知機能はかなり高かったが，統合失調症の素因のある母親と共依存的に育った環境と，そこで身に着いた社会的には問題が大きい行動特性が対人関係で問題になっていた．しかし周囲とのかかわりをあまりもたず，いつも両親と一緒にいることが多かったことと，認知機能の高さによって筆記試験だけの学習はこなしていたため，自分の問題に気づくことはなかったのである．それが実習という人との交わりが濃密な環境におかれて問題が一気に明るみに出たと推測された．このケースのように3要素を診断に加えた独自のカテゴリー分けを取り入れて働きかけてみると，当事者自身も診断より自分の特徴を理解しやすいと感じるようになり，自分が行うべきトレーニングが何であるのかを考えられるようになっていった．このケースはトレーニングを通して自分の特性に気づき，専門学校で学んでいた仕事は自分には合わないと考えるようになり，学校は自ら退学して別の仕事についている．

この3要素に沿ったカテゴリー分けはリハビリテーションの現場だけではなく，外来診察での診断にも影響を与えるようになった．そのことについて次で述べてみる．

2 外来診療における診断の工夫―当事者の周囲の人が診断をどう思うか

精神科のクリニックには，生活上のストレスなど誘因のはっきりした出来事からくる身体的・精神的不調を主訴に受診する人が圧倒的に多い．思春期や高齢者を除くとその多くが本人単独の受診で，自らの意志で来院してくる．しかもそのほとんどがインターネットや周囲の人の助言などからうつ病や不安障害という病名を持参してくるので，医師は診断を求められるのではなく，「この病気なので薬がほしい」とか「この病気なので休職のための診断書を書いてほしい」というような，具体的な対処について遂行することが求められるのである．このような人は，専門家の視点でみると本人が思っている病気の診断を下すには根拠に欠けていることが多いのだが，本人の望みはもともと診断を明らかにすることではないので，こちらがそこにこだわると不満を表してくる．それなので可能な範囲で本人の希望に沿うことを優先したかかわり方をすることが増えてきている．日々，そういう診療をしていると，診断するということ自体にこだわらなくなってきた自分がいるように感じていたが，最近ではそれが必ずしも悪いことではないように思えている．それは，症状論を主体としたICDやDSMの診断基準に沿って診断・治療を行っても，必ずしも当事者の生活のしづらさを改善することにつながらないというリハビリテーションの経験があるからだろう．しかしここで注意しなければいけないのは，本人の希望を最優先するにしても，そのことが治療行為であるのなら診断名は避けて通れないということである．

以前，うつ病の診断で治療に専念するために休職の診断書を書いたケースで，その診断書を本人が上司に提出したところ，その場で破り捨てられたことがあった．上司が言うには，この職場で数名，立て続けにうつ病の診断で休職しようと診断書を持っ

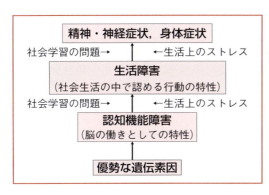

図 1 精神疾患の成り立ち
精神疾患は優勢な遺伝素因に社会学習の問題や生活上のストレスが加わることで，認知機能の障害，生活の障害，そして症状へと進行していく可能性があることを表している．
社会適応能力の指標となる「認知機能」「行動特性」は図の中に書かれているが，「環境」は社会学習をどのように学んだかという意味で，「社会学習の問題」に含まれる．

てきた職員がいたということだった．その人たちは上司からみて病気には見えないふるまいをしていたということで，上司からしてみれば医師が本人の口車に乗って診断書を書いたという解釈だったのである．立て続けにそういう人が出てきているという職場環境に問題は感じるが，医師の下した診断が簡単には受け入れられないという事実を突き付けられたケースであった．

このように，診断名には治療者が思っているより重大な問題を引き起こす可能性が潜んでいることを忘れてはいけないのである．診断名のなかには症状だけではなく，その人の生活が反映していることをとらえて周囲の人も納得いく形で提示しないと，いつまでたっても精神疾患は世間の人たちから誤解と偏見をまねいたままになってしまうということを治療者は肝に銘じておくべきだろう．受診してくる人だけではなく，その周囲の人たちが本人の生活の改善を望むのであれば，その思いに応えていくことも医療者の大事な役目である．その場合，周囲の人は症状だけの改善ではなく，症状に結びついたと考えられる生活上の誘因となる出来事を一緒に紐解き，より根本的なところから改善していく働きかけを望んでいる場合が多い．だからこそ診断のなかには当事者の社会適応能力の改善に必要な「認知機能」「行動特性」「環境」が盛り込まれていることが重要であると考える．このことはリハビリテーションを通して学んだことではあるが，外来診療でもこのカテゴリー分けを取り入れるようにしてから，初診時にできるだけ時間をかけて無理のない程度に，本人から症状だけではなく，生活史を聴くことを今まで以上に重視している（このことは病院勤務ではなかなか難しくて，クリニックであればできるという想いが開業する理由の一つでもあった）．

しかし，当事者の訴えは症状が主体であり，症状が生活の制限を生じさせていると考えている人が圧倒的に多く，それ以外の話に乗ってくれるように導くのはたいへん難しいことであった．そこで図1のような「精神疾患の成り立ち」という図を制作して，症状の成り立ちと疾患との関係性について説明するようにした．そうすることで，従来の症状主体のDSMやICDの診断で行っていたような症状を緩和するだけの治療ではなく，症状を自己コントロールするという自己治癒力を高める治療になることを理解してもらえるのではないかと考えたのである．このことが本人だけではなく周囲の人の誤解を生じさせないためにも重要なアプローチであると考え，今も実践している．リハビリテーションの現場でも外来でも，診断というのは悩み多き課題である．

Ⅲ．精神科リハビリテーションからみた診断のコツとポイント

3 生活のしづらさを改善するための治療につながる診断の工夫

　ここまで，リハビリテーションの現場からみえてきた診断の課題について述べてきた．ここでは，外来での診断で問題となる「診断が治療に貢献しているのか」という点について考えてみる．

　精神科のクリニックを受診する人のなかには，表面的な症状は抑うつ感であったり不安感なのだが，その原因がはっきりしなかったり，本人なりにははっきりとした原因があると話すものの，それが一般的に考えて共感できるものではないというケースもまれではない．このような人に症状を主体としたうつ病や不安障害という診断のもと治療を行っても，あまり効果が上がったという印象がなかった．そこで，このような人には時間をかけて過去のことなどを聞いてみるようにしたところ，症状と生活史がかみ合わないことが特徴としてみえてきたのである．症状だけを聴いていると統合失調症を疑うところまではいかないのだが，生活史からどうしてもドイツ精神医学でいうところの神経症圏ではなく精神病圏と考えなければしっくりこない人などはその典型例であろう．先に述べた症例もその一人と考えている．症状を見る限りは自閉症スペクトラムの診断で妥当と思えるのだが，生活史からは臺[1)]のいう履歴現象がはっきりしていて，詳しく遺伝素因を聞いていくと同様の生活歴のある親族がいるということなどから，統合失調症の疑いが浮上してくるケースである．おそらくそれがDSM-5でいわれている統合失調症スペクトラムと呼ばれるものに関係するのではないかと考えている．

　統合失調症スペクトラムについては，遺伝子解析の結果からクレペリン（Kraepelin）の二分法の終焉がいわれるようになり，単一精神病論が提唱されるようになった．これまでの遺伝子解析では，統合失調症と双極性障害の双方にかかわる共通の感受性遺伝子や遺伝子異常がかなりの数で同定されていて，この2つの疾患が独立したものとはいいきれなくなってきていることに起因している．このことは遺伝子解析だけでなく，脳画像や認知機能でも同様の知見が集積されている．このような科学的な知見を医療に取り入れるという動きが最近増えていて，当院でもできるだけ科学的に疾患を知りたいという人には認知機能検査を提案するようにしている．簡易的な検査としてはUBOM-4（Utena's Brief Objective Measures of 4 functions）[2)]を外来診察時に行っている．認知機能から社会機能を推定するにはWAISを用いることが多い．また関連施設にお願いして光トポグラフィー検査を行うこともできるようにしている．

　しかし科学的なアプローチを駆使して診断の精度を上げたとしても，その診断が当事者の生活のしづらさの改善につながらなければ当事者や周囲の人たちに役立つ本当の医療にはならないだろう．これもリハビリテーションから学んだことではあるが，カテゴリー分けを行っている3要素のなかで，より科学的アプローチをもとに評価していくものが「認知機能」で，それは疾患の根本により近いものと考えられているが，「認知機能」の特徴を当事者自身に理解してもらうことは簡単なことではない．それに比べて「行動特性」は，一見，科学的アプローチからは遠いもののように思われる

が，当事者にとっては最も理解しやすいようで，行動特性が当事者の腑に落ちると症状の成り立ちともつながっていくと感じている．それなので，診断のなかにはこの行動特性をできるだけわかりやすい形で盛り込むようにしている．その一つとして，科学的なアプローチを駆使するよりもリハビリテーションなどの現場でアセスメントしたほうが現実的なケースについては，リハビリテーションの場を短期間使って，グループワークのなかで本人の行動特性をアセスメントするという方法も用いている．このとき，アセスメントはスタッフがするのだが，本人にもその時々で自分の行動を吟味してもらう．そうすることで認知機能を背景として現れてくる行動特性に当事者自身が目を向けるようになり，生活の障害がどのように起きているのかを知ることで疾患を受け入れ，治療に結びつくことが増えている．従来の診断だけを重視するのではなく，行動特性というカテゴリーから疾患にアプローチするという方法は，当事者もその周囲の人も納得がいく治療につながっていくと考えている．

　精神医学のさまざまな知見が，精神疾患による生活のしづらさを改善していくための医療に生かされていくのか，そのことが今われわれ医療者に問われている命題ではないだろうか．

4 おわりに

　精神医学の進歩により多くの知見が得られるようになった．診断もその一つで，診断というのは疾患の特異性を表し，それに伴って治療の方向性も決まってくる指標であるという前提であった．しかし診断を症状論に依拠しすぎてしまうと，その人の生活者としての特性を置き去りにしてしまう危険性をはらんでいることは，DSMの推進者であるN.アンドレアセン（N.Andreasen）[3]がこれまでのDSMについて再考を促す意味で批判していることからも明らかである．

　このような時代に精神医療の現場に立っているものとしては，精神医学の進歩が医療に生かされているのだろうかという疑問をいつも感じている．それだけに精神疾患の診断を再考するということは，その疑問の答えを見つけるための扉を開けてくれる大事な一歩になると思いたい．そして扉の向こうには新しい治療が待っているのだと信じて今回はペンを置くことにする．

文献

1) 臺　弘．分裂病の治療覚書．創造出版；1991．pp4-7．
2) 臺　弘．統合失調症の簡易精神機能テスト．原田誠一（編）．外来精神科診療シリーズ メンタルクリニックが切拓く新しい臨床．中山書店；2015．pp303-305．
3) Andreasen N. DSM and the death of phenomenology in America：An example of unintended consequences. Schizophr Bull 2007；33：108-112.

III 精神科リハビリテーションからみた診断のコツとポイント

2 リワーク活動における診断

内海浩彦[*1]，桐山知彦[*2]，竹本千彰[*3]，井上和臣[*1]
*1 内海メンタルクリニック，*2 神戸大学大学院保健学研究科，*3 有馬病院

1 はじめに

　当クリニックは兵庫県西宮市の2号線沿いの，阪神甲子園球場から車で10分足らずの場所にある．クリニックは認知療法研究所を併設していて本格的な認知行動療法の診療と臨床研究を行っており，復職を目指すリワークデイケアにおいても認知行動療法を主体にしたプログラムを実施している．ここではリワークデイケアの特性と認知行動療法の視点をふまえた診断やアセスメントについて述べたいと思う．

2 復職に向けたリワーク活動の現状

　うつ病やうつ状態は多数の自殺者とともに長期休職者を生み，わが国に大きな損失をもたらしている．うつ病で休職中の患者に対して薬物療法だけでは復職をしても半数以上が半年以内に再休職に至るという[1]．それに対し，五十嵐らの報告では，薬物療法に加えてリワークプログラムを行うことで復職後1年以内の再休職の割合が15%程度にまで抑えられることが示されている[2]．リワークとはreturn to workを意味する和製英語で復職支援のことを指す．2008年に五十嵐らが中心となって「うつ病リワーク研究会」が発足し[3]，その後リワーク活動が全国的に広がった．現在ではリワーク関連の医療機関は全国で162か所（2016年5月30日現在）にまで増えている．当クリニックの同法人の有馬病院では，兵庫県の自殺対策事業の一環として，県からの委託を受け2010年2月からうつ病休職者を対象にした集団認知行動療法を始めた．

内海浩彦（うつみ・ひろひこ）　略歴

1960年　愛媛県生まれ．
1987年　京都府立医科大学卒．
1995年　同大学大学院修了．
姫路北病院副院長を経て，現在，内海慈仁会有馬病院副理事長で内海メンタルクリニック医師．

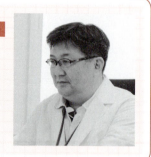

2011年11月からはうつ病治療に特化した専用病棟「リワーク六甲」を開設し，薬物療法だけでなく認知行動療法やマインドフルネスなどを中心とした心理療法プログラムを入院治療として行っている．2012年4月からは内海メンタルクリニックを開設し「リワーク六甲」病棟と連携しながら，うつ病休職者の復職を目指したデイケアでのリワークプログラムに力を入れている．

　当クリニックデイケアのスタッフは，医師のほか，看護師兼心理士，看護師，臨床心理士，精神保健福祉士，作業療法士の計6人で，マインドフルネスや認知再構成など認知行動療法を中心に据えたリワークプログラムを実施している．

　秋山らは「リワーク・復職を困難にする要因」と題する論文[4]のなかで，復職を難しくする疾病要因として双極性障害，統合失調症，発達障害，不安障害，パーソナリティ障害，身体化障害，病状の心因化などをあげている．実際にリワークに紹介される休職者は，今までこなせていた日常業務が遂行できなくなっている背景として，必ず思考行動抑制などうつ病の症状が出現しており，おおむねうつ病やうつ状態の診断がされているが，実際には上記のような疾患が併存していることが多く，併存疾患があるとうつ病は難治化するという報告は多い．

3 うつ病の診断と想定される発症メカニズムについて

　現在の『精神疾患の診断・統計マニュアル第5版（DSM-5）』のうつ病診断は状況反応性抑うつも含むような幅広い診断基準になっている．双極うつ病やいわゆる内因性うつ病はストレス因との安易な因果関係を想定することを慎まなければならないが，今日の単極うつ病（大うつ病）の大部分は慢性ストレス後の抑うつ症候群というべきものであろう．その慢性ストレス状況をアセスメントすることで介入すべき対象が明確になり，治療の糸口もみえてくると考えられる．

　うつ病の発症メカニズムについて，これまでいろいろな仮説が唱えられてきたが，まだ明確になっているわけではない．単極うつ病はストレス因に引き続き脳が何らかの機能低下状態に陥り，その結果ものの見方や考え方が視野狭窄のごとく狭くなって自分を責めるようになり，それがさらにストレスを増強する．誰かにサポートを求めることもできなくなり，その悪循環により発症すると考えられる．現時点でわかって

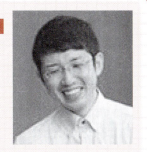

桐山知彦（きりやま・ともひこ）　略歴

1986年　三重県生まれ．
2010年　早稲田大学人間科学部卒．
2012年　鳴門教育大学大学院修了．
2012年　医療法人内海慈仁会有馬病院入職．
2013年より　神戸大学大学院保健学研究科保健学専攻博士課程後期課程．

いる主なメカニズムは，ストレス因とそれに続く扁桃体の興奮，視床下部-下垂体-副腎系（hypothalamic-pituitary-adrenal：HPA）軸の亢進，コルチゾールの過剰分泌による脳由来神経栄養因子（brain-derived neurotrophic factor：BDNF）の低下と神経新生の障害，さらにはセロトニンやノルアドレナリン，ドーパミンの機能低下である．そして，機能低下を起こし冷静な判断力を失った脳（皮質）からの自責的な反芻思考が，さらに扁桃体を刺激するという悪循環が最終的に抑うつ症状を引き起こすと考えられる．加えて，下垂体後葉から分泌されるオキシトシンが扁桃体の興奮を抑制しHPA軸の暴走にブレーキをかけているので，オキシトシンの機能低下も慢性ストレス状態を促進する要因と考えられる．ほかにもいろいろ複雑な経路が想定されているが，インフォームド・コンセントを実施するために，上記のような慢性ストレス経路をうつ病の主な要因として患者と共有しておくことが有益だと思われる．

　急性のストレス反応はいわゆる「恐怖回路」などと関係が深く，扁桃体が視床下部を刺激することで，あらゆる自律神経の症状が出現しうる．扁桃体の興奮は，強烈ではあるが急性一過性で慢性化はしにくい．一方，慢性ストレス状態というのはいじめやパワーハラスメントなど外部のストレス因が慢性持続性である場合以外は，多くは内部（自分自身）の自責的で持続的な反芻思考が扁桃体を繰り返し刺激することによってHPA軸を亢進させている状態と考えられる．つまり，養育環境や対人交流を通して獲得されたある種の認知行動パターン（スキーマ）が自責的な自動思考を生み，ストレスの慢性化を引き起こしていると考えられる．ここに認知行動療法が介入する意味がある．認知行動療法からみれば幼少時の環境刺激や対人関係により不利なスキーマが形成されていて，日常的な対人関係のなかで相手のちょっとした言葉や表情に対して自責的な自動思考が出現しやすくなっている状態といえるし，生物学的にみれば好ましくない環境刺激により慢性ストレス経路にエピジェネティックな変化が引き起こされ，扁桃体・HPA軸システムが脆弱性を獲得していて，ちょっとした外部刺激にもHPA軸が亢進しやすい状態になっているといえる．また，扁桃体・HPA軸システムにブレーキをかけているオキシトシンについても幼少期の環境刺激によって機能が強化されたり脆弱化されたりすることがわかっており，これが成長後も維持されるので慢性ストレス経路の脆弱性に一役買っている．いわゆるメランコリー親和型性格などは，ある特異なやや硬直した認知行動パターンを身につけた人と考えられ（あ

竹本千彰（たけもと・ちあき）　　略歴

1984年　愛知県生まれ．
2006年　静岡大学教育学部卒．
2008年　鳴門教育大学大学院修了．
2008年　医療法人内海慈仁会有馬病院入職．

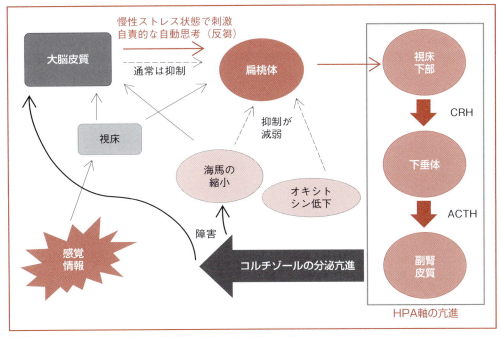

図 1 うつ病のメカニズム―扁桃体の興奮と HPA 軸の亢進
皮質からのネガティヴな自動思考が扁桃体をだらだらと刺激しているかもしれない．しかし，逆に扁桃体を興奮させないように抑制性の入力を増やすことが治療につながるとすれば，マインドフルネスやオキシトシン強化の介入が重要になる．
ACTH：副腎皮質刺激ホルモン，CRH：副腎皮質刺激ホルモン放出ホルモン，HPA：視床下部-下垂体-副腎系

る意味，人を頼ることができず甘えることが下手な面をもっていて，オキシトシンシステムに脆弱性があるかもしれない），ある環境では非常に過剰なほどに適応的であるが，環境変化があると修正が効かず一転して不適応となり，最終的には自責的な自動思考で自分を追いつめてしまう．これもやはり認知の問題ということになる．結局，慢性ストレス状態というのは根底に自責的な自動思考の反芻が少なからず介在しており，それが HPA 軸の亢進を引き起こし，うつ病へと追い立てる重要な要因になっている．

4 不安障害からうつ状態への移行

不安は何らかの刺激により扁桃体が興奮している状態と考えられるが，2つに分けて考えることができる．一つは恐怖回路が関係したパニックや恐怖症，社交不安等で認められる急性の強い不安（恐怖；fear）で，もう一つはうつ状態や全般性不安障害（generalized anxiety disorder：GAD）で認められる惨めさを含んだ慢性的な不安（惨めな不安；anxious-misery）である[5]．前者はマウスやラットにも認められ，いろいろな動物実験でも用いられるが，後者は明らかに思考（価値観）を含むものでヒトにはあってもマウスやラットにはないはずである．人が集団のなかに適応できなかったり，受け入れてもらえなかったりすることで自尊心が傷つき，惨めで自責的な自動思

考（惨めな不安）が繰り返し起こるようになると慢性的に扁桃体を刺激することとなる．「惨めな不安」は認知行動療法でいう「自動思考」そのものだといえる．

　最近ではうつ病だけが単独で存在するということはまれで，併存疾患をふまえて治療をしていくことが必要になる場合が多い．うつ病に不安障害は約60％併存するといわれている[6]．心的外傷後ストレス障害（posttraumatic stress disorder：PTSD）やパニック障害では扁桃体を含む恐怖回路が想定されているが，これはトラウマ記憶に対してある種の解離が起こっていて普段は意識することなく生活に適応できている．つまり，苦手な状況を回避できている限りは，慢性的な扁桃体の興奮やHPA軸の亢進は起こらないのでうつ状態にならずにすんでいるともいえる（ある意味では適応的）．しかしながら，不安発作による失敗体験や回避による社会的評価の低下が続くと，それに理由づけするような「自分はダメな人間だ」などの自責的な反芻思考が出現するようになり，持続的な扁桃体の刺激に続く慢性ストレス経路の亢進からうつ状態に移行していくと考えられる．ハーマン（Herman）のいう複雑性PTSDではPTSDの三大徴候に加えて否定的な認知が特徴とされるが，これはPTSDにうつ状態が合併した病態だと考えることもできるのではないだろうか．つまり，パニック発作などの急性一過性の不安発作だけでは慢性ストレス状態にはなりにくいのでうつ病を免れているが，発作や回避を繰り返すようになって「自分は役に立たない人間だ」など自責的な反芻思考が出現するようになると慢性ストレス状態となり，うつ病に移行し始めると考えられる．したがって，治療においては自動思考の反芻をどのように止めるかが鍵となる．実際には自動思考，自責的な反芻思考を止めるのはなかなか厄介だが，第三世代の認知行動療法であるマインドフルネスが有効と考えられている．マインドフルネスは瞑想法の一種で，トレーニングを繰り返すことによって扁桃体の興奮性を鎮め，自動思考に対し距離をおき，メタ認知的な視点がもてるようになる．そうすると，自責的な反芻思考を外在化することが可能となり，認知再構成につなげていくことができる．

5　自閉スペクトラム症（ASD）の適応障害が増悪したうつ状態について

　実際のリワークデイケアにおいて場違いな発言や態度で集団のなかで浮いてしまったり，簡単なルールが守れずにグループ活動が滞ってしまったりする患者にしばしば遭遇する．背景に自閉スペクトラム症（autism spectrum disorder：ASD）や注意欠如・多動症（attention-deficit/hyperactivity disorder：ADHD）が存在する場合が少なくない．典型的な発達障害の患者はすでに小児科医や児童精神科医により診断がついているが，青年になって事例化する患者は，定型発達との中間にあるグレーゾーンの患者たちと考えられる．周囲の状況によって発達障害徴候が顕著になったり，隠れてしまったり，時には定型発達のようにみえたりなど，環境要因で変化することに診断や治療の難しさがあるという．

　DSM-5ではアスペルガー症候群という診断名はなくなり，広汎性発達障害ととも

にASDという診断項目にまとめられた．ADHDとASDは同じカテゴリーに入れられたが，実際にASDとADHDが併存している場合も少なくないという．ASDではしばしば「重ね着症候群」といわれるように，強迫性障害などの不安障害，うつ状態，双極性障害，境界性パーソナリティ障害，摂食障害などのさまざまな複数の診断名がついていおり，治療に難渋していることも多いが，もしADHDの傾向があるのならアトモキセチン（ストラテラ®）など薬物療法の道が開けるので，ASDをみたときにADHDを疑ってみることは重要であろう．当院では初診時にほぼ全例でASDのスクリーニングとして自閉症スペクトラム指数日本語版（Autism-Spectrum Quotient Japanese version：AQ-J）を行っていたが，最近になってADHDのスクリーニング検査である成人期ADHD自己記入式症状チェックリスト（Adult ADHD Self-Report Scale：ASRS）も併せて施行するようにしている．疑いありであればICDやDSMでさまざまな生活障害の程度を確認し，ADHDの診断がつけば患者に十分な説明をしたうえで同意を得て積極的にアトモキセチンを使っている．AQ-JとASRSはどちらも短時間でできる自記式のスクリーニング検査なので，待ち時間に書いてもらうことが可能で有用である．ASDやADHDが疑われたら，本来なら専門機関に紹介するのが筋だろうが，成人の場合，受診予約が3か月先になる場合もまれではないし，しかも，かなりの数にのぼる発達グレーゾーンの患者をすべて紹介することは現実的に不可能である．それぞれの主治医が覚悟を決めてASD（ADHD）患者の生活障害のつらさに共感しながら，寄り添いながら診療を続けていくしかないと思う．青木と村上は『大人の発達障害を診るということ』[7]という書籍のなかで，ASDの診療をすることで精神科医の臨床能力が豊かになるはずだと述べている．この本はわれわれに勇気を与えてくれる．

　ところで，オキシトシンがASD患者の社会認知の障害を改善する可能性があるという研究がある．幼少時にあまり家族とのスキンシップがなかったために，オキシトシンシステムの脆弱性が獲得され，ストレス耐性が育たなかったのかもしれない．スキンシップやタクティールケア，マッサージがオキシトシン分泌を促しコミュニケーションの改善につながる可能性が指摘されているため，ASD（ADHD）の人にはマッサージを勧めている．家族同士での肩のもみ合いでもオキシトシンは分泌されるので，時々ホームワークとして家族間で行うように勧めている．母親に患者である子どもを抱きしめてもらうことまで要求しなくても，互いの肩もみでも十分にオキシトシン分泌の効果があるし，心理的抵抗がそれほど強くないのでお勧めである．オキシトシンのメカニズムをちゃんと説明してあげると，さらに抵抗なくできるようである．最近しきりに話題にのぼるレジリアンスやプラセボ効果であるが，その主な作用メカニズムとしてオキシトシンが関与していることは明らかである．したがって，治療に関してはオキシトシン強化を図るような工夫やアドバイスが役に立つと思われる．上記のマッサージ以外にも，実存的な精神療法や来談者中心療法，インフォームド・コンセント，患者の訴えを傾聴し共感し受容すること，などがすべてオキシトシン分泌を促しレジリアンスを強化すると思われる．

また，ASD（ADHD）と診断することで，本人の長年の悩みが氷解してすっきりする場合も多いし，最近では障害者差別解消法や障害者雇用促進法の施行により，診断がつくことで就労に有利に働く可能性が高くなった．本人の同意のうえ，会社に診断を伝えることで周囲の理解が進めば，普段のコミュニケーション上の無用なトラブルも減らせる可能性がある．

6　閾値下の心的外傷後ストレス障害（PTSD）とうつ状態の併存

　神田橋は「PTSDは，神経症から，僕みたいな正常な人から，スキゾフレニアから，双極性障害から，自閉症から，すべての人にあり得る．あらゆる精神疾患に併存し得る．併存し得るだけでなく，PTSDは，そのもう1つの病気を悪くします．ですからPTSDの治療は精神科の治療現場ですこぶる大切なのです」という．そしてフラッシュバックなどの病態メカニズムなど，心理教育を含めたインフォームド・コンセントがPTSDの精神療法なのだと強調している．三徴として，①記憶の問題として「外傷性記憶（トラウマの記憶）」および「フラッシュバック（ASDではタイムスリップ現象）」，②心理的防衛として「回避・麻痺」が，③生理的防衛として「覚醒亢進」がある．回避が復職の足かせになることがあるし，覚醒亢進が攻撃性としてパーソナリティの問題にみえたり，躁的興奮にみえたりすることもある．神田橋はPTSDのフラッシュバックを確認するときは「思い出したくもない記憶や昔の気分が，突然吹き出してくることがありますか」と聞くのがよいという．そして，四物湯や桂枝加芍薬湯でフラッシュバックを弱めたらそこからが精神療法で，PTSDの病態仮説と治療方針を患者と共有するインフォームド・コンセントが重要なのだという．

7　いつまでたっても難しい双極性障害と単極うつ病の鑑別

　双極性障害を診断するためには，詳細な生活歴や心理検査，近赤外線スペクトロスコピー（near-infrared spectroscopy：NIRS）などを使ってできるだけ情報を集めるのが重要だが，それでも確定診断ができないことがしばしばある．神田橋は，うつ状態の人を見たら双極性を鑑別するため3つの質問をするのがいいという．それは，①「いじめを受けていた歴史がありますか」，②「中学頃から原因のわからないスランプの時期がありましたか，そして自然に良くなりましたか」，③「お父さんかお母さんの家系にそういう気分の波がある人がいませんか」の3つである．双極性障害の基本性格は人と親密な関係をつくろうとする傾向があるせいで，いじめを受けやすい傾向があり，躁状態は問うても本人が自覚していなくてわからないことが多いのでスランプ時期を聞くのがよいという（ただし，躁的エピソードを家族に聞いてみることは意味があると思う）．もちろん家族歴や，若年発症も双極性の重要なリスクファクターである．

8 器質的要因

甲状腺機能低下は老年期のうつ状態で時々遭遇するので，見逃さないように気をつける必要がある．そのほか老年期のうつ状態では脳動脈硬化症や脳梗塞，認知症，てんかん発作（精神運動発作）など，器質的な要因が隠れていることが多い．

9 リワークの視点としての復職準備性のアセスメント

復職準備性のアセスメントについては，適切な睡眠覚醒リズムの有無や注意力・集中力の程度，安全な通勤の可否など，さまざまな観点から総合的に評価していく必要がある[8]．「標準化リワークプログラム評価シート」[9]は基本項目として出席率，眠気・疲労，集中の持続の3項目をはじめ，対人交流として6項目，心理的側面として3項目の計12項目で構成されており，日常診療における復職準備性の評価に役立つ観点が提供されている．これらの観点を参考に，当院のデイケアでは基本的生活習慣，作業能力，対人交流，心理的側面を復職準備性の指標として評価している．リワークデイケアは実践的なグループワークを通して復職準備性を判断するための診断の場としても重要である．

認知という言葉は要素的認知（神経認知），社会認知，思考（認知療法における認知）の3つのレベルに分けられるが，気分障害において神経認知機能障害は症状の再燃・再発のみならず，就労状態を予測するとの報告もみられることから[10-13]，神経認知機能のアセスメントは復職準備性の確認や就労継続を予測するうえで役立つと思われる．統合失調症認知機能簡易評価尺度（Brief Assessment of Cognition in Schizophrenia：BACS）は30分程度で神経認知機能のアセスメントが可能であり，ユーザビリティに優れている．認知リハビリテーションへの導入について検討するうえでも，神経認知機能のプロフィールについて情報を得ることは有益である．また，より簡便に復職準備性を判断するために自記式で簡易な検査として社会適応度自己評価尺度（Social Adaptation Self-Evaluation Scale：SASS）があり，復職可否の目安になる．社交不安症（social anxiety disorder：SAD）の診断ツールであるリーボビッツ社会不安評価尺度日本語版（Liebowitz Social Anxiety Scale Japanese version：LSAS-J）の点数が高い患者も集団のなかでの作業に困難が予想され，点数が下がってこないと復職は難しい．

当院のデイケアには，原則としてそれまでの主治医を変更せずに参加してもらうようにしている．考え方はいろいろあるが，患者と主治医の関係はその後も長く続いていくので，変更しないほうがいいという方針である．デイケアでのプログラムの内容や様子はできるだけわかりやすく主治医に報告するように心がけていて，復職準備性に関しても主治医が十分に把握できるように情報提供をしている．各クリニックの先生とリワーク施設がもっと連携を取ることでうつ病休職者の復職がより順調に進むことを祈っている．

10 おわりに

　うつ病では慢性的な扁桃体の興奮とHPA軸の亢進があり，コルチゾールが過剰分泌状態になっている．それによりBDNFが低下し海馬や前頭皮質での神経新生の障害やセロトニン，ノルアドレナリン，ドーパミンの機能低下が引き起こされ，その結果として神経認知や社会認知，思考などの各レベルの認知機能の障害が出現し，最終的にうつ病のさまざまな症状を呈するようになると考えられる．認知療法でいう自責的な自動思考が繰り返し扁桃体を刺激することが，上記の慢性ストレス経路を亢進させる主な要因となっている．症状がなかなか寛解しないうつ病や復職に難渋する患者の場合，この自動思考（自責的な反芻思考）がうつ病の遷延化や再発を引き起こしていると考えられ，この部分に介入する必要がある．マインドフルネスにより扁桃体の興奮を鎮め自動思考に対するメタ認知的な視点が獲得できると，自動思考を客観的にとらえ自分で書き直していく（認知再構成）ことが可能となる．その結果，自信が回復するとオキシトシン分泌が改善し，レジリアンスが強化され，神経新生が回復し，神経認知が改善して，復職準備性も整うことになる．近年，グレーゾーンのASD患者はリワークの現場でも想像以上に多く，閾値下のPTSDや不安障害の併存が多く，重大な認知の問題も抱えている．生活障害が必発なので発達障害の特性を理解しながら，心理教育を含めそこへ援助していくという視点が欠かせない．

　うつ病を慢性ストレス後の抑うつ症候群と考えると，ストレス因やストレス耐性の脆弱性（スキーマや自動思考，HPA軸の脆弱性，オキシトシンの脆弱性など）の程度に応じて適応障害から重度の抑うつまで重症度もさまざまなので，うつ病全体も発達障害と同様に幅広いグラデーションのある疾患群という印象がある．したがって，そのなかから個別性を抽出して，それぞれのストレス状況や発達，認知の問題をアセスメントしながら支援していくことが重要と考えられる．特に復職を目指すうつ病の場合は各クリニックとリワーク施設がもっと連携をしていく必要があると思われる．

文献

1) 堀　輝，香月あすか，守田義平ほか．うつ病勤労者の復職成功者と復職失敗者の差異の検討．精神科治療学 2013；28（8）：1063-1066．
2) 五十嵐良雄，山内慶太，大木洋子．平成23-25年度厚生労働省障害者対策総合研究事業「うつ病患者に対する復職支援体制の確立　うつ病患者に対する社会復帰プログラムに関する研究」分担研究報告書．リワークプログラム利用者の復帰後の就労予後に関する調査研究．2014年3月．
3) 五十嵐良雄．うつ病リワークプログラムの現代的意義．秋山　剛（監），うつ病リワーク研究会（著）．うつ病リワークプログラムのはじめ方．弘文堂；2009．pp2-9．
4) 秋山　剛，松本聡子，長島杏那．リワーク・復職を困難にする要因．臨床精神医学 2012；41（11）：1551-1559．
5) Krueger RF. The structure of common mental disorders. Arch Gen Psychiatry 1999；56：921-926.
6) Kessler RC, Berglund P, Demler O, et al. The epidemiology of major depressive disorder：Results from the National Comorbidity Survey Replication（NCS-R）. JAMA 2003；289：3095-3105.
7) 青木省二，村上仲治（編）．大人の発達障害を診るということ―診断や対応に迷う症例から考える．医学書院；

2015.
8) 厚生労働省．心の健康問題により休業した労働者の職場復帰支援の手引き．平成24年7月改訂．
https://kokoro.mhlw.go.jp/guideline/files/syokubahukki_h24kaitei.pdf
9) 有馬秀晃，秋山　剛．うつ病休職者の標準化リワークプログラム評価シートについて．精神科治療学 2011；26
（2）：173-180．
10) Dickerson FB, Boronow JJ, Stallings CR, et al. Association between cognitive functioning and employment status of persons with bipolar disorder. Psychiatr Serv 2004；55：54-58.
11) Kaneda Y. Verbal working memory and functional outcome in patients with unipolar major depressive disorder. World J Biol Psychiatry 2009；10：591-594.
12) Depp CA, Mausbach BT, Bowie C, et al. Determinants of occupational and residential functioning in bipolar disorder. J Affect Disord 2012；136：812-818.
13) Ryan KA, Vederman AC, Kamali M, et al. Emotion perception and executive functioning predict work status in euthymic bipolar disorder. Psychiatry Res 2013；210：472-478.

IV

精神科診断に関するエッセイ

IV 精神科診断に関するエッセイ

1 名づけることの意味

泉谷閑示
泉谷クリニック

1 名づけることとは

　人は，得体の知れないものに対して，怖れや不安を抱くという性質があります．そして人は，その怖れや不安を解消するために，その対象をどうにか把握し，操作可能なものにしようと試みます．

　そこでまず行われるのが，言葉を用いた「名づけ」という行為です．「名づけ」に用いられた言葉は，世界全体からその対象を切り取り，対象をある輪郭をもったものに変貌させます．これが，「名づけ」による対象化（あるいは客体化）と呼ばれる作用です．

　この「名づけ」によって，私たちは対象について認識したり，それについて深く考えたり，あるいは他者と認識を共有したり，それについて話し合うことができるようになります．そして，あたかもその対象を理解し，手中に収めたかのような感覚をもつようになります．つまり「名づけ」は，対象を深く認識するうえで不可欠な行為であると同時に，むしろ不可解な対象への探求を行わない大義名分としても機能してしまうという，功罪両面を併せもつものだといえるでしょう．

　私たちが臨床において行っている診断という行為は，まさしく，この「名づけ」にほかなりません．私たちはまず，人間に生ずるさまざまな現象から「病気」や「狂気」

泉谷閑示（いずみや・かんじ） 略歴

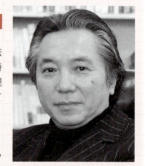

1962年秋田県生まれ．1988年東北大学医学部卒．東京医科歯科大学医学部附属病院，財団法人神経研究所附属晴和病院等に勤務した後，渡仏，パリ・エコールノルマル音楽院に留学．同時にパリ日本人学校教育相談員を務めた．帰国後，新宿サザンスクエアクリニック院長を経て，現在，精神療法を専門とする泉谷クリニック（東京・広尾）院長．また，舞台演出や作曲家としての活動も行っており，「横手市民歌」等の作品がある．
著書に，『ウィメンズ・メディカ』（「心の病気」の章を監修．小学館，2003），『「普通がいい」という病』（2006），『反教育論―猿の思考から超猿の思考へ』（2013）〈以上，講談社現代新書〉，『「私」を生きるための言葉―日本語と個人主義』（研究社，2009），『こころをひらく対話術』（ソフトバンク クリエイティブ，2010），『クスリに頼らなくても「うつ」は治る』（ダイヤモンド社，2010），など多数．

と名づけるものを切り取り，これを「健康」あるいは「正常」と区別しました．

この「名づけ」は，当然のことながら，自身が「健康」や「正常」の側にあると思っている人間が行ったものです．それゆえに，診断を下す人間が偏った価値観や性質をもっていた場合には，かなり奇妙な線引きがなされてしまうこともあります．かつて，中世のキリスト教によって行われた魔女狩りや，国家の思想統制によって異端視された者が思想犯と扱われたのみならず一種の精神病として処置されてしまった例などはその代表的なものでしょう．

これらは，かなり極端な例のように思われるかもしれませんが，しかし，私たちにとって決して無縁な問題なのではありません．私たちが診断を下すときには，必ずや私たちが足を置いている価値観の偏りについて，厳しく自覚的でなければならないのです．

たとえば，人類が近代以降の文明において基盤に据えた合理主義，この対象化という行為を前提にして発展した科学的思考，客観を主観よりも優位に据えた価値観，そこから必然的に生じた「目に見えるもの」の偏重，実証主義や結果主義への偏り等々は，先進国に暮らす私たち現代人が負っている偏りだといえるでしょう．

また，ことにわが国において自覚的でなければならないのは，一見，先進国としてリベラルな価値観を標榜している体裁をとりながらも，その内実は古い「ムラ社会」のメンタリティを温存し，いまだに儒教的で封建的な「タテ社会」的秩序が暗黙のルールとなっているという問題です．

これらの偏った価値観のうえに，私たちも足を置いて生活しているということ．これに無自覚な臨床家は，ともすれば真っ当な異議申し立てをするクライエントを病的であると診断してしまったり，社会や組織の側の問題によって生じた不適応を「適応障害」という名のもとに，病気扱いしてしまうかもしれません．

私たち臨床家は，一個の人間である以上，とうてい，無色透明で偏りのない人間であることはできないわけですが，それでも，できる限り自身が足を置いている価値観を相対化し，自覚しておく必要があります．さもなければ，その臨床家個人の価値観を超えた地平で生きているクライエントたちに対して，私たちが誤った診断を下し，医原病を生み出すことにもなりかねないからです．

少なくとも，私がこれまでに出会ったクライエントのなかには，私個人の価値観の限界を超えた人たちが少なくありませんでした．そして，そのような数々のクライエントとの面接を通じて，私はかなり多くのことを学んできたように思います．

あたりまえのことではありますが，医学や精神医学，心理学，精神分析等は，私たち精神科医に，すべての価値観を凌駕する知恵まで授けてくれたりはしないのです．

2 治療がうまくいかないときに持ち出される診断名

最近，従前の治療において「双極性障害Ⅱ型」と診断されたというクライエントを扱うことが少なくありませんが，丁寧に面接を行ってみた結果，この新しい診断名

が妥当と思われた症例には，ほとんどお目にかかったことがありません．

　この診断が持ち出された経緯としては，「うつ病」としての定型的治療を行ってみたがこれが奏功せず，ならば「双極性障害Ⅱ型」であろうと診立てが変更されたものが多かったようです．また，クライエントから，状態がいっこうに改善しないことや薬が合わないか効かないことについてクレームを受けた場合など，この正当な異議申し立てが「軽躁状態の攻撃性」とみなされてしまい，「双極性障害」と診断されるに至ったと思われるケースも少なくありません．

　怒りの感情というものに対して，そもそも私たち日本人はこれを忌避しがちな傾向が強く，治療者自身もこれに抑圧的であることが多いように思われます．このような前提から診断が行われた場合に，たとえば因習的な日本社会や組織の問題点，家族関係のいびつさ，封建的で高圧的な治療などに対するクライエントの正当な反発が，「軽躁状態」と診断されてしまうことも少なくないのではないかと考えられるのです．

　まずは，「うつ病」について，通り一遍の薬物療法や自宅療養などですませるのでなく，100人いたら100通りの内実の異なる「うつ」があるのですから，その詳しい状況や本人のパーソナリティが形成された歴史などを知ったうえで，それぞれのケースにかなったアプローチを行う必要があります．

　なかには，認知行動療法を標榜していることを理由にして「現在のことしか扱いません」といった発言をする治療者もあるようですが，人間の精神というものが内的な歴史によって形成されるものであるという基本的認識を，どのような方法論でアプローチするにせよ，決してないがしろにしてはならないと思います．

　治療者がクライエントについて詳しく知らなければならないこととしては，「怒り」の感情の抑圧の度合い，自己否定感情や希死念慮等の発生の経緯，自己愛のダメージの程度，努力や忍耐を称揚する価値観の強度と由来，社会的役割を実存的存在から相対化できているか否かの問題，「する」ことへの価値観の偏り，社会的評価に左右される神経症性の程度，エネルギーが枯渇しているのかうっ屈した不平や怒りが抑圧されて自己否定的になっているのかの見分け，等々があげられるでしょう．これらについて丁寧な対話を行って，明らかに本人のそれまでの性質から質的に大きく逸脱した感情の異常があるかどうかを慎重に見極めたうえでなければ，安易に「双極性障害Ⅱ型」といった診断を持ち出すべきではないと思うのです．

　「うつ病」の診断自体は今日，ICDやDSMなどのマニュアル診断によって容易に行われるようになりましたが，マニュアル診断というものは，本来，医療統計や情報共有の便にのみ役立つ次元にとどまる概念なのであって，治療の参考になるような奥行きのあるものではありません．よって，診断マニュアルの項目を確認するにとどまるような面接では，決して「治療的な面接」にはなりえないことを，われわれ臨床家は肝に銘じておかなければならないでしょう．

3 アスペルガー症候群とカサンドラ症候群

　近年，成人の発達障害というものが，世間でも取り上げられることが増えてきました．しかし，それに比して私たち精神科医の理解は，必ずしも十分に深まっていないように見受けられます．なかでも特にアスペルガー症候群については，臨床家がその本質をきちんと理解しておかなければならない重要性の高い概念であろうと思われます．

　アスペルガー症候群にまつわる問題の中心は，本人自身よりもその配偶者や子どもなどが，日常的に奇異なディスコミュニケーションの状況におかれ続けることによって，自己愛が深く損なわれ，いわゆるカサンドラ症候群に陥ってしまうというところにあります．

　しかし，巷に流布されているアスペルガー症候群についての文献等は，ほとんどがその言動の特性やコミュニケーションの不適切さの具体例を列挙するにとどまっているもので，アスペルガー症候群の本質的な病理構造をとらえたものがなかなか見あたりません．これでは，どうにも本質的な理解ができないだけでなく，数々の誤診が生じる原因にもなってしまいます．

　まず，アスペルガー症候群にみられるさまざまな不適切な言動は，いったいいかなる構造に由来するものなのか，その根本の病理がどのようなものであるかについて，一度きちんと考えておく必要があるだろうと思います．

　アスペルガー症候群においては，まずは「視点の移動」ができないという問題がその根本に存在しています．ここでいう「視点の移動」とは，自分が見るという視点から，相手の視点や周囲の視点といった外側からの視点への移動のことです．

　つまり，高機能自閉症と称されることもあるこの症候群は，まさに「自閉」ということがその根本病理なのです．「自閉」とは，自分しかいない世界に住んでいるということであり，自分以外の存在は，それが人間であろうとも「物」的にとらえられてしまっているということなのです．別の言い方をすれば，他者が自分とは別個の独立した「心」をもった存在であるということが想定できていない．これが彼らの根本病理であり，これは「心の理論」の障害と呼ばれているものです．

　そして，その根本病理から派生して，物事の「意味」が表面的にしかわからないという問題が生じてきます．人間関係にまつわるさまざまな暗黙のルールや，行為や発言が負っている暗黙の「意味」などは，「他者の気持ち」が想定できなければ決してわからないものであり，「意味」の欠如した世界に生きている彼らには，これらの真意が把握できません．あくまで見よう見まねで学習した行動マニュアルに従って，「わかっているかのように」対処しているのです．

　ポール・オースターというアメリカの作家の『孤独の発明』[1]という小説は，孤独死した父を巡ってほぼ自伝的に回想して書かれた作品なのですが，この父に関する描写が，アスペルガー症候群について近親者が抱く当惑した感情をみごとに表現しているものだと思われますので，いくつか引用してみます．

死が訪れる以前から，父は非在の人間だった．もうずっと前から，父とごく近しい人々は，その非在をひとつの事実として受け入れるようになっていた．……〈中略〉
　物にも人にも理念にも，父はおよそ情熱というものをもたない人間だった．いかなる状況にあっても自分をさらすことができなかった．あるいはさらしたがらなかった．父は人生から一定の距離を保って生きていた．物事の核心に引き込まれることを避けて生きていた．……〈中略〉……にもかかわらず，父はそこにはいなかった．もっとも深い，改変不可能な意味において，父は見えない人間だった．他人にとって見えない人間，おそらくは自分自身にとっても見えない人間だった．……〈後略〉

　こちらが望んでいるもの，こちらが感じていることを，この人は察してくれるだろう—父にそういう信頼を置くことは不可能だった．……〈後略〉

　父は私を元気づけようとしたのではない．かといってつらくあたったのでもない．ただ単に，こういう場合に人が言うべき文句を機械的に口にしただけなのだ．それは状況にふさわしい言葉だった．でもそれは何の感情も伴わずに口にされた．礼儀正しさの実践として，ほぼ二十年後に「可愛い赤ちゃんだ．元気に育つといいね」と言ったときと同じ，うわの空の口調で．父の心がどこかほかの場所にあることは明らかだった．

　以前，私は本シリーズ Part I の『メンタルクリニックが切拓く新しい臨床』に寄せた小論において，人間の構造を「頭／心＝身体」としてトポロジカルにとらえていることを述べましたが，これを用いて言えば，アスペルガー症候群の人は，「頭」と「心＝身体」が完全に分断されており，その言動のほとんどは，コンピュータ的な「頭」のみによって行われていると考えられるのです．「心」と通じていない構造であるため，感情や感覚にまつわることは基本的には理解できず，わかっているようにみえても，それは本人の模倣的学習によってマニュアル的に成されているにすぎないのです．
　このオースターのように，アスペルガー症候群の近親者は，そのコミュニケーションが「心」にいっこうに響いてこないものであるがゆえに，程度の差はあれ，内的な混乱に陥ってしまいます．
　アスペルガー症候群の人は，「人からどう思われるか」といった神経症性を獲得できないために堂々とゆるぎない自己主張を行うことが多く，むしろ周囲の人間のほうが「私がおかしいのかも知れない」と感じて自身の感覚や感情，常識や価値観を疑わざるをえなくなります．その結果，周囲の人間が自己愛に深くダメージを被ることになってしまいます．これがカサンドラ症候群と呼ばれるもので，具体的には種々の神経症や，パーソナリティ障害，うつ病に陥ったり，ひどい場合には統合失調症に陥ってしまうこともあります．
　私は，これまで数多く自己愛に傷を受けたクライエントを診てきましたが，面接を

重ねてみると，クライエントの親か配偶者がアスペルガー症候群であることが徐々にわかってきて，実はそのクライエントの病理の根本がカサンドラ症候群であったと判明するケースが決して少なくないことに驚いています．また，クライエント自身がアスペルガー症候群であるケースにおいても，その表面の状態像だけで難治性の「うつ病」と診断され，見当外れな治療が漫然と行われてしまっていたということも珍しくありません．

さらには，規格外の内省力や感性をもっているがゆえに不適応が生じているケースが，アスペルガー症候群と誤診されてしまっていることもよくあります．しかし，このようなケースでは，アスペルガー症候群と診断されたことを「苦悩」しているという一点において，除外診断が可能なのです．それは，アスペルガー症候群のクライエントには「困る」ことはあっても「悩む」ことはない，という特徴を把握していれば容易に判別できるはずです．つまり「悩む」という自己相対化，すなわち内省というものは，外から自分を眺めるという視点の移動ができなければ不可能なことであり，それができるケースはアスペルガー症候群ではないのです．

アスペルガー症候群のクライエントに対しては，「心の理論」の障害があるわけですから，通常行われるような「心」の存在を前提としたかかわりでは，完全に治療が空転してしまいます．ですから，われわれに可能なことは，少しでも不適応状況が減るように，具体的な言動のマニュアルを補完的に投与することです．しかし，その際には，一般的に期待されるような「意味」の理解を求めることは不可能なので，あくまで具体的なマニュアルを伝える方法が望ましいでしょう．当然，内省的な働きかけは禁忌となります．

一方，カサンドラ症候群に陥っているクライエントの場合には，逆に徹底的に内省を進める精神療法を行わない限り，症状の根底に潜む自己愛の傷つきを解決できません．しかし，「自分はカサンドラ症候群であったのだ」という認識を得ることによって，クライエントは自己否定がその由来にさかのぼって修正されることになり，これを機にかなり良好な経過に転じることが見込めます．

4 診断の功罪

このように診断という「名づけ」は，誤った治療の方向づけを行ってしまう原因にもなれば，病理の根本を明らかにし，真の解決に役立つ場合もあります．

いずれにしても，丁寧な面接によってクライエントの来歴を明らかにし，本人の特性を正しく把握することが欠かせない大前提となります．

精神医学の趨勢がマニュアル診断やエビデンス重視へと傾き，治療も戦略（ストラテジー）という言葉で語られるコンピュータ的なものに推移してきていますが，このような価値観は，いわば医療のアスペルガー化のように私には思えてなりません．人間の精神という，最も奥行きのある不可知な世界を扱ううえで，「心」の存在を軽視し，人間や病気を「物」的に見るような価値観では，決してその本質をとらえることはできないのです．

あるクライエントの病態を診たときに，その根本病理がどのような構造になっているのか，その人ならではの宝はどのようなものか，その人がいかなる環境や境遇で生きてきたのか，その人のコミュニケーションはどのような特徴があり，どのような対話の配慮が必要なのか．そして，その人に生じている症状は，その人の問題なのか，周囲の環境の問題なのか，それはどうすれば解決できるのか．ただ単に症状を取り除くべく薬物という爆弾を投下するのではなく，症状自体が発しているメッセージは何であるのかをきちんと読み解くこと．これら，クライエントを一人の人間として観るという基本的な作業が，近年の精神医療では，ずいぶんとないがしろにされてしまっているのではないかと感じています．長い年月，出口のないトンネルでもがき苦しんでいたような気の毒な治療歴をもつクライエントを診ることが珍しくありませんし，彼らにはおよそ丁寧な面接が行われた形跡が見あたりません．既存の診断名に安易にカテゴライズされ，通り一遍の薬物療法が行われただけというケースが，あまりに多いのです．

「心」をもつ人々のほうがむしろ困惑し，自己否定をせざるをえなくなるような今日の価値観の趨勢は，やはりどこかおかしいのではないかと思います．人間の人間らしさの中心は，「心」というものが大切に扱われるところにこそあるのであって，マニュアルやチャートで処理可能な「頭」のコンピュータ的世界によって，人間性が蹂躙されるようなことがあってはならないと思うのです．

文献

1) ポール・オースター（著），柴田元幸（訳）．孤独の発明．見えない人間の肖像．新潮社；1996．

Ⅳ 精神科診断に関するエッセイ

2 日々の診療——症状の連続性と「不連続さ」

海老澤佐知江
アルバ・メンタルクリニック

1 はじめに

　東京都心のビルで開業している．気分障害，不安障害，適応障害の人が多いが，時々精神症状がないという人が受診する．多くは，内科など他科の医師や産業医などから，身体的な症状がなかなか治らないから精神科（多くは心療内科と言われている）受診を勧められていたりする．その症状といえば，胃腸不良，頭痛，めまい，関節痛，微熱，全身倦怠，風邪をひきやすい，腰痛等々，身体表現性ももちろん多いのであるが，身体化症状ではない場合もある．出勤不能状態であれば，診断書を作成して休職させ（なぜなら，内科などでは書いてくれないから），診断書を出すからには，復職を目指して最善を尽くす．そのためには，あたりまえだが，正しい診断が必要である．

　また，通院治療の人が突然の不調を訴えた場合，精神疾患の悪化なのか，薬物の副作用なのか，ほかに何か原因があるのかを判断しなければならない．

　以下，開業してから現在まで，診断に迷ったが，実は精神疾患や精神症状の悪化ではなかった例をあげた．これらの症例の話を同業者の何人かに個人的に話したことがあるが，なぜ精神疾患ではないのがわかるかを質問された．なぜか，「連続性がないから」としか言いようがない．精神疾患は，両親家族から生い立ちから現病歴から，すべて連続性があるように感じる．たとえ，「スイッチオン」したかのように突然発症した精神病の人でも，その生い立ちや家族までなんとなくさかのぼれる連続性があるだろう．私がそう感じているのは，私自身の子ども時代に感じたことの思い込みからなのかもしれないが（子ども時代に筆者が違和感を感じていた数人は，漏れなくその後地域の精神科医をしていた筆者の母を受診していたことがこの確信につながって

略歴

海老澤佐知江（えびさわ・さちえ）

1963年　群馬県生まれ．
1989年　東京女子医科大学医学部卒．同年，東京慈恵医科大学精神科入局．
1992年　東京慈恵医科大学研究生となる．
越谷吉伸病院，慈友クリニックを経て，2005年アルバ・メンタルクリニックを東京都新宿区に開院する．

いる）．連続性のなかの「不連続さ」が決め手であるが，症状に真正面から取り組んでしまうとみえにくくなってしまうのかもしれない．

2 症例

● 症例1

33歳時で上司よりセクハラを受け，ストレス関連障害として治療開始．37歳，当院に転院時は，「中年オヤジが嫌」と，職場でタンドスピロンを服用していた．

半年ほど経過は良好で治療終結も近かったが，突然，疲労倦怠感，微熱，抑うつ気分などが出現し，出社不能となり休職開始．抗うつ薬など反応なし．

倦怠感のため通院が不規則で向精神薬は中断．やっと通院できた時に口内炎の多発を確認し，ベーチェット病疑いで専門医を受診してもらい，遺伝子検査で診断が確定，当院での治療も終結した．

● 症例2

双極性障害，男性．36歳時，異動，業務負担の増加，上司からの叱責，昇進試験に失敗を契機に不眠，食欲不振が出現，出社不能となり精神科を受診．3か月休職．復職3か月後，食中毒を機に出勤不能となり，4か月休職し当院に転院．計9か月間休職し復職．復職して数か月後には残業制限が緩和され，業務を張り切っては休むということが繰り返されていた．

43歳時，突然，疲労倦怠，いらいら，不安感，易刺激性などの症状が出現．薬を追加したが悪化．「（いつもの）それとは違う不調」という自覚があった．怒りっぽくなり夫婦喧嘩をした，我慢ができない，いらいらし腹立つことが違う，など．泌尿器科を受診してもらい，加齢性性腺機能低下症（late onset hypogonadism：LOH症候群）と診断され，ホルモン補充療法（hormone replacement therapy：HRT）を行い改善し，4か月後に復職した．

● 症例3

双極性障害，男性．44歳時，昇格を機に不安，不眠，抑うつ気分，意欲低下，自信喪失などの症状が出現．「適応障害」で産業医から紹介され当院に通院開始．5か月間休職．復職数か月後，楽しくない，体力低下，倦怠感，体重増加，いらいら，特に息子にいらいらし，息子をきつく叱責してしまうなどの訴えが出現．泌尿器科を受診してもらい，男性更年期障害と診断されHRTを開始し，倦怠感，いらいらは改善した．

● 症例4

気分変調症，男性．41歳時，管理職になり，120時間の残業が数か月間続き，全身

倦怠，手足のしびれ，気力の低下などの症状が出現．「適応障害」と診断され3週間休職．職場の環境調整を行い出社は可能だがすっきりせず，当院に転院．対人緊張が強く社交不安障害が発覚．1年6か月間休職し復職．

44歳になり，いらいら，女々しさ，妻の愛情を子どもにとられると思っている，筋力低下，意欲低下等の症状が出現した．スルピリドを使っていたこともあり，テストステロン低下も考えられ泌尿器科を受診してもらった．男性更年期障害と診断されHRTをして改善がみられた．

症例2～4は，男性更年期障害の3例である．もちろん，精神科治療は継続していたが，HRTを併用．男性更年期症状は，抑うつ気分，いらいら，認知力低下，性欲低下，睡眠障害など，気分障害のうつ状態と字面はほとんど変わりがないようにみえる．筋力低下や性機能低下などの身体症状の併発があるとわかりやすい．

男性更年期障害の精神症状として，自己愛の傷つき，自己不全感などを指摘する人もいる．私見であるが，葛藤が生じ，会社よりも家族に対するいらいらが増し，何よりもエネルギーの低下を感じさせないのが鑑別点だと思う．

● 症例5

47歳女性．数年前から，めまい，耳鳴で耳鼻科に通院し服薬を続けていた．脳神経外科，婦人科では問題ないと言われた．なかなか改善しないので，産業医に勧められて当院を受診．主訴は，「ありとあらゆる治療をしたが体がだるい」，頭痛，めまい，関節痛，易疲労感，元気が出ない．食欲はあるが，やせ，皮膚乾燥，顔色の悪さが目立っていた．総コレステロール値は正常値下限．身体症状が主であった．関節痛には抗うつ薬が効果があった．発汗もあり，再度婦人科を受診してもらい更年期障害と診断され，女性ホルモンの塗布の開始となった．

女性ホルモン低下によるこの状態は数年間続いており，更年期障害になるには年齢的に少し早いように思えた．よく聞くと，両親が重度の糖尿病で食事は両親と同じ糖尿病食であること，職場では多忙のため食事をとる時間がなく，お腹がすくとお菓子をつまんでいたとのことであった．

結局，食事不足による低コレステロール→女性ホルモンの減少→更年期障害と思われた．毎日の食事の量と質をチェックして指導，1年4か月間休職し復職した．

● 症例6

37歳男性．29歳よりうつ病治療中であった．30歳から2年11か月休職し復職．時折起床不能となり，欠勤することがあったが，薬物治療でおおむね安定していた．1年間同棲し36歳時結婚．その後，体重が減少傾向にあった．

ウイルス性胃炎（内科受診）を契機に身体的な消耗が目立ち倦怠感が顕著となり当院の診断書で休職．身長166 cm，結婚前56 kgの体重が50 kgまで減少．今回の休職は今までと違い，抑うつ気分などの精神症状よりも倦怠感，体重減少，体力低下，

消耗など身体的な症状が目立っていた．薬物調整よりも生活指導が中心であった．

　実家に戻り体重が徐々に増加，2年9か月間休職し，体重は58 kgになり復職した．復職後の経過は良好であるが，原因は結婚生活なのか食事の問題かはわからなかった（あえてはっきりさせてない）．ただ，やせないように体重に注意するよう指導している．

症例7

　反復性うつ病性障害の男性．37歳時管理職試験に失敗したのを契機に不安症状が出現．体調不良のため月に1，2回休むようになった．38歳頃から体調不良のため2週間休職し精神科を受診．うつ病の診断をうけ治療開始．39歳時1年間休職中当院に転院．

　復職後，41歳時，意欲低下，夜間入眠時強い不安感が出現し，出勤困難となり休職開始．薬物治療の反応が悪く，皮膚乾燥，顔色が悪いなど外見上も所見があり，本人と妻の希望もあり，泌尿器科を受診してもらった．

　男性更年期障害と診断され，HRTを3回施行された．コレステロール値が低く，食事は，妻がほぼ菜食主義で蛋白質も植物性のものが主だった．毎日の食事を書いてきてもらったが，油断すると元のあっさりした食事に戻ってしまう傾向にあった．

　食事に注意が必要であった例を症例5〜7にあげた．多忙，食にあまり興味がなく（食欲はある），同居の家族が食事を作っているが家族が作る食事が淡泊という場合，注意が必要である．低コレステロールのため，女性ホルモンや男性ホルモンが低下してしまう．コレステロールを気にするあまり，極端に健康志向に走る傾向にある人は要注意だ．極端に野菜・魚中心の食事であると，亜鉛摂取が低下し男性更年期障害に影響する．

　食事に関する話題をもう一つ．

　勤務中の夕方になると起こる妙な落ち着きのなさ，震え（震える感じ），発汗，頭痛などの訴えについても，内容をよく聞くべきである．特に，昼食をとったかとらないかだけでなく，その内容と時間も注目する．もしかしたら，低血糖感知（血糖グルコース濃度の著しい低下により生じる自律神経性警告兆候を自覚すること）かもしれない．その場合，自律神経症状（発汗，震え，発熱感，不安，吐気など）と神経低血糖性の症状（めまい感，錯乱，疲労感，会話の障害，頭痛，集中力低下など）がみられる．

症例8

　36歳女性．適応障害．疲労倦怠感，睡眠障害，意欲低下が主訴．休職し，薬物療法で，睡眠障害，意欲低下などの症状は改善したものの，午前中の眠気が続いていた．睡眠時無呼吸はない．薬物を中止しても午前の眠気が残った．

　朝食の内容を聞くと，いつもサラダにポン酢で，ポン酢をやめてもらったところ眠

気がなくなり，復職した．

症例 9

27歳女性．会議時の緊張が主訴．安定薬の屯用ですみやかに解決したが，「実は，昼食後いつも眠気が強くて困っている」という．よく聞くと，昼食はいつもホットドッグを食べている．ホットドッグを食べないように指導し，改善した．

症例 8，9 は，食物の影響による眠気であるが，加工食品などの中に入っている化学調味料など添加物などが影響している．化学調味料過敏症（化学調味料アレルギー）と思われる．

グルタミン酸ナトリウムによるチャイニーズレストランシンドロームは広く知られているが，保存料，着色料，増粘安定剤など原因物質を含む食品を摂取した直後から 2 時間くらい，量依存的に，主に倦怠感，ひどい眠気が生じる．2 時間経つと妙な覚醒感がある．この体質の人は案外多い．

症例 10

35歳女性．職場のことが契機でストレス関連障害で治療中．疲労倦怠感，ひどい下痢，食欲低下，胃痛，憂うつなどが続き出勤不能状態となり，当院で診断書を作成し休職．特にストレスを感じていなかった．過敏性腸症候群が疑われたが薬物は効果なし．よく聞くと，他院で疲労回復のため高濃度ビタミン C の点滴をしていることが発覚．中止し症状は改善し，憂うつな気分は消失し復職．

ビタミン C は，過剰摂取した場合，腸管からの吸収率が低下し，尿中に排泄されるため，一般的に中毒症状はないという認識であるが，摂取による胃腸などの粘膜障害はあまり知られていない．ペットボトルのお茶などにも入っているため，胃の症状が続いている人は要注意である．

その他の症例

通院中の人の突然の症状の訴えで，鑑別できた精神症状ではなかったものを思い出すがままに以下に列挙した．本人は，精神疾患の悪化と思っているのであるが，どれも唐突すぎ，よく事情を聞く必要があった．

不眠の再燃は，飲酒の再開，ジェネリックに変更したなどはたびたびあることであった．その他の経験例として，内科によるニューキノロン系オフロキサシン，ステロイド剤などの投与があった．

ステロイドは，精神科的な副作用として精神変調，うつ状態，不眠などがあるが，注意すべきは，スギ花粉によるアレルギー性鼻炎の時期のみステロイドと抗ヒスタミンの合剤 d-クロルフェニラミンマレイン酸塩・ベタメタゾン配合剤を服用するケースである．少量のステロイドで不眠，軽躁状態（不眠による？）が，毎年現れて，双極性障害と間違えそうになった．

テトラサイクリン系ミノサイクリン塩酸塩によるめまい，気管支拡張薬のβ_2刺激薬，吸入ステロイド（ステロイド・β_2刺激薬配合剤）の睡眠障害，動悸，振戦などもあった．

3 おわりに

　他科の医師や産業医は身体に問題がないと不調は精神科的なものに原因を求めがちとなり，精神科に通院中の人は突然の不調を精神科の薬に原因を求めがちである．確かに，精神疾患は，簡単にデータで診断できるものではない「見えない」ものであり，原因不明であると見えないもののせいにしたくなるだろう．しかし，薬物療法の効果がない場合などは特に，症状をよく観察しその連続性・不連続さに注目することで，精神科以外の何か別の要因を見つけられることがあるのではないだろうか．

参考文献

- 白井將文（編）．男性更年期障害―その関連領域も含めたアプローチ．新興医学出版社；2008．
- 日本医師会，日本薬剤師会，日本歯科医師会（総監修）．健康食品・サプリメント〔成分〕のすべて―ナチュラルメディシン・データベース．一般社団法人日本健康食品・サプリメント情報センター；2011．
- 浦部晶夫，島田和幸，川合眞一（編）．今日の治療薬2016．南江堂；2016．

IV 精神科診断に関するエッセイ

3 解決志向における診断の技と工夫

岡　留美子
岡クリニック

1 解決志向とは

　筆者は解決志向ブリーフセラピーを基本姿勢として，他の技法を取り入れながら診療を行っている．解決志向はブリーフセラピーに位置づけられる心理療法であり，問題あるいはその原因に焦点を当てるのではなく，ダイレクトに解決構築を目指す技法である．現在では心理領域にとどまらず，教育，医療，司法，ビジネス，スポーツなど幅広い領域で活用されている．

　藤岡は，解決志向は精神科診療を行ううえでのアプリケーションソフトであり，オペレーションシステムであると述べている[1]．筆者も同じように考えており，解決志向を取り入れることは，外来での面接にはなくてはならぬものと感じている．

　診断には技という言葉はなじむが，工夫という言葉とはなじみにくいのではないかととらえる向きもあるだろう．診断の技と工夫を考えるうえでは，神田橋のいう「3つの診断」の切り口が有用であろう[2]．

1. 共通言語としての診断（診断1とする）
2. 治療行動を導く診断（診断2とする）
3. 当事者への説明としての診断（診断3とする）

　診断1は専門家同士が病気や治療について話し合うために必要なもので，ICDやDSMがそれにあたる．診断2は診立てのことである．医療サービスを提供するにあたって必須のものであり，技の世界である．診断3は，診断2と重なる部分が多く，

岡　留美子（おか・るみこ）　　　　　　　　　　　　　　略歴

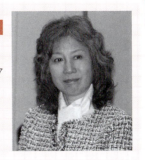

1954年千葉県生まれ．
1979年東京大学文学部卒．1987年大阪大学医学部卒．浅香山病院精神科勤務を経て，1997年岡クリニックを開業．

完全に重なるのが理想である．診断3には多くの工夫の余地があり，それは治療につながっていく．神田橋は診断をこのようにとらえることを勧めている．

この考え方をふまえれば，「診断の技と工夫」という物言いはなじむであろう．

神田橋のいう3つの診断を参照しながら，解決志向を基本姿勢とする精神科外来での診断の技と工夫を，ケースをもとに考えてみたい．ケースは個人を特定できないように提示したことをお断りしておく．

2 症例A：祖母の声が聞こえて苦しいと訴える小学校高学年女児

共働きの両親と小学校低学年の弟の4人家族．3か月前から父方祖父母が同居するようになった．祖父に大病が見つかり，治療のために田舎から転居してきたためである．それまで，祖父母のことを非常に大事に思い，慕っていたが，同居するようになると，Aは祖母に対していらだち，嫌うようになった．祖母が過保護的に手出しをしてくるため，それをうるさがり，祖母の声が幻聴のようにつきまとうようになった．その一方で，祖母を嫌い，邪険に扱う自分が嫌だと母に訴える．勉強が手につかなくなり，抑うつ状態となり，食欲低下，嘔気を訴えるため，母に伴われ受診となった．母が記入した問診票の確認と母からの簡単な経過の説明の後，本人との対話に進んだ．

以下，母同席のもとでのAとのやり取りを逐語録風に記す．

Dr：Aちゃんはどういうことで困っているのかな？
A：田舎のおばあちゃんのこと好きだったけど，一緒に住むようになったら嫌いになってしまった．
Dr：そりゃ困ったね．どうなれたらうれしい？
A：嫌いじゃなくなりたい．
Dr：そうね，嫌いじゃなくなりたい．嫌いじゃなくなったらどうなれるのかな？
A：もうちょっと食欲でたらいいなと思う．もうちょっとおじいちゃん，おばあちゃんに優しくしてあげたい．明るくて優しくなりたい．
Dr：どうすることが優しくしてあげることなの？
A：おじいちゃんが痛いというときさすってあげたい．
Dr：さすってあげたいのね．優しいわね．
A：でも，おばあちゃんがさすってしまって，私に何もさしてくれない．おばあちゃんが何でもしてしまうの．
Dr：Aちゃんは自分でさすってあげたいのね．
A：お母さんに頼まれて夕飯を作っていると，おばあちゃんが脇からやってしまった．朝も私がやろうとしている学校の準備を先にしてしまう．
Dr：それは残念ね．Aちゃんはおじいちゃんのためにさすってあげたいし，夕飯も作れるし，朝の学校のしたくも一人でできる子なのね．何でも一人でできるんだ．でも，おばあちゃんが頑張りすぎて出る幕なくなっちゃったんだね．

A：そうなの．
Dr：Aちゃん，なんでもできる子だけど，やらずにいるとせっかくの力がさびついちゃうよね．もったいない．
A：私もそう思う．
Dr：Aちゃんはもともと明るくて優しい子なのよね．10点満点で言うと今は何点なの？
A：3点．
Dr：どうなれば1点あがる？
A：おばあちゃんが手を出さなければ．
Dr：自分でしたいんだね．じゃあ，Aちゃんのもっている力を使う，つまり出る幕をつくるにはどうしたらいいかな？
A：私，そういうこと，言えないし，わからない．
Dr：じゃあ，おばあちゃんに手紙書いて伝えてみるっていうのはどう？
A：それならできるかもしれない．やってみる．

　以上のやり取りをして，実際に手紙の内容を話し合い，「うまく書けるといいね」と励まし，Aとの面接を終了した．
　問診票には「困っていることは幻聴」と記されていたので，母はAの訴えを深刻な病状として受け止めていた可能性があると考えられた．そこでAとやり取りの後，母との面接を行った．
　Aが同席していた時は余計な口出しをせず落ち着いた表情でAと主治医のやり取りを見ていた母であったが，Aが席を外した途端，深刻な面持ちになった．補足的な説明をした後で，母は不安げに診断結果を求めた．Aとのやり取りをふまえて，筆者は以下の診断と診立てを伝えた．
　小学校高学年としてはかなり自立した生活を行えているAが，突然の祖父の病気と，祖父母との同居で，祖母の想定外の過保護に直撃された．祖母の過保護はAにとっては過干渉とも，自立心と自尊心を踏みにじる行動とも受け止められたであろう．大好きな祖母に自立心が踏みにじられたことへの怒りと，でもそのような怒りをもってしまう自分を許せない気持ちの葛藤をAはきちんと自覚できている．その葛藤のなかで，うつ状態となり，食欲もなくなり，あたかも幻聴のように祖母の声がつきまとうことになった．
　Aが困っているのは，祖母を嫌ってしまうことであり，優しくできないことであって，幻聴ではない．このつきまとう声というのは厳密には幻聴ではなく，祖母の声のフラッシュバックであろう．母はこれを幻聴様体験として受け止めているが，この幻聴様体験は，先ほど述べた葛藤からくるものであって，了解可能なものである．
　祖母の声につきまとわれ，食欲がなくなり，嘔気を訴えながらもAは登校を続け，自宅では今まで通りの自立心に則った行動を続けようとする．祖母のふるまいがそれを阻止し，Aの症状がきつくなるという悪循環が続いていて，Aはそれを抜け出す

方法がわからずもがいている．それが見つかれば，症状は消えるのではないか．

このような状況を考慮すると，Aの体験は精神病圏の症状ではなく，神経症圏の体験であり，あえて診断をつけるなら適応障害とするのが妥当であろう（診断1）．

Aはもともと健康度の高い子である．子どもは大人よりもすみやかに回復する力をもつから，Aのもつ力をコンプリメントし，それを発揮できるようにもっていけば，Aは自らの力で回復するであろう．そのきっかけを作るために，主治医はAに「祖母に手紙を書いて自分の気持ちを伝える」という課題を出したが，この課題を通じて変化が起きるであろうから，薬物治療は不要であろう．

今後，受診を続けるよう勧めることは，暗に病気であるというメッセージを伝えることになり，Aの回復の妨げとなるかもしれない．そこで，Aとの面接はこの1回で終了したい．しかし，それでは母は不安であろう．そこで，主治医としては，今日の「手紙を書くという課題」にAがどのように反応し，どのような変化が起きるかを確認する作業を，今後，母と行いたい．次回は母のみが受診することをお勧めする（診断2および3）．

以上のように伝えたところ，母はその診断，診立て，方針を受け入れた．母はAが祖母の声が聞こえると訴えていたことから，Aが統合失調症なのではないかという怖れをもち，不安でいたたまれなかったということを語った．そして，上記の説明を聞き，納得し安心した状態で面接を終了した．

2回目には，予定通り母が単独で受診し，次のように述べた．

「前回ここで面接した後，娘は小躍りして帰りました．日曜日に一人で祖母に手紙を書いていました．娘が祖母に手紙を書いていると知った弟は，『僕はもうおばあちゃんには慣れたよ』と言っていました．娘がその言葉をどう受け止めたか，確認はしていません．娘が祖母に手紙を渡したかどうかはわかりませんが，たぶん渡していないと思います．娘は日に日に明るくなってきて，もう大丈夫かなと思います．祖父の具合が悪くなってきて，祖母はもう孫どころではないようです．娘は祖母に対して優しくなって，声かけもしています．『出る幕がないと，やらずにいることでもっている力がさびついてしまう』という，先生の言葉が娘にはぴたっと来たようです．幻聴もないし，食欲も戻りました」

その報告を受け，筆者は母とともにAの回復を喜んだ．Aの望んだ解決が得られたし，母も安心してAの回復を見守れるようになったので，母との同意のもとで治療を終結した．

3 解説

解決志向では，先に述べたようにダイレクトに解決を目指すという基本姿勢がある．そこで，問題や症状が語られると，治療者はそれを受け止めたうえで，「どうなりたいのか」という解決像を患者に尋ねる．「問題がなくなること」を解決像として述べる患者が多いが，解決志向では，否定形ではなく肯定形で表現することを勧める．「問

題がなくなったらどうなるのか」を問いかけ，肯定形で，具体的で，実現可能で，達成できたかどうか評価できるようなゴールを，対話を通じて構築していく．

ゴールに向けての対話で，患者はどう考え，感じているかを語ることになり，治療者はそれに寄り添うことで，診断1が得られていく．治療者の側から精神症状や身体症状を聞き出すという形ではないため，患者にとっては自分のことを話せた，聞いてもらえたという印象が残りやすい．患者と治療者との対話はすでに治療行動の一部をなしており，診断1がそのなかで得られるものである限り，それは診断2と切り離せないものである．

Aは「祖父母に優しくなれる．自分が明るくなれる」をゴールとして望んだが，ゴール設定をしていく過程で自分の資質，本来もつ力を再発見したのであろう．また，自分の望みを達成する手段が課題として示されたことで，回復への期待をもてたのであろう．「診察の後，小躍りしながら帰った」という母の言葉はまさにそれを表していると筆者は考える．

このように，解決志向では解決に向けての対話の作業を通じて，治療者は診断1と診断2を得ていくが，患者は自分が望むものを確認し，悩んでいる自分とは違う自分のあり方に目が向き，自分を再発見することになる．患者はその発見に力づけられ，レジリエンスを発揮していくことになる．つまり，診断と治療が同時並行して行われていくことになる．これは解決志向という技法の特質であろう．

Aとの対話に戻ってみよう．筆者はAのおかれた状況を「祖母に出る幕を奪われてしまった」と定義し，「せっかく力があるのに，出る幕がないともっている力がさびついてしまってもったいない」という感想を伝えた．Aはそれに対し「私もそう思う」と応じた．そこで二人のあいだで共通の認識が成立し，次には「どうやって出る幕をつくるか」が目標となった．

「出る幕をつくるにはどうしたらいいか」を問いかけられたときに，Aは「そういうこと言えないし，わからない」と答えた．筆者はそのときに「では，手紙でおばあちゃんに伝えてみるのではどうだろう」と提案した．

解決志向では，治療者と患者の関係性がどの段階にあるかを絶えず評価しながら面接を進めてきた[3]が，これが患者のレッテル貼りに堕すことを懸念し，関係性の評価を前面には出さないようになっている[4]．しかし，磯貝[5]は，それを訪問段階，準備段階，創造段階と呼び，関係性の流動性をふまえたうえで治療に活用することを提唱している．

訪問段階は，患者が自らの意思でなく，不本意ながら治療に来ている段階である．治療者は患者が来てくれたことをねぎらい，コンプリメントに努める．準備段階は患者が自分から変化を起こそうという意志はまだなく，周囲が変化することを望んでいる段階である．この段階では観察課題を出す．創造段階は患者が自ら変化を起こそうという段階であり，治療に積極的である段階をいう．この段階では行動課題を出す．

Aは面接の前半では，祖母が変わることを望んでおり，準備段階にあった．しかし，「出る幕をつくる」という提案に同意したところで創造段階に移行した．そこで行動

課題を出すことになった.

　Aは祖母に自分のつらさを伝えることをすでに検討していたのではないかと考えられる.「そういうこと言えないし」という言葉にそれが表れている.「言えない」というのは「言おうと思ったけれども,そんなことを言ったらおばあちゃんがびっくりするだろうし,悲しむだろうから,私の口からは言えない」,つまり「十分考えた.でもわからない」ということであろう.

　そうであるなら,Aの状況を肯定し受け入れたうえで,Aの出る幕をつくっていく,つまり途方に暮れているAの背中を主治医がちょっとだけ押そうと考えた.口頭で伝えるのがつらい場合には,手紙という手段もあると伝え,Aにとっての選択肢を追加した.

　Aはちょっと考えた末,「それならできる」と答えた.この場合,本当にそれを実行するかどうかがポイントではなく,「自分にはゴールに達するための手段がある／わかっている」という意識を患者がもてることに意義がある.

　行動課題は創造段階で初めて有効である.訪問段階や準備段階では無効である.解決志向での治療者と患者の関係性の段階を評価することは診断2と3をしていくうえで大切な視点であり続けると筆者は考える.

　筆者は,母には診断1・2・3を伝えたが,Aには告げなかった.Aが求めているのは,祖母に優しくできるようになることであり,食欲が回復することであって,自分の病名を知ることではなかったからである.診断を告げる代わりに,Aのもつ資質を指摘し,コンプリメントし,状況をリフレームし,具体的行動を示唆して行動選択の幅を広げ,実行するように励ましたが,年齢を考えれば,これは,Aに伝わる言葉で筆者の診立てと方針(診断2・3)を伝えたことになるであろう.診断2と3が企まずして一致することは解決志向の診断における技と工夫といえるであろう.

文献

1) 藤岡耕太郎. 精神科医のための解決構築アプローチ. 金剛出版;2010. p7.
2) 神田橋條治. 技を育む. 中山書店;2011. pp34-40.
3) De Jong P, Berg IK. Interviewing for Solutions, 2nd edition. Wadsworth;2002／玉真慎子,住谷祐子,桐田弘江(訳). 解決のための面接技法,第2版. 金剛出版;2004.
4) De Jong P, Berg IK. Interviewing for Solutions, 4th edition. Brooks;2013／桐田弘江,住谷祐子,玉真慎子(訳). 解決のための面接技法,第4版. 金剛出版;2016.
5) 藤岡耕太郎. 精神科医のための解決構築アプローチ. 金剛出版;2010. pp19-20.

IV 精神科診断に関するエッセイ

4 私の臨床心得と診断

小林一成
小林クリニック

　それがどこまで科学的に正しいのかは知らない．精神科医なんてちょっと頭のおかしい医者がなるもんだ，というのは話の都合が悪くなったときの他科の医者の常套句だ．先日ある場面で，外科医から久しぶりにこの言葉を聞いた．さらに続けて精神科の開業医だなんてのんびりしていてうらやましいね，とも言われた．確かに精神科開業医の診察室では患者さんを目いっぱいみているわけではない．患者さんのいない空いた時間に本を読んだり，ぼんやり腕組みをして放心にふけったりしている．こう書けばほらやっぱりと言われそうだが，呑気なようで内実はけっこう苦しいのである．最近はトンと働かなくなった知情意というものをなんとか活性化させ毎日を過ごしている．

　昨年の春頃からくたびれたことが続き気持ちが晴れず，その憂うつから逃れられることがないかと思っていた矢先に原稿依頼が来た．2回目の依頼にとまどいながらも，また特に精神科診断に一家言あるわけではないが，書いているうちに何かの線が浮かび上がるかもしれないと思い，局面展開を図って引き受けた．眼をつぶって編者にできあがった原稿を送り，"うーん，ちょっとだめですね"と言われ，頭をかきながらさらに気分が落ちるのを恐れないわけでもない．しかし，編者が筆者の選択を誤ったのだから仕方がない．寛大さも期待して書き始め，すぐに気づいたことがある．前回依頼された時（『メンタルクリニック運営の実際』），指定されたタイトルは随分長いもので書きづらいと短く変更を依頼した．今回タイトルはご自由にとのことで，気は楽なはずであったが，すぐにハタと困りこれはいけないと思った．書くというモチベーションをもたない者にとって自由に書いてくれといわれることほどとまどうことはない．枠があってはじめて，イメージ・アイデアがわき自由に書けることを知った．

小林一成（こばやし・かずなり）　略歴

1954年兵庫県尼崎市生まれ．
1979年順天堂大学医学部卒．順天堂大学精神科，都立松沢病院精神科，都立中部総合精神保健センター，小田原市立病院精神科，国立横浜病院精神科等を経て，1995年小林クリニックを開業して現在に至る．

松沢病院で学んだこと—臨床心得第一条第一項

　おそらく研修期間中の私の勉強が足りなかったのであろう．入局して2年の研修終了直前，教授から松沢に行って勉強する気はないか，コサカ君のところでよく話を聞いてきなさいと言われた．そのコサカ君が小阪憲司先生だった．レビー小体型認知症は1976年以降小阪先生が精力的に研究報告し，1996年の国際ワークショップの報告で命名され，いまや精神科医であれば誰でも知っている疾患である．先生が東京都精神医学研究所に在籍し，隣接する東京都松沢病院を兼務し，外来，病棟，当直をしながらレビー小体型認知症の研究をまとめているのを，私は松沢にて1981年頃からずっとそばでみてきた．先生は，指導を求めてくる多くの若い先生に，熱心に応じていた．私も多くのことを教えてもらうなかで，この病気のことも先生から教えてもらっていた．

　そのなかで先生は，この病気はまれではないことを強調されていた．が，私はそんなに頻度が高いものかなと思っていた．おそらくレビー小体型認知症の患者さんも診ていただろうに，小阪先生に指摘される患者さんにしかその病気をみることはなく，自分で診断した人はいなかった．当時，この病気を今のように開業して毎日診察室で診るほど頻度の高い疾患とは思ってもいなかった．しかし，今はそれが見える．知識があるなしではない．あの時も一応知識はあったのである．要は，たとえ知識があったとしても自分の見えるようにしか見られないということである．あるいは自分の見たいものしか見えない．知識があっても見る気がなければ，目の前にいても見えない．患者さんや家族の話を聞いているはずなのに，聞こえていても聞こえないということである．このことは，注意しなければならない私の精神科臨床心得第一条第一項になった．

　大学での研修終了後の最初の勤務先となった松沢には，全国から集まった三十数名の精神科医の熱意があふれ活気に満ちていた．光輝と精力を臨床・研究に傾けるたくさんの精神科医がいた．そこでは次から次へと思いがけないことに出会い，大学とは違う精神科があることを教えられた．当時松沢には二十数病棟があり1，2年ごとに受け持ち病棟の交替があった．新しい病棟を受け持つと，前任者のカルテの後を埋めていくことになり，前任者の記載を読むとたいへん勉強になった．同じ患者さんを診ていて，こんなに見方が違うのかと思うことがあった．そこでは自分とは違う眼があることを知った．その人特有のやり方で診たり対応したりしているのもよくわかった．診断・治療が微妙にあるいは場合によってはかなり違うこともあり，それが出身医局の違いによることもあった．なぜこういった違いがあるかといえば，人の思考や言葉はその人の経験から出発するし，立っている環境・状況，または理論から出てくる言葉が違うということだろう．自分の立っている場所からしか言葉は語れないわけだから，当然である．ある見方をとればある側面はよく見えるが，別の側面はよく見えないものである．しかし，精神科医はなにがしかの見方に立たなければ何も見えない．よって，診断分類もたくさん出ることとなり，なかなか一致しないのである．この種

の話は誰が書いても結論は初めから知れている．ヤスパースがすでに言っている通り，「かかる分類はつねに暫定的な整理の値打ちしかない」[1]ことになるのである．

　しかし，たとえ暫定的な整理であったとしても，精神医学の臨床をまったくの素手で行うことはできず，診断は必要である．診断を含め精神医学は実践的な職人技が必要とされる分野で，長い歳月をかけて習得するところが多い．しかしながら，「医師による主観的な判断に基づいて診断してしまい，精神科医の診断のばらつきが大きいために精神医学の科学性が疑問視された．それに応える形でDSM-IIIが作られ，精神医学は医学のなかに踏みとどまることができた．DSM-IIIが病因論を排し症状群的な考えを導入し，操作的な診断基準を採用した．その結果，精神科医による診断のばらつきが少なくなって診断の信頼性が高まり，臨床・研究で均一な集団を選び出すことができるようになった．臨床場面でも症状が把握しやすくなった」[2]といわれている．診たことのない患者さんを診断するのには自信がもてないわけで，そういった点においてはとりあえずの診断を下せるDSM診断は有益かもしれない．が，とりあえず診断を下すということはどうなのか．目の前の患者さんは典型例であったり，あるいは変形であったり非定型であったりと，"同一性・共通性"と"差異・異質性"を見極めることが求められる．それでも，さしあたってどこに分類すればよいか判断できない症例も再三あらわれてくるものである．DSM診断ではすぐにはわからないことを，今わかったと決めつけないで，とっておこうとすることが忘れられている．あの時はわからなかったが今ならわかる，と時間のなかで理解されるものも多いのである．それなのに誰でも使える診断基準が広まることによって，かえって診断能力が落ちてしまわないか．

2　苦い経験から─臨床心得第一条第二項

　筆者には臨床心得第一条第二項というものもある．並べて読むと語呂が良くアバン®（イデベノン）・カラン®（ビンポセチン）という2つの薬剤のことが思い出される．アバン®は脳代謝改善薬として脳梗塞や脳出血の後遺症薬として1986年，またカラン®は脳循環改善薬として同様の効果があるとされ1984年から販売されていた．アバン®・カラン®の講演会などに行くと演者が，添付文書には記載されていない認知症に対する効果も期待されると，それらしく言うのである．この2つの薬剤を一緒に，私は血管型認知症にはもちろん，アルツハイマー型認知症の患者さんにも使用していた．しかし，1998年再評価で効能が認められず承認取り消しとなったのである．これらの薬剤を使用した手ごたえははっきりと覚えている．講演会でいろいろと効能が説明されたが，そのような効果は一つも感じることができなかった．それなのに筆者は講演会で聞いたことの受け売りを診察室で行っていた．取り消された時，自分自身に対してのなさけなさは忘れることができない．バカ野郎もいい加減にしろといったところである．子どもだって甘くないチョコレートを渡されたら，甘くないと文句を言うだろう．それ以来，真正面からほめているのは眉唾物に違いないと思い，新しい

薬剤の報告などは横からみるようになってしまった．

選択的セロトニン再取り込み阻害薬（SSRI），セロトニン・ノルアドレナリン再取り込み阻害薬（SNRI），ノルアドレナリン作動性・特異的セロトニン作動性抗うつ薬（NaSSA）などは抗うつ薬なのか，抗不安薬ではないのか．あるいは抗認知症薬ってどうなのだろう．記憶障害をはじめとする認知症の関連症状が改善するというけれど本当か．また抗認知症薬のある薬を製造・販売している企業主催の講演会に行くと，その薬剤は「中等度・高度において効果が認められる」と添付文書に記載されているが，演者はこぞってみんな"軽度"で使用してよいとハッキリ言う．トライアルされた時の集団が問題だったと．これはデータが思う通りの結果にならなかったときによく使われる手だ．後からも同様の話が出てくる．専門家は検証できていないのにもかかわらず，それはあたりまえのこと，真実であるということがある．きちんと検証できていないコトは嘘でも本当でもなく，どちらかわからないという態度が必要である．これは専門家がなんといっても譲ることのできない，心得第一条第二項である．先の大震災時の原発事故以来，専門家といわれる人たちを注意深く観察してきた．自分が属する組織に忠実に，没批判的にふるまうとどのような危険があるか．専門家は怪しんでみたほうがよいことを，先の地震の際思った．科学は絶対ではないし，時に専門家は仮説の段階のことを真実と言い含めることがある．私のまわりにもたくさんある．

3　人為的・操作的診断基準の本質とは

精神科医を二つに分けることができるとすれば，DSM 診断の好きな人と嫌いな人，この二つに分けることができるだろう．DSM 診断の有益性についてのチェックができるデータを筆者はまったく知らないので，第一条第二項によりどちらがどちらより優れているとはにわかにはいいがたいのである．DSM 診断は役に立っていることもあるのだろうが，よくいわれるように DSM 診断は固有名詞のタグのようなものであり，レッテル貼りであり，そこには中身がない．DSM が人為的，操作的であるため，それは想定される実体とはまったく関係がないはずである．DSM 診断が多数の者にとりあげられ利用されているからといってそれが正しいということにはならない．

それでもなお，DSM 診断は広がりを示している．でも，それがどんなにより科学的になったかというのを筆者は知らない．DSM-5 のことである．「2012 年アメリカ精神医学会学術総会の DSM-5 のフィールドトライアルに関する研究の発表における評価者間一致度はあまりに低く，関係者に衝撃を与えた．その低さの原因はフィールドトライアルの研究計画のずさんさとされ，研究設計の見直し，再調査の必要があるとされたのにもかかわらず，2013 年 DSM-5 は発行された．経済的問題のためといわれている」[3)]．ホラ，例のやつが出てきた．もう驚くこともないが，このフィールドトライアルの評価者間一致度が高かったら，この研究計画のずさんさは問題にされなかったであろう．専門家は自分の見たい結果を求める．見たい結果が出れば，研究計画のずさんさは問題にされず，見たい結果が出なければ研究の設計の見直しをしよう

とする．見たい結果が出るまで研究の設計計画が練られるはずである．第一条第一項を思い出す必要がある．第二項も思い出してよい．DSM診断は精神科医の診断のばらつきがなくなり，科学的であるとされたではないか．より科学的にといいながらこういうことである．そして最後には，さらに再調査の必要があっても経済的問題により，それをしない．精神医学に科学を持ち込む必要性をあげながら，最後に科学性を無視するというこの皮肉はいったいなんだろう．むしろ科学から遠ざかっているのではないか．専門家たちが情熱をもってペンをとりあげたことは疑いないが，残念ながら腰砕けの結果に終わっている．DSM診断がオイシイといって広がっているのはコトによったらコトではないのか．誰か美しい叱咤激励の言葉でこのコトを伝えてもらえないだろうか．

4 「診断基準」の未来

　もしかしたら診断基準について解決するのは，人間の因果律にとらわれた解の出し方ではなく，まったく別の方面からやってくるかもしれない．「人工知能はだいぶ人間の能力に近づいた．そのうち人工知能の考えていることは人間に理解できないということになるかもしれない．将棋や碁の世界において人工知能は人を打ち負かした．人工知能が世界最強の棋士に圧勝した時，創造性と直観にあふれた人工知能の打ち方は人知の及ばぬ囲碁の奥義を人間に教えているかのようだったという．人工知能が進化をとげればやがて全人類の知能を超える時がくるだろう．そしてまた，人工知能は人間と同じような汎用の知性を獲得し意識のある心をもつと考えられる」[4]．朝日新聞では人工知能について，その特集記事においてこう述べている．人工知能の専門家石黒 浩も同様に，そのうち人工知能には心が生じるという[5]．彼らの眼には人工知能に心が生じることが映っているらしい．人工知能について一般的な理解しかない筆者は，そんな馬鹿なと思う．生命のない物質から心がどのように生まれるのか．物質である遺伝子をいくらそろえて蛋白質を作っても，非物質の心が生じることはない，ではないかと思う．

　しかし，認知心理学者下條信輔によれば[6]，"心をもつ者"として扱われることによって，またそのことだけによって，心は発生し成長するのだ，という．私が語りかけ，また私に語りかけてくる者として相手を扱うことの結果として"心"は生まれてくる．だから，"心"は脳における神経生理的な過程として分析されるより先に交わりという場面で問われねばならない．そうか，「うちのポチは言葉がわかる」のように心をとらえれば人工知能に心は生じうるといえるのか．そこまで人工知能が進化するというのであれば，脳科学が精神科診断に役立つのはまだ先であろうから，人工知能はすでに新聞記事にあるところまで進化しているし，さらに将来は全人類の知能を超えるというのだから，限りなく普遍的にかつ妥当性のある診断基準をつくることも可能であろう．と，結んでもよいのだが，街中の精神科開業医としては第一条第二項により検証できるデータを見ていない以上よくわからない，やってみないとわからな

IV. 精神科診断に関するエッセイ

いものであるとしておこう．

文献

1) 藤縄　昭．精神医学における診断図式序説．土居健郎, 藤縄　昭（編）．精神医学における診断の意味．東京大学出版会；1983．p15．
2) 大野　裕．精神医療・診断の手引き．金剛出版；2014．pp13-14．
3) 大野　裕．精神医療・診断の手引き．金剛出版；2014．pp106-109．
4) 朝日新聞 2016年7月23日．
5) 石黒　浩．NHKサイエンスZERO．2009年1月25日放送．
6) 下條信輔．まなざしの誕生．新曜社；2006．pp331-352．

IV 精神科診断に関するエッセイ

5 文化精神医学からみる解離症状の再考

小林幹穂
桜が丘病院

1 はじめに

　精神科医であるなら誰しも，そのキャリアの早い段階において忘れえぬ印象深い症例に出会うというようなことはさほど珍しいことでもないだろう．そして，それが生涯のテーマを決めるというようなこともあるかもしれない．筆者の場合は，まだ駆け出しの頃に出会った不安至福精神病（Angst-Glücks Psychose）および挿話性緊張病（episodische Katatonie）と診断した2つの症例がそれであった．20年ほど前の拙論[1]では，前者を憑依型のエクスタシー体験，そして後者を脱魂型のエクスタシー体験として，今考えると若気の至りとしか言いようがないが，大胆にも非定型精神病におけるエクスタシー体験の定義と分類を試みた．

　その後，文化精神医学へと進路を転じ，津軽，沖縄そしてアフリカといった地においてシャーマニズムのフィールドワークに10年ほど熱中していたが，その間の研究テーマも憑依とエクスタシーをめぐる治療文化であった．そして研究をやめて臨床に専念するようになってからも，熱心に取り組んだのは解離性障害，特に解離性同一性障害（dissociative identity disorder：DID）の診断と治療であった．なぜなら神霊によるシャーマンの憑依とDIDの人格変換とは現象面では区別がつかないくらい非常によく似ていたからである．

　こうして私は30年近くも憑依とエクスタシーの精神病理に惹きつけられ，疾患としては非定型精神病やヒステリー精神病の周辺をただぐるぐるとさまよっていただけなのかもしれない．それでも多少は人と異なった方向からみてきたのではないかとも

略歴

小林幹穂（こばやし・みきお）

1959年北海道生まれ．
1985年札幌医科大学卒．札幌医科大学付属病院，熊本大学附属病院のほか，北海道，沖縄県，鹿児島県の病院勤務を経て，現在は熊本県の桜が丘病院所属．
専門は文化精神医学と解離の精神病理．論文として「治療文化のハビトゥス―変化生成する文化としての精神医学」（高畑直彦，三田俊夫〈編〉，『臨床精神医学講座23 多文化間精神医学』中山書店，1998．pp411-424），「南島巫病論―文化精神医学からみた"神々の病い"」（酒井明夫ほか〈編〉，『文化精神医学序説―病い・物語・民族誌』金剛出版，2001．pp93-114）等がある．

2 レーモン・ルーセルのエクスタシー

　レーモン・ルーセルの名は，有名な民族学者ミシェル・レリスの年長の友人として以前から知っていた．代表作である『アフリカの印象』も何度か読もうとしたが，あまりの冗舌さに数頁で挫折し本棚の奥底に眠らせていた．数年前にある学会のシンポジウムで沖縄のカミダーリと呼ばれる文化結合症候群やエクスタシーについて話す機会があり[2]，それまではビンゲンのヒルデガルトやアビラのテレサを事例として引用することが多かったが[3]，なぜか無性にルーセルのことが気になり始めた．そして再度手に取って読み始めるや否や，今度は『ロクス・ソルス』や『額の星／無数の太陽』にまで手を伸ばし，気がついたらすっかりひとかどのルーセリアンになっていた．

　ルーセルについて何かを論じようとすると，従来はプロセデ（手法）と呼ばれるあの独特の小説作法に関することが多かったように思う．たとえば田中寛郷[4]は作品のみならずプロセデそのものを幻覚や妄想といった精神病症状の等価物とみなし，彼が統合失調症に罹患していたことの証左としている．確かに，いっさいの説明抜きにただ描写だけを読み進めていくという奇妙な読書体験は，まるで夢を見ているときのように無限にイメージが増殖し，あたかもシニフィアンだけが横溢してシニフィエはものの見事に欠落しているかのようだ．

　しかし，私の興味はそうした病跡学的なことではなく，彼が19歳の時に体験した「栄光の感覚」と呼ぶエクスタシー体験と作品にみられる奇妙な静謐さという矛盾のほうにある．実際，たとえば『アフリカの印象』という小説などは，その内容の奇抜さとは裏腹に物語そのものは異様なほど静かで透明な空間の中で粛々と進行していく．書かれているものは支離滅裂ともいえる祝祭的な乱痴気騒ぎであるのに，読後に残る印象はむしろ反祝祭的な静寂なのだ．この際立った対照はいったいどこに由来するものなのだろうか．

　奇しくもミシェル・フーコーはそのルーセル論のなかでカーニヴァルの裏面についてふれていた．カーニヴァルという騒々しい昼の，静かな夜における暗い面のことである．そして近年，野間俊一[5]が「アンテ・フェストゥム」，「イントラ・フェストゥム」，「ポスト・フェストゥム」というかつて木村敏が述べた3つの時間構造に加えて，「コントラ・フェストゥム」というもう一つの座標軸を提唱した．それは「イントラ・フェストゥム」と時間的には同一であるが空間的には正反対な存在様式で，反生命的，反祝祭的，反動物的な傾向をもつものである．

　たぶん，ルーセルは19歳の時に感じたイントラ・フェストゥム的な体験を，空間構造を反転させることによってコントラ・フェストゥム的に，あたかも陰画でも見るかのように自らの作品のなかに定着させようとしたに違いない．なぜならイントラ・フェストゥム的な体験をそのまま文章のなかに再現することはそもそも不可能であり，コントラ・フェストゥム的なものへといったん変換する作業が必要になる．それ

がまさにプロセデそのものだったのだ．こうして彼は生涯をかけて追い求めたあの「栄光の感覚」を作品のなかに残すことに成功したわけだが，そもそもエクスタシーとは人をそこまで駆り立てるほどの魅力に満ちた体験なのである．

3 エクスタシーの精神医学的記述

さて，エクスタシーは憑依と並んでシャーマニズムの本質的要件の一つとされ，宗教学では脱魂，哲学では脱自そして一般には恍惚と訳されてきたが，より詳細にみてみるとその定義には一貫性がなくはっきりしないところも多い．精神医学においてはカールバウムの緊張病論のなかで「熱情的な恍惚症」と記載されたのに始まり，レオンハルトの不安至福精神病のなかでは中核症状の一つとされてきたにもかかわらず，やはり症状規定が曖昧なため独立した徴候として認めることに異議を唱える者も少なくない．

ところで，ペリスはエクスタシーから3つの構成要素を抜き出しそれらについてより詳細に述べている．すなわち，①躁病患者にみられる気分高揚や運動性亢進とは対照的に平静さと落ち着きがあること，②知覚の可能性が拡大し神と接する感覚をほとんど常に伴うこと，そして，③忘れえぬ貴重な霊的体験として語られること，以上の3つである．このうち最初の点はカールバウムの恍惚症のなかでも強調されており，躁病とは異なる静と動の著しい対比が特徴であるとされる．また2番目の点は安永 浩[6]のいう正常パターンの誇張である「ウィリアム・ジェームズ型神秘体験」そのものであり，対象図式Fが対象極fから離れて主体Aに異常接近すると同時に自極eが自我図式Eから限りなく背進する事態を説明している．そして3番目の点は，まさにルーセルが感じたようにその後の人生を賭けるに値するほどの超絶的な体験であることを示唆している．

一方，エクスタシーには解離症候論における離隔（detachment）とよく似た面もある．最初に少しふれた挿話性緊張病の自験例では，5日間のエピソード中，傍目には昏迷状態かあるいはただ単に寝ているようにしか見えなかったが，本人は自己像幻視や体外離脱体験を伴う不思議な夢幻様状態を途切れることなく体験していた．またその内容も死と再生のテーマを繰り返し天界飛翔や冥界巡りをするといったきわめてドラマティックなもので，シャーマンの語る体験談とほとんど遜色のない豊かな内容をもっていた．

柴山雅俊の解離症候論では[7]，このように感情の麻痺，離人感，疎隔体験もしくは現実感喪失，体外離脱体験，自己像幻視といった症状を呈する離隔と呼ばれる現象と，健忘，遁走，人格変換，転換症状，偽幻覚等の症状を呈する区画化（compartmentalization）と呼ばれる現象を2つの軸として，本来は複雑で非常にわかりにくい解離症状を単純明快に整理し直して呈示している．そして，離隔は前述のようにエクスタシーと親和性があるが，区画化はシャーマニズムのもう一つの要件である憑依と深いかかわりがあると考えられる．

4 憑依の精神医学的記述

　エクスタシーと同様，憑依の精神医学記述もこれまで十分になされてきたとはいいがたいところがある．その理由はいくつかあろうが，第一にその演劇性，わざとらしさ，あるいは悪く言えばいかがわしさのようなものが考えられるだろう．また人格交替を認めることによって，単一性というヤスパース以来の自我意識に関する4つの原則の一つをいとも簡単に反故にしてしまうことも理由の一つかもしれない．そうした事情からDSMシリーズのなかで憑依はしばしば継子扱いされ，たとえばDSM-IV-TRでは広義のトランス状態と区別されないまま特定不能の解離性障害（dissociative disorder not otherwise specified：DDNOS）のなかに分類されていた．DSM-5に至ってようやく一部が文化的あるは宗教的に許容された慣習の一部である正常な憑依現象と区別され，病的な憑依現象である憑依型DIDとしてDDNOSからDIDへと格上げされたわけだが，その記述をみる限り憑依をめぐる重要な疑問に答えられているとはとうてい思えない．

　それらの疑問のうち最大のものは，仮に病的な憑依がDIDの表現形の一つだとして，ではいったい憑依型DIDの交替人格と非憑依型DIDの交替人格の違いは何かということである．つまり，憑依の際の交替人格である神霊や祖霊あるいは動物霊などは，非憑依型DIDでみられる別人格と同様に本人の中に眠る潜在的なもう一つの人格と呼べるものなのかということである．前述のように自我の多様性にもかかわるこれらの問題は精神医学にとっても一筋縄ではいかない難問の一つである．

　まず予備的な知識として，ヒルガードの「隠れた観察者（Hidden Observer）」やアリソンの「内的自己救済者（Inner Self Helper）」がしばしば神の如き超越論的性格をもつことが知られていることを指摘しておこう．しかしながらそれらはたとえどんなに神に似ていても，畢竟，本人の人格のヴァリエーションにすぎないものである．また，前述の安永は憑依とは外から借りてきた自我様図式Eが自極eを乗っ取った状態であると述べたことがあるが，そこでも憑依する主体はあくまでも自我の外側ではなく内側に由来することが想定されている．では自我の内側にそのような超越論的領域があるとすればそれはいったいどこにあるのだろうか．

　エヴァンズ＝プリチャードはかつて，神話の世界と背中合わせに現在から常に一定の深さで意識される意味づけられた時間を構造的時間と呼んだ．それは文字に記されるような記憶ではなく，たとえば祭祀のときの踊りや芝居あるいは囲炉裏端における長老の話のように語りや身振りなど身体に依拠する記憶の集合である．そしてスーダンのヌエル族の場合，それは12代くらい前までの時間的厚みをもっているとした．一方，川田順造が調べたモシ族の王朝の系譜や金田一京助が記したユーカラ伝承者の系図も14代くらいさかのぼると神話上の神の名前となり，一代を30年弱として計算すれば構造的時間の幅はおよそ400年弱と見積もられる．神話的時間が固有名を超えた集合的無意識（ユング）の領域を意味するならば，構造的時間は個人的無意識と集合的無意識に挟まれた家族的無意識（ソンディ）の領域を意味するともいえよう．そ

のように仮定すると，祖霊の憑依とは家族的無意識の領域から意識の中への構造的時間の記憶のフラッシュバックのようなものだと考えることも可能かもしれない．

5 解離の投企的側面

　ところで，憑依の主体という問題をいったん括弧にくくったうえで，憑依のふるまい（行為）という問題に視点をずらしてみるとまた少し違った側面がみえてくる．花渕馨也はコモロ諸島における憑依の調査から，憑依においてはまず憑依のふるまいが先にあり，人間と精霊の二つの世界のあいだで主体の帰属が揺れ動くことこそが本質的な問題であると主張した．主体の交替は世界における経験や行為のコンテクストの組み替えを意味し，反対に世界のコンテクストの組み替えは主体の変容をもたらすことになるが，両者が重層的になればなるほど微妙なずれのようなものが生じ，「共同体的辻褄合わせ」とでもいうべき演劇的な微調整が必要になる．そしてそうしたものが積み重なることによって世界は少しずつ揺さぶられ新しい様相を呈してくるというのだ．これは演劇が日常を異化してみせるのとほぼ同じ効果であり，かつてミシェル・レリスが憑依の演劇的側面と呼んだものにも等しいが，私自身はこれを憑依の投企的側面と呼ぼうと思う．

　さて，人はこの世界に否応なしに産み落とされ，意味を探し求めつつ未来へ向かって身を投げ出すように生きていかざるをえない存在である．人間存在のこのようなありようを実存主義では投企（project）と呼ぶが，前述の憑依の演劇的側面とはまさにこの投企そのものであるともいえる．つまり憑依とは，構造的時間に起源をもつさまざまな主体が交替することによって見かけ上の自己を変貌させ，それを梃子にして世界を変革しようとする企てであるともいえるのだ．同じような言い回しはそのままエクスタシーにも適用できる．つまりエクスタシーとは，自らの知覚を変化させ世界の相貌を変えることによって自己を変革しようとする企てであるというように．

　このように憑依だけでなく解離現象全般に投企的側面を認めることも可能である．その場合，解離とは心理的な防衛機制というメカニズムをはるかに凌駕し，人は世界とどうかかわるのかといった，よりダイナミックで生き生きとした個々人の生きざまを忠実に写し取ったものとなるだろう．そうした観点からみれば，たとえば「満ち足りた無関心（la belle indifférence）」であるとか「わざとらしさ（intentionality）」といった現象も，従来のようにヒステリー患者の奇妙さや胡散臭さを示すものではなく，よりよく生きるために世界に揺さぶりをかける戦略の一つとみなすこともできるのではないだろうか．

6 おわりに

　憑依とエクスタシーという精神医学のなかでは比較的マイナーな症状に対して，文化人類学や宗教学の知見も参照しながら検討を試みた．その結果，単なる症状や防衛

機制では説明のつかない解離の投企的側面について焦点を当ててみた．さらに，いわゆるヒステリーに特徴的とされてきたその他の諸徴候を再検討する可能性も示唆したが，同じことはEBM（evidence-based medicine）からこぼれ落ちた他の症状，たとえば統合失調症患者における「プレコックス感（Praecoxgefühl）」や「わざとらしさ（Manieriertheit）」などでも同様であろう．こうした今や忘れ去られつつある諸症状の再評価を通じて，DSM-5に代表される操作的診断システムを補完することもまた重要なことであると考えた．

文献

1) 小林幹穂. 非定型精神病におけるエクスタシー体験－エスノサイキアトリーの視点から. こころの臨床 à・la・carte 1992；11（4）：21-26.
2) 小林幹穂. 沖縄文化に視るカミダーリの本態. 精神医学史研究 2014；18（1）：39-42.
3) 小林幹穂. 歴史と文化における解離. 岡野憲一郎(編). 専門医のための精神科臨床リュミエール20 解離性障害. 中山書店；2009. pp10-19.
4) 田中寛郷, 濱田秀伯. 幻覚の病理と創造. 福島　章, 高橋正雄（編）. 臨床精神医学講座S8 病跡学. 中山書店；2000. pp87-96.
5) 野間俊一. 解離する生命. みすず書房；2012.
6) 安永　浩. 「宗教・多重人格・分裂病」その他4章. 星和書店；2003.
7) 柴山雅俊. 解離の構造－私の変容と〈むすび〉の治療論. 岩崎学術出版社；2010.

＊上記以外の文献は筆者の著書1）2）3）であげたものを参照いただきたい.

Ⅳ 精神科診断に関するエッセイ

6 新しい性格類型と精神疾患の診断
──うつ状態の鑑別診断の試み

志村宗生
にしちば心和クリニック

 はじめに

　筆者は，"性格類型による精神疾患の診立てと治療"といったテーマで本の執筆を行い，2015年5月，それは出版されるに至った[1]．

　この本の中で，筆者は6つの性格（素因）を措定した．それらの性格類型は，クレッチマーの性格類型をはじめとする，従前からあるような性格分類やその亜型ではない．先人たちの知恵や知識を利用してはいるが，日々の臨床を通して患者の性格的な特徴を見つけ出し，それを繰り返し吟味し検証することで，次第に形作られていったものである．

　ところで，この性格類型を見出していく前に，筆者は，次のような前提を考えていた．それは，「"病"としてわれわれがみているものは，ある"構造"（structure）をもった個体が，外部の"環境"（media）からの"刺激"（撹乱〈perturbation〉）によって引き起こされたり，それ自体の内的な力動の結果によって起こったりする，1つの，個体の"状態変化"，もしくは，"行動"（behavior）にほかならない」といったものである．これは，チリの生物学者であるMaturanaら[2]の，「個体と環境との構造的カップリング」といった理論に基づいた考え方である．図1が，それを模した図であり，bは，個体の中に神経システムが存在することを示している．

　この場合，個体の構造とは，個人の"性格"とか"素因"とか呼ばれているものであり，"病"とされているものは，個人が示す症状や徴候や問題行動など，個体の状態変化や行動にほかならないと筆者は考える．さらに，Maturanaによれば，個体が

志村宗生（しむら・むねお）　　　略歴

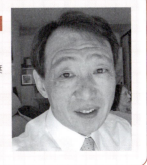

1950年佐賀県生まれ．
1976年長崎大学卒．同年順天堂大学医学部精神神経科にて研修．1979年市原鶴岡病院（千葉県市原市）勤務．1986年同病院 院長就任．1988年「家族のための心の相談室」を共同設立．1994年カルガリー大学（カナダ）にて家族療法を研修．1995年にしちば心和クリニック開設．

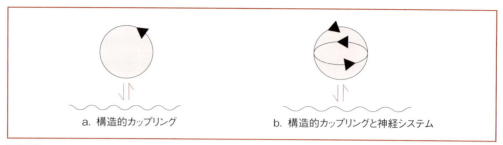

図1 個体と環境との構造的カップリング

矢印の付いた円が個体,波形のものが環境,そのあいだにあるものが相互の刺激である.自律した個体は孤立した状態ではなく,まわりの個体を含む環境と組み合わさった形で,生存と構造的変化を続けていく.

どのような行動を起こすかは,環境からの刺激ではなく,個体のもつ構造が決定するという.したがって,刺激は患者の症状や問題行動を引き起こす,単なる"引き金"にすぎないということになる.

2 筆者の性格類型の特徴

筆者の措定した性格類型とは,ヒステリー型性格,強迫型性格,回避型性格,統合失調型素因,パニック型性格,境界型性格の6つである.統合失調型のみ素因としたのは,心理的な特徴よりも神経生理的な特性のほうがより勝っていると思ったからである.

これらの性格類型は,ICD-10やDSM-5に掲げられているような精神疾患に一対一で対応するものではなく,いくつかの精神疾患にまたがって存在をする,いわば,"疾病―横断的"なものである.たとえば,ヒステリー型性格の人たちの精神疾患には,身体表現性障害,解離性障害,軽症うつ病,気分変調症,パニック障害,不登校などがある.逆に,パニック障害と診断される人たちのなかには,パニック型やヒステリー型といった,異なる性格類型の人たちがいる.疾患と一対一で対応しておらず,従来の"病前性格"というものとは,異なった発想から生まれてきたものである.つまりは,"まずは性格類型ありき"であり,後に精神疾患があるという考え方に基づいている.

精神疾患の治療において,仮に疾患の診断ができたとしても,それで治療がスムーズに進むとは限らない.たとえば,"うつ病"と診断された人たちのなかには,抗うつ薬が功を奏しないばかりか,対処に困るような副作用が現れたりする患者がいる.また,休養をさせることが症状の改善にいっこうにつながらないような患者の一群がいる.そのような経験をされた精神科医は少なくないのではないかと思う.しかし,筆者の性格類型を用い,患者の性格類型を特定することができれば,その患者に適した薬物療法や精神療法のやり方がおのずと明らかになってくる.たとえば,ヒステリー型性格の人たちの主要な薬物は,スルピリドなどの辺縁的な抗精神病薬の,少量の使用が有効であり,精神療法的には,"人に気を遣いすぎない"とか,"のんびりとし

た生活を心がける"とか,"十分な睡眠をとる"といった助言が役に立つ.さらに,筆者の性格類型の各特徴は,専門用語を用いずに平易な言葉で書かれているため,そのままを患者に伝えても患者が理解できる.それが治療的である.

また,この性格類型は,精神疾患をもたない人たちにも広く存在しているものである.その意味では,この性格類型は,精神医学のみならず,心理学の領域でも,おおいに利用することが可能なものであると考える.

3 うつ状態の鑑別

筆者の性格類型についてより詳細に紹介するため,精神科の臨床でごく普通にみられる"うつ状態"を例にとり,その性格類型による疾患の鑑別について述べてみたい.

ところで,うつ状態は,上記の6つの性格類型すべてでみられるものである.だが,より頻度の低い,統合失調型やパニック型や境界型のうつ状態についてはここでは省略をし,残りの3つの性格類型と,双極性障害のうつ状態について述べてみる.

回避型性格の人たちのうつ状態

彼(彼女)らの場合,詳細に問診を行ったならば,仕事に行きづまっていたり,上司からの厳しい叱責に曝されていたりといった精神的なストレスの存在が明らかになり,そのような状況のなかで,身体症状やうつ状態が現れてきたことがわかる.このため,"適応障害"と診断されるような人たちである.この場合,うつ状態は軽度で,それなのに自ら仕事を休んでしまうといった特徴がある.仕事を休むのは,この型の人たちの性格特性の一つである回避傾向からくる.その他の性格特性としては,① 初対面の状況で緊張が強い,② 大勢の人のなかに溶け込むのが苦手である,③ 本人に好意をもつ人たちとのみ交流をする,④ 非難や拒絶に対する恐怖心が強い(打たれ弱い),⑤ 困っていてもまわりに相談をしない,⑥ 自信がない,⑦ 妙にプライドが高い,などがある.⑤の性格特性が,職場状況等で行きづまりを起こす要因の一つであり,上司や先輩に相談ができるようにすれば,問題(症状)が解消される可能性がある.

ヒステリー型性格の人たちが示すうつ状態

操作的診断では,"軽症うつ病"とか,"気分変調症"と分類されるようなもので,それらは,以前には"神経症性抑うつ"とか,"抑うつ神経症"と呼ばれていたものである.

ヒステリー型の人たちの性格的特徴は,①「〜すべき」とか,「〜あるべき」とか,ものごとに対する"基準"がある,② ものごとを"きちんと"やろうとする,③ スケジュールを決め,予定通りに行動する,④ 世話好き,⑤ 人に気を遣う,⑥ 相手をコントロールしようとする,⑦ 些細なことで心が折れる,⑧ 心的外傷や挫折を体験しやすい,⑨ 人と比較する,などである.①のようにものごとにこだわりが強く,

完璧を目指し，また，一日中バタバタと活動するとか，人に気を遣うとかで，過剰に神経を使っている人たちであることがわかる．それは神経に興奮と疲労をもたらす．このような状態のなか，さらに，家族や親族等との軋轢や葛藤が加わると，神経の興奮と疲労がピークを迎え，うつ状態となる可能性がある．この型の人たちには，争いを敢えて避けようとはせず，そのなかに突っ込んでいき，その戦いの果てに消耗していくといったイメージがある．

● 強迫型性格の人たちのうつ状態

このうつ状態は，以前は"メランコリー親和型うつ病"という診断名で呼ばれていた，古典的なうつ病である．

強迫型の人たちの性格的特徴は，① 気が小さい，② 慎重，臆病，③ 失敗を犯さないための完璧主義，④ 理想の自分のあり方や生き方へのこだわり，⑤ 自分のことが好きで大事である，⑥ 気位が高い，⑦ ルールを守る，⑧ 相手の要請に応える，⑨ 物が捨てられない，⑩ 人からの反感を買うことを避ける，⑪ 虫嫌い，などである．

強迫型性格の人たちには，「怠けてはいけない」といった"理想の自分のあり方"があったり，ミスがないよう細部にまで繰り返し神経を使ったり，相手の要請を断れなかったりするため，慢性的な疲労状態にあると考えられる．

このような状態のなかでさらに仕事や家事が多忙を極め，そのうえ，喪失感を感じるような出来事があったり，人間関係上の軋轢があったりすることで，それが引き金となり，うつ状態が引き起こされると考えられる．

ヒステリー型と強迫型の性格の違いは，ヒステリー型の人は，基本的に大胆で，どんどん攻めていく人たちであるのに対して，強迫型の人たちは，基本的に臆病で，まずは安全を希求するような守りの人たちである．つまり，"攻め"のヒステリーに対して，"守り"の強迫といった対比で両者は描かれるであろう．したがって，両者のうつ状態の鑑別は，比較的容易であると考える．

● 双極型性格の人たちのうつ状態

彼（彼女）らが家族と同伴で来院したケースで，「過去に軽躁の病相があった」と推定される情報が家族から提供された場合には，診断は容易である．ただ，本人が一人で来院した場合，それまでに軽躁の病相があったとしても，本人は，それを"ただ調子が良かった"ものとしてしか認識していないことも多い．そのため，軽躁の病相についての情報が得られないことがある．また，それまでの経過で，うつのエピソードしかなかった場合，症候的に，その時点で双極性障害と診立てることは困難である．

まだ試論の段階ではあるが，筆者の考える双極性障害の人たちの性格特性について述べてみる．ここでは，彼（彼女）らの性格を，仮に"双極型性格"としておく．

第一に，双極型性格の人たちは，ものごとや自分に対するこだわりが少なく，比較的，サバサバとした，サッパリとした印象を与えるような人たちである．また，こだわりがないことから，きわめて"現実的な感覚"をもつ人たちである．たとえば，経

済的な理由で別れた夫と一緒に生活するなど，それが現実的に有益なことであれば，そうすることにこだわりはない．これは，外部のものごとにこだわりがあるヒステリー型や，自分の理想的なあり方に対してこだわりのある強迫型の人たちの行動とは対照的である．

　第二に，これは以前からいわれていることであるが，双極型性格の人たちは，人と調和しようとするような人たちである．つまり，彼（彼女）らは，人当たりがよく，好意的でソフトな対人態度であり，人の好さを感じるような人たちである．意見があれば抑圧はせず，自己主張をするが，攻撃的になることはまれである．

　神田橋[3]は，診察者との最初の出会いの際，彼（彼女）らは，診察者を含めた，周りの環境についての情報を集めるための観察を行ったうえで，環境に波長を合わせようとすると述べ，それが双極性障害の診断の最初の根拠となると主張した．

　第三に，人に指示されたことや決められたことに対しては従順であり，まじめにそれを守る傾向にある．たとえば，再発予防のため，通院と服薬を主治医から指示されると，それに従順で，ほぼ定期的に通院を続けるといった観がある．

　第四に，生活史をみていくと，彼（彼女）らのなかには，精力的でエネルギッシュな人たちがいる．ただ，その傾向は，発病後には，徐々に消退していく．そのような意味では，それは"病前性格"と呼んだほうが適切かもしれない．精力的であることが発症の一因をなしており，それを放棄することで，病相が収まる人たちがいる．

　最後に，これも以前から指摘されていたことであるが，双極型性格の人たちの性格や気質には，"つかみどころのなさ"がつきまとう．つまり，ヒステリー型や強迫型の人たちには，割に明確な一連の性格的な特徴があり，性格類型を同定することは比較的容易であるが，双極型の人たちでは，それが困難である．

　笠原[4]は，「メランコリー好発型性格は‥‥全体として画一型同型性をもち，‥‥同定しやすいのに対して，両極性を呈する人たちの性格は個々の病者においてかなり全体的ニュアンスを異にしており，要するに全体としてアモルフといわざるをえない」と述べている．また，藤縄[5]は，「以上，（病前性格を）縷々とのべてきたが，なお一つの明確な輪郭をもった性格類型として記述するのが困難な，いわばアモルフなところがあり，それがまた一つの特徴である」と述べている．

　このことは，彼（彼女）らには，病因となるような性格（心理的な構造）というものがあまりなく，感情（気分）を制御する脳のシステムの脆弱さといった素因のほうが病因としてより意味をもつことを示しているのではないだろうか．

　以上のうち，うつ状態を呈する，ヒステリー型性格，強迫型性格，双極型性格の人たちについて表1にまとめた．

表 1　ヒステリー型・強迫型・双極型性格類型によるうつ状態の鑑別

性格類型	ヒステリー型性格	強迫型性格	双極型性格
従来の疾患名	神経症性抑うつ	メランコリー親和型うつ病	躁うつ病のうつ病相
基本的特徴	大胆（攻め）	慎重，臆病（守り）	調和，同調
攻撃性	あり（身内に対する）	ない（反感を回避）	まれ（平和主義）
こだわり	あり（外部のものに対する）	あり（内部のものに対する）	ない（現実主義）
性格型の同定	比較的容易	比較的容易	困難（アモルフ）

4　おわりに

　最後に，40年前に笠原[6]によって書かれたものであるが，病前性格を明らかにすることの臨床的意義とその方法論について端的に述べた文章がある．それを紹介することで終わりの言葉に代えたい．

　われわれ臨床家が性格論に多大な関心をよせるのは，いうまでもなく診断と治療というプロセスの双方につねに病前性格の問題が1枚かんでいるという実践上の要請からである．そして現実にどのような形で性格診断をしているかというと，それはいわゆる科学的と称される分析的手段によってでは決してない．直観的な全体認識によってである．今日多用される分析的な心理テストによる知見は，直観的全体認識を補強する意味はあっても，それ自体としては臨床に役立たない．この小論で上述してきた個別的羅列的なメルクマールさえ，それに先立つ全体認識なしには取り出せない．診察に際して一人の人間の性格を診断するのには，その性格特徴についての個別的インフォメーションに加えて，医師との間に彼がもつ人間関係，その病像，発症状況，面接や治療への彼の反応などへの総体的顧慮が不可欠である．そこには当然，診療者の側に経験を通じて知られたパターンの認識がある．そのような全体認識，全体把握は精神科が扱う病態の特性上，その臨床全体を通じて大きな役割を果たすが，性格診断においてとりわけ重要である．

文献

1) 志村宗生．性格と精神疾患―性格類型による診立てと治療．金剛出版；2015.
2) Maturana H, Varela FJ. The Tree of Knowledge：The Biological Roots of Human Understanding, revised edition. Shambhala；1992／管　啓次郎（訳）．知恵の樹．朝日出版社；1987.
3) 神田橋條治．双極性障害の診断と治療．臨床精神医学 2005；34（4）：471-486.
4) 笠原　嘉．躁うつ病者の病前性格．臨床精神医学 1976；6：25-34.
5) 藤縄　昭．両相性躁うつ病の長期予後と病前性格についての予備調査．笠原　嘉（編）．躁うつ病の精神病理1．弘文堂；1976．pp30-46.
6) 笠原　嘉．うつ病の病前性格について．笠原　嘉（編）．躁うつ病の精神病理1．弘文堂；1976．pp1-29.

IV 精神科診断に関するエッセイ

7 神田橋條治『精神科診断面接のコツ』を再読する

高木俊介
たかぎクリニック

1 『精神科診断面接のコツ』との出会い

　精神科医としてかけだしの頃，中井久夫，神田橋條治らの書くものを貪るように読んだ時期がある．神田橋がどこかで書いていたので，同じ教科書を1年に1回は必ず読むというのを，西丸四方の『精神医学』(南山堂) で実行してみた．神田橋はこの教科書の第一版から全部持っているというので，古本屋を回っては古い版を探してきたものだが，それを読むのは挫折してしまい，後にこの教科書の初版が復刻されてガックリきたこともある．

　京大精神科評議会というなにやら怪しい名称の"医局"の研修医となって，「精神医学は勉強したらダメだ，あれは患者を抑圧する道具だ」という先輩の酔言を素直に信じ，そのまま最初に赴任した病院でいきなり急性期病棟の主治医となって苦労した．その反動で，1日1編は必ず論文を読む，教科書は数種類を毎日読み続ける，これと決めた著者の論文はエッセイにいたるまですべて読むという誓いを立てた．それを律儀に実行していた頃，この2人の先達に出会ったのである．

　神田橋條治著『精神科診断面接のコツ』(岩崎学術出版社) は，ちょうど私が病院に赴任したのと同じときに出ている．どうやってこの本に出会ったのかは覚えていないが，私が持っている本は同じ年の出版2か月後に出た第3刷であるから，当時の精神医療界ではベストセラーだったのだろう．修行僧のようなことを決めたわりには，ベストセラーに弱かったのだ．一読，「なんだかあーだこーだと回りくどくてややこし

高木俊介（たかぎ・しゅんすけ） 略歴

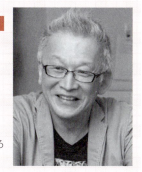

1957年　広島県生まれ．
1983年　京都大学医学部卒，京大精神科評議会入会．
1984年　光愛会光愛病院勤務．
1992年　京都大学病院精神科勤務．
2002年　同大学退職．
2004年　たかぎクリニック開設，現在に至る．
著書として，『ACT-Kの挑戦—ACTがひらく精神医療・福祉の未来』(批評社，2008)，『こころの医療宅配便』(文藝春秋，2010)，『精神医療の光と影』(日本評論社，2012) などがある．

いなぁ」というのが感想であったが，じわじわと読み進めると，これが私が研修医時代に教わった「抑圧の道具としての精神医学を勉強してはいけない」という教えと重なるところが大きいのである．これなら勉強しても，先輩たちの尊い教えに背くことにはならないではないか！（ただし，諸先輩の名誉のために断っておくが，この社会運動に傾注しているようにみえた先輩たちの多くは，実は驚くほど勉強していたのである．当時の私がそれに気づく力がなかっただけのことであった）

　ところで，この10年あまり，私は神田橋と中井の本を読むことが，原稿を書くなどの必要に迫られたとき以外にはなくなった．頁を開くのがなんとなくおっくうなのである．今回，このエッセイを書くにあたって同書を読み直して，その理由に気がついた．今，私がさも自分の経験であるかのように語っていること，自分が編み出した工夫だと思っているもののほとんどが，この本をはじめとする神田橋條治，中井久夫らがとっくに書いていることだったのである．いや，それをしっかり咀嚼して話しているのならまだましである．読んでみると，自分がまだ理解していないこと，言葉にできていないことが，私が知ったかぶりにしゃべっていることのまわりにどんどんと出てくるのである．恥ずかしい．彼らの著書を読むのがおっくうに感じ始めたのは，実はそんな自分の否認だったのだ．

　その一例，私は左耳が悪いので患者さんの話を（たまには）まともに聞くときには右耳を差し出すように顔を傾ける．「これが患者さんには身を入れて聞いてもらっているように映るんだよね」などと周囲に吹聴していたのだが，今回同書を読み直してみて愕然とした．あまり何度も読むことはなかった「第一章　わが面接事始め」のなかに，神田橋が師とする桜井先生が片方の耳が不自由で「いつも，ちょっと半身になり，患者の方へ首をかしげるような姿勢で話しかけておられた．それが柔らかい雰囲気を生みだし素敵にみえた」とあるのだ．私は無意識のうちに神田橋師に素敵に見えてほしいと思っていたようだ．これでは否認が生じるのも当然である．

2　精神科診断の基本事項を再確認

　その読み飛ばしてきた第一章にも，今読み直すと重要なことが書かれている．まず「診断面接の質を量る唯一の尺度は，近い未来をいかほど言い当て得るかにある」ということ．そのためにカルテに常に予測を書くことが奨励されている．これはかつて私も忙しい診療のなかで心がけてみたことがある．だが，病棟の看護師が熱心で私のカルテ記載をよく読んでくれるがために，予測が外れた時のことが恥ずかしくて，いつのまにかやめてしまっていた．当時に比べれば面の皮がずいぶんと厚くなった今なら，予測が外れたことを笑いのネタにして看護師とも患者とも話し合えると思うので，またやってみようかと思う．それにしてもこういう技術の一つひとつについて，それを実行するには一般の精神科病院の野戦病院的状況は厳しすぎた．それを言い訳にして，自分が至らぬことを棚に上げては，「大学人はやっぱり悠長でよいよなぁ」と同僚と愚痴りあったものである．

また，心理テストを診断の補助として用いるのではなく，面接技術をみがくための道具として，面接で心理テストの結果を当てるように努力し，最終的には心理テストを役立てなくてもよいものにするというのも，当時よく心がけたことである．最終的には，だいたいのIQを当てられる程度の技術にとどまったが，こういう訓練をした効果はIQ70前後の境界知能に敏感になったことである．境界知能の人は，その器質的要因と環境要因，それに本人のプライドともいうべき防衛パターンがあいまって，非常に派手な精神病的症状を呈することが多い．そのような場合，精神病症状とみられたものに環境調整や単純な精神療法がよく効く．

診断の巧拙を「辻褄の合い具合で量る」ことも戒められている．「人の精神活動の領域での所見の多くは，見ようによって，いろいろに見えうる材料である」ので，自分の理論や先入見に「辻褄を合わせて」みてしまうのである．先にも書いたが，勉強するなという教えがまったくの間違いではなかったと慰められたのは，おそらく，当時流行し始めたDSMに対する辛辣な批判に加えて，こういうところであった．私のその後のDSM批判もこういうところに根をもっている．三つ子の魂百までであるが，三つ子だった時の魂を自ら知るには，このような本の再読がいちばんかもしれない．

3 病名変更への影響

さて，第二章は「診断とは」とこれまた大仰な題の章であるが，ここは再読してもっとも愕然としたところである．ここでは診断の3つの機能を述べている．3つとは「医師が経過を見通し，処置法を決定するための指針」「専門家の間の共通言語」「患者に病状を説明するための道具．治療行為である」である．これは後に私が精神科診断についてのある論文に書いたそのままではないか！　つまり，私の剽窃である．いや，それはもう時効としよう，ほとんど誰も読まないものなのだし．

それよりも驚いたのは，私は後に精神分裂病の病名を変えようという運動にかかわり，実際に学会の委員会でその事業を行うことになるのだが，その時の根底となった考えが，診断機能のこの3つ目なのである．「精神分裂病」という名称は，インフォームド・コンセントという患者–治療者間のコミュニケーションを破壊してしまう．そのうえ，病気に対する差別・偏見を助長するものである．このことに確信を持ち続けることができたのは，この精神科の診断のもつ機能について確固とした考えがあったからであると，いまさらながらに感謝をもって思うのである．

4 オープンダイアローグと神田橋流面接

この後「第三章 面接について」，「第四章 面接の場」，「第五章 所見のとらえかた」，「第六章 初回面接の手順」と続く．これらの章は，改めて私が大学で新人に教えている際に役に立っていたことがわかる．ただし，かなりの部分が，この本で学んだものであることを忘れて，さも自分の経験のように話していたので，今考えると赤面なの

であるが.

　「第七章 聴くこと」と「第八章 問うこと」,「第九章「なぜ」という問い」は,偶然今かかわっているフィンランドのオープンダイアローグの精神療法的側面と非常に近しい関係にあり興味深い.オープンダイアローグの基本は「聴くこと」である.これはその著作のなかでも繰り返しいわれることであり,逆にいえばこれまでの精神医療がわが国のものに限らず,いかに聴くことよりも問うこと,つまり患者からの情報を収集することに偏っていたかということでもある.ダイアローグという思想を根底に据えて,そこからまず聴くことの重要さを強調しているオープンダイアローグが求めるところと,まず「聴くこと」を基本として,さらに「なぜ」という一方的な情報収集の言葉を戒める神田橋流の精神療法の教えは,よく一致する.ここでも,比較的早くにオープンダイアローグに魅力を感じ翻訳をした自分の最近の人生が,神田橋のこの本の遠いこだまとなっていたことを感じる.そして,私はオープンダイアローグで行われていることを,「大いなる常識」と呼んでいるのだが,それは縁あってスーパーバイズを受けたときに,私の診療について神田橋が「コモンセンス・サイカイアトリー」と言ったことも,はるかに影響していると気づかされたのだ.

5　日暮れて道遠し

　その後に続く章,特に「第十一章 軽い意識障害の診かた」も忘れられない章である.これは私と同世代の精神科医のかなりの人が注目し学んだ章であろう.この章を学んだ余得は,原田憲一という碩学を知り,そこから学ぶことで,広く器質性精神障害の知識を得たことであった.このような技術,知識の蓄積は,最近になって急速に失われているように思う.これは,精神科の守備範囲が広がるとともに,認知症を代表として器質的なものが精神科の専門性から遠ざかっている結果であろうが,そのことで何らかの弊害が目立ってくるのは,高齢者が急速に増えていくこれからであろう.

　このようなことどもを,開業してからは忙しさにかまけて忘れていた.若いときに学んだことはけっこう身についていると思っていたのだが,今回読み返して,実際は重要なことも忘れていたことに気づく.「なぜ」という問いへの戒めすらそうであった.

　だが,救いは,この本のなかに開業医へのエールを見つけたことだ.面接というのは,いつでもそこで打ち切ることができるように組み立てるのが大切であると説いたところで,このことは3分間診療の際のすべての医師がやろうとつとめ,しかもそれに成功していることであると書かれているのである.神田橋はこの時代に,すでに開業についても目配りしていたのであると知るのはうれしいことである.

　今回,読み返すことの効用に気づいたことが2つ.自分が無意識のうちに行っていたことが,根拠があって学んだことだとわかること.もう一つは,自分なりにいつの間にか膨らませていたさまざまな行為,言動,態度,そういう茫漠としたことどもに,一つ芯を入れ直したような気がすることである.

　しかし,それにしてもこの稼業の,日暮れて道遠し,であることよ.

IV 精神科診断に関するエッセイ

8 病跡学からみた精神医学的診察と診断

高橋正雄
筑波大学人間系

　病跡学という学問は，ごく簡単にいえば「病を抱えながら偉大な業績を成しえた人間の研究」ということもできるが，従来は過去の偉大な業績を成し遂げた人物を精神医学的に診断する学問のように考えられてきた．しかし，精神医学的には不完全といわざるをえない過去の資料に基づいてどこまで正確な診断ができるものなのか，そもそも直接会ってもいない人間を診断するという行為や，すぐれて個人的な情報である診断名を公にするという行為に問題はないのか，といった疑問もあって，過去の人物に精神医学的な診断名をつけることには慎重でなければならないというのが，筆者の考えである．

　もっとも，ゴッホや夏目漱石など，少なからぬ人物の診断が今なお確定していないという事実は，病跡学的な方法の限界を示すとともに，精神医学的な診断基準なり疾病概念の不完全性を示唆するもののように思われる．というのも，今日の診断基準は多くの場合，実際に医療機関に来た患者を中心に構築されたもので，必ずしも医療機関を受診しているわけではない病跡学の対象者のなかには，そうした診断基準にあてはまらない者がいても，不思議ではないからである．

　すなわち，病跡学的な診断の不一致は，今日的な診断基準の限界や，一般社会には精神科医の目に触れることのない「病者」が存在することを示唆しているようにも思われるのだが，本項では，病跡学的な研究を通じて，精神医学的な診断や診察というものを考えさせられたいくつかの作品について，若干の検討を加える．

高橋正雄（たかはし・まさお）　　　　略歴

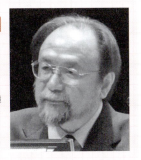

1954年秋田県生まれ．
1979年東京大学医学部卒．その後，精神科医として，東京大学医学部附属病院，佐久総合病院，東京都島しょ保健所八丈出張所，東京都衛生局公衆衛生部，東京都立中部総合精神保健センター，東京大学医学部保健学科精神衛生学教室などに勤務の後，1996年より筑波大学助教授（心身障害学系），2003年より同教授（人間系）．
主な著書に，『漱石文学が物語るもの―神経衰弱者への畏敬と癒し』（みすず書房，2008）がある．

加賀乙彦の『雲の都』

　2005年（平成17年）に加賀乙彦が発表した『雲の都 第二部時計台』[1]は，加賀が東大の精神医学教室に入局した頃の体験に基づく半自伝的な作品であるが，そこには入局して間もない主人公が，都立松沢病院で研修する場面がある．

　この主人公が勤務していた1954年（昭和29年）当時の松沢病院では，外来の新来患者は1日に2人だけだった．そのため，主人公もゆっくり時間をかけて予診をとることができたのだが，ある日，軽いノイローゼだろうと見当をつけて君津医長に回したところ，医長はたちどころに，この患者は20歳頃神経衰弱になって精神科病院に入院したことがあるという事実を聞き出した．しかも，君津医長の診断は「古い分裂病」というもので，この患者は感情の動きの鈍いひきこもりの毎日を送っていることもわかったが，医長は精神医学的な診断の要諦を次のように説明した．「患者の診断は，患者がドアから部屋に入ってきたときに始まるんですよ．ドアをきちんと閉めるか．歩き方に張りがあるかどうか．医師に向けてどういう方角を向いて座るか」，「ドアは開けっ放し，用心深い歩き方は，医師への不信の念の現れです」，「医師に対して目をそらし斜めに座る患者は，人間嫌いで医師に内面を読み取られないように用心している証拠です」，「すぐ見なくてはならないのは患者の手，とくに爪の手入れです．家に籠もって不精で不潔な生活をしている人は，垢だらけの爪をしています」，「靴の手入れの有無も大切な観点です．駅から病院までの道は未舗装の砂利道だから靴が汚れるのは仕方がないが，それにしても靴の手入れの有無は見分けられます」．

　君津医長は，このように精神医学的な診断の手順を指導したうえで，先ほどの患者を「古い分裂病」と診断した根拠を，次のように説明した．「今の患者は，ドアは閉めない．腰を引いて用心深く入ってきて，ぼくに対して45度の角度で腰掛け，爪は真っ黒，靴にはまったく手入れの跡がない」，「これだけで，この人は，毎日部屋に自閉して何もせずに不精で不潔で人嫌いな毎日を送っていたと推測される」，「ノイローゼではなく，若いときに発病して，長い自閉生活を送ってきた，陳旧性分裂病のいわゆる"欠陥状態"だと診断できます」．

　もちろん，君津医長の診断根拠はこれだけではないと思われるが，患者の陳述だけでなく，全身を観察してその人間の日頃の暮らしぶりを推測するという，まさにシャーロック・ホームズ張りの推理である．主人公は，こうした非言語的なレベルでのコミュニケーションを含む精神医学的な診断の要諦を，当初の研修先の東大病院ではなく，松沢病院で学んでいるのである．あるいは，この挿話は，練達の臨床の士は大学よりも市中の診療機関にこそいるという臨床的な事実を示唆しているのかもしれないが，そこに描かれているのは，あくまでも医師の立場からみた精神医学的な診察にとどまり，また統合失調症にしばしばみられる複数の情報の整理・統合機能の障害などを診るには別の工夫が必要ではないかということを考えさせる記述でもある．

2 色川武大の『狂人日記』

　1988年（昭和63年）に発表された色川武大の『狂人日記』[2]は，色川自身の精神科受診体験に基づく作品で，その冒頭部分には，精神科病院に入院した直後の主人公が，主治医とのあいだで行われた面接について語る場面がある．

　面接を終えた主人公は，面接では「自分というもの，乃至自分のこれまでの半生のうち，正確に答えられるものはすべて正確に答えた」ものの，面接の場で自分が話したことの正確性については，次のような危惧を抱く．「質問が日常のなんでもないこと，つまり病状におよぶと，一段と慎重になって考えこみながら話したが，それは実際の自分のきわめて不正確な戯画にすぎなかった」．

　もちろん，主人公は意識的に嘘をつこうとしたわけではない．彼は，「できれば自分というものを包み隠さず披瀝して，ともかく専門医である他人の判断を仰ぎたいところだった」．しかし，実際に精神科医の診察を受けて，限られた時間で自分を伝えることの難しさを実感した彼は，医師の質問に答えることの困難性を次のように考えている．「言葉というもののむずかしさ，事例を選択し，そこに代表させて語らざるをえないし，そうすれば全経験の総合である自分とはかけちがってくる」．

　ここでの主人公は，短い診察時間のなかでは，自分が抱えている症状や問題の一部しか話せないのだから，そこには実際の自分とは異なる自己が表現されてしまうという，精神医学的な診察にかかわる基本的な問題を提起している．したがって彼は，精神科医の面接に対しても，「医者はそうしたなかから実態の切れ端をつかんだり，勘ちがいをしたり，多少のずれを含んだ個性を感受していくだろうが，それが何かの役に立つのだろうか」と疑問を呈し，自分のように無教養な者には，診察時間のような限られた時間で自分の実態を伝えることは難しいと思うのである．

　結局，「読物で読んだ漠然とした印象では，患者の心奥に達する質問を医者が用意し，障害を生む源泉をみつけて，そこを集中的に攻める如くである．自分の場合は，それらの質問解答もただ不正確な自画像，その場の気持を投げ合うのみで，うまくはいかないように思う」という不全感を抱いた主人公は，主治医が彼に向けた笑顔についても，「彼の微笑はけっして不愉快なものではなかったが，遠いへだたりを感じさせた」と語っている．

　このように，『狂人日記』には，患者の側からみた精神医学的な診察の一端が描かれている．色川が，自らの体験を通じて指摘したように，患者は必ずしも正確に医師の質問に答えたり，症状のすべてを伝えているわけではない．いや，そもそも健常者によって作られた言語や概念で病的体験が的確に表現しうるものなのかという問題も含めて考えると，精神科の医師も，直接本人を診察したからといって，患者のすべてを把握したり理解できているわけではないのであって，事実，この主治医も，「私は医者ですが，患者のことについて，ほんのこれっぽっちのことしか理解できえないと思っています」，「長い時間をかけて理解し合いましょう」と，控え目に応じている．

　日常の限られた診察時間では，患者・家族が表現しうる情報や，伝えたいと思って

いる情報の周辺で診断せざるをえないことを，『狂人日記』は示唆しているのである．

　なお，直接本人を診察する臨床的な診断にも『狂人日記』に記されたような限界があることを思うならば，逆に病跡学的な診断には，資料の検討に十分な時間がかけられることをはじめ，本人・家族だけでなく多くの関係者の証言が得られる，当事者の視点から本人が病をどう受けとめ対処しているかを知ることができる，病の長期経過を含む生まれてから亡くなるまでの患者の全体像をみることができるなど，臨床的な診断には望みがたいいくつかの利点もあることがわかる．

3　島尾敏雄の『死の棘』

　1977年（昭和52年）に完成した島尾敏雄の『死の棘』[3]は，1954年（昭和29年）から1955年（昭和30年）にかけて島尾の妻が精神変調をきたした時の体験に基づく作品で，『狂人日記』に患者本人の思いが記されていたのに対して，『死の棘』には精神医学的な診察に対する家族の思いが綴られている[4]．

　『死の棘』の第7章「日のちぢまり」には，主人公が妻をK病院の神経科に連れて行った時の様子が描かれている．妻の精神変調に悩まされ，自宅での対応に限界を感じた主人公は，不眠で悩んでいたいとこの妻がK病院神経科の注射で良くなったと聞いて，受診を決意するのである．

　しかし，この主人公は，「もし病院に行けば，医師は不興な顔つきで，連れてきた私をなじるかもしれない」と，精神科の診察自体に不安を感じている．彼は，やっとの思いで妻を病院に連れて行くものの，「病院の大きな建て物は目の前にそびえ，構内の広々としたたたずまいはとりすまして見えた」．K病院の威容を目のあたりにした主人公は，「そこには多くの受け付けの関所と医師や看護婦の自信に満ちた拒否が待ち受けているみたいだ」と，大病院が醸し出す権威的な雰囲気に気圧されているのである．

　しばし待合室で待たされた後に，看護師に名前を呼ばれて部屋に入ると，「ひとりの医師がうつむいて手もとの紙に何か書きつけていた」．その様子を見た主人公は，妻をどの椅子に座らせたものかためらいながらも，「医師が仕事をつづけているので，とにかく坐らせ，それの終わるのを待った」．

　主人公は，医師にこれまでの経緯を話すことについても，「どこから解きほぐしてはなしだせばよいか」，「あらかじめ内容をいくつかの要点にまとめようとしても頭は一向回転してくれず，思いわずらうだけで不用意のまま相手と対面してしまう」とまどう．そればかりか，「その医師も不機嫌を隠さずに私を見た．彼の目が私を見たとき辞儀をしたが彼はそれを無視した．余計なことははぶいてすぐ本題にかかることのようでもあり，半端な挨拶では足りないことを思いしらせているようでもあった」といった医師の態度に接して，主人公は「ただ症状だけをはなせばいいのか，或いはさかのぼって原因になった環境をくわしく説明しなければならぬか」と，医師の真意を測りかねている．

それでも医師は,「妻を無遠慮にながめ,私に顔を向けようとはしない」.そのため主人公は,「夫婦のあいだの倫理のことや心理的なことがらまでも医師にはなすべきかどうか,はなしても彼が理解してくれるかどうか」と迷い,「診察など受けに来ないでもよかったのだと思ったり,また言わでものことを言わなければならぬ羞恥でいっぱいになった」あげく,医師を憎み出すのである.

こうした記述を見る限り,この医師は,不安な面持ちで診察室に入ってきた患者・家族を一瞥すらせず,不機嫌そうな態度で家族のお辞儀を無視したり,患者を無遠慮に眺めて,家族のとまどいにも無頓着であるなど,精神医学的な診察の基本をわきまえていないと言わざるをえない.

しかも,K病院では,その後行われた学生実習を兼ねた部長の本診でも,診察の途中で妻が主人公に暴力を振るい出したため,主人公は「余計なひとをまじえず向かい合ってやさしく診察してくれたら」という思いも口に出せぬまま,診察室を出るという事態に立ち至っている.そして,この中断された本診で,部長は「分裂症の症状」という診断を下すのだが,その後この診断はいったん,「心因性反応」に改められるものの,別の医師から再び「分裂症」と告げられるなど,妻の診断は二転三転して,患者・家族は翻弄されることになる.

『死の棘』という作品には,患者・家族の心情をわきまえない無神経な診察は,それでなくとも精神科受診に不安を抱いている患者・家族の不安をいっそう高めるだけでなく,必要な情報も得られないために,診断自体を不確実なものにしてしまうことや,医療関係者が患者・家族を観察評価する以上に,患者・家族は医療関係者を観察評価していること,患者・家族は時に医療機関においても外傷的な体験をしうることなどが描かれているのである.

以上,本項では戦後の文学作品3篇を取り上げたが,この3篇以外にも,わが国の近代文学には,『殻』(中村古峡)や『赤光』(斎藤茂吉),『酒毒中毒者』(大町桂月),『路上』(芥川龍之介),『ある女の生涯』(島崎藤村),『狂った一頁』(川端康成),『更生記』(佐藤春夫),『奇妙な精神病者の話』(長谷川如是閑),『ドグラ・マグラ』(夢野久作),『HUMAN LOST』(太宰 治),『明月記』(上林 暁),『精神病学教室』(石上玄一郎),『死霊』(埴谷雄高),『思ひ川』(宇野浩二),『うちわ』(高橋新吉),『あの時代』(広津和郎),『野火』(大岡昇平),『白い柵』(永井龍男),『鳥』(大江健三郎),『海辺の光景』(安岡章太郎),『楡家の人びと』(北 杜夫),『音楽』(三島由紀夫),『他人の顔』(安部公房),『れとると』(なだいなだ),『幻花』(梅崎春生),『人間の病気』(後藤明生),『富士』(武田泰淳),『栖』(古井由吉),『ノルウェイの森』(村上春樹),『閉鎖病棟』(帚木蓬生)等々,精神医療の現場を舞台にした作品が少なくない[5].しかも,そうした作品を描いた作家には,川端康成や三島由紀夫,安部公房や大江健三郎,村上春樹など,国際的な声価の高い作家も含まれているのであって,世界文学史上,これほど精神医療と関連の強い文学は他に類を見ないのではあるまいか?

わが国の近代文学と精神医学の関係の深さには改めて驚かされるが,これらの作品

は，それぞれの時代において精神科医や精神医療がどうみられていたかや，患者・家族が精神科の診療をどう体験しているかという問題を考えるうえでも，貴重な資料である．もちろん，文学作品の記述が実態をそのまま反映しているとは限らないにしても，これらの作品は，一般市民，とりわけ当事者の視点から精神科診療のあり方を考えることの重要性を，教えているように思われるのである．

文献

1) 加賀乙彦. 雲の都 第二部. 新潮社；2005.
2) 色川武大. 狂人日記. 福武書店；1988.
3) 島尾敏雄. 死の棘. 新潮社；1981.
4) 高橋正雄. 文学にみる医師像（第34報）. 日本医事新報 1997；3631：58-61.
5) 高橋正雄. 精神医学的にみた近代日本文学（第1報）～（第21報）. 聖マリアンナ医学研究誌 2011～2016；86-91.

Ⅳ 精神科診断に関するエッセイ

9 精神科診断を M's 理論により科学にする

松﨑博光
ストレスクリニック

1 長い前置き―正しく進めるために

　下手に用いられると，精神科の診断は，恐ろしい合併症や人生を粉々に打ち砕くほどの衝撃をともなう積極的な治療へとつながり，まぎれもない災難となりうる．最悪の誤りのいくつかは，無知に加えて傲慢な臨床医が犯す―そういう臨床医は，自分が何をしているのか知らないくせに，さも知っているかのように突っ走る．そして流行に惑わされていたり，患者から学ぶのではなく愚かにも自分の持論に執着していたりすることが多い．彼らが過剰に診断するのは，患者の病気だけを見て（あるは想像して），患者の健康を見ていないからだ．訓練不足で不適格な医師が軽率に診断をくだす場合も，誤りが起こりやすい．精神科の診断は，大きな影響をしばしば生涯にわたってもたらす重大な事柄である．それには，訓練，経験，時間，共感，そして（何よりも）節度が必要になってくる．

　上手に用いられると，精神科の診断は，人生を一変させる有効な治療のはじまりとなりうる．正しく進めるための秘訣は謎でもなんでもない．しかるべき訓練を受け，しかるべき経験を積み，しかるべき対人能力を有する臨床医と，かかえている問題を包み隠さずに詳しく説明する患者がいて，両者が治療に適した関係を築き，過去を探って現状の推移を見守るためのじゅうぶんな時間を持てばよい．状況がはっきりしない場合は，確定診断は先延ばしにすべきである―不確定はまちがった確定よりもはるかにましだ．診断はつねに注意深くあらねばならない―入念な検討を経て到達したも

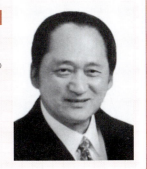

松﨑博光（まつざき・ひろみつ）　略歴

1950 年福島県いわき市生まれ．
1973 年東京大学工学部計数工学科卒，1979 年東京医科歯科大学医学部卒．1981 年よりいわき市立総合磐城共立病院心療内科，1993 年よりストレスクリニック院長．
専門は外来精神医学，心身医学，精神分析学．

著書に『自律神経失調症』（新星出版，1991），『マジメすぎて，苦しい人たち』（WAVE 出版，2005）などがある．

ので，確固たる証拠の裏づけがあり，新たな証拠が集まれば修正が可能なものでなくてはならない．治療によって助けられた人々はみな，正確な診断が出る瞬間まで混乱し，まごついていた．だれもが途方に暮れ，何が起こっているのか理解できず，それぞれの地獄を味わい，現在にあっては孤独で，将来に対しては希望を失っていた．診断という行為が，支援，説明，同じ苦しみを持つ人たちのコミュニティ，行動のきっかけ，先の見通し，そして将来への希望をもたらした．それまではどうにもならなかった問題が，急にどうにかなるように思えるのである．正確な診断（と，それについての慎重で賢明な教育）は，大きな安心と，回復に向けた絶好のスタートを提供する．

　どの治療でも，成功しそうかどうかの最大の判断材料となるのは，臨床医と患者とのあいだに築かれる人間関係の質である．関係がよければすぐになおるとはかぎらないし，関係が悪ければなかなかおらないともかぎらないが，総じて関係がよいほど結果もよい．そして，適切な診断は，治療に向けて揺るぎない関係を固める最良の手段のひとつである．

2　問題点の提起

　これは，アレン・フランセスの著書『〈正常〉を救え―精神医学を混乱させるDSM-5への警告』[1]の「第3部　正常への回帰／9．精神医学の最悪と最良」の最終部分からの完全引用である（p.416〜418）．

　著者はデューク大学医学部名誉教授で，DSM-IV作成委員長を務めた．現代アメリカ精神医学界の大御所の見解ということで，本項のたたき台として適切であろう．

　問題点を提起しよう．
① 精神科の診断とは何かという本質論に欠ける
② しかるべき訓練，経験，対人能力とは何なのか
③ かかえている問題を包み隠さずに詳しく説明する患者？
④ 治療に適した関係，過去を探って現状の推移を見守るための十分な時間
⑤ 不確定は間違った確定よりましだ
⑥ 診断という行為の評価
⑦ 人間関係という関係性の評価

　一応，④〜⑦は肯定的に描いておくとして，①〜③は十分議論しないといけない．そう簡単に流すわけにはいかない．診断するという行為を深掘りしないといけない．現状の方法論で診断学が進展していくとは思えない．早晩ゆきづまるだろう．

　診断する主体，診断される客体，主観と客観，意識と対象を分離する思考様式，すなわち近代の知，デカルトに始まる二元論は，すでに現状の社会現象をとらえることができないからだ．

　現象の詳述，細分化は本質論を避けている．混迷が深まるばかりだ．現象がそのまま本質ならばすべての物理学は不要である（坂田昌一）といわれる．精神医学は違うのか．

3 ゆきづまりの本質[2)]

　現在存在する理論体系のなかに矛盾点が生じてゆきづまった時，それを乗り越えるためにパラダイムシフトが起こるといわれている（トーマス・クーン）．しかし，パラダイムシフトが起こるのは矛盾があってどうしようもない時ではなく，暗黙のうちに前提とされていたこと，つまり，これはもう説明しなくてもいいんだという前提が，実は前提としてはいけないということがわかった時だという．

　たとえば，「相対性理論」の例でいうと，ニュートンは絶対時空を前提としてしまった．それはあたりまえだと思われていた．革命が起きて初めて，絶対時空を前提にしてしまってはだめだということがわかる．

　このニュートン・デカルト的前提を乗り越えたのが，次の西田幾多郎，ジャック・ラカン，シュレーディンガーである．

4 西田，ラカン，シュレーディンガー

　主観と客観，意識と対象を分離する思考様式を徹底的に批判して，分離以前の純粋経験を根本実在と考えたのが西田幾多郎の西田哲学である．主観客観の判断以前，主客未分の状態を純粋経験「色を見，音を聞く利那」として，西洋哲学を脱構築してゆきづまりを乗り越えようとした．

　純粋経験は不統一の面となんらかの程度の統一的側面をもっている．意識は不断に自己自身を分化し，また，より大きな統一へと発展している．「純粋経験」（直観）と「反省的思惟」（反省）を，ともに自己の2つの内的契機として弁証法的に自己展開してゆくのが自覚という立場であり「場所」である．西田哲学の最終的立場は「絶対矛盾的自己同一」ないしは「行為的直観」であるといわれる．

　精神科的診断は，現象を分離分節する行為により対象を記号化し，共有化客観化に資するとしても，純粋経験，根本実在を離れた世界へ参入するという治療的意図から離れた自己矛盾した行為と知らねばならない．

　ラカンによれば，われわれ人間はいまだ分節されない生の現実界的主体S（subject）が，言語使用によって刻印され，分節され，スラッシュされた主体Sとなって人間社会にデビューするという．話された，書かれた存在，象徴化された在り方として生きるようになる．

　言語に汚染された主体S，自我，意識は，常に失われた主体S，無意識を欺く．言語機能の不完全さ，あいまいさ，多義性により真実を一義的に表現することは不可能だからだ．言語化作用fの逆対応f^{-1}はS→Sを回復することはない．煮たもの，焼いたものは生にはもどらない．

　しかし，人間は言語活動，言語の意味を問い続けることによってしか主体Sを回復できないと思っている．主体Sは，代表象するシニフィアンの優位を覆すことはで

ない．生涯，シニフィアンの対話的やりとりによってしか根本実在Sに近づくことはできないのだ．

これは幻想だが……．

この幻想を波動方程式（対話方程式）として数式化したのがシュレーディンガーだといってもいいと小医は思っている．

光は粒子なのか波なのかの二択議論に終止符を打ったのが物理学者シュレーディンガー．いわずと知れた量子力学の基本がシュレーディンガーの波動方程式．

$$ih\frac{\partial}{\partial t}\Psi = H\Psi$$

$$H = -\frac{h^2}{2m}\frac{\partial^2}{\partial x^2} \qquad h = \frac{h}{2\pi} \qquad \Psi = Ae^{i(kx-\omega t)}$$

「精神」と「物質」，「合理主義」と「神秘主義」，「自我」と「他我」という具合に二元論が常識のヨーロッパ伝統のもとでの革命的出来事．

シュレーディンガーの発想のもとになったのはインドのヴェーダーンタ哲学の「梵我一如（ぼんがいちにょ）」の思想だという．これは，梵（宇宙の真理のようなもの）が，我（自分自身）の中にも，また，世界のあまねく場所の過去から未来に至るどの場所にも存在し一体化しているという思想．一切の根本原理，すなわち，一切世界と私自身の同一不二．

現代生活の多くが量子力学をもとにした技術の恩恵を受けている

5 波動方程式は対話方程式である

ミクロの世界は量子力学，マクロの世界は古典力学（ニュートン力学）と思われている．

ところが，量子力学者である山田廣成先生の研究によると，量子力学の思想がマクロの人間活動，精神現象をよく表現，記述できることがわかった．量子力学の波動方程式は，対話で発生した場の構造を記述するのに適した数式体系であり，対話方程式と呼ぶのが適切であると指摘されている．

詳しくは文献3）を詳読されたい．波動方程式の概略につき，次に大幅に引用，ご紹介したい．

量子力学の波動関数Ψは複素数であり，ベクトルである．

Ψ_1は個体1の情報の伝搬を記述しており，対話の本質を表す．存在は情報により確定するものである．

$\Psi\Psi^*$が電子の存在確率を示すが，共役複素数であるΨ^*は他者により反射された己の情報を意味している（他者からのメッセージ）．すなわち，他者がいなければ存在が規定されない．これが存在の意味である．

波動関数は，一回の対話から成り立つとは限らない．無限回の対話の帰結であることも数回の対話の帰結であることもある．対話の結果の平衡状態が波動関数として示される．

したがって，波動関数は同種個体の作る場の構造を示す．

波動関数Ψの絶対値は $|Ψ|^2 = ΨΨ^*$ と書き，共役複素数 $Ψ^*$ をかけて求める．複素数の絶対値は実数であり方向をもたない．絶対値は粒子の分布を確率として示す．物理学では，複素数は観測できない量を示すのに用い，実数が観測できる量であると定義している．

ある個体の波動が，他者と対話して，他者に何の変化も及ぼさず，他者から反射されるとき $Ψ^*$ は単に Ψ の共役複素数であるが，他者に変化が起こる場合には $Ψ_1Ψ_2^*$ と書き，そこで示されるのは遷移確率である．遷移確率というのは，状態が遷移もしくは変化する確率である．

電子が1個だけで宇宙の中の特定の場所 x に孤独に存在する確率 P は，波動関数を用いて次のように書く．

$$P(x)dx = Ψ(x)Ψ^*(x)dx \Big/ \int_{-\infty}^{\infty} Ψ(x)Ψ^*(x)dx$$

これ以上は成書を読んで勉強していただくことにしたい．

6 量子力学における「観測問題」

「観測という行為は，異なる階層間の対話である．異なる階層間の対話の結果は，よりプリミティブな階層の対話を支配もしくは破壊する」

「対話は階層が隔たるほど困難になる」

「個体の存在は対話により規定される．対話に基づき自己の位相空間を決定する．これが存在である」

ということに要約される．

量子力学における観測という問題を人間社会に適用してみるのが山田先生が提唱する対応原理である．

人間が行う観測は当初から恣意的に行われる．それは目的があって行うことであり，目的以外のことが観測されることはない．その意味で人間は見たい物だけ見ていることに注意したほうがよい．人間にまつわる不確定性を消すことはできない．「波束が収縮した」のは確かに実験を行った観測者の脳の中であり，第三者の脳の中ではない．

量子力学は，この恣意的な操作をある状態に対して与え，無限に微小な騒乱を状態に与えて，状態を観測するという操作を数式化したものである．ニュートン力学とは根本的に違っている．

量子力学の不確定性原理は，対話による個体の意志の変更と考えることができる．したがって，他者がいない限り不確定性は発生しない．対話により変更された意志は誰も予測することができない．観測に伴う不確定性は，観測という対話により意志の変更がなされた結果である．

個体間に干渉が起こるのは，個体に意志があることの傍証である．個体がもつのは対話に基づく干渉性であり，その干渉現象は波動の形式で表記される．結果は確率と

して解釈される．干渉も対話も意志も個体のすべての階層がもつ共通の属性である．

干渉の結果起こるのは共鳴現象である．集団的に共鳴現象が発生すると個性が消失する．古典力学は，共鳴現象の力学であり，集団の状態ベクトルが一に退縮した状態である．このような状態は観測により変更を受けない確定した世界を作る．

観測され，実数値として共有され共同的に合意されたもの，それを客観と呼んでいる．

7　M's 理論の提唱

改めて現代精神医学の診断学を再考してみよう．より精密な診断，鑑別診断を求めて観測された情報を積み重ねてきた．精神現象を科学的に情報化する機器を用い，しかるべき訓練をうけ，経験を積み，対人能力を開発することによって．また，患者には，かかえている問題を包み隠さず詳しく説明することを求めて．しかし，この方法は現代の量子力学的科学からみると，まさにニュートン力学的，古典的アプローチである．ヤスパースの「了解」，「過程」概念は，観測するという行為の評価，観測される対象に対する影響という観測問題を考慮していない．

そこで，小医は新しい精神医学の思考モデル，理論的基礎として M's 理論を提唱する．

まず，人間は量子力学的自然の一部であることを確認する．言語により分節され，言語使用により生きる存在である．分節以前の自他未分状態を表現する場として複素空間を想定する．自他の関係性は波動方程式，対話方程式で表現し，解析する．

観測された世界は，心の影としてニュートン力学に従うから，従前の精神医学とは齟齬をきたさない．

この M's 理論着想，提唱のプライオリティーを確保するため，すでにそのエッセンスを地方紙のコラムに発表している．

M's 理論デビュー予告

自然科学の領域では，量子力学的世界観は常識といってよい．シュレージンガーの波動方程式のキモは虚数 $i=\sqrt{-1}$．活躍の場は複素空間．

精神世界は無意識を記述する理論がない．複素空間で精神の実と虚を統一して論じる理論として M's 理論を提唱する．

世界初公開．乞う御期待．

（2016 年 6 月 30 日号　日々の新聞より）

心の影

　心は見えない．しかし，心と心は干渉し合う．すると干渉縞ができ，精神現象として観察できる．

　心そのものは見えないが，心の影は見える．

　この，心と影の関係を量子力学を使って解析するモデルを提案するのがM's理論である．

　これで精神医学の世界も一足遅れながら科学になる．

（2016年8月31日号　日々の新聞より）

誤訳らかんず
　　——あるいは五百羅漢図，あるいは誤訳ラカンず．No.27

　完全に悟りを開いた小乗仏教の修行者を羅漢という．煩悩を殺す意の阿羅漢から来た．釈尊が死んだ時に集まった五百人の羅漢を象どった石仏群が五百羅漢図として示されている．

　本シリーズは超難解といわれる精神分析家，J.ラカンの言説を私なりに誤訳し，五百編の図説として示すものである．

　ラカンは常に誤解，誤読されてきた．本人も十分承知していた．日本では「ラカン」と言うと「羅漢」と思う人がいる．悟りの道は真理へのフラクタルな漸近線であり，悟りきることなどあり得ないが，無限に近付く幻想には浸れる．五百回分の誤訳解に御厄介になりながら．

M's 理論

　とらえ所のない現実界の事象を複素空間でのベクトルで表示する．

　言語化とは実軸（象徴界）への射影である．言語による世界了解は生（ナマ）の世界の退縮と言える．想像せよ．

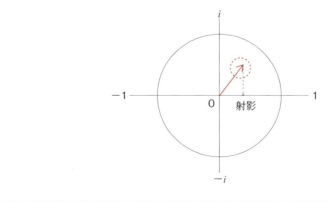

（2016年9月号　朝日サリイより）

　ここで，M's理論による2〜3の知見を追記しておく．

　共役複素数Ψ^*は対話関数の解釈では，他者からのメッセージといわれるが，ラカン的解釈をすれば，これは鏡像である．厳密にいえば，光子の速度により時間 t だけ

ずれる．鏡像，他者のまなざしは幼児期，鏡像段階だけの発達期の一時的現象でなく，人間を支配する普遍的原理である．

波動関数 Ψ_1 に他者が関与し変化が起こる場合は，$\Psi_1\Psi_2^*$ と記され，状態が遷移もしくは変化する確率であり，病理性が発生する関係性，逆に治療的関与の構造性を示す．

ラカンの想像界とは，言語化され実軸に退縮し，心の影となって死んだ状態関数に複素数 i を与えて複素空間でよみがえらせることだ．

複素数の世界では次のオイラーの公式が成立する．

$$e^{i\theta} = \cos\theta + i\sin\theta$$

ここでは，実数，虚数，指数関数，三角関数がひとつの等式で示されている．実に美しい．

$\theta = \pi$ の時　　$e^{i\pi} = -1$

e，π，-1 が $i=\sqrt{-1}$ で結ばれている．

複素平面上では，

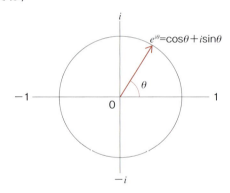

$e^{i\theta_1}$ に $e^{i\theta_2}$ をかけると $e^{i(\theta_1+\theta_2)}$ になり回転する．

ラカンの想像界は，言語化象徴化され実軸に退縮した状態関数に $e^{i\theta}$ をかけて $S \to S$ を想像させる作用素の集合ととれる．

i（愛）は地球を救う．

これで，西田の主客未分の純粋経験，絶対矛盾的自己同一，ラカンの無と精神分析空間が，虚数と2階の偏微分を含む量子力学の波動関数，対話関数によって記述される．

さらに，ラカンの4つのディスクールは，複素空間での位相の回転なのだが，これは別の機会に発表する．

ついでながら，最近話題のオープン・ダイアローグに影響を与えたという哲学者，マルティン・ブーバーは，科学的，実証的な知は世界を対象化し，「それ」としてとらえ「我―それ」関係になるという．

精神を備えた存在にこの方法を使うことは相手を疎外する．かかわりのある相手を「それ」として対象化することなく，一人の主観である「汝」としてとらえる「我―汝」

関係を提唱した．これが「対話の哲学」と呼ばれている．

ニュートン・デカルト的認識が半歩前進した．ここでは「我」はまだ脱自化，脱中心化されていない．M's 理論はこれを凌駕していると自負する．

本シリーズの別の巻の『精神療法の技と工夫』においては，M's 理論によるオープン・ダイアローグの理論的基礎について論述する．

8 おわりに

小医の工学部計数工学科（数理コース）の卒業論文のテーマは「n 次元空間での判別函数による鑑別診断」であった．n 次元情報を重みづけて確率密度雲を想定してのクラスター分類である．今から思えば，実数空間は n をいくら増やしても真理にはたどりつけない．

当時は観測問題とはミクロの世界のことだと思っていたのだろう．

あれから四十数年たって，やっとM's 理論という複素空間での量子論的精神診断学に到達した感がある．

言語構造は不完全だ．真理を表現するには数式化が欠かせない．これで人類の精神医学は飛躍的，歴史的に進展するだろう．

文献

1) アレン・フランセス（著），大野　裕（監），青木　創（訳）.〈正常〉を救え―精神医学を混乱させるDSM-5への警告. 講談社；2013.
2) 松﨑博光.「ゆきづまり」の本質. 特別企画 治療のゆきづまり. こころの科学 2014；178：90-91.
3) 山田廣成. 量子力学が明らかにする存在，意志，生命の意味. 光子研出版；2011.

IV 精神科診断に関するエッセイ

10 診断の「軽さ」と「重さ」
――就労支援の現場から

森越まや
ラグーナ診療所

　日々の診察のなかで診断するとき，診断を受ける側の気持ちをどれほど理解できているだろうか，折にふれ自分に問うている．
　まず，体験者のことば[1]から始めたい．

　私は大学院で植物学を学び，植物を観察する立場にいました．しかし，卒業，就職時に精神病を発症し，皮肉なことに今度は，発症から十年後，精神科医によって観察され，カルテに記載され，診断名というラベルが貼られる立場になりました．
　それから十年後，私は大学博物館の植物標本室にパートとして勤務しました．仕事内容は，明治末から百年に渡って蓄積された押し葉標本を眺め，標本に貼られたラベルの入力作業です．ときに気になる標本がありました．一つに何枚ものラベルがついた標本です．一つの標本に幾人もの研究者が違う植物名のラベルをつけているのです．私の診断名も似ていました．初発時には心因反応，再発時は別の精神科医に非定型精神病，主治医が代わり統合失調感情障害，一番最近の診断書には統合失調症と書かれていました．（中略）
　「医者のもとに行ったから病気とされたのであって，ユタのもとに行ったらユタになれたのではないか？　ユタに会いたい．話を聞いてもらいたい」と思ったこともあります．「病気の体験を本にしたら有名になれるのではないか？」，逆に「聖なる体験なのだから秘密にしておかないといけない」と思ったこともありました．でも，いつの頃からか「神のものは神に返そう」と思うようになったのです．

森越まや（もりこし・まや）　　略歴

1986年埼玉医科大学卒．精神科医として，埼玉医科大学神経精神科，山崎病院，関東医療少年院，もとぶ記念病院を経て，2005年より医療法人常清会尾辻病院，メンタルクリニック南郡元勤務，2008年株式会社ラグーナ出版代表取締役，2016年7月よりラグーナ診療所院長を務める．ラグーナ出版の刊行物に『中井久夫と考える患者シリーズ　第1巻統合失調症をたどる』（2015），『第2巻　統合失調症をほどく』（2016），定期刊行雑誌『シナプスの笑い』29号（2016年9月現在）など．共著書に『精神科臨床エキスパートシリーズ　これからの退院支援・地域移行』（医学書院，2012）がある．

私はこれまで精神科病院に勤務しながら，精神障害者就労継続支援Ａ型事業所である株式会社ラグーナ出版の設立運営に携わり，現場で患者とともに働いてきた．医療を離れた現場には，診察室では予想もしていなかった発見や喜びがある．そして病気が「地域の暮らしのなかで回復していく」ことを実感している．

　病院は暮らしの場ではなく，「治療」の場である．その人の夢や目標，必要としている関係性は，暮らしを通してこそみえてくるものであり，生きることに必要な「治療」は暮らしのなかにあると思う．そのとき，「診断」の役割とは何であろう．ここでは，就労支援の現場で感じる診断の「軽さ」と「重さ」について，ささやかな経験を記したい．

1 ラグーナの活動について

　冒頭の文章は，精神病の体験を綴る雑誌『シナプスの笑い』に掲載された作品の一部である．筆者は現在ラグーナ出版の編集部員の一人として活躍している．私の就労支援の経験として，ラグーナの活動を紹介したい．

　株式会社ラグーナ出版は，障害者総合支援法に基づく福祉サービス事業所で，現在11人のスタッフ，30人の精神病体験者と雇用契約を結び，出版，手製本，印刷，営業，事務・経理など，業務全般を分担している．

　始まりは2005年，当時勤務していた精神科病院のデイケアで，患者とともに本を作ろうと志したことである．書くことを回復につなげ，病気のつらい体験を言葉に変えて社会に役立ちたいという皆の大きな希望があった．

　初代編集長となる竜人（ペンネーム）は，後に「平和な日本で戦争を体験した」と表現する病との闘いの記録を書き綴っていた．書き始めたきっかけを同じ症状で苦しむ方々に届けたいからだと語った．彼が，自分の病気を自覚したのは，医師がつけた「統合失調症という診断」からではなく，病気の体験を書いた他の人の作品を読み，自分と同じだと気づいたからだという．同じ苦しみを共感できる言葉を多くの人に届けたい，書くことで体験を力に変えたいと，私たちの本作りが始まった．呼びかけに十数人のメンバーが集まり，編集会議を重ね，どのような小さなことも話し合いで決定した．長く続くことを志して雑誌の刊行を決め，広く投稿を募ることにした．「笑いは回復の象徴である」との意見から，雑誌の名前は『シナプスの笑い』と決まった．販売作戦を練り，直取引で書店に置いてもらった．精神病の体験の本がはたして社会で受けいれられるのか，恐る恐る踏み出した社会への一歩であったが，平積みで置いてくれる書店もあり，多くの方々に励まされ助けられた始まりであった．また，病を抱えながら，日々の暮らしを生きる作品に心を打たれ，活動をもっと地域に広げたいと願い，2006年に病院を離れ「NPO精神をつなぐラグーナ」を立ち上げた．この活動を，皆に給料が払える仕事にしたいと考え，2008年株式会社ラグーナ出版を設立．ラグーナとは，イタリア語で干潟の意味で，海になったり陸になったりしながら，その底では多様な生物が共存していて豊かな命を育む．そんな干潟のような場でありた

いとの思いを込めている．

2 中井久夫先生とラグーナの「考える患者たち」

『シナプスの笑い』で出会った言葉や本が，ラグーナと人とのつながりを広げてくれた．中井久夫先生（以下中井）が，ラグーナで最初に出版した単行本『風の歌を聴きながら』（東瀬戸サダエ著）の書評を書いてくださったときは，本当に驚き，感動した．本でしか知る由のなかった先生が，「患者の書いた本を患者が作る」という情報だけで本を手に取り，書評を書いてくださったのだ．私は臨床の折々に中井の著作に導かれ，励まされ，希望を灯してきたので，喜びはひとしおだった．この書評をきっかけにして，ラグーナの患者たちと一緒に中井の著作を読むようになった．体験から中井の言葉を読み解くと，それはいっそう迫力のある，有機的なものとなった．その後のやりとりから，中井との対話が始まり，2015年11月『中井久夫と考える患者シリーズ』全4巻の刊行をスタートした．このシリーズは，ラグーナの有志が中井のテキストを読み，それぞれの体験を聞き，語り合うという対話で構成されており，本項でも後に，診断についての対話を記したい．

3 患者から日々教わっていること―診断を受ける側の体験

会社で患者と机を並べて働くとき，診断は私にとってほとんど重さをもたない．ラグーナで働く患者たちはそれぞれに主治医がおり，必要がなければ会社で病気の症状や経過などを相談することはない．話題にならなければ，症状は暮らしにまぎれて目立たないものだ．なかには，私が主治医と就労支援の両方のかかわりをもつ者もいるが，診察室では想像もつかなかった利用者の姿に驚かされる．それまで話題にも上らなかった趣味や得意なことを知ったり，まじめさや思いやりに心をうたれたりする．共に働くようになってから，私自身がどれほど診断にとらわれていたかを感じるようになった．症状の奥にあるその人らしさは，診察室ではなかなかみえてこなかった．診察室で話題になることは，暮らしのなかのほんの一時のことであり，24時間症状に悩むことはそう多くないと気づいた．診察室で重い話になり，家でどうやって過ごしているだろうと心配することもあるが，案外うまくやれているものだと思えるようにもなった．一方でふだんの何気ない会話のなかで，診断を受ける側の深い思いにふれ，はっとすることもある．言葉にすることはなくても，自分が抱える病気の診断は，深く心に沈んでおり，時に再発の不安要因ともなることを感じる．

今回あらためて，診断を受ける側の気持ちをラグーナで働く患者たち数人に尋ねてみた．

はっきりと病名の告知を受けたという人は案外少ない．私も告知については臆病であり，「○○の疑いがあるかもしれません」という言い方はするが，たとえば，「統合失調症です」と確定診断として伝えたことはない．それは，診断はあくまで現時点で

の診立てであり，今後の治療方針をたて，患者，家族とその方針を共有するためであり，状態は今後変わりゆくとの考えからである．しかし，実は私自身の気持ちのなかに，この病名を告げると病気は一生治らないと思ってしまうのではないか，仕事を辞めざるをえなくなるのではないか，将来の希望を失うのではないか，という病名に伴う偏見や悲観的な思いがあったのかもしれない．しかし，共に働く今は，悲観論からずいぶん距離ができたと思う．

　診断を受けて，絶望したという人もある．その病名が，いまだに予後の悪さやスティグマを連想させるのであろう．患者が悲観的であれば，治るものも治らない．診断に伴う何より深刻な問題は，社会的な偏見よりも患者自身が自分に抱いてしまう偏見ではないかと思う．ゆえに中井は「医師にできる最大の処方は希望である」という．

　皆，病名は複数つくものだと思っている．出された薬から調べれば，病名は告知されなくても知ることができる．説明がないと，それがいわゆる保険病名であったとしても，自分の診断の一つと思ってしまう．処方のために量産される診断名の「軽さ」と受ける側の「重さ」．『シナプスの笑い』の投稿作品に自分の病名を便せんいっぱいに書いてくる方もある．

　診断は変わっていくものだとも思っている．ほとんどの人が，診断名が変わっているからだ．冒頭のエッセイの著者岩井は，変わる病名について追記する[1]．

　病名は不安定で変わっていく．そのたびに新たな病名について自分なりに情報を集めはじめる．具合の悪いことに，病名が変わっていくことと，植物標本室でときどき見る，べたべたラベルが押された標本を自分の中で重ね合わせ，病名が変わっていくことについて自分なりのイメージをつかもうと模索する．そういった諸々のことが悲劇というカタチをまとい，自分の感覚でもはっきりと感じることができた．病気は自分の数ある属性の一つに過ぎず，そこにこだわらないほうがきっと明るい方へ向いて歩けるような気がした．

　また，診断を受けたとき，これまでの生きづらさに病名がつき，ほっとしたという意見もあった．彼が初めて診察を受けた時のことを書いている[2]．

　私は，19歳の宅浪中に発症しました．このときは，私ではなく，母親が気付きました．（中略）母親に連れられて病院に向かったのですが，病院での診察前と後では世界の見方が変わりました．先生には「頑張ったんだね．ぼちぼちいこうね」と言われ，それまでは成績や受験しか見えていなかった世界から解放されるとともに，これからどうなるんだろうと途方に暮れました．診察の帰り道，みんな無口ななか，母が「うどんでも食べようか」と一言いい，説教されると思っていた私はこの言葉に救われました．その後，時々両親と口ゲンカになりましたが，ふだんは見守ってくれ感謝しています．

中井は，疾患分類について「医学界の地図は世界地図と違って，国境で完全に仕分けられているようなものではなく，中間的なもの，名づけようのないものがあるということ」，そして「名づけようのないものを名のある部分にわれわれは片寄せしようとし，あるいは軽視しようとしている可能性がある」と自戒を込めて書く[3]．

また，診断は「治療のために立てる仮説」と考え，仮説であることを患者に告げ，微調整されていくものとしている．治療は患者の合意のもとに始まるものであるから，まず治療の合意を得るために必要な仮説であろう．

私は，ある時期から，診断は「治療のために立てる仮説」と考え，患者にもいうようになった．仮説だから，患者との相互関係の中でたえず微調整され，時には大きく変わり，最後まで仮説の性格を失わなくて当然である．この考えは私をかなり楽にした．診断という行為の中で患者と医師とが出会える場所（meeting place）はここしかないと私は思った[4]．

この言葉に考える患者の一人が応える．

診断は「治療のために立てる仮説」と考え，医師と患者との相互関係の中でたえず微調整されていくことは，僕に現在，行われている薬の調整などと通じるところがあると思って共感した．人間はたえず成長していくものだと思うし，成長を認められるべきだと思った．

医師も看護師も人間だから間違うことはあるということを時代が経つにつれて許されて，その間違いを調整することによって，正せるだけの薬や対処法の進歩ができてきたのかもしれない．

最後に一人の女性の半生を紹介したい．『風の歌を聴きながら』[5]の著者，東瀬戸サダエさんである．

彼女は統合失調症を発症して45年，家族の引き取りも叶わず，17年間の入院の後に療友と2人で住むことを決断して退院．その生活と，共に生きた人々の姿を温かな視線と短歌で綴った．「籠り泣く部屋もなければ　ひたぶるに　ただひたぶるに大地を歩く」と詠った入院生活から退院して二十数年，切り詰めたつつましやかな生活を「王侯貴族のよう」と喜び，世間に感謝し，「風の歌幾春秋を唄いつつ　残りし生を抱きしめるなり」と唄う．

この本の書評に寄せて，中井は，『「統合失調症は私の財産，人生とは最後まで生き抜くこと」と長期療養に「腹をくくった」人の生活の記録である．（中略）統合失調症を「私の財産」にしたのは真珠を真珠貝が作るに似た命の営みだと感じてしまう．病気が人を豊かにすることもあるのだ．（中略）そういう資質を予想よりも多くの患者が秘めていて引き出されるのを待っているのではないだろうか』[6]と書いた．

彼女は「たった一度の人生だから」と言う．このことばの重みに胸をうたれる．退

院には，家族や主治医の応援もあったと思うが，彼女自身が強い決意をもって道を開かなければ，はたしてどのようになっていただろう．

チーム医療が進められる現在でも，いまだ医師の役割は大きく責任は重い．診断し，治療の方針を立てるという仕事上，主治医の意見でとどまることも一歩を踏み出すこともできるのだ．

会社設立から8年目，私は勤務先を退職し，ラグーナ出版の隣に小さな診療所を開業した．一大決心であった．開業に寄せて東瀬戸さんが，診療所は「森越医師のいくさ場よ」と歌を詠んでくれた．精神科医としての在りようを模索する私のいくさは心もとない限りだが，それぞれが育てる真珠の輝きは，私に勇気を与えてくれる．ラグーナで皆とともに働くことがなければ，決して開業など考えなかっただろう．共に成長していく日々の暮らしを丁寧におくっていきたいと考えている．

文献

1) 岩井雄次．ラベルがべたべた貼られた標本．シナプスの笑い 2013；21：106-111.
2) イプシロン（仮名）．うどんでも食べようか．シナプスの笑い 2013；21：104-105.
3) 中井久夫．まえがき．臨床瑣談．みすず書房；2008. pp1-5.
4) 中井久夫．虹の色と精神疾患分類のこと．臨床瑣談．みすず書房；2008. pp9-26.
5) 東瀬戸サダエ．風の歌を聴きながら．ラグーナ出版；2009.
6) 中井久夫．書評　東瀬戸サダエ『風の歌を聴きながら』．「昭和」を送る．みすず書房；2013. pp298-300.

IV 精神科診断に関するエッセイ

11 「発達障害」と診断することの難しさについて

山登敬之
東京えびすさまクリニック

1 発達障害の「正しい」診断はありうるか

2000年代半ば頃から話題になった「うつ病ブーム」は，ひとまずの収束をみせたようだが，続いて訪れた「発達障害ブーム」のほうは，まだまだ終わりそうにない．「ブーム」なる表現が良いか悪いかはともかく，町場のクリニックで仕事をする身としては，そのように実感するところである．

「発達障害ブーム」の生じている一因に，医療サイドによる診断の乱発があげられるだろうが，では，きちんとした診断，正しい診断がなされれば，ブームは終わるのだろうか？ そうとも思えない．正確な，というのがおよそ無理な注文だからだ．

周知のように，アメリカ精神医学会の発行する『精神疾患の診断・統計マニュアル』の第5版（DSM-5）[1]では，自閉症にディメンション診断の考え方が導入された．それに伴い，広汎性発達障害というグループの総称は消え，下位分類の垣根もすべて払われた（図1→図2）．新しい自閉症スペクトラム障害という名のもとでは，重症度は支援の必要度によって決められることになった．

この約20年ぶりの改訂により，自閉症の概念は実体に近いものになり，診断基準も実用的になったといわれている．しかし，カテゴリーを捨てディメンショナリーな考え方を採るとなれば，障害全体の境界も曖昧なものになる．スペクトラムでは濃淡の差しかつかないから，健常と障害（定型と非定型）のどこに境界線を引くかは診断する側の判断によって違ってくる．

山登敬之（やまと・ひろゆき） 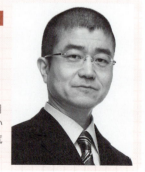 **略歴**

1957年東京都生まれ．
1987年筑波大学大学院博士課程医学研究科修了．医学博士．国立小児病院精神科などを経て，2004年東京えびすさまクリニックを開設．

著書に『拒食症と過食症―困惑するアリスたち』（講談社現代新書，1998），『芝居半分，病気半分』（紀伊國屋書店，2007），『新版・子どもの精神科』（ちくま文庫，2010），『母が認知症になってから考えたこと』（講談社，2013），『子どものミカタ―不登校・うつ・発達障害―思春期以上，病気未満とのつきあい方』（日本評論社，2014），ほか．

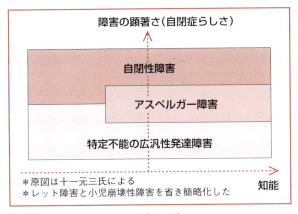

図1 広汎性発達障害（DSM-IV）

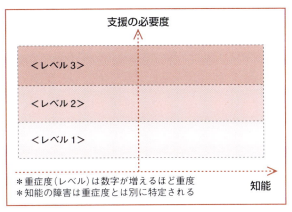

図2 自閉症スペクトラム障害（DSM-5）

　さらに，自閉症スペクトラム障害は注意欠如・多動性障害や知的障害（DSM-5の新しい用語では「知的能力障害」），学習障害（同じく「限局性学習障害」）など，ほかの障害を合併することも多い．このそれぞれも，本来ディメンションでとらえるべきものであるから，障害の境界はやはり曖昧である．特に子どもの場合は，発達の途上にあるわけだから，年齢や環境によって前面に立つ症状や特徴が変化することも珍しくない．そのぶん，診断は余計にややこしくなる．

　このような事情で，発達障害の診断では白黒つかぬ「グレーゾーン」が生まれてしまい，実際に医者からそう言われる患者も多く現れることになった．言われる側にとっては，なんだかごまかされたような気がするだろうし，「黒」ではイヤだが「グレー」と言われるのも…と思うのではないか．

　では，診察室で起こるこうした事態は，どのように乗り越えたらよいだろう．患者には，まず，発達障害のなんたるかから丁寧に説明する必要がある．そのうえで，検査結果や医者の診立てを伝える．それから，おもむろに紙の上に富士山のような裾野の広い山の絵を描いて，「典型的な自閉症の人がいるのが山頂だとすると，あなたはこの辺…」と山頂から裾野までのどこかの地点をマークしてみせる．診断上「グレーゾーン」と思われる人の場合は，裾野のあたりを指すことになるだろう（図3）．なお，「典型的な自閉症」とはここではカナー型のそれを想定している．

　私自身は，以前は紙に大きな丸を書いて，「ど真ん中か端っこかって言ったら，あなたはこの辺…」とやっていたが，これでは境界を引いて円の内と外を分けてしまうことに気づき，最近は富士山に替えた．自閉症スペクトラム障害でも，実際に頂上から裾野にいくほど人口は多いわけだし，平野と地続きというのも理屈に合っていると思うが，いかがであろう．

2　自閉症の診断はこのままでよいのか

　自閉症という障害全体のとらえ方が，カテゴリー診断からディメンション診断になったのはよいが，目に見える特徴的な言動を診断の根拠として数え上げるやり方は，

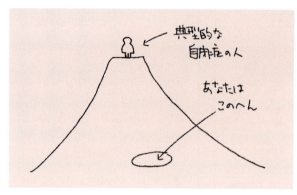

図 3　自閉症スペクトラムの山

おおむね変わっていない．もっとも，これは自閉症に限ったことではなく，われわれの診断学が，まだその方法に頼るしかないという話であって，ここではそれをどうこういうつもりはない．

さて，DSM-5 によれば，自閉症スペクトラム障害の大きな特徴は以下の 2 点とされる．

A. 複数の状況で社会的コミュニケーションおよび対人的相互反応における持続的な欠陥があること
B. 行動，興味，または活動の限定された反復的な様式

これらは「現時点または病歴によって明らかになる」ものであり，A では 3 つ，B では 4 つの項目が「例」として示されている．ただし，いずれも「一例であり，網羅したものではない」とある．

ここに並ぶような所見をもとに，精神科医は一般人口から自閉症の人を切り出すわけだが，これに異を唱える当事者もいる．アスペルガー障害を抱える作家の綾屋紗月は，上記 A にある「社会的コミュニケーションおよび対人的相互反応における持続的な欠陥」が，自閉症の中核症状のように取り上げられることに違和感を覚えると書く[2]．そもそもコミュニケーションには相手がいるのだから，その「欠陥」をどちらか一方に求めるのはおかしいという．

しかし，綾屋の主張はそこにとどまらない．いわゆる「当事者研究」を通じて，自身の身体と経験に基づいた自閉症論を展開する．彼女は「自閉」を次のように定義してみせた．「身体内外からの情報を絞り込み，意味や行動にまとめあげるのがゆっくりな状態．また，一度できた意味や行動のまとめあげパターンも容易にほどけやすい」．

われわれは，外界からの無数の刺激をふるいにかけ，そこから必要な情報を取り出し，その時々の身体感覚とすりあわせ意味としてまとめてから行動を決める．だが，綾屋の身体は外も内も過剰な情報（刺激と感覚）で溢れかえった状態にあるため，この一連の過程にとても時間がかかり，しかも，一度の経験がなかなか身体に根づきにくいという．だとすれば，場にふさわしい行動がとれないのは，対人場面に限らなくなる．それでも，人間が人間を相手にするときほど複雑で多様な刺激（情報）に曝されることはないから，対人関係がいちばん難題になるのだろうか．わからない話では

ない．

　綾屋の説明を読んでいると，すぐに「感覚過敏」なる言葉が頭に浮かぶが，本人はむしろ「感覚飽和」というほうがふさわしいという．これに近い「症状」は，DSM-5では「感覚刺激に対する過敏さまたは鈍感さ」という表現で上記Bの4番目にあげられている．このあたりに，観察者としての精神科医と当事者の感覚のずれが感じられなくもない．

　同じようなことは，養育者とのあいだにも生じているかもしれない．自閉症と注意欠如・多動性障害の2人の息子を育てた作家のエレン・ノットボームは，「子育てではここがたいへん！」という視点から，自閉症の特徴をまとめてみせた[3]．著者が体験的に理解したところでは，問題となる自閉症の「基本領域」は次の4つだという．すなわち，① 感覚受容の問題，② 発話・発語の遅れと障害，③ 対人関係のスキル，④ 子どもの人格と自尊心の問題．

　再びDSM-5に照らせば，①は上述の通り，④は自閉症の診断とはまた別の問題であることがわかる．だが，実際に親が子育てで苦労したり子の将来を心配したりするのは，まさにこれらすべてにわたる領域なのである．さらに，ここでもまた，感覚の特異性が筆頭にあげられていることに注目したい．われわれが知る以上に，当事者や養育者は，この点にとまどい苦労しているということではないか．

　私は，精神科診断学が示すような医療モデルのほかに，当事者モデルや子育てモデルに基づく障害のとらえ方があってもよいし，それを否定するべきではないと考えている．障害をもつ人に接するとき，いたずらに医療モデルを振りかざすのは控えたい．診断基準に記された項目が，その障害の全貌を表すものではないことも心しておきたい．

3 診断はどう伝えるか

　診断は診断名をつけたら終わりではない．むしろ始まりである．それを患者や家族にすぐに告げるべきか，いつどのように告げるかと考えるところから，すでに治療は始まっている．こんな口はばったいことを言うのも，発達障害の臨床において，このあたりのことがあまりにぞんざいに扱われてきたように感じるからだ．

　私のクリニックを訪れたある母親は，子どもの障害の告知は自分にとって「宣告」と呼ぶにふさわしいものだったと語った．裁判の判決のようなものだというのである．自閉症は本人と家族に一生ついてまわる障害だ．治療で治る病気ではない．それは知っていたものの，いや知っていたからこそ，そんな診断をいとも簡単に下した若い女医にメラメラと憎悪の感情が湧いた，と昔を振り返った．

　似たような話はどこにでもある．作家の山口かこが自身の経験を赤裸々に綴ったコミックエッセイは，こんな物語だ[4]．母子家庭に育ち，自分の家庭をもつことを夢見ながら育った「私」．不妊治療に通っても効果がなく，それでもやっと妊娠し無事に女児を出産．だが，その子は3歳になる前に「広汎性発達障害」と診断される．そし

て，「私」は教育ママならぬ「療育ママ」になる．けれども，いくら頑張ったところで，わが子は「普通」にはならない．そんなことはわかっていたはずなのに….現実から目を背けネットで見つけた男と不倫．あげくに離婚し家庭を失う．

離れて暮らす娘が中学生となった今は，著者も娘の成長を見守り，夫や実母にも感謝するようになったというが，だからといってハッピーエンドと喜ぶわけにもいくまい．どこから歯車が合わなくなったのか考える価値はあると思うが，ここでは，診断というもののもつ影響力を確認しておくにとどめたい．

あらためて，診断は誰のためにあるのか考えると，それはもちろん患者と家族のためにある．これに異論を唱える者はいないだろう．診断は医者が独占するものではないし，医者の都合だけで告知を行っていいものでもない．受診した相手が何を求めているか，そのニーズにどう応えるかの判断には，それなりに時間をかける必要がある．

診断の結果を伝えるにあたっては，まず患者や家族が抱いている障害のイメージについて話し合ってみるといいだろう．自分から障害を疑い受診した青年であれ，子どもを連れて受診した親であれ，最近ではネットから情報を得るなどして知識を蓄えている者が多い．それでも，話を聞いてみると，こちらの伝えたい内容とはずいぶん異なるイメージを抱いていることが少なくない．その部分を丁寧にすり合わせておけば，相手に余計な不安を与えなくてすむ．実際には，たとえば，次のようなことを伝えてみてはどうか．

発達障害は，名前に「障害」という文字が入っているが，いわゆる「病名」とは違い，特有の道のりをたどってゆっくり発達する少数派の人たちを指していう専門用語である．したがって，医者が行う仕事は，病気の「治療」とは違うものになる．そうはいっても，この世の中は少数派には生きづらくできており，また発達障害の人はさまざまなストレスに敏感であるぶん，病気（二次障害）になるリスクをかかえている．だが，なったときはなったときで，こちらにはその治療を行う用意がある．また，発達障害の療育というのは，親がわが子の発達のクセを知り必要なしつけや教育を行っていけるよう，子どもとのつきあい方を学ぶ塾のようなもの．親子一緒に通って互いに仲良くなってもらうのも，大切な目標の一つ．子どもの訓練の場とみなすとつらくなるので，そうは考えないほうがいい….

診断名の告知が「宣告」と受け取られないように，これくらいの手間はかけたほうがいいように思う．上に述べたように，発達障害の臨床は従来の精神科治療の枠内に収まらないものである．われわれの仕事が「治療」から「支援」にシフトするとき，診断に対する考え方もおのずと変わってくるだろう．

文献

1) 髙橋三郎，大野 裕（監訳）．DSM-5 精神疾患の分類と診断の手引．医学書院；2014．
2) 綾屋紗月，熊谷晋一郎．発達障害当事者研究―ゆっくりていねいにつながりたい．医学書院；2008．
3) エレン・ノットボーム（著），和歌山友子（訳）．自閉症の子があなたに知ってほしいこと．筑摩書房；2011．
4) 山口かこ．娘が発達障害と診断されて…母親やめてもいいですか．文春文庫；2016．

V

当事者からみた精神科の診断
―実態と問題点

V 当事者からみた精神科の診断—実態と問題点

1 「患者を良くする」ことを念頭においた診断を

小石川真実
内科医師

　私は東京大学出身の内科医であるが，それと同時に精神科の患者だった経験ももつ．これは割に稀少な例ではないかと思う．
　それで自身が医師である人間が精神科の患者の立場に立たされた経験から，精神疾患を診断し患者に伝える際に，精神科の先生方にお願いしたいことを述べてみたい．

小石川真実（こいしかわ・まさみ） 略歴

1957年福岡県生まれ．1982年東京大学医学部卒，一般内科医師．
幼少期から母親に徹底して自分の意思を抑圧されると同時に，能力も人間性も完全に否定する言動をとられ続ける．
母親に受け容れられたい一心で，自らも進んで精神を母親の鋳型に嵌めていくと同時に，極限まで自分に鞭打って学業に邁進し，中学，高校と国立大附属校で高い成績を挙げた．しかし高校在学中の17歳時に，境界性人格障害を基礎にしたうつ病を発症．それでも東大に現役で入り，6年の年限で医学部を卒業して医師になる．

だが医師になって3年目の26歳時からベンゾジアゼピン（BZ）系薬剤依存症も加わって，精神の病状が急激に悪化．それから39歳までの13年間，精神科の患者の立場を経験した．入院歴も8回もち，うち4回が閉鎖病棟，うち3回強制入院．保護室で抑制された経験ももつ．長いあいだ，安定して勤務できない状態が続いたが，37歳時に最後の主治医と出会ったことで回復のきっかけを得，38歳時に自ら思い立ってBZを断薬したことで病状が大きく改善．境界性人格障害の病像が消失する．
その後もうつ病の症状は強く残ったため，過労を避ける目的で，2016年，58歳の現在も医師としての勤務は非常勤にとどめているが，ほとんど休むことなく安定して勤務している．一般内科医として外来診療，訪問診療をするなかで，「私が患者だった時，医者にどうしてもらいたかったか」という自身の患者体験を可能な限り活かして，うつ病や認知症など，精神科領域の患者さんの診療にも積極的に取り組んできた．
2012年には半年余り，精神科病院の病棟勤務も経験した．2016年現在は，都内と近県の3か所の医療機関で週2日訪問診療，週2日外来診療を行っている．勤務先を3か所に分散しているのは，人間関係が密になりすぎないほうが疲れず長続きするという，自分を知っての判断からである．

医師の仕事のかたわら，文章書きもしており，これまでの著作に『親という名の暴力』（高文研，2012），『私は親に殺された！』（朝日新聞出版，2015），「『境界性人格障害』患者に於ける魂の植民地化と脱植民地化」（『東洋文化』第95号〈2015〉，東京大学東洋文化研究所刊の中に一論文として掲載，単独の電子書籍もあり），電子書籍『幸せに生きるための12の言葉』（イーブックスパブリッシング，2015）がある．

1 はじめに

　私は高校2年の終わりの17歳の時に,「境界性人格障害」を基礎にした「うつ病」を発症した．その原因のほとんどは，幼少期からの長期にわたる親からの絶え間ない精神的暴力にあったと考えており，その過程については拙著『親という名の暴力』(高文研)と『私は親に殺された！』(朝日新聞出版)に詳述したので，よろしければ参照していただきたい．

　そして今述べた2つの病名は，17歳の時点でつけられたものではない．後に精神科の先生方につけられた診断名を，病状が大きく軽快した38歳以降に自ら受け容れて，振り返ってみると17歳の時に始まったと自覚できる，というものである．

　これに26歳から3つ目の疾患である「ベンゾジアゼピン(BZ)系薬剤依存症」が加わった．これは私が自分でつけた診断である．38歳の時に死にもの狂いで断薬した後，自分を冷静な目で見て，そう呼ばれるべき状態にあったと判断した．

　それで精神科の診断について，いまだに非常に残念に感じるのは，
① きちんと診断してもらえない疾患があったこと
② 医師の側で診断をつけていても，はっきり病名を伝えてもらえない場合があったこと
③ 診断に付随する，患者にとって必要かつ有益な情報を教えてもらえなかったこと
である．

2 発症の経緯

　ここで私が発病し，発症した経緯を大まかに述べたい．

　私は1957年11月に生まれ，82年に東京大学を卒業して医師になり，2016年の時点で医師になって35年目になる．

　だがおそらくその経歴から想像されるのとは裏腹に，大学に入る1年余り前に，私は先に述べた3つ中，2つの精神疾患を発症していた．発症のきっかけは高校の同級生の何気ない一言で，自分という人間がすっかりわからなくなってしまったことだった．その一言とは「真実は自分が他人に嫌われると思い込んでいつもビクビクしてるけど，全然そんなことない，普通だよ」というものだった．それは幼少期に母から与えられた「あんたは協調性がなくて，お友達に嫌われる子」というマイナスの自己像をきっぱり否定してくれる，思いやりに満ちたものだった．それ自体は本当にうれしかったのだが，それをきっかけに，私は自分がそれまで持ち続けてきた「私はこういう人間だ」という他の自己認識もすべて偽りだったという，もっとずっと重大なことに気づかされた．

　私は母に幼少期から，ものの感じ方も考え方も，微に入り細にわたって母と同じものをもつよう強く要求され，いくつかの事情から，それを自分で自分に徹底的に強制し，結果，自分はすっかり母と同じ感じ方や考え方をしていると思い込んできたから

だ．母親の分厚い鋳型を自分だと信じ込ませてきた嘘に気づいた途端，それを外したら，自分が何をどう感じ，どう考える人間なのか，すっかりわからなくなってしまった．

この「自分で自分がどういう人間なのかわからない」という悩みは，経験したことのない方にはとても想像するのが難しいと思うが，私にとっては猛烈に深い悩みだった．これは境界性人格障害の中核的症候の一つである「自己同一性障害」だった．

かくして私は境界性人格障害を発症すると同時に，うつ病も発症した．いつも気分がどんより憂うつで不機嫌で，さっぱり意欲が湧かなくなり，学業成績も相当低下した．

しかしそれでも9年後の26歳の時までは，私は精神科の診療を受けずにすんだので，正式に精神疾患と診断されることはなかった．だが私はその間に，自分で相当確信をもって，自身を「うつ病」と診断していた．私は精神科医にはならなかったものの，中学の頃から精神医学には非常に強い関心があり，独学していたところへ，17歳以降自覚的に非常に苦しい状態が続いたからだ．それで自覚症状と，精神科の講義で聴いた「支配的な親に育てられた子どもはうつになりやすい」という話から，そう診断した．「境界性人格障害」という概念については，当時（1980年前後）の私はまだその存在を知らなかった．

そしていよいよ26歳の時，私は初めて精神科の患者になった．

当時の私は職場の極度のストレスから，朝起きて出かけるしたくをしようとしても，どうしようもなく大儀で洗顔も着換えもできず，欠勤を届ける電話もかけられないほど，うつが重症化していた．これはかつて「内因性うつ病」と呼ばれた，うつ病の中核群に典型的な「精神運動制止」の症状だった．そしてこの時，私がこの苦痛を少しでも軽減させ，何とか環境に適応しようと，BZ系薬剤を内服のみならず注射でも使用し始めたことが，やがて依存症に陥る原因になった．最初の主治医の診断は「うつ病」で，その限りにおいては正しかったと思う．

3 精神科の医師にお願いしたいこと その1 —医師-患者間の信頼関係のために

私はこの人に始まって，39歳までの13年間に長短合わせて計12人の医師にかかった．その経験から，精神疾患の診断にまつわることで，精神科の先生方にお願いしたいことを，ここでまとめて書いておきたい．

① 病名をはっきり患者に伝えて欲しい
② それはどういう病気で，なぜそう診断するのか，患者が納得できるよう説明して欲しい
③ その診断に基づいて，今後どういう治療をする考えでいるのかを説明して欲しい

何をあたりまえのことばかりと思う方もいらっしゃるかもしれない．しかし，2016年になった現在はどうかわからないが，私が治療を受けた1984年から97年にかけての頃は，まだインフォームド・コンセントの考えが徹底していなかったこともあって

か，これらをきちんとやって下さらない先生が多かった．

　私は自身が医師であり，しかも精神医学に強い関心をもっていたから，とりわけそういう要求を強くもったのかもしれない．しかしまったく素人の患者さんであっても，これらの事項をできる限り教えてもらったほうが，より適切に効果的に治療に取り組みやすくなると感じる．

　私がかかった先生方のなかには，病名も自分のほうからは言わない方が多かったし，こちらから聞いても答えて下さらない方さえいた．②，③に至っては，ほとんどの先生が説明されなかった．だから私は終始釈然とせず，病気を良くするために自分が何をしたらいいのかわからず，出口の見えないトンネルの中にいるように悶々としていた．

　医師のほうでは「症状がこれだから，病気は何で，治療はこれ」と，自分のなかでは明快なのかもしれないが，それをはっきり言葉にして伝えてもらわないと，患者のほうはさっぱりわからない．身体科なら，病気によっては指示通り正しく服薬するだけで治るものもあるが，精神科は患者本人が病名（あるいは自分が抱えている問題の本質）を知り，改善に向けて自分が努力すべき方向がわからないと，本質的な改善は無理な事例がほとんどではないか．

　狭義の診断は，医師が自分のなかで病名をつければ終わりかもしれないが，診断という行為を，患者の状態改善につながる，本当に意味のあるものにしたければ，先に書いた①から③までをきちんとやらなければかなわないだろうと，私は感じる．私がそう考えるに至ったつらい体験を，具体的にあげておきたい．

　まず1つ目は，私が31歳の時にかかった大学病院の先生に「あなたはうつ病ではないと思いますよ」と言われたことだ．

　当時も私はどうしようもない気の滅入りや，やらなきゃやらなきゃと思ってもどうしても大儀で動けない症状，そして自分はまわりの迷惑になるだけだから死んだほうがいいと考える微小妄想や希死念慮など，うつ病の典型的な症状が出そろった状態だったから，この先生にも初診の時から「自分はうつ病だと思う」と訴えていたのだが，それに対して返されたのがこの言葉だった．しかしなぜそう思うのかの説明はいっさいされなかった．その時，私はあまりにもうつによる大儀さが強すぎて，「なぜそう思われるのですか？」と聞き返せなかったのが，最高に皮肉だった．

　その後，私は仕事に行きたくても行けないふがいなさから睡眠薬を大量に飲んで，この先生の手配で私立の精神科病院に強制入院させられ，そこから退院して初めてこの先生を再受診した時に「あなたは外から枠を嵌めることで良くなると思いました」と言われたことから，この方は私を境界性人格障害と診断していたのだろうと推察できた．しかしそれもまたはっきりおっしゃらず，死にたいほどの気の滅入りに必死に耐えていた私に「実際，入院前よりずいぶん良くなって見えますよ」と，能面のように冷たい笑みを浮かべながら投げて下さったから，本当にひどいと感じた．

　そして2つ目のつらかった体験は，やはり31歳の時，今述べた大学病院の先生の紹介で入院させられた精神科病院の受持の先生が，私に「境界性人格障害」という病

名をつけながら，それを私に告げず，こちらからそのことを問いただしても，きわめておざなりな回答しかして下さらなかったことである．

　この先生が私にその病名をつけられたらしいことを，私は，回診の時に持参されるカルテの表紙の記載を見て知った．その時初めて聞く病名だったうえ，まるで人の心をもたない人間を指すもののように感じて，私は強いショックを受け，非常に納得のいかぬ思いになった．

　それで私はこの先生に「私の病名は『境界性人格障害』と言うんですか？ それは一体どういう病気なんですか？」と伺ったが，この方の答は「それはただの状態像です」というひと言だけだった．その言い方から察するに，この先生も，この病名の語感は患者にむごく響くと察していらした気がする．しかし病名だけこういうけじめのないやり方で患者に漏らしておいて，ご自分がつらいからとそれについての議論を避けたのでは，患者の不安と疑念を猛然と膨れ上がらせて，いかにもまずかったと思う．

　当然のように，病気を良くしていくために自分のものの見方や考え方をどう変えていったらいいのか，どういう生活の仕方をすればいいのかについての説明もまったくなかったから，これでいつか本当に良くなることがあるのだろうかと，心底途方にくれさせられた．もともと前向きに生きるのが何より好きな人間が，それを非常に難しくさせられたことで，激しくいらだち，ますます死にたい気持に追い込まれた．

　以上，2つの話のような医師-患者関係では，患者の病気が良くなることなどとても期待できないと感じる．したがって，患者の病状を少しでも改善したいと願って下さるのであれば，やはり患者の診断に際して，先に私があげた①から③のことを是非励行していただきたい．

4 精神科の医師にお願いしたいこと その2 —薬物依存および診断名について

　そして次に，相当私個人に偏っていると思われる体験からお願いしたいことを，もう2つほど追加で書かせていただきたい．1つ目は，

④ 処方薬による薬物依存症を正しく診断し，患者に明確に告知し，鋭意治療（漸減・中止）を促して欲しい

ということである．これは該当するどの患者にとっても，人生伸るか反るかの問題だと感じるからである．

　私は26歳からBZ系薬剤（抗不安薬および睡眠薬）を使用し始め，38歳まで使い続けた．いつ頃から依存状態に陥ったかは定かでないが，いつしか耐性が形成され，量と種類が次第に増えていき，これに伴い病状は悪化の一途をたどった．38歳で断薬する直前には医者の仕事がほとんどできなくなり，社会人としてはほとんど廃人寸前の状態になった．

　私は治療にあたった医師の誰からも「BZ依存症」とは告知されなかったので，断薬は完全に自分で偶然思いついて行った．ところが断薬した途端，病状が大幅に軽快し，仕事が安定して続くようになり，すんでのところで社会からの落伍を免れた．自

分で断薬を思いついたから良かったものの，そうでなければ間違いなく医師でいられなくなっていたし，今，生きていたかどうかさえ危うい．ゆえに薬物依存症を医師に診断されなかったことは非常に由々しき問題だったと感じる．

少し詳しく説明させていただく．

私が26歳の時にBZを飲み始めたのは，父に進行胃癌が見つかって，それによる不安を和らげるためだった．その時は薬を自己処方した．その84年当時，BZの依存性は医者のあいだでもほとんど知られておらず，薬の自己処方も普通に行われていたから，まったく抵抗を感じなかった．

さらにその数か月後に勤め始めた職場が労働条件も人間関係も苛酷を極め，そこで何とか自分をもたせるべく，休める時にすみやかに入眠しようとBZを注射で使ったことが職場に知れ，精神科に強制入院させられ，厳しい拘束を受けた．

その時が初めての精神科入院だったが，そこでもBZを毎日使い続けると麻薬同様に依存に陥るとは，一度も説明されなかった．主治医が使用を止める理由としてあげたのは「血中半減期が長い（ジアゼパムの場合）」と「劇薬指定」ということのみだった．9日間の入院中はBZを完全に切り，禁断症状は何も出なかったから，まだ依存には陥っていなかったと思われるが，依存性を警告されなかったことと，自尊心を踏みにじられる強制措置への反発との2つの理由から，私は意地になって，その後もBZを内服し続けた．そしてその後かかった11人の先生方も誰一人，ひと言も「BZには依存性がある」とはおっしゃらなかった．

徐々に薬の量と種類が増えていき，服用開始から4年くらい経つと，うつが著しく重度化して，着換えもできない，他人に会うのが死ぬほど重荷という状態が頻繁に現れるようになった．さらに開始から6年後くらいには，何の理由もない激しい不安が毎日，日がな一日治まらなくなって，身体を前後左右に揺すり続けているか，動物園の熊のように無意味に部屋の中をうろうろ歩き回っていないと，胸の苦しさに耐えられないようになった．あげく，胸の苦しさに耐えやすくするのが一つの目的で，私は剃刀で自分の腕を切りつけるようになってしまった（自傷行為）．こうなると仕事はもちろん，生産的な活動は何も手につかなくなった．しかし私はもともとの病気の症状の悪化でそうなっていると思い込んでいたため，薬をやめることなど思いもよらなかった．

実際には，このうつと不安の著しい重症化も，自傷行為を招いた「脱抑制」もBZの長期連用による弊害だったのだが，どの医師も私から症状増悪の訴えを受けて，BZの処方を増やすばかりだった．ただ一人，開始から8年後にかかった先生だけが例外で，BZをそれ以上増やさず，フェノチアジン系抗精神病薬の追加で不安を鎮静しようとして下さったが，残念ながらその人も，依存性をはじめとするBZの長期連用による弊害について何も説明して下さらなかったので，私のBZ依存に歯止めがかかることはなかった．

BZの長期連用の弊害は後から振り返るとほかにもあった．いまだにどの精神科の専門書にもはっきり書かれていないが，私はBZが人間を堕落させること，すなわち，

忍耐力，克己心，自制心，向上心，道徳心，社会規範意識など，人間を人間たらしめる最も気高い精神の働きを，気づかぬうちに少しずつ減弱させていってしまうことが，最も深刻な弊害だったと感じる．たとえば些細なことでいらだちやすくなったうえに，それを抑え込む自制心が減弱したために，すぐに怒りが爆発して，職場で他人との争いが絶えなくなった．それに，うつと不安の症状に何としてもうちかって，仕事の約束を守ろうとする克己心や規範意識が減弱して，欠勤が大幅に増えたことも加わり，どこに勤めても仕事が長続きしなくなった．

　そうやって破滅への道をひた走っていた私が，開始から12年後に突然BZをやめることを思い立ったのは，38歳という年齢に達して，何であれこのまま薬を飲み続けていたのでは，健康な子どもを産むことは無理だと考えるようになったためだった．

　そして，それまで相当多い量飲んでいたBZをいきなり全部やめたところ，その3日後から心臓が口から飛び出しそうな動悸と胸苦しさや全身の痙攣など，死ぬように苦しい禁断症状にみまわれた．あまりの苦しさにそれから2日後に一度挫折したが，口惜しくてすぐにまた再度減量・中止に挑戦し，七転八倒の末，その19日後に断薬に成功した．

　断薬してみて，その効果のあまりの絶大さに，私自身がいちばん驚いた．それまで年中悩まされていた理由のない激しい不安がピタリと消え失せた．うつも全体に相当軽くなり，どん底まで悪化する機会が非常に減ったうえ，先述の高度の精神の働きが本来のレベルにまで回復して，たいていの症状の苦しさにはうちかてるようになったので，仕事が休まず続くようになり，危うく社会からの落伍を免れた．気分や感情の変動も振幅が減り，自制心も強まり，自制可能になったので，生きているのがつらくても死のうと思わなくなったし，怒りの爆発もなくなった．

　つまり私の場合，BZを中止しただけで，17歳以来社会への適応を妨げていた「境界性人格障害」の症状が残らず消失して，9割の問題が解決した．

　したがってめでたしめでたしではあったのだが，それだけになぜ，先生方がそろいもそろって私に「BZ依存症」の診断を告げず，薬の減量も中止も勧めなかったのか，不思議でならない．日本の医療界でBZの依存性が公認されるのが遅かったことだけが原因だったのか．

　BZの弊害は私だけに特別に生じたわけではなく，1996年の断薬以後，私が内科医として診療してきた患者さんのなかにも，BZを7，8年以上継続されている方には，かつての私と同様の症状に悩まされている方が相当数いらした．そのことから，やはり私同様，BZの「薬害」が大半の原因で，境界性人格障害的病像が定着してしまい，社会生活を妨げられている患者さんも少なからずいることが想像できる．

　それでBZの使用が長期化して，症状が悪化している患者さんに対しては，先生方は「依存症」が原因で良くならない可能性をきちんと告知・説明し，漸減・中止に挑戦するよう，ぜひとも働きかけていただきたい．どの患者も一人ひとり，一度きりのかけがえのない人生を生きているからには，たとえ完全な健康を取り戻すことはかなわなくても，症状が大きく軽快して，曲がりなりにも社会のなかで仕事が続けられる

ようになれば，人生の充実度は大幅に上がると思うからである．
　そして2つ目の要望は，
⑤ 患者の人間そのものを卑しめる診断名は避けていただきたい
ということである．たとえば，これまで繰り返し書いてきた「境界性人格障害」がそれにあたる．そういう病名をつけないでほしいいちばんの理由は，それが患者の心をはなはだしくうちのめし，治療の妨げになるからである．
　「人格障害」とは，病名そのものが穏やかではない．人間にとって「人格」は最も大事なものだ．その人格が「障害」されていると断じられてしまったら，患者は「もはや人間ではない」と言われた思いになる．
　その後「境界性パーソナリティ障害」と，「人格」の語が英語に置換されたが，本質は変わらないと感じる．実際，私も31歳の時にこの病名を初めて聞かされた時には「あなたは生まれつき根本から人間性が劣悪で，救いようのない人です」と侮辱された思いになり，極限までの怒りと口惜しさに震えた．それがこの病名を賦与された患者の「正常な」反応だろう．いくらそういう意味ではないから別の受け取り方をしろと言われても無理である．医師からそんな病名を宣告されて，「頑張って人間の名に値するように自分を変えていこう」などと治療意欲の湧く患者など皆無だろう．さらに自分にそういう病名をつけたという行為こそ，医師が自分を「私とはまったく別の種類の卑しい生き物」と見下している証拠と患者には認識され，医師をまったく信頼できなくなる．以上が「治療の妨げになる」理由の説明である．
　「境界性人格障害」には診断基準があり，私も17歳から37歳までそれを満たしていた．しかし，その診断基準を満たす人たちをその病名で呼ぶことは著しく不適切だと考える．それゆえ，病気の原因も状態像もより的確に表現する，まったく別の病名に変更していただきたい．
　この病名が不適切である最大の理由は，診断基準にあるこの病気の一連の特徴が，多くの患者の場合，「人格」という語からイメージされる，その人生来の本質に根差すものではなく，ほぼすべて過去・現在の環境からの強い圧力が原因で生じていると思われることである．だからそのことがよく伝わる病名にしていただきたい．
　私の場合を例にお話しすると，診断基準のうち
- 見捨てられることを避けるためのなりふりかまわぬ努力
- 理想化とこきおろしの両極端を揺れ動く，不安定で激しい対人関係
- 同一性障害

という主要な3つは17歳から始まって，だいたい37歳まで続いた．
　しかし，「同一性障害」については，私の場合，先述の通り，母親に幼い頃から徹底して主体性を剥奪されて生じたものだったし，前の2つについては，やはり母親に幼い頃から，能力も人間性もことごとくけなされて，自分の存在価値についての自信を根こそぎ奪われて生じた．つまり「私はこの世に生きていてもいい人間」という最低限の自信さえ獲得しそこなったために，周囲のあらゆる人の評価に心が激しく動揺し，自分が承認されるか否かで相手への見方も激しく揺れ動く状態が続いていた．

V. 当事者からみた精神科の診断—実態と問題点

また，続く
- 自己破壊的衝動（性的逸脱，物質濫用など）
- 反復する自傷行為，自殺企図
- 著しい感情の不安定性
- 易怒性，怒りの制御の困難

などの徴候については，精神科の患者になった26歳頃から37歳頃まで続いたが，これらについても，生来の人間性以外の具体的な原因をあげることができる．

　自傷行為や自殺企図などは，葛藤の「行動化」と呼ばれ，特に反復すれば常軌を逸してみえるが，それも私の場合，動機は健常人の心理で十分理解可能なものだった．それは病状が悪化して仕事ができなくなったのを契機に，両親からの攻撃が格段にエスカレートした苦悩だった．「お前が働かないのはただの甘え，怠け，わがままだ」「このろくでなし，横着者」という意味の言葉を，毎日絶え間なく投げつけられるようになって，「産んだ親からさえ憎まれ蔑まれる人間など死んだほうがいい」という思いに追いつめられたのである．当時は私にも，まだ親への思慕や敬意が強く保たれていただけに，著しくこたえた．こういう状況で，自分を否定する親に憎しみが向かう人もいるのだろうが，私の場合は親に愛されない自分自身に圧倒的に憎しみが向かい，繰り返し自殺を図った．また剃刀で自分の腕を切りつける自傷行為についても，そうやっているあいだ，自分で自分を罰している気になれて心が安らいだことで，習慣化した．

　専門書には，境界性人格障害の自傷や自殺企図は周囲の関心を惹きつけ，自分の要求を呑ませるためのこけおどしだと書かれているものが多いが，私の場合は断じてそうではなかった．自殺にしても完全に本気で，睡眠薬は十分致死量を超えるだけ飲んだし，動脈を切っての失血も全身の血液の6割に及び，死に至らなかったのは，単に私の生命力と悪運が強かっただけのことだった．

　また後の2つの，感情の不安定さとコントロールの悪さについては，私の場合，先述の通り，大半がBZの長期連用の弊害で起きていた．前の自傷行為についても，一部はBZで著しく悪化した不安と胸苦しさを緩和したいという動機づけから起きていた．

　つまり私の場合，前3つの主要な境界性人格障害の徴候は，幼少期からの持続的な親の精神的暴力が原因でつくられたし，それ以外の4つの徴候は（あと2つの診断基準は，現れた期間がごく短かったので省略した），徴候が現れた当時，親から毎日絶え間なく加えられていた精神的暴力と，BZの薬害によってつくられたと確信している．

　その証拠に，それらの原因が取り除かれるにしたがって，私から診断基準の徴候が短期間のうちに消えていき，あっさりと診断基準を満たさなくなった．その過程を書くと

- 35歳の時に両親の家から出て，彼らのむごい言葉・態度・表情にふれる機会が激減すると，それから約1年半で，自傷も自殺企図もその他の自己破壊的行動もすべ

て消え失せた．
- 37歳の時に出会った最後の主治医の先生が「私が病んだのは，幼い頃からの親の精神的暴力が原因」という私の主張を認め，さらに当時もいっそう激しくなり続いていた彼らの精神的暴力が本当につらいという訴えにも頷いて，親の非をはっきり認めて下さった．それを契機に，そんな親から全否定されたことで，それまで自分に自信をもてずにきたことこそが最大の誤りだったことに気づいた．それでその後は，親にどんなひどい評価をされようと，自分の生き方次第で自分はちゃんと価値がもてると，繰り返し自分に言い聞かせて，徐々に自信を回復した．それに伴い，他人にどう見られるかに一喜一憂する傾向も急激に弱まった．
- さらに38歳に入ってからBZの断薬に成功したことで，感情の激しい動揺がなくなり，自制心も回復して，怒りなどの負の感情が爆発することもなくなった．

　かくして上にあげた境界性人格障害の7つの徴候は，嘘のように消え失せた．そのことから，これらの徴候が私という人間の生まれながらの本質に深く根差したものではなかったことと，それゆえ「人格障害」なる病名は実態にそぐわない不適切なものであったこととを認めていただけるものと思う．

　実は最後の主治医の先生には，自分が過去に境界性人格障害という診断を受けたことが非常に苦痛だったことも強く訴えた．苦痛だった理由は，私自身がこの病名にうちのめされたからだけではなく，両親もこの病名から「生来の人間性が根本的に劣悪」というメッセージを受け取って，それを私に対する攻撃を強める根拠にしたからだった．

　私は18歳頃から，自分が精神に変調をきたしたのは両親が主体性を剥奪し自尊心を破壊したためだと，彼らに直接訴え，そうした働きかけをやめるよう繰り返し要求してきたが，彼らはいっさい応じなかった．そこに31歳の時出会った医師が私に「境界性人格障害」という病名をつけたことで，両親は百万の味方を得た．そして「何が親のせいなものか．他人のせいにしているあいだは何も解決しないぞ．お前は生まれつき，人間が横着で性悪なだけだ．医者もそう言ってるじゃないか．その性根を入れ替えればいいだけだ」と言うようになり，たとえば私が自殺を図れば力ずくで拉致して精神科病院に閉じ込めるというふうに，懲罰的対応を強めた．そうした事情も最後の先生に説明した．

　この先生は，はじめから私に「境界性人格障害」という診断は下さず「うつ病」とのみ診断していた．しかし私のこの話を聞いて，もっと明確に「小石川さんは境界性人格障害などではありません．ショートサイクルで症状が変動するものの，典型的なうつ病です」と，憤然たる口調で言い切り，両親にもまったく同じことを話して下さった．これは先生が両親を呼んで「病気の原因はあなた方のかかわり方のまずさにある」と話して下さった際にである．

　それでも両親の私に対する対応はほとんど変わらなかったが，おかげで私は「人格障害＝根っからの性悪」という烙印から解放されることができて，それもおおいに長年の心のすさみから立ち直るきっかけになった．

最後の先生に出会った37歳当時，私はまだ境界性人格障害の特徴が出そろっている状態だったにもかかわらず，この先生が強い勢いでそれを否定された理由はいまだに伺えずじまいだが，おそらくこの病名が患者に及ぼす害の大きさを重視して下さったためであろう．そして「主たる原因は親の精神的暴力だから，その病名は不適切」とも考えて下さったと思う．私が直接話を伺う機会を得た範囲でも，私以外のその症状群を呈された方たちも，頻回で強い，長期にわたる親の精神的暴力が原因で変調をきたしたケースが非常に多い．また，『いやされない傷―児童虐待と傷ついていく脳』[1]などにも，さまざまな種類の親の虐待により，子どもが境界性パーソナリティ障害を発症することが明記されている．

だから私は病名のはじめに「心的外傷性」と入れることで，原因を正確かつ明確に伝えて欲しいと願う．それが何より患者の名誉と尊厳を回復させ，望ましい治療環境の整備につながると感じる．そして病名の後半部は「気分激変症」「耐性低下症」「衝動性亢進症」など，状態像の概略がイメージできるものにするのがよいと考える．

5 おわりに―僭越ながらもう一言

『境界性パーソナリティ障害〈日本版治療ガイドライン〉』には，「この病気の患者が親との関係で受けた心の傷を病気の原因だと主張するのはこじつけ・誇張・演技であるから極力取り合うな」という趣旨の記述がなされているが，これはあまりにも実情とかけ離れた，患者に対する悪意に満ちた決めつけであり，不適切な対応だと申し上げたい．実際に私の場合，最後の先生から「親との関係で受けた心の傷」に徹底して光を当てていただいたことで，病状の本質的な改善をみた．同様に反応する患者は少なくないであろう．

疾患の根治療法は原因を正しくつきとめ，可能な限り取り除くこと．これは身体科，精神科の別なくあてはまる真実であろう．それなのに「親から受けた傷の話には取り合うな」というのは「真の原因から目を背けろ」と言っているのに等しく，そういう対応をしている限り，患者が本当に良くなるとはとても思えない．

いやしくも「ガイドライン」と銘打った書物のなかに，「治療方針」についてのそのような記述をするのは非常に問題だと感じるので，すみやかに改めていただきたい．これは患者と疾患の本質をとらえそこなった疾患概念の「歪み」であり，負の影響があまりにも甚大であると感じたので，僭越を承知で思い切って最後に書かせていただいた．

文献

1) 友田明美．いやされない傷―児童虐待と傷ついていく脳．診断と治療社；2011．

V 当事者からみた精神科の診断—実態と問題点

2 あの頃は……18年を経て思い出すこと

ニキリンコ
翻訳家

　私たちを診断するのは，なんでお医者さんなのかな，というのはずっと気になっていました．お医者さん限定じゃだめだって言ってるわけじゃないですよ．どんな経緯があって決まってきたのかな，ってことです．

　私自身は，最初からお医者さんの診断を受けたわけではありません．のちに調子を崩したときに精神科にもかかっているので，そこで追認されただろうとは思いますが，たぶん2年ほどのタイムラグがありました．最初に「自閉圏のどこかにいそう」と判断したのは，アメリカでスピーチパソロジストになった人でした（向こうでは，オーディオロジストとスピーチパソロジストが分かれているとのことです）．アメリカだとサイコロジストやスピーチパソロジストも発達障害の診断を下せるのだそうですが，日本じゃお医者さんがすることになっているそうですね．そんなわけですので，最初はたぶん「診断」ではなく「判定」だったのでしょう．それも，幼児期の様子を知るうえで親への聞き取りを省略しています（問い合わせや聞き取りなどによって親子関係が悪くなり，生活のストレスが増えては本末転倒ですから，保育園や小学校の連絡帳，作文や絵で代用したのです）．さて，こういう場合は仮判定というのでしょうか，推定というのでしょうか．たしかに制度的にはあいまいな立場にはなりましたが，行政の福祉制度を利用する予定もないし，被験者となって実験に参加して，統計に影響を与えるわけでもありません．自分を知り，生活を立て直すために知識が得られればよいのですから，分類が厳密である必要はなかったのです．一方，私も別の理由から（後で説明します）どっちみち近いうちに病院に紹介してもらえるつもりでい

ニキリンコ（にき・りんこ）　略歴

1965年生まれ．翻訳家．
著書に『自閉っ子，こういう風にできてます！』（共著．花風社，2004）ほか，訳書に『片づけられない女たち』（ソルデン著．WAVE出版，2000），『目印はフォーク！―カーラの脳損傷リハビリ日記』（スワンソン著．クリエイツかもがわ，2008），『奇跡の生還を科学する』（ワイズ著．青土社，2010），『ヒトは賢いからこそだまされる―ニセ科学から衝動買いまで』（キーダ著．生活書院，2011），『アノスミア―わたしが嗅覚を失ってからとり戻すまでの物語』（バーンバウム著．勁草書房，2013），『モッキンバード』（アースキン著．2013），『人生の途上で聴力を失うということ』（ブートン著．2015）〈以上，明石書店〉ほか．

たため，相手がお医者さんじゃないことなど気にせず，この先生を選びました．

なにぶん20年近くも前のことですので，こまかいことは覚えていません（自閉圏の人々，自閉傾向のある人々が全員，何でも克明に記憶していると思ったら大まちがいですよ）が，アセスメントには，あいだに日をあけてたぶん3回かかりました．うち1回は，そのスピーチパソロジストの先生のほかに，心理士さんが一人と，子どものうちに自閉症と診断のついたお子さんを青年まで育てあげたお母さん一人とが同席していました（この方はその後心理士になられた方で，そのときは勉強中だったようです）．日々ご自宅で自閉症の大人を見慣れている方の目を入れたわけですね．

私のときは，非常に恵まれている点が一つありました．それは，本人が最も苦にしている問題が「不注意，意志薄弱（我慢ができない），物忘れ」だったため，「こう診断されたい！」という願望が，自己申告を歪める方向にははたらかなかったことです．

客観的に見ればいくら自閉的な特徴がてんこ盛りでも，そっちは自分じゃ気にならないことが多かったのです．なにしろ価値観や意欲，目標設定にも影響するのだから，目標設定については「これでいいじゃん，放っといてくれ」としか感じられないわけです．

加えて，自分を客観的に観察する力が育っていないので，偏狭さゆえに人に煙たがられていても，自分のせいとは気がつかない．こっちが合理的なんだからみんな見習えばいいのにと思っていたわけです．話がくどくてうんざりさせてしまっても，原因が自分の話し方にあるとは気づかない．このトピックに私ほどには強い興味がないのだな，話題の合う人がなかなか見つからないのは残念だが，珍しい趣味だから仕方がないな，と思うだけ．

第一，対人関係の問題って，ほかの人がいるときしか発生しません．でも自分の作業能力の問題は，一人で家にいても発生します．起きているかぎり逃げられないのですよ．

やりたいことがあるのに，作業の手順を組み立てられない．最初に思いついたステップをすぐに始めたい勢いが強すぎて，手順を考えるまで待てない．手順を考えるのが間に合っても，我慢する力がないから，どうせ守れない．何をしていても，途中でほかのことが目についたり，頭に浮かんだりするたび，すぐそっちに移るのを我慢できず，完成まで同じことを続けられない―よほど面白いこと以外は．少し工夫や努力の必要な箇所が出てくると粘れないから，何も続かない―よほど簡単な作業以外は．ほかのことに気持ちが移るとさっきまでのことは頭から消えるから，なんでも放置．人の話も途中までしか聞けない―やはり，よほど刺激的な話以外は．刺激的で楽なことでさえあれば，くだらないと思っていることにも熱中できるのがもどかしい．せっかくなら有意義なこと，重要なことから順に熱中できたらいいのに．そりゃ不全感たっぷりになりますよ．学校だってこれで失敗ばかりしていた．このままでは仕事もいつか失敗しそうで怖い．そんなときにADHDという概念の存在を知り，多くのケースで薬が効くことを知ったのです．そりゃ，薬ほしさに必死で訴えますよ，意志薄弱

と軽率さと物忘れで今までどれほどつらい思いをしてきたかを，自閉症丸出しのしつこさと，聞き手への配慮皆無のスタイルで．

　アセスメントのときに，学校ではいじめられたかを尋ねられました．「はい」と答えたものの，「それが何？」と思っていました．だって悪いのはいじめるほうでしょ？　それは私の問題じゃない．それより早くせっかちで失敗した話に戻りましょうよ，じれったいわね．

　こうして，おそらく訴えの内容ではなく，訴えのスタイルを材料に（と私は素人なりに想像しました．真相は違うのかもしれませんが，読者のみなさんのほうがお詳しいことでしょう）「子どものときに診ていたら，自閉症圏のどこかに位置すると言われていたと思われます」といったようなお答えをいただきました（正確な表現は忘れました．先生は専門職だから業界の約束にのっとった表現をなさったでしょうが，ユーザーである私は自分で役だてられそうな部分しか記憶しませんでした）．

　（私が必死で訴えた）注意欠如・多動症（ADHD）っぽい問題への対応は，そのときはまだ，することになりませんでした．そのあと数年は医療機関にも紹介されなかったし，投薬も受けませんでした．理由は知りません．広汎性発達障害（PDD）とADHDは重複して診断しない決まりになっていたせいなのか．ADHD的な問題はない，またはさほど重篤ではないと思われたのか．まずは本人が自閉症の自覚をもち，自閉症フレンドリーな生活環境を整えてもなお問題が持続するか確かめようという判断だったのか．先生がお元気なうちにいつかきいてみたいですが，今はどれでもいいやと思っています．

　病院に紹介されるまで数年のタイムラグ（何年だったか，それも忘れました．2～3年でしょうか）があったことについても，そのほうが良かったとも，悪かったとも思っていません．当時は「早く病院に行かせて」「早くメチルフェニデートを試してみたい」と思っていましたが，あれくらいでちょうどよかったのかもしれないし，よくわかりません．今言えるのは，「現在の私は別に不満に思っていない」ということくらいです．

　自閉や強迫のある人に不注意が重なっていると，こだわりや強迫のせいで作業能力への要求水準が上がり，不注意レベルのわりに主観的な苦痛がかさ上げされる一方，こだわりは軽そうにみえます．強迫行動を8回ずつやりたいのに5回目で雑念が入ってやり直しになる人が，我慢できてる，良くなったと評価されても困ります．こだわりの宝物を置き忘れ，こだわりの番組を見忘れて泣く子どもは，最初からこだわりだとは気づいてもらえないかもしれません．家事や生活の手順がこだわりによって複雑になっていたら，自覚して不注意フレンドリーに直していく必要があります．

　このタイムラグの間は，無為にすごしていたわけではなく，自閉症への対応のしかた，環境の整え方を勉強していました．当時は本人向けの資料が乏しく，親御さん向け素材や援助職志望者用の教材で学びました（本職のためのものは難しそうで，間違

えると害になりそうですから）．でも，周囲が配慮することを自分でやろうというのですから，理屈はわかっても（ADHDを疑って相談に行くような人間の作業能力では）実行できないことが大半で，かえって歯がゆいだけでしたが．

　一方，スピーチパソロジストの先生の所にも通って雑談をしていましたが，あれが何だったのかは今も知りません．考え方を修正されたり，自分を客観的に見るヒントを習ったり，話し方・説明の仕方を修正されたりしていたのでしょうか．成果があったかどうかは，私が採点することでもないから遠慮しておきます．本人が何と言おうと，他人から見て進歩していなくては意味がありませんから．

　そうして数年がんばっていましたが，とうとうあるとき，当初の悩みだった「意志薄弱と，軽率さと，物忘れ」を苦にしてひどく落ちこんでしまいました．そのときにスピーチパソロジストの先生からたまたま電話がありまして，どうも私は何かいろいろ通常と違うことを言ったか，通常と違う調子で言ったかしたようです．先生を動かしたのが内容だったのか口調だったのか，話の運び方だったのか，私にはわかりません．まあとにかく，今まで意志薄弱や不注意を訴えていたときとはうって変わった，すごい勢いで先生は病院の予約を代行してくださいました．当の私は服装や持ち物を考えるのがおっくうで，慣れない場所も怖い．受付や会計の手順もわからない．いま突然治った，ほらこんなに元気だと言い張りましたが相手にされません．受付で話す台本をその場でこしらえて，電話で稽古をつけてくださいました．それも「そうだなぁ」も「えーと」もいっさいなしの即答で，何回繰り返しても寸分たがわぬ台本をリピート．会計でお金を数える自信がないと言うと「万札を出してお釣りをもらってください」とこれまた即答．さすが言葉の遅い子どもに何十年と言語訓練をしてきた先生の実力です．

　病院に行くと当然のことですがお医者さんに会いました（今も同じ先生にかかっています）．病名が何とついたかは知らないし，興味もありません．何種類かの抗うつ薬を順に試し，いろいろあってから中枢神経刺激薬も足しました．このお話はまた次回にでも．

　このとき，私が「知らない建物は嫌い」「もう治った」と言っても先生が「あーはいはい」と取りあわず，さっさと事務的なことをすませてしまったのが勝因でした．診断以前に，私どもにとってはそもそも受診がおおごとです．だって，新しい場所が嫌いで，新しい人が嫌いですから．このときの私のように周囲がお膳立てした場合は別ですが，私が最初に相談に行ったときのように自発的に援助職の皆さんの目の前に現れたとしたら，それはもう「普通の状態じゃない」のです．知らない場所へ行けそうな状態になる（スイッチが入る）ことがまず普通じゃありません．よほど浮かれている時期か，焦っている・せきたてられている時期にあたっていないと，珍しい場所になど行きません．これは一種のマイブームのようなもので，家電を新調する・転居する・進学／復学／就職／転職／復職する・OSを更新する・イメチェンするといった「変化を起こす行為」は一度にまとめてやっつけるほうが，スイッチを1回しか入

れなくていいし，個々の負担が詳細に見えなくて楽なのです（その代わり，記憶は間引かれます．この文章に「忘れました」が多いのもそのせいかも）．自発的に受診した人の浮かれ具合が少々イタくても，大目に見てあげてくださいね．

　また，珍しい場所の作用でも普通じゃなくなります．たとえば不注意や飽きっぽさは一時的に直ります．自分がいかに集中できないかを集中して説明されながら日常の姿を推測するなんて，たいへんなお仕事だなと思います．

　本シリーズの別の巻『精神療法の技と工夫』では本人からみた治療のお話をします．

V 当事者からみた精神科の診断―実態と問題点

3 精神疾患をかかえた方の「子ども」に目を向けてください

北野陽子, 細尾ちあき
NPO法人ぷるすあるは

1 はじめに

　クリニックで診察する患者さんに子どもがいることがあります．たとえば統合失調症の患者さんに就学前の子どもがいたりします．しかし，これまで，患者さんの家族というと，親や配偶者が想定されることがほとんどでした．診療場面からは，患者さんの（成人していない）「子ども」は遠い存在だと思います．

　そういった現状のなかで，大人になった子どもの立場の方の語りからは，「精神障がいの親と暮らす子どもの多くは，親の病気についての説明を受けておらず，またサポートしてくれる大人も周りにいなかったため，何が起こっているのかわからない不安や，誰にも相談できない孤独，親から大事にされない自分への自己否定感をもちながら，親をケアする生活を送っていた」ことが指摘されています[1]．本項では「子どもにも目を向けてください」という想いから，一つの体験を綴ります．

2 体験談

　母は精神的に不安定な人でした．

　物心ついた頃には，私の目に映る母は，周りの人が悪口を言っていると，めそめそしていました．食べ物には毒が入っていると冷凍食品は口にしませんでしたし，親しい親戚とのかかわりをある日突然断ち切り，それを周りにも強要しました．今になって思えば妄想のようなものの影響だとわかりますが，当時は何が起きているかわからず，とまどっていました．病気の症状とは思いもしませんでしたし，精神疾患が存在

略歴

北野陽子（きたの・ようこ）[*1]，細尾ちあき（ほそお・ちあき）[*2]

[*1] 1976年長崎県生まれ．医師． [*2] 1974年兵庫県生まれ．看護師．
精神科医療機関，精神保健福祉センターを経て，2012年〜プルスアルハ．2015年にNPO法人ぷるすあるはを設立．精神障がいなどをかかえた親とその子どもの応援サイト「子ども情報ステーション」を運営．
著書に『家族のこころの病気を子どもに伝える絵本シリーズ①〜④』（ゆまに書房，2012〜14）ほか．

することを知る機会もありませんでした.

　調子が悪いなかにも波があり，具合が悪いと外出できなくなります．あるいは，出かけると帰ってこない．家事も何もできなくなります．小学校低学年の頃には，3つ年上のきょうだいと家事を担っていました．小さい自転車のカゴを食材でいっぱいにしながら市場をまわり，日々の献立に頭を悩ませていた記憶があります．そして，家の中にはいつも暴力があって，安心できる場所ではありませんでした．

　当時の生活は次のようなものでした．仕事が忙しい父は，私が起きる頃には不在のこともあり，朝食はありません．学校の持ち物は，図工や音楽など副教科は大人のサポートがないと準備が難しく，忘れ物の多い子どもでした．対策として，毎日すべての教科の荷物を抱えて登校していました．日々学校から配られる大量のプリント類は，保護者の目にはふれず，子どもがハンコを押して持って行きます．それ以外の選択肢がありませんでした．

　学校が終わって帰宅すると，普段はきれい好きの母が「物を盗まれた！」と家中をひっくり返して探し物をしていたこともあります．自分が大切にしていたものが，何の説明もなく，突然捨てられていたこともあります．心配だから早く帰りたいような，でも帰りたくないような….帰って温かい安心できる家ではありませんでした．

　家は暴力のある場所でした．その頃，反抗期だったいちばん上のきょうだいと母が，些細なきっかけで衝突しました．きょうだいは身体に障がいがあり，障がいのある子を育てることへの周囲の理解がないなかで，母は孤立を強いられてきました．きょうだいには母への反発やさまざまな葛藤があったと思います．どちらの言い分もわかるけれど，しかし刃物が飛び出すこともあり，壮絶な光景でした．

　食卓は緊張感に満ちていて，常に神経を尖らせていました．夜は夜で，何かが起きても逃げられるように，パジャマは着ないで枕元にスニーカーを置いて寝ました．2階の窓から瓦屋根を伝い降りて交番まで走る…，日中そんな練習もしていましたし，硬貨を拾ったふりをして，おまわりさんがどんな人かを確かめたこともありました．

　母はますます不安定で，その矛先は私に向かいました．毎日の暴力は，何の脈略もなく突然始まり，突然終わるものでした．学校から帰って「学校でこんなことがあったよ」といった何気ない会話はなく，何かをしたら認められるということもなく，母の機嫌を損ねないようにといつも考えていました．時に外出する機会があっても，母は外の世界が苦手で緊張が強く，私がいることを忘れて目的地へと一直線．周りの子どもが，親と手をつないでいる姿を見て，自分と母との距離感を探っていた気がします．心を通い合わせる感じはなく，母親らしい役割も求めなくなっていましたが，いっしょの空間で手仕事をするコミュニケーションはあって，それは好きな時間でした．暴力は必ず父が不在の時に起き，父が帰宅するまでなんとかやり過ごす毎日でした．

　学校は，家にいるよりはましで毎日通っていました．しかし，小学校中学年の頃に印象的なエピソードが起きます．自分の名前の由来をきいて発表する宿題でしたが，そんな和やかな会話ができる家の雰囲気ではありませんでした．宿題ができなかった理由を聞かれて困り，言葉に詰まったことをきっかけに，学校で大人の前ではいっさ

い話さなくなりました．それは卒業まで続きました．

　困りごとを誰かに相談する発想はありませんでした．家の中のことを話すと，何かこわいことが起きるかもしれないと心のどこかで思っていました．話したところで，物事が好転するイメージをもてませんでしたし，誰になんと言ったらいいのかわかりませんでした．生活に精一杯で，次から次に困りごとがやってきて，それが日常だったのかもしれません．家のことは，誰にもふれて欲しくないとも思っていました．

　大人は信用していなかったと思います．かわいそうな家の子という言葉を耳にすることがあり，子どもながらにプライドが傷つき，反発し，そんなことを言う大人は信用しないと思っていました．「かわいそう」は，当時，いちばん言われたくない言葉でした．

　自分はロボットだから傷つかない．いつも笑ってのりきる．正直な気持ちを感じたり，表現しても，受け止めてもらえるわけではないし，身がもたないので…．下痢，腹痛，嘔吐などに悩まされていたので身体には出ていたと思います．疲労感も常にありました．

　そんななかでも，いろいろなサポートがあって，子ども時代を生き抜いていきます．たとえば3つ上のきょうだいの存在．面倒をみてくれたこと．母が不安定になると，私のあの言動がよくなかったのではと，どこか自分と結びつけて考える私に，あるとき「○○のせいじゃない」ときっぱり言ってくれました．父は，仕事で不在がちでしたが，私を大切に想ってくれていた感覚があります．ほかにも，近くの親戚や，返事を返さなくても毎日穏やかに声をかけてくれる学校の先生，友人ができて子どもらしい遊びを楽しめるようになったこと，家の外で自分のペースで過ごせる場所や空間．家で起きることがダイナミックななかで，日常の小さなうれしいエピソードの積み重ねや，気にかけてくれる人の存在が，生き抜く力になっていたように思います．

　中学，高校時代は部活に熱中．高校は学食があって，一食はお腹いっぱい食べられる．ハードな部活と家事をまわす生活は，体力的にはつらく，息つく間もありませんでしたが，気分は楽になりました．母の病状にまきこまれることは少なくなり，自分の世界が広がった感覚がありました．高校卒業とともに家を出る決断をしました．ここがターニングポイントだったと思います．周りの人が，家を出ることを後押ししてくれて，ほんとうにありがたかったです．長期的にみると，距離ができたことで母との関係も少し落ち着いたように思います．

　子ども時代に体験できなかったことをたくさん取り返したり，今でも身につかない習慣があったり．むちゃをして心身の不調をきたしたり，危ないギリギリの世界に引き寄せられたり，いろいろなことがありながら，大人になって生活しています．

　最後に，精神科医療との接点にふれます．私が中学生の頃，認知症の祖母との同居という生活の変化があり，母は言動がまったくまとまらない状態となりました．私は「ゲ…」「ハァ…」という言葉にならない感覚で，子どもの目から見ても，とても家族で対応できる状態ではありませんでした．家族が意を決して精神科へ相談に行きましたが，本人を連れて来ないと何もできないと言われました．母は断固拒否し，気配を察知すると帰宅せず，事情を知らない親戚の言う精神科への偏見に満ちた発言に影響され…，もうどうにもできませんでした．この状態が，祖母が施設入居するまで半年

ほど続き，誰もが疲労困憊でした（今なら保健所や精神保健福祉センターなどの情報にたどりつけたかもしれません）．

専門家が，母の様子をじかに見てくれたら，家族は安心できたと思います．本人のまとまらない状態を家族が言葉で説明する難しさ．診察室の中だけでは伝わらない様子．生活している場を見てくれる，家族へのねぎらいの言葉，それだけでも…，というのは本音です．

母にもねぎらいの言葉をかけてくれる人がいたらよかったです．親戚に頼れない，ママ友はいない，学校には行かない，外の世界は敵…，いろいろな体験が重なり，地域での母の子育ては本当に孤立したものでした．

きょうだいは，小学生のうちから，精神疾患のことを調べまわっていたようです．私は，大人になって，精神疾患を治療して良くなる人たちの存在を知り，母にも治療を，と強く思いましたが，十年来，手を尽くしても医療機関へとつなげることは難しいです．今は地域でひっそりと暮らしています．

3 おわりに

患者さんの診断において，家族構成，関係性に目を配ると思います．子どもがいたら，子どものことも想像してください．「子どもがどんな生活を送っているか？ サポートを必要としていないか？」と．ここでは一つの体験を紹介しました．子どもの数だけストーリーがあり，感じ方があります．家庭が地域の中で孤立していないかという視点で患者さんに尋ねてみてください．「子育てで気になっていることはありませんか？ 保育園や学校で，困っていることはありませんか？」，「買い物や食事の支度など，家の中のことはたいへんではないですか？」，「調子が悪いときに，お子さんのことサポートしてくれる方がいますか？」と．

子どもとの関係が，直接病状に影響しているかもしれません．苦労もあるけど，子どもの存在が生活のはりや希望となり，また，治療の動機になっていることもあります．

そして，もし，子どもがクリニックについて来たら，いないことにしないで声をかけてください．言葉が何も浮かばなかったら，穏やかな声で，挨拶と自己紹介をお願いします．

診断のプロセス，家族の見立てのなかで，子どもと子どもの生活にも目を向けてください．

「2. 体験談」は，ぷるすあるはのスタッフの体験を，本人の了承のうえで掲載しました．

文献

1) 土田幸子．親が精神障がいである子どもたちへの生育支援．精神科臨床サービス 2013；13（3）：337-340．

V 当事者からみた精神科の診断―実態と問題点

4 当事者の"臨床の知"との協同と活用
――当事者研究と医療との連携

向谷地生良
北海道医療大学，浦河べてるの家

1 はじめに

精神科医療は，いま大きな地殻変動の渦中にある．パラダイムシフトともいえるこの大きな変化を象徴するキーワードがリカバリーであり，アンソニー（Anthony WA）は，その特徴を「治癒をしなくても，精神障害者はリカバリーできる」点にあるとした[1]．このリカバリーの概念が成立するまでの流れを概観すると，1970年代か

向谷地生良（むかいやち・いくよし） 略歴

青森県十和田市出身，北星学園大学文学部社会福祉学科（現在の社会福祉学部）卒．
1978年より北海道日高にある浦河赤十字病院医療社会事業部に精神科専属のソーシャルワーカーとして勤務．
1979年より町の古い教会堂（浦河教会―後のべてるの家）を拠点として精神障害をもつメンバーとともに，当事者の交流活動と共同生活（3年間）を開始．1983年に日高昆布の袋詰めの下請けを開始，1984年に「浦河べてる（"神の家"の意）の家」が発足．メンバーの地域貢献，社会進出を旗印に「商売」として日高昆布の産地直送，紙おむつの宅配に挑戦．1993年には，べてるのメンバーのほか，全国の出資者を得て有限会社福祉ショップべてるを設立．その後，本格的に福祉関連事業に進出，その他，出版事業，教育研修事業，メンテナンス，配送，赤十字病院の給食関連業務の請負，地域の企業とのタイアップ事業などに総勢100名を超える当事者がかかわる規模に成長．2001年に「当事者研究」を創案し，メンバーの自助，スタッフの相談支援に取り入れる．2002年，全国で初めて当事者が理事長・施設長に就任し，社会福祉法人を設立．2003年より，北海道医療大学看護福祉学部臨床福祉学科精神保健福祉学講座（精神保健福祉士養成コース）で教鞭をとりながら，べてるの家と浦河赤十字病院ほか，全国各地をメンバーとともに「当事者研究」の普及をめざして飛び回る毎日を過ごしている．
2015年4月には東京大学先端科学技術研究センターに「当事者研究」の講座が開設され，7月には当事者研究ラボが発足し，本格的に「当事者研究の研究」が始まっている．国際交流もさかんになり，2011年より毎年，当事者研究をテーマに韓国で，2012年にはアメリカのモンタナ大学（大学院講義），2013年にはスリランカの国立精神保健機構（講演），2014年にはバングラディッシュで当事者研究ライブ，イギリス（University of East Anglia：UEA）で当事者研究のシンポジウムを行う．
べてるの家は1999年度日本精神神経学会第1回医療奨励賞，2000年度若月賞（川村敏明医師），2003年毎日福祉賞および保健文化賞，2005年札幌弁護士会人権賞，2013年度リリー賞（佐々木実理事長）を受賞．
著書に，『「べてるの家」から吹く風』（いのちのことば社，2006），『統合失調症を持つ人の援助論―人とのつながりを取り戻すために』（金剛出版，2008），『技法以前―べてるの家のつくりかた』（医学書院，2009），『精神障害と教会―教会が教会であるために』（いのちのことば社，2015）など多数．

表 1 エンパワーメント・アプローチの構成要素

① 個人の側面
　自己効力感, 自己認知, 自己受容, ありのままでいる,
　自尊感情, 権利の自覚, 批判的思考
② 対人関係の側面
　知識／技能, 主張, 援助を求める, 問題解決, 新しい
　スキルの実践, 資源のアセスメント
③ 政治・地域の側面
　政治的活動／参加, 応酬, 貢献, 統制

ら始まった医療や福祉における脱施設化の流れは，わが国においても患者・障害者運動を活性化させ，当事者による自助活動（例：自立生活運動やピアカウンセリング）の重要な契機となった．そこで，重視されたのがエンパワーメントである．エンパワーメントの概念は，「対象となる集団のメンバーが否定的な評価を受けパワーを喪失した状態から回復することを目指す，当事者やその環境に対する活動」（ソロモン〈Solomon BB〉）[2]として，特にアメリカにおいて抑圧されていたマイノリティの権限や権利の獲得という社会的，政治的な運動の側面をもって始まったが，その後，教育や保健・医療などさまざまな領域において人々のもっている内面的な力や可能性への着目として広がり，専門家のアプローチにも，大きな影響を与えるに至った．そのエンパワーメント・アプローチの3つの構成要素が表1である[3]．保護や管理があたりまえとされ，パターナリスティックな治療やケアに陥りがちな精神科医療の現状に対して，エンパワーメント・アプローチの理念は，特にSST（生活技能訓練）をはじめとする心理教育プログラムにおいて，重要なキーワードとなってわが国に導入された．さらにエンパワーメントの定着は，アメリカにおいては統合失調症などをもった当事者の社会的発言を促し，手記などを通じて体験を語る重要な契機となり，今日の「リカバリー」の概念につながる重要なきっかけとなった．このリカバリーの重要な要素が，① 希望，② エンパワーメント，③ 自己責任，④ 生活のなかの有意義な役割，である[4]．

このようなリカバリー概念の登場によって世界の精神保健福祉は，従来の専門家主導から，より当事者の役割を重視するモデルへとシフトし，医療中心から地域を中心としたモデルへの転換がさらに促進された．特にイギリスにおいては，「リカバリーカレッジ」*の取り組みとして，伝統的な「治療モデル」から，一般市民を巻き込んだ自ら主体的に学び発信する新たな「社会教育モデル」ともいえる取り組み[5]を展開し注目されている．

筆者も，2014年9月に障害学の著名な研究者であり，リカバリーカレッジにもかかわるシェークスピア（Shakespeare T〈Norwich Medical School, the University of East Anglia〉）と東京大学UTCP（共生のための国際哲学研究センター）がノリ

＊：リカバリーを応援するための多様なカリキュラムに基づくピアサポートワーカーの養成学校．いろいろな専門家が講師ボランティアとして登録されている．講師は，実生活のさまざまな場面，文化，趣味，あるいはスピリチュアルなもの，病気への対処の仕方，生活上のいろいろなスキルにかかわるような講座がある．ロンドンやノッティンガムを皮切りに，各地に開設されている．これらのカレッジは大学協会に加入していて，学生証を発行しており学割がきく．

ッチで共同開催した"Mental Health Self-knowledge：Recovery initiatives in Japan and Britain"に参加をして，日本の当事者研究の取り組みを紹介する機会を得たが，リカバリーカレッジについての研究者や当事者による報告によって，リカバリーの概念がより市民レベルで広がる現状に新鮮な驚きを覚えたものである．

　イギリス（リカバリーカレッジ）と日本（当事者研究）の研究交流の流れのなかに，新たに加わったのがフィンランドにおける「オープンダイアローグ」である．フィンランドの北部に位置する西ラップランド地方にあるケロプダス病院を中心に始まったオープンダイアローグは，「依頼があったら24時間以内に精神科の専門家チームが出向き，そこで患者・家族・関係者をまじえて，状態が改善するまで，ただ対話をする」[6]という危機介入の手法として注目を集めるようになり，それと併せて当事者研究との類似性が話題となっている．

　以上のように，精神保健福祉のパラダイムシフトを象徴するキーワードであるリカバリーは，わが国の臨床においては，リカバリーカレッジ，オープンダイアローグ，当事者研究の3つに集約されて紹介され，取り入れられようとしている．この項では，そのような位置づけにある当事者研究に焦点を当てて，臨床における活用の現状と可能性について言及したい．

2　"臨床の知"としての当事者研究（図1）

　中村雄二郎は，近代科学が普遍主義，論理主義，客観主義という3つの構成原理によって成り立っているのに対して，「臨床の知」は「科学の知が排除し，無視せざるをえなかった領域」であり，固有の世界（コスモロジー），事物の多義性（シンボリズム），身体性をそなえた行為（パフォーマンス）の3つ構成原理によって体現し，モデル化されたもの[7]，と説明している．また，同様な試みとして「生活知」と「科学知」の統合の試み[8]がある．そこでいう「生活知」とは，「生活のなかで人々が知りえた情報」や「生活に必要な思考のスキル，あるいは生活する人が経験や伝承などを通して身につけた思考のスキル」をいい，「科学知」とは，「科学の営みのなかで作り出される知識や知恵」である．今日，この2つの知の交流が重要性を増していて，両者がコミュニケーションを取るイメージとしては，①生活のなかに既存の科学知を取り込み，生活知の一部とする，②生活者が科学に積極的に働きかけ，必要な科学知を引き出す，③生活者のもつ知が科学知と対等に問題解決に貢献する，という3つのアプローチが提唱されている．

　そのように，科学的な検証によって得られた「知」と，市民の知である「生活知」や「民衆知」は，対立的にとらえられたり，優劣を議論されたりするなかで，さまざまな形で連携の試みがなされてきたが，当事者研究は図2のように新たな協同のツールとしての役割と可能性を期待されている．その意味では当事者研究においては，自然に生成され，人々の生活に根差したイメージのある「生活知」というよりも，意図をもって研究し，試行錯誤のうえで発見し見出した知恵としての「臨床の知」は，「科

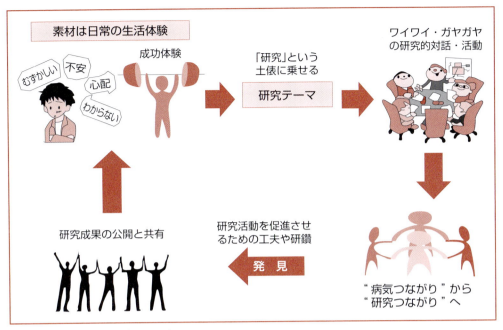

図1 生活体験を「研究テーマ」に

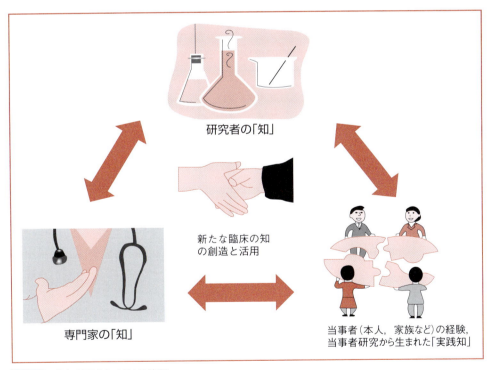

図2 当事者研究における協同

学知」を包含した位置にある.

　当事者研究とは，統合失調症などをもった人たちが，自らのかかえる生きにくさや生活上の課題をテーマ化して仲間や関係者と研究するなかで生まれた「臨床の知」を

発信し，共有する活動として始まった自助（自分を助ける，励ます，活かす）と自治（自己治療，自己統治）に向けた実践的な研究活動であり，研究テーマも，いわゆる幻覚や妄想体験から，金銭管理や家族関係など実にバラエティに富んでいる．研究の展開も，仲間の先行研究を活用しながら，関係者も巻き込みながら共に自由自在な研究方法で対話を重ね，出来事や現象のもつ意味や可能性，パターン等を見極めて，自分らしい発想で新たな"自分の助け方"や理解を見出すプロセスとして展開される[9]．石原はその特徴を，

① 苦悩を抱える当事者が，苦悩や問題に対して「研究」という態度において向き合う
② 専門知の成果を一応は受け入れながらも，その意味を当事者の視点からとらえ直していく
③ 専門知と対立するのではなく，しかし，その意味をずらしていくもの
④ 自らの問題に向き合い，仲間と共に，研究し，当事者が語りを取り戻すことによって自己を再定義し，人とのつながりを回復することを促す

という機能をもつと説明している[10]．

3 「当事者の知」との連携

丹羽は，精神科治療の現状を「長らく面接のなかでは幻覚妄想の話は出さないほうがよい，幻覚妄想の治療は薬でといった教育を受けてきた者として，薬に頼ったあなた任せの治療を受ける頼りなさは，当事者が自分の努力で病気を克服した実感をもつことを阻害してきた」とし，当事者研究の可能性を「当事者主体の治療法を具体化するものであり，「説明と同意」(インフォームド・コンセント)の先をいく体験的発見型・自身納得型の同意に基づく治療であり，日本発・世界先端の治療パラダイムを実現したもの」と述べている[11]．

そのような可能性をもつ当事者研究と協同する専門家は，「当事者自身が自分の置かれた状況を最もよく知り，判断できる可能性をもつ」ことを前提とし，「専門家など関係者は仲間として，ときには協同の参加者・観察者として，当事者自身の生きる主観的な世界の内部で，当事者に出会う」ことによって当事者研究は促進される．これは，先にも紹介したイギリスで普及が始まっている「専門家が症状を取り除くという発想から脱却し，ユーザーが自身の経験を理解し管理する方法を見つける」「問題や困難に注目する方法から脱却し，ユーザーが自分の強みや技能を足場として目標を達成できるようにする」ことを重視するリカバリーカレッジ[12]や，最近，注目をされ紹介される機会も多くなっている対話をベースにした援助者と当事者のco-researchとしてのオープンダイアローグ[6]にも共通するもので，治療やケアなど一連の援助過程そのもののパラダイムシフトが求められている．

文献

1) Anthony WA. Recovery from mental illness: The guiding vision of the mental health service system in the 1990s. Psychosoc Rehabil J 1993;16(4):11-23.
2) Solomon BB. Black Empowerment: Social Work in Oppressed Communities. Columbia Univ Press; 1977.
3) LM. グティエーレス, RJ. パーソンズ, EO. コックス（編著）, 小松源助（監訳）. ソーシャルワーク実践におけるエンパワーメント－その理論と実際の論考集. 相川書房; 2000.
4) 丹羽真一（編）. やさしい統合失調症の自己管理, 改訂版. 医薬ジャーナル社; 2013.
5) ジュリー・レパー. メンタルヘルス・サービスにおけるリカバリーの推進―英国から学ぶこと. 平成23年度東京都地域の拠点機能支援事業講演会資料. 2011.
6) 斎藤 環（著訳）. オープンダイアローグとは何か. 医学書院; 2015.
7) 中村雄二郎. 臨床の知とは何か. 岩波新書; 1992.
8) 奈良由美子（編）. 生活知と科学知. 放送大学教育振興会; 2009.
9) 日本統合失調症学会（監修）, 福田正人, 村井俊哉, 笠井清登ほか（編）. 統合失調症. 医学書院; 2013.
10) 石原孝二（編）. 当事者研究の研究. 医学書院; 2013.
11) 丹羽真一. 当事者研究シンポジウム. 第10回統合失調症学会東京大会. 2014.
12) ジュリー・レパー. リカバリー中心のメンタルヘルス・サービスへ―英国での経験から学ぶこと. 平成23年度東京都地域の拠点機能支援事業講演会資料. 2011.

VI

精神科診断に役立つ質問票，症状評価尺度
―概要と利用法

VI 精神科診断に役立つ質問票，症状評価尺度—概要と利用法

1 不安症，気分障害

貝谷久宣[*1]，岸野有里[*2]
*1 パニック症研究センター
*2 赤坂クリニック

1 はじめに

　不安症（anxiety disorder）と気分障害（mood disorder）は純粋にその疾患単位として臨床で取り扱われることもあるが，実は相互的な comorbidity が非常に多い病態である．また，不安症のなかでも互いに併発していることが多い（図1）[1]．それにもかかわらず，うつ病の診療で不安症の併発が見逃されていることがきわめて多い．図2は大うつ病の診断を通常の診察で行ったときと半構成法質問紙で診断したときとの各不安症の併発頻度を示している[2]．Zimmerman らは，うつ病に不安症が併発していると予後は不良であり，対応も異なるので，大うつ病に不安症を併発しているかどうかを見極めることは good practice に欠かせないとしている．
　このようなことから筆者らのクリニックでは図3のように幼小児期・思春期問診票を使用している．前半は不安症の既往について，後半は養育状況についての質問で

貝谷久宣（かいや・ひさのぶ） 略歴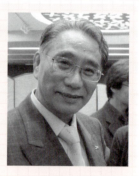

1943年名古屋市生まれ．1968年名古屋市立大学医学部卒．1972年より文部省在外研究員（マックス・プランク精神医学研究所）．岐阜大学医学部助教授（神経精神医学），自衛隊中央病院神経科部長を経て現在に至る．
医療法人和楽会パニック症研究センター長，京都府立医科大学客員教授，一般社団法人日本筋ジストロフィー協会代表理事．
主な著書：『不安・恐怖症―パニック障害の克服』（講談社健康ライブラリー，1996），『気まぐれ「うつ」病―誤解される非定型うつ病』（ちくま新書，2007），『社交不安障害』（新興医学出版社，2010），『不安障害と双極性障害』（編著．日本評論社，2013），『嘔吐恐怖症』（監著．2013），『パニック症と不安症への精神力動的心理療法』（監訳．2015）〈以上，金剛出版〉など多数．

岸野有里（きしの・ゆり） 略歴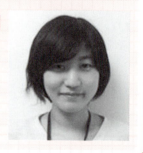

2016年早稲田大学大学院人間科学研究科卒．同年より心理士として医療法人和楽会 心療内科・神経科 赤坂クリニックに勤務．

25歳前後	42.2%	55.0%	75.1%	57.6%	68.3%	何らかの気分障害 (19.5%)
	29.6%	33.4%	42.3%	33.4%	39.0%	大うつ病 (13.2%)
	7.6%		9.2%		広場恐怖を伴うパニック障害 (1.1%)	3.1%
	16.7%	20.4%	24.6%	全パニック障害 (5.1%)		13.9%
10歳前後	14.4%	21.6%	全般性不安障害 (4.1%)	19.7%	34.5%	15.0%
	19.4%	社交不安障害 (5.0%)	26.4%	20.0%	52.1%	12.8%
	特定の恐怖症 (9.4%)	36.4%	33.1%	30.2%	65.0%	20.4%
何らかの不安障害 (16.2%)	45.8%	55.0%	56.0%	49.8%	84.5%	41.4%
	Stinson, et al. (2007)	Grant, et al. (2005)	Grant, et al. (2005) Vesga-Lopez, et al. (2008)	Grant, et al. (2006)	Grant, et al. (2006)	Hasin, et al. (2004)

※縦軸の疾患が先行発症
パニック障害、広場恐怖の発症順序についてはこの限りでない
各疾患の有病率は Conway, et al.（2006）より

図 1 不安症とうつ病の comorbidity

National Epidemiologic Survey on Alcohol and Related Conditions（NESARC）の研究結果をまとめたもの．広場恐怖を伴うパニック障害を例にとってみると，その生涯有病率は 1.1％，何らかの気分障害の併発率 68.3％，大うつ病 39.0％，全般性不安障害 34.5％，社交不安障害 52.1％，特定の恐怖症 65.0％，何らかの不安障害 84.5％ となる．

（貝谷久宣．不安障害診療のすべて．2013[1] より）

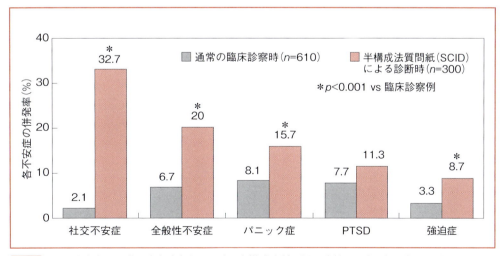

図 2 うつ病患者を通常の臨床診察をした時と半構成法質問紙で診断した時の各不安症の併発率の違い
心的外傷後ストレス障害（PTSD）以外すべて統計学的有意差が認められる．

（Zimmerman M, et al. J Psychiatr Res 2003[2] より）

医療法人　和楽会　幼小児期・思春期問診票

(Past History Questionnaire ; PHQ)

カルテNo.: ______　氏名: ____________　平成　年　月　日記入

あなたの20歳までのことについてお聞きします。
ご自身で覚えていること、周りから聞いたことをお書きください。

1 あなたは、人見知りが強かったといわれたことがありますか。
(　　) はい　(　　) 分からない (　　) いいえ
↓ 具体的に教えてください
______ 歳頃 ________________ □

2 親と離れること(例えば、幼稚園・保育園に行く、迷子になるなど)で、不安のあまり、大泣きしたことがありましたか。
(　　) はい　(　　) 分からない (　　) いいえ
↓ 具体的に教えてください
______ 歳頃 ________________ □

3 あなたが異常に怖がったものはありましたか。(例えば、ある種の動物や昆虫、高所や暗がり、水や狭い場所、雷や風、トンネルや橋や飛行機、注射など)
(　　) はい　(　　) 分からない (　　) いいえ
↓ 具体的に教えてください
______ 歳頃 ________________ □

4 あなたは、特別なクセがありましたか。(例えば、爪かみ、抜毛、夜尿など)
(　　) はい　(　　) 分からない (　　) いいえ
↓ 具体的に教えてください
______ 歳頃 ________________ □

5 あなたは、潔癖症やこだわりはありましたか。(例えば、手洗い、整頓癖、確認癖、何かを収集する、迷信的な儀式など)
(　　) はい　(　　) 分からない (　　) いいえ
↓ 具体的に教えてください
______ 歳頃 ________________ □

6 あなたは、虚弱児童(朝礼や集会で脳貧血で倒れる、激しい運動ができない、食が細い、または給食を残すなど)でしたか。
(　　) はい　(　　) 分からない (　　) いいえ
↓ 具体的に教えてください
______ 歳頃 ________________ □

7 あなたは、普段は普通に話すことが出来るのに学校やある特定の状況では話すことが出来ないことがありましたか。
(　　) はい　(　　) 分からない (　　) いいえ
↓ 具体的に教えてください
______ 歳頃 ________________ □

8 同じことを繰り返しクヨクヨと悩み、頭から離れないことがありましたか。(例えば、体調のこととか、学校や友達とのこととかで)
(　　) はい　(　　) 分からない (　　) いいえ
↓ 具体的に教えてください
______ 歳頃 ________________ □

9 あなたは、あがり症でしたか。また、人に注目される場面(体育祭や発表会など)を避けることがありましたか。
(　　) はい　(　　) 分からない (　　) いいえ
↓ 具体的に教えてください
______ 歳頃 ________________ □

10 神経性無食欲症または神経性大食症の治療を受けたことがありましたか。
(　　) はい　(　　) 分からない (　　) いいえ
↓ 具体的に教えてください
______ 歳頃 ________________ □

11 あなたは、乗り物の中や人ごみで突然、不安になったり気分が悪くなることがありましたか。 また、そのような状況から逃げ出したことがありましたか。
(　　) はい　(　　) 分からない (　　) いいえ
↓ 具体的に教えてください
______ 歳頃 ________________ □

図 3　幼小児期・思春期問診票

1 ●不安症，気分障害

12 あなたは、何でもないような状況で、不安になったり、息苦しさ、動悸などを感じたことがありましたか。
（ ）はい（ ）分からない（ ）いいえ
↓具体的に教えてください
＿＿＿＿歳頃　＿＿＿＿で＿＿＿＿をしている時、＿＿＿＿があった。
（PH状態　　/12）　□

13 あなたは、死ぬかもしれない恐怖感を経験したことがありますか。
（ ）はい（ ）分からない（ ）いいえ
↓具体的に教えてください
＿＿＿＿歳頃　　□

14 あなたは、転校したことがありましたか。
（ ）はい（ ）分からない（ ）いいえ
↓具体的に教えてください
＿＿＿＿年生頃（どこ）＿＿＿＿から（どこ）＿＿＿＿へ
転校する理由は何でしたか？
複数ある場合、以下に記入してください。
＿＿＿＿　□

15 あなたは、15歳以前にいじめられていたことがありましたか。
（ ）はい（ ）分からない（ ）いいえ
↓具体的に教えてください
＿＿＿＿歳頃（　　　）年生頃に＿＿＿＿された。　□

16 あなたは、持続的にまたは繰り返し学校を休むことがありましたか。
（ ）はい（ ）分からない（ ）いいえ
↓具体的に教えてください
小・中・高校　＿＿＿＿年生の＿＿＿＿月から＿＿＿＿月頃
休んだ理由はなんでしたか？
複数ある場合、以下に記入してください。
＿＿＿＿　□

17 自分は両親または養育者に可愛がられて育てられたと思いますか。
（ ）はい（ ）分からない（ ）いいえ
"いいえ"と答えた人はどんなことがあったのか教えてください。
＿＿＿＿　□

18 ご両親がしばしば夫婦喧嘩をして辛い思いをしましたか。
（ ）はい（ ）分からない（ ）いいえ
↓具体的に教えてください
＿＿＿＿歳頃　□

19 15歳以前に親と離別していますか。
（ ）はい（ ）分からない（ ）いいえ
↓具体的に教えてください
＿＿＿＿歳頃　＿＿＿＿と死別・生別した
離れた理由はなんでしたか？
＿＿＿＿　□

20 あなたは、虐待（暴力、性的、ネグレクト）を受けたことがありますか。
（ ）はい（ ）分からない（ ）いいえ
↓具体的に教えてください
＿＿＿＿歳頃　　　　（PH　出来事　/8）　□

PH状態（　/12）＋PH出来事（　/8）合計（　/20）

ご苦労様でした。この個人情報は、厳守されます。

図3　幼小児期・思春期問診票（つづき）

ある．これは自記式であるので，問題個所を診察時に問診し確認する．

2 パニック症

パニック症（panic disorder）に対しては，筆者らが作成した自記式のパニック症評価尺度を日常臨床では使用している．この尺度はパニック症の広範な症状と広場恐怖の重症度を評価するようになっており，実用的であるので図4に示す．そのほかに，医師評価用としてゲッチンゲン大学のBandelow教授が開発したPanic and Agoraphobia Scaleの日本語版[3]を時に応じて使用している．また，現在この評価尺度の患者用（自記式）を標準化して発刊の運びとなっている[4]．

3 社交不安症

社交不安症（social anxiety disorder）については，筆者らのクリニックでは，リーボビッツ社交不安症尺度（Liebowitz Social Anxiety Scale：LSAS）[5]，と東大式社会不安尺度（Tokyo University Social Anxiety Scale：TSAS）[6,7]を使用している．LSASは，社交不安症患者が特定の状況において感じる恐怖感と回避行動の頻度を評価する尺度である．治療者評価尺度として開発された尺度だが，自己記入式での評価についても検討され，治療者評価と同様の結果が得られたと報告されている．TSASはDavidsonら[8]によって開発されたBrief Social Phobia Scaleをもとに，筆者らが日本の生活習慣に沿った社交不安症症状についての質問に書き改めて開発したものである．本尺度は，社会的状況に対する恐怖と回避の評価に加えて，身体症状や日常生活支障度についても評価できるため，心身相関を基本的な考えにおく臨床での有用性が高い．社交不安症にLSASとTSASを併用すると，LSASおよびTSASの高得点は抑うつと関係しているという興味深いことが明らかになった[9,10]．また，パニック症の患者ではLSAS得点よりTSAS得点が高い．また，TSASの得点は，社交不安症に比べ回避性パーソナリティ障害でより高かった．さらに，筆者らの臨床経験によれば，うつ病ではTSASよりもLSAS得点が高い傾向がみられた．

筆者の診療所では社交不安症の診断がなされた人にはさらに社交不安症問診票を施行している（図5）．この問診票は社交不安症の主症状，発症年齢，引き金になった事象，トラウマ的エピソード，パニック発作の既往，および回避性および依存性パーソナリティ障害に関して質問している．

社交不安症を出発点として種々な病気が発展していくことを前提にして，筆者らは症状チェックリスト（Symptom Checklist：SCL-90）を参考にして人間関係尺度（図6）を作成した．この尺度は社交不安症のもとになる「劣等感」（A項目），劣等感に対する「恥辱」（B項目），他人に自己の劣等を感じさせないための対処行動である「貢献行動」（C項目），それに伴い相手の自分に対する感情や態度を懐疑する「人間関係過敏性」（D項目），相手との関係が失敗したと考えてひきこもる「自閉」（E項目）ま

パニック障害についての問診票

医療法人　和楽会

カルテNo. ________　氏名 ________________　平成　年　月　日記入

パニック発作とは、強い恐怖感または不快感とともに、以下にあげるような症状が一度に突然現れます。そして10分以内にピークに達し、その後、徐々に消失していくものです。
以下の質問にお答えください。

1　パニック発作を起こしたのはいつですか？入学前、小学生、中学生、高校時代？

昭和 ・ 平成 ____年____月____日(頃)　(____歳時)

その発作の時はどこで何をしていましたか？

________________ で ________________________ をしていた。

1-a. そのパニック発作で経験した症状に○をつけてください。

1　動悸ないし心拍数の増加
2　息苦しい感じまたは息が切れる
3　死の恐怖
4　発狂または大変なことをしてしまう恐怖
5　発汗
6　めまい感、頭が重くなる感じ、ふらつき
7　身震い
8　窒息感
9　嘔気、または腹部の不調
10　離人感、ないし非現実感
11　喉の渇き
12　胸痛、ないし胸部不快感
13　しびれ感、ないしうずき感
14　顔面の紅潮(熱感)または冷感
15　下半身の脱力感または腰が抜ける感じ

1-b. その発作の強さは？

1　軽かった
2　中程度だった
3　激しかった
4　非常に激しかった

1-c. 持続時間は？

1　1分以内
2　1分を超え15分以内
3　15分を超え1時間以内
4　1時間を超える

2　パニック発作がしばしば発作の心配が付きまとうようになったのはいつですか？
※1. と同じならば以下は記入する必要はありません。

昭和 ・ 平成 ____年____月____日(頃)　(____歳時)

2-a. このパニック発作について経験した症状について○をつけてください。

1　動悸ないし心拍数の増加
2　息苦しい感じまたは息が切れる
3　死の恐怖
4　発狂または大変なことをしてしまう恐怖
5　発汗
6　めまい感、頭が重くなる感じ、ふらつき
7　身震い
8　窒息感
9　嘔気、または腹部の不調
10　離人感、ないし非現実感
11　喉の渇き
12　胸痛、ないし胸部不快感
13　しびれ感、ないしうずき感
14　顔面の紅潮(熱感)または冷感
15　下半身の脱力感または腰が抜ける感じ

2-b. その発作の強さは？

1　軽かった
2　中程度だった
3　激しかった
4　非常に激しかった

2-c. 持続時間は？

1　1分以内
2　1分を超え15分以内
3　15分を超え1時間以内
4　1時間を超える

3　最後にパニック発作を起こしたのはいつですか？

昭和 ・ 平成 ____年____月____日(頃)　(____歳時)

その発作の時はどこで何をしていましたか？

________________ で ________________________ をしていた。

3-a. このパニック発作について経験した症状について○をつけてください。

1　動悸ないし心拍数の増加
2　息苦しい感じまたは息が切れる
3　死の恐怖
4　発狂または大変なことをしてしまう恐怖
5　発汗
6　めまい感、頭が重くなる感じ、ふらつき
7　身震い
8　窒息感
9　嘔気、または腹部の不調
10　離人感、ないし非現実感
11　喉の渇き
12　胸痛、ないし胸部不快感
13　しびれ感、ないしうずき感
14　顔面の紅潮(熱感)または冷感
15　下半身の脱力感または腰が抜ける感じ

3-b. その発作の強さは？

1　軽かった
2　中程度だった
3　激しかった
4　非常に激しかった

3-c. 持続時間は？

1　1分以内
2　1分を超え15分以内
3　15分を超え1時間以内
4　1時間を超える

4　この1か月間にパニック発作は何回ありましたか？

__________ 回

5　あなたの発作は不意に起こりますか？それとも、いつも同じような時・場所・状況で予期した時に起こりますか？

(　　) 発作は予期しないときに不意に起こる
(　　) どちらともいえない、または両方
(　　) いつも決まった状況で予期したときに起こる
↓
どんなところか具体的に教えてください。(一番起こりやすい場所・状況)

____

予期不安：

6　あなたはこの1週間にまたパニック発作が起こるのではないかという不安を感じたことがありますか？

6-a. 予期不安は？

0　全くなかった
1　まれに予期不安があった
2　時々予期不安があった
3　しばしば予期不安があった
4　常に予期不安があった

6-b. その予期不安の強さは？

0　予期不安はない
1　軽度
2　中程度
3　高度
4　非常に高度

図4　自記式パニック症評価尺度

Ⅵ．精神科診断に役立つ質問票，症状評価尺度―概要と利用法

心気性不安：

7 あなたはこの1週間の間に，発作症状により身体に大変なことが起こると恐れたことはありますか？例えば，心臓発作になるのではないかとか，窒息して死んでしまうのではないかとか，気が変になるのではないかとか，自分で制御して怪我をするのではないか，などと悩んだことはありますか？

7-b. その心気性不安の強さは？
- 0 全くなかった　心気性不安はない
- 1 まれに心気性不安があった　軽度
- 2 時々心気性不安があった　中程度
- 3 しばしば心気性不安があった　高度
- 4 常に心気性不安があった　非常に高度

体感覚不安：

8 あなたは，動悸，めまい，耳鳴り，胸痛などが出るのを恐れ，激しい運動を避けたり，自分の身体反応に過度にこだわるようなことはありませんでしたか？

8-a. そのようなことは全くなかった
- 0 そのようなことは全くなかった
- 1 まれにそのようなことがあった
- 2 時々そのようなことがあった
- 3 しばしばそのようなことがあった
- 4 常にそのようなことがあった

8-b. その心気性不安の強さは？
- 0 そのような不安はない
- 1 軽度
- 2 中程度
- 3 高度
- 4 非常に高度

非発作性愁訴：

9 あなたは，上にあげた15のパニック発作症状ではなく，持続的でより軽い以下のような症状を経験したことがありますか？　この1週間に経験したものに○をつけてください。

頭痛感（　）肩こり（　）胸の圧迫感（　）眼瞼の不快感（　）理由のない不安やソワソワいらつき感（　）めまい（　）雲の上を歩いている感じ（　）

その他，このほかの症状があれば記入してください。

9-a. この1週間の非発作性愁訴の頻度は？
- 0 非発作性愁訴は全くなかった
- 1 週1～3回
- 2 週に4～6回
- 3 毎日3時間以内
- 4 毎日3時間以上

9-b. この1週間の非発作性愁訴の程度は？
- 0 全くなかった
- 1 軽かった
- 2 中程度であった
- 3 激しかった
- 4 非常に激しかった

広場恐怖：

10 あなたはこの1週間に，パニック発作が起こることや気分が悪くなることを心配して特定の状況を避けることがありましたか？

10-a. 避けることは？
- 0 どこも避けることはなかった，全くなかった（特定の状況で起こることはない）
- 1 まれに避けることがあった
- 2 時々避けることがあった
- 3 しばしば避けることがあった
- 4 常に避けていた

10-b. 広場恐怖による日常生活の支障度は？（広場恐怖はない）
- 0 全く受けていない
- 1 ほとんど受けていない
- 2 かなり受けている
- 3 大変受けている
- 4 非常に強く受けている

10-c. 気分が悪くなったり，パニック発作を起こしたり，起こしそうになる，あなたが不安を持ち続けている場所はどこですか？

各駅停車の電車（　）行列に並ぶ（　）美容室や理髪店（　）
会議に出席する（　）スーパーマーケット（　）歯科医院（　）
人ごみに行く（　）他人と談話する（　）地下鉄（　）
急行・特急列車（　）車に乗せてもらう（　）バス（　）
自宅で一人（　）エレベーター（　）地下道（　）
屋上（　）トンネル（　）橋（　）
窓のない部屋（　）知らない場所に行く（　）車の運転（　）
渋滞道路（　）自宅から離れる（　）CT検査を受ける（　）
高速道路を走る（　）飛行機に乗る（　）船に乗る（　）
新幹線に乗る（　）

その他にあなたが恐怖をもつ状況を具体的にご記入してください。

生活の支障度：

11 パニック障害によってあなたの家庭生活（親，配偶者，同胞，子どもとのつきあい）にどのくらい支障がありましたか？
- 0 支障なし
- 1 軽度の支障があった
- 2 中程度の支障があった
- 3 高度の支障があった
- 4 非常に支障があった

11-a. パニック障害によってあなたの社会生活や余暇活動にどのくらい支障がありましたか？例えば映画を観に，または，友人と会合やコンパに出席することができましたか？
- 0 支障なし
- 1 軽度の支障があった
- 2 中程度の支障があった
- 3 高度の支障があった
- 4 非常に支障があった

11-b. パニック障害によってあなたの勤務（または家事，学業）にどのくらい支障をきたしたことがありますか？
- 0 支障なし
- 1 軽度の支障があった
- 2 中程度の支障があった
- 3 高度の支障があった
- 4 非常に支障があった

12 あなたは，神経を使った時または外出時に，下痢，軟便がよくなりますか？
（　）はい　（　）いいえ　（　）わからない

図4 自記式パニック症評価尺度（つづき）

13 ここ1週間に睡眠障害はありましたか？
（　）すぐ寝つかれない　（　）中途で目が醒める
（　）朝早く目が醒める　（　）朝起きた後いつまでもすっきりしない
（　）熟睡感がない

14 あなたはコーヒーを飲んで気分が悪くなったことはありますか？
（　）はい（　）いいえ（　）わからない

15 あなたは睡眠中にパニック発作症状で目が醒めたことはありますか？
（　）はい（　）いいえ（　）わからない

16 あなたは片頭痛発作を起こしたことがありますか？
（　）はい（　）いいえ（　）わからない

17 パニック障害の発病前に具体的ではっきりとした心労（ストレス）がありましたか？
（　）はい（　）いいえ（　）わからない
↓
その内容を教えてください。
（　）仕事上の問題　（　）家庭の問題
（　）経済的な問題　（　）異性関係の問題

具体的にお書きください。

____

____

それはパニック発作発病

______か月前　または ______年前

18 今までにあなたはパニック障害と診断されたことはありますか？
（　）はい（　）いいえ（　）わからない
↓
昭和・平成 ___年___月頃に______病院で____先生により診断された。

図 4　自記式パニック症評価尺度（つづき）

社会不安障害問診票

医療法人　和楽会
（2007/6 貝谷久宣　作成）

カルテNo.______　氏名__________　平成　年　月　日記入

社交不安障害とは、人の中にいたり、人前で何かを振る舞うときに、恥をかくとか、変な人間であると思われるとか、自分が緊張していることを気づかれるとか、自分の評価が低く見積もられることを強く恐れ、悩み、そのような状況を避ける状態です。

1 あなたが最も恐れる状況について具体的に詳しく記してください。
（例：大勢の人前で話す）

____

____

2 このようなことを意識するようになったのはいつからですか。
（いつ　例：小学校6年生2学期）

____

3 このようなことを意識するようになったきっかけはありましたか。
（　）ない
（　）ある　ある場合には具体的に詳しく記して下さい。
（状況　例：国語の時間に朗読させられたとき）

____

____

4 あなたは自分が恐れる状況に関して、実際に大恥をかいたり、他人に侮辱されたりしたことが現実にありましたか。
（　）ない
（　）ある　ある場合には具体的に詳しく記して下さい。
（例：顔が赤いとみんなの前で指摘された）

____

____

____

図 5　社交不安症問診票

VI. 精神科診断に役立つ質問票，症状評価尺度—概要と利用法

5 今までに，パニック発作を経験したことがありますか．パニック発作とは，強い恐怖または不快感とともに，7.に挙げるような症状が一度に出現され，そして10分以内に最高潮に達し，その後，徐々に消失していきます．
( ) ない → 質問9へ
( ) ある

ある方は，パニック発作が初めてであったのはいつですか？

昭和・平成 ＿＿＿年＿＿＿月＿＿＿日（頃）　午前・午後 ＿＿＿時頃
（＿＿＿歳時）

6 その発作の時はどこで何をしていましたか．
＿＿＿＿＿＿＿＿＿で＿＿＿＿＿＿＿＿＿をしていたとき．

7 はじめての時に経験した症状に○をつけてください．
( ) 心臓のドキドキも感じまたは拍動の増加
( ) 発汗
( ) 身震いまたは手足の震え
( ) 息切れまたは息苦しい感じ
( ) 窒息感
( ) 胸痛，または胸部不快感
( ) 吐き気または腹部不快感
( ) 死ぬ恐怖
( ) めまい，ふらつき，または頭が軽くなる感じ
( ) 耳鳴りがする
( ) しびれ感，または疼く感じ
( ) 目がかすむ
( ) 突然の熱感
( ) 下半身の力が抜ける（腰が抜ける）
( ) 小便がしたくなる
( ) 頭が痛くなる
( ) 鼻が詰まる
( ) 大便がしたくなる
( ) 胃をつかまれるような感じ
( ) 夢か幻かわからない感じ（非現実感），または自分が自分でない感じ
( ) 自分で自分を制御できない恐れ，または気が狂ってしまう恐怖
( ) その他の症状　具体的に

8 あなたの経験したパニック発作はどのような状況で起きましたか．
当てはまるものすべてに○をつけてください．
( ) 人前で　緊張しているとき
( ) 人前で　緊張していないとき
( ) 誰もいないが緊張しているとき
( ) 誰もいないし緊張もしていないとき
( ) 全くリラックスしているとき

9 次の中であなたに当てはまるところがあれば○をつけてください．
(A 1) 批判，非難，拒絶をおそれるあまり，対人接触が重要な職業を避ける．
(A 2) 明らかに好意を持たれる人以外との接触をしたがらない．
(A 3) 面目をつぶされる，笑いものにされるのをおそれるあまり，親しい人の中でも慎み深く控えめに振る舞う．
(A 4) 社交的な状況において，批判されたり，拒絶されてしまうかという考えが常につきまとう．
(A 5) 劣等感のために新しい人間関係を結ぼうとしない．
(A 6) 自分自身を，社交が下手である，自分をアピールすることができない，他人より劣っている，と思っている．
(A 7) 恥ずかしい立場に立つ可能性があるので，個人的に責任を負うことや新しい仕事に従事することを嫌がる．
（A 合計　　　点）

(D 1) 他人からの過剰なアドバイスを受けたり，保障されないと日常的な出来事でも自分で決めることが困難．
(D 2) 生活上の多くの場面で他人に責任を取ってもらうことを必要とする．
(D 3) 支持や賛意を失うことを怖れるために他人に意見の違いを表明できない．
(D 4) 自分自身で計画を立て実行することが困難（動機や気力がないためではなく，判断したり実行する能力に関し自信がないため）．
(D 5) 他人からの養育や支持を取り付けるためならどんなことでもする，不愉快なことを進んでする．
(D 6) セルフケアができないという誇張された恐怖のために，一人になると落ち着かず当惑する．
(D 7) 親密な関係が失われるとすぐに世話をしてくれる別の人を求める．
(D 8) 世話をされずに放置されるという非現実的な恐怖で頭がいっぱいになっている．
（D 合計　　　点）

（DSM-IV-TRのAPD, DPD診断基準より）

図 5 社交不安症問診票（つづき）

1 ●不安症，気分障害

人間関係尺度 (Human Relation Inventory ; HRI)

平成21年2月 貝谷久宣作成

平成　年　月　日記入
カルテNo.　氏名
男・女　（　　歳）

下の質問について，自分に最も当てはまる番号1つに○をつけてください。

	当てはまらない	少し当てはまる	やや当てはまる	かなり当てはまる	非常に当てはまる
1 多くの面で自分は役に立たない人間と思う	1	2	3	4	5
2 他人の評価が気になる	1	2	3	4	5
3 気まずい雰囲気を作らないよう常に気配りする	1	2	3	4	5
4 人から同情が得られないことが多い	1	2	3	4	5
5 サークルやグループ活動は嫌いである	1	2	3	4	5
6 悪意のない言葉や出来事に自分を批判しつける意味を読み取ることがある	1	2	3	4	5
7 自分は負けず大だと思う	1	2	3	4	5
8 人目が気にする	1	2	3	4	5
9 頼まれたら嫌と言えない	1	2	3	4	5
10 自分の感情は非常に傷つきやすい	1	2	3	4	5
11 親しみを持てる人は少ない	1	2	3	4	5
12 策略や悪意が仕組まれていると感じることがある	1	2	3	4	5
13 自分と彼る舞いは上等でないと思う	1	2	3	4	5
14 自分が相手にどんな印象を与えているか意識する	1	2	3	4	5
15 人の顔色を見て行動している	1	2	3	4	5
16 人のことを分かってもらえないと思う	1	2	3	4	5
17 人と話していても楽しいことが少ない	1	2	3	4	5
18 自分に対する他人からの攻撃心を感じることがある	1	2	3	4	5
19 自分の容貌を褒めることはできない	1	2	3	4	5
20 他人の視線を強く気にする	1	2	3	4	5
21 人に物事を頼むより自分でしてしまう	1	2	3	4	5
22 皆から見捨てられている感じにながる	1	2	3	4	5
23 親しい友人を欲しいと思わない	1	2	3	4	5
24 人の誠実さが信じられない	1	2	3	4	5
27 自分は劣等感が強いと思う	1	2	3	4	5
28 人の集まりでは自意識過剰になる	1	2	3	4	5
29 トラブルになりそうになるとすぐに譲ってしまう	1	2	3	4	5
30 皆から好かれていないと思うことがくある	1	2	3	4	5
31 人に褒められたり，けなされたりすることはほとんど気にならない	1	2	3	4	5
32 人が話していると自分の悪口を言われているように思うことがある	1	2	3	4	5

得点

A	B	C	D	E	F

合計

A 劣等感　B 恥辱感　C 責任行動　D 人間関係過敏性　E 自閉　F 妄想

典型的な社交不安障害

回避性人格障害

スピーチ恐怖

SADを根底に持つ妄想性障害

SADを根底に持つ非定型うつ病

図6　人間関係尺度

たは「妄想」(F 項目) の 6 項目でそれぞれ 5 つの質問を有する．測定は 5 件法である．この尺度の結果は主に 5 つのパターンで示され，社交不安症，スピーチ恐怖，回避性パーソナリティ障害，非定型うつ病，妄想性障害といった臨床診断に対応する．現在，標準化の準備をしている．

4 不安うつ病，非定型うつ病

　筆者らは各種不安症や非定型うつ病，さらには回避性，自己愛性，および境界性パーソナリティ障害にみられる重要な症候として「不安抑うつ発作（anxiety-depressive fit）」をしばしば報告してきた[11-13]．不安抑うつ発作は，不安や抑うつを主徴とした情動発作が不意に生じ，それに引き続き，不愉快なエピソードに関する侵入思考が反芻され，そしてこのときに体験する抑うつ・不安・焦燥感に対する対処行動（リストカットなど逸脱行動を含む）からなる症候群である．

　不安抑うつ発作症状の重篤度は不安うつ病尺度[14]（図 7）で評価できる．この尺度は 80 点満点で，50 点以上 60 点まで軽症，60 点以上 70 点までは中等症，70 点以上は重症である．非定型うつ病の中心症状であるとされる拒絶過敏性[15,16]が，不安抑うつ発作の根底にあると考えられるので[17]，不安・抑うつ状態では対人拒絶過敏性尺度[18]を必要に応じて使用している．非定型うつ病を特別に診療および研究するときには Stewart ら[19]の非定型うつ病診断スケールも使用する．

5 うつ病

　うつ病（depressive disorder）の重症度評価には自記式評価尺度として SDS うつ性自己評価尺度[20]，BDI-II ベック抑うつ質問票[21]および簡易抑うつ症状尺度日本語版[22]を使用している．また，双極性障害のスクリーニング検査として Mood Disorder Questionnaire（MDQ）[23]を使用している．

　近年，注意欠如・多動症においても[24]，自閉スペクトラム症においても[25]，不安症と気分障害が最も頻度の高い併発症であることが明らかにされている．そのようなことからこれら発達障害のスクリーニングテストとして成人期の ADHD の自己記入式症状チェックリスト（ASRS-V1.1）[26]と自閉症スペクトラム指数検査表[27]を使用している．

6 性格検査

　そのほかに性格検査として東大式エゴグラム新版 TEG-II[28]は初診時にすべての患者に施行している．この結果は患者に理解されやすく説得力に富み，病気の成り立ちを説明するのに重宝である．

不安うつ病尺度

Warakukai Anxious Depression Scale (2005.2作成 ; ver.25)

平成　　年　　月　　日記入

カルテNo.:________　氏名:________________ 性別:　男・女　　年齢:______

以下の質問を読んで、ここ1週間のあなたの状態にもっともよく当てはまると思われる所に○をつけてください。

I

1. 気分が落ち込んで憂うつになる	ない　・　ある

→「ある」場合、I-2、IIへ進んでください。
→「ない」場合、以上で質問はすべて終了です。
お疲れさまでした。

2. このうつ状態は、好ましいことがあればやわらぐ	ない　・　ある

II

	なし	軽い	かなり	著明に
1.　1日のうちで気分が激しく変動する	1	2	3	4
2.　健康なときに比べると疲れやすい	1	2	3	4
3.　甘いものがむしょうに食べたくなる	1	2	3	4
4.　一日中、眠くてたまらない	1	2	3	4
5.　他人の言葉に強く傷つき、それにより行動を変える(休む、引きこもる)	1	2	3	4
6.　通常の倍以上食べるようになった	1	2	3	4
7.　鉛がついたかのように手足が重くなる	1	2	3	4
8.　人の好き嫌いが激しく、それを実行に移す(嫌な人を避ける)	1	2	3	4
9.　理由のない不安が募り、ある一定の時間激しくいらつく(不安発作)	1	2	3	4
10.　発病前に比べると、明らかな体重増加がある	1	2	3	4

[基底症状得点＝　　/40]

11.　孤独感にうちひしがれる	1	2	3	4
12.　他人がうらやましく自分があわれに思える	1	2	3	4
13.　些細な不正に対しても腹が立ち、クレームをつける	1	2	3	4
14.　些細なことに激しくいらだつ	1	2	3	4
15.　キレてしまう	1	2	3	4
16.　何が何だか分からなくなる　ー　頭が真っ白になる	1	2	3	4
17.　不幸な人を見ると、自分のことのように思い手助けしたくなる	1	2	3	4
18.　何かのきっかけでいやな思い出がよみがえる	1	2	3	4
19.　自分の経済状況にふさわしくないほどお金を使う(買い物、ギャンブル)	1	2	3	4
20.　すぐ人をあてにしてしまう	1	2	3	4

[随伴症状得点＝　　/40]

[総合計＝　　/80]

図 7　不安うつ病尺度

7 おわりに

以上，ここに示した質問紙票を診察前に行っている．患者にとっては多少とも負担であるが，筆者のクリニックは比較的若い患者が多く，1時間前後で記入することができる．この質問票を与えられた多くの患者は自分のことをここまで詳しく聞いてもらえると満足することが多い．筆者は，この結果をすべてカルテに記入して全体像をつかみ，症状のポイントのみを押さえ，あとは家族状況や職場の人間関係を聴取することに診察時間の大半を使用する．

文献

1) 貝谷久宣. パニック障害. 塩入俊樹, 松永寿人 (編). 精神科臨床エキスパート 不安障害診療のすべて. 医学書院;2013. pp121-164.
2) Zimmerman M, Chelminski I. Clinician recognition of anxiety disorders in depressed outpatients. J Psychiatr Res 2003;37 (4):325-333.
3) 貝谷久宣, 吉田栄治, 熊野宏昭ほか. Panic and Agoraphobia Scale 日本語版 (PAS-J) の信頼性および妥当性. 臨床精神医学 2008;37 (8):1053-1064.
4) 貝谷久宣, 石井 華, 正木美奈ほか. 患者用 Panic and Agoraphobia Scale 日本語版の信頼性および妥当性. 不安症研究 2017, 準備中.
5) 朝倉 聡, 井上誠士郎, 佐々木 史ほか. Liebowitz Social Anxiety Scale (LSAS) 日本語版の信頼性及び妥当性の検討. 精神医学 2002;44:1077-1084.
6) 貝谷久宣, 金井嘉宏, 熊野宏昭ほか. 東大式社会不安尺度の開発と信頼性・妥当性の検討. 心身医学 2004;44(4):279-287.
7) 貝谷久宣. 社交不安障害検査—実施の手引. 金子書房;2009.
8) Davidson JRT, Potts NLS, Richichi EA, et al. The brief social phobia scale. Clin Psychiatry 1991;52:48-51.
9) 兼子 唯, 鈴木伸一, 貝谷久宣. 社交不安障害の症状と合併精神症状との関連の検討. 第2回日本不安障害学会学術大会. 2010.
10) 伊藤理紗. 社交不安症の臨床スケール LSAS と TSAS の比較研究. 貝谷久宣 (編). 金剛出版;2016, 準備中.
11) 貝谷久宣. 不安・抑うつ発作—見過されていた重要な症状. 不安障害研究 2009;1:42-48.
12) 貝谷久宣. 6「不安と抑うつ」再考. 特集/不安の病理と治療の今日的展開. 臨床精神医学 2010;39 (4):403-409.
13) 貝谷久宣. 非定型うつ病—不安障害との併発をめぐって. 精神医学 2010;52 (9):840-852.
14) 巣山晴菜, 横山知加, 小松智賀ほか. 不安うつ病尺度の開発と信頼性・妥当性の検討. 行動療法研究 2013;39 (2):87-97.
15) Parker G, Roy K, Mitchell P, et al. Atypical depression: A reappraisal. Am J Psychiatry 2002;159 (9):1470-1479.
16) Posternak MA, Zimmerman M. The prevalence of atypical features across mood, anxiety, and personality disorders. Compr Psychiatry 2002;43:253-262.
17) 巣山晴菜, 兼子 唯, 伊藤理紗ほか. 拒絶に対する過敏性と不安抑うつ発作の関連の検討. 第6回日本不安症学会学術大会, 2014年2月2日, 東京. 2014.
18) 巣山晴菜, 貝谷久宣, 小川祐子ほか. 本邦における拒絶に対する過敏性の特徴の検討—非定型うつ病における所見. 心身医学 2014;54 (5):422-430.
19) Stewart JW, McGrath PJ, Rabkin JG, et al. Atypical depression. A valid clinical entity? Psychiatr Clin North Am 1993;16(3):479-495／貝谷久宣 (訳). 非定型うつ病診断スケール. 貝谷久宣, 林 恵美. パニック障害と非定型うつ病との関係. 樋口輝彦, 久保木富房, 貝谷久宣;不安抑うつ臨床研究会 (編著). うつ病の亜系分類. 日本評論社;2003. pp41-74.
20) Zung WWK. A self-rating depression scale. Arch Gen Psychiatry 1965;11:63-70／福田一彦, 小林重雄. SDS うつ性自己評価尺度日本版作製. 三京房;1983.
21) Beck AT, Steer RA, Brown GK. Beck Depression Inventory, 2nd edition. Psychological Corporation;1996／小嶋雅代, 古川壽克. BDI-II ベック抑うつ質問票日本版作製. 日本文化科学社;2003.
22) Rush AJ, Trivedi MH, Ibrahim HM, et al. The 16-Item Quick Inventory of Depressive Symptomatology (QIDS), clinician rating (QIDS-C), and self-report (QIDS-SR): A psychometric evaluation in patients with chronic major depression. Biol Psychiatry 2003;54 (5):573-583. Erratum in: Biol Psychiatry 2003;54 (5):585／藤澤大介, 中川敦夫, 日島美幸ほか. 自己記入式簡易抑うつ症状尺度日本語版 (QIDS-J) の開発. ストレス科学 2010;25:45-52.
23) Hirschfeld RM, Williams JB, Spitzer RL, et al. Development and validation of a screening instrument for bipolar spectrum disorder. Am J Psychiatry 2000;157 (11):1873-1875.

24) Biederman J, Petty CR, Woodworth KY, et al. Adult outcome of attention-deficit/hyperactivity disorder : A controlled 16-year follow-up study. J Clin Psychiatry 2012 ; 73 (7) : 941-950.
25) Skokauskas N, Gallagher L. Psychosis, affective disorders and anxiety in autistic spectrum disorder : Prevalence and nosological considerations. Psychopathology 2010 ; 43 (1) : 8-16.
26) Kessler RC, Adler L, Ames M, et al. The World Health Organization Adult ADHD Self-Report Scale (ASRS) : A short screening scale for use in the general population. Psychol Med 2005 ; 35 (2) : 245-256／武田俊信（訳）. http://www.hcp.med.harvard.edu/ncs/ftpdir/adhd/6Q_Japanese_final.pdf
27) 若林明雄, 東條吉邦, Simon Baron-Cohen, et al. 自閉症スペクトラム指数（AQ）日本語版の標準化―高機能臨床群と健常成人による検討―. 心理学研究 2004 ; 75 (1) : 78-84.
28) 東京大学医学部心療内科 TEG 研究会. 新版 TEG-II 実施マニュアル. 金子書房；2006.

VI 精神科診断に役立つ質問票，症状評価尺度—概要と利用法

2 発達障害

川﨑葉子
むさしの小児発達クリニック

1 質問表，症状評価尺度の意義

　70 余年前，カナー（Kanner）が自閉症の 11 例を初めて世に問うた時代は，カナーが診断した子どもが自閉症であった．世界各地から診断を求めてカナーのもとに集まったという．日本でも初めて自閉症が報告された当初は高名な大学人，学者等が診断した例が自閉症であった．

　その後，世界の専門家たちはそれぞれに重要と考える項目を入れ込んで診断基準を作っていった．現在は世界標準の診断基準ができている．かつての「プレコックス ゲフュール」のように，統合失調症の患者さんは，見ただけで診断がつくという，職人芸までに到達している専門家でしか診断できないものではなく，経験が浅くとも再現性のある診断ができ，支援を開始できるという期待が診断基準，評価尺度には込められている．統計，研究にも重要なツールである．

　診断分類，基準としては，現在は ICD-10（International Statistical Classification of Diseases and Related Health Problems 10th edition〈近々 11 版となる〉）[1]，DSM-5（Diagnostic and Statistical Manual of Mental Disorders, 5th edition）[2] が一般的に用いられている．発達障害は DSM-5 では神経発達障害群として，知的能力障害群，コミュニケーション障害群，自閉スペクトラム症（autism spectrum disorder：ASD），注意欠如・多動症（attention-deficit/hyperactivity disorder：ADHD），限局性学習障害，運動障害群，他の神経発達障害群を含めている．

　DSM-5 は精神疾患の診断・統計マニュアルである．箇条書きで症状が羅列されて

川﨑葉子（かわさき・ようこ）　　　　　　　　　　　　　略歴

弘前大学医学部卒．東京大学医学部付属病院で研修後，40 年近く東京多摩地区で発達障害に特化した児童精神科の診療に従事．

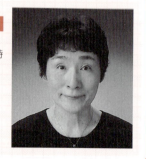

いるので，これがそのまま症状評価となる．これを上回る症状評価はない．これに尽きる．なのに種々の質問表，評価尺度が開発される．なぜか？

ここでASDを代表として取り上げて話をすすめる．ASDの診断基準はA. 社会的コミュニケーションの欠陥，B. 行動，興味，活動の限定された反復的な様式，C. 症状が早期に存在すること，D. 社会的，職業的等臨床的に意味のある障害がある，E. 知的障害だけでは説明されない，である．たとえば，Aの（2）は「対人的相互反応で非言語的コミュニケーション行動を用いることの欠陥．例えば，まとまりのわるい言語的，非言語的コミュニケーションから，視線を合わせることと身振りの異常，または身振りの理解やその使用の欠陥，顔の表情や非言語的コミュニケーションの完全な欠陥に及ぶ」となっている．

DSMではこれの具体的説明が「視線を合わせること，（文化的な発達水準と比較して）身振り，顔の表情，身体の向き，または会話の抑揚などの欠如，減少，あるいは特殊な使用によって明らかとなる．自閉スペクトラム症の早期の特徴は，他者と関心を共有するために対象を指さしたり，見せたり，持ってきたりすることの欠如，あるいは他者の指さしや注視の先を追うことの欠陥などで示される共同注意の障害である．患児は，機能的な身振りを少し習得する場合があるが，そのレパートリーは他者と比べて少なく，コミュニケーションの中で自然に表情豊かな身振りを用いることがないことが多い．流暢に話せる成人の中では，会話に伴う非言語的コミュニケーションを会話と協調させることの困難さがあり，奇妙な，無表情，または大げさな身体言語であるという印象を与えることがある．その障害は個人的な状況下では比較的目立たないかもしれない（例：会話時に視線合わせが比較的良好な人もいる）が，社会的コミュニケーションにおいては，視線，身振り，身体の方向，韻律，および顔の表情を統合することの乏しさが目立つかもしれない」と述べられている．

ASDの診療に一定期間携わっていると具体的内容で確認しなくともこの診断基準を目の前の患者さんに落として確認できる．しかし，診療経験が乏しいと，具体的内容を提示されてもいま一つピンとこない．

これを評価尺度や質問表の項目に重ねると，「身近にあるものを見せたくて，指さしするか？」「はいのうなずきがあるか？」「いいえの首振りがあるか？」（ASQ〈後述〉）「アイコンタクトが少ない．目を合わせることを嫌がり，視線をそらす．人がいてもまるで存在しないかのような素振りをする」（CARS〈後述〉）ということになる．これを（イエス，ノー）で処理し，数値化すれば，診断に説得力のある情報となる．

また，基準のB「行動，興味，または活動の限定された反復的な様式で，現在または病歴によって，以下の少なくとも2つによりあきらかになる（以下の例は一例であり網羅したものではない）」はAと同じく鍋や時刻表へのこだわりなどが具体的内容として記述されている．

これをさらに，具体的例示を増やしたものが質問表や評価尺度になっている．たとえば，「特定のやり方や順番，儀式的なパターンにこだわる」「一般的に人があまり興味を持たないことに集中（信号機，排水溝，時刻表）」（ASQ），「地名や駅名など，特

定のテーマに関する知識習得に没頭する」(PARS〈後述〉)等々．このほうがさらに具体的で情報収集しやすい，されやすいということになる．

　幼児期に診察室でお会いすると，知的障害があれば一目瞭然で診断できるし，知的障害がなくとも，視線がずれる，質問に対し的外れの反応，あるいはおうむ返しの反応になってしまう，外で音がするとほかの人は気づかないような小さな音でも「今の音何？」と聴覚過敏が観察されて，診断は比較的たやすい．この子たちが成長していくと，10歳頃からそれまで使わなかった「ですます体」を使い，以前より場面が読めるようになったことが感じられ，会話がかみ合うようになり，表情の乏しさ，視線回避が目立たなくなる．よく聞きこむとこだわり，ずれが発見されるが，一般的な話題であれば不自然さを感じない人たちも出てくる．筆者は幼児期からつきあっているので，幼児期に典型の例でも，成人になるとこんなふうに変わっていく，と現状の後ろにある発達障害を実感できるが，順調に成長している青年たちに接するときに，今の時点で初めて診察室に現れた彼らに，診断をと求められてもASDと診断できるか？と思うことがまれならずある．知的障害のないASDで，成人になって登場する患者さんを診断する専門家はたいへんご苦労されておられると思う．

　最近は，発達障害の特性がありながら，青年期，成人期まではそれなりに歩んでこられた方が，途中で精神的に不調となりクリニックを受診することが少なくない．いわゆるbroader autism phenotype（BAP；診断には及ばないが広くとると自閉症の特性を有する人）[3]が適応障害をきたした状態である．この方たちの不適応の背景に発達障害特性がある可能性を念頭に診断作業を進めていくには，幼児期からの特性を確認する必要があり，そのために質問表が汎用され，またウェクスラー式知能検査の特徴的プロフィールも参考にされる．

2 さまざまな質問表，評価尺度

　質問表，評価尺度は多々作られている．症状，特性評価のツールには以下の要素があり，ツールによって特徴がある．
① 情報入手方法：誰が記入するか．治療者側が直接情報を取るのか，本人，保護者側が記載したものを採用するのか．
② 情報収集の方法：どれだけ構造化するか（再現性を求めて検査場面という設定をするか）．構造化の極型が知能検査である．その対極にあるのが行動観察，その最たるものが日常生活の様子から得られる情報，である．
③ 情報の内容：一つはASD，ADHDなどに特徴的な症状に絞って情報を得る方法である．それらの症状，特性を羅列し，該当項目の有無ないしは数の多さから診断を導くものである．もう一つは一般的な評価ツールを用い，発達障害であるならどのような特徴的所見が得られるかという評価の方法である．それは通常発達と異なるASDの特性を浮き出させるということではまた有用である．
　よく知られているASDとADHD用のものを表1に示す．簡略版，改訂版がある

表 1 ASD と ADHD で用いられる質問票および評価尺度

	質問票			
	名称	記載者	対象年齢	平均所要時間
ASD 用	PARS (Pervasive Developmental Disorders Autism Society Japan Rating Scale)	治療者側	3 歳以上	60 分
	CARS (Childhood Autism Rating Scale)	治療者側 行動観察か養育者への面接	年齢制限なし	30 分
	ADI (Autism Diagnostic Interview)	治療者側	精神年齢 2 歳〜成人	90 分
	ASQ (Autism Screening Questionnaire)	保護者	4 歳以上	5〜10 分
	AQ (Autism-Spectrum Quotient)	本人	16 歳以上	10 分
ASD＋ADHD 用	MSPD (Multi-Dimensional Scale for PDD and ADHD)	治療者側	2 歳以上	20 分
ADHD 用	Conners	保護者，教師，本人	6〜18 歳	30 分
	ADHD-RS (ADHD Rating Scale)	保護者，教師	5〜18 歳	15 分
一般用	CBCL (Child Behavior Checklist)	保護者，保育士，教師，本人	4〜16 歳	15〜20 分
	評価（検査）			
	名称	方法	対象年齢	平均所要時間
ASD 用	PEP (Psychoeducational Profile)	検査具使用 検査と質問	2 歳〜7 歳 6 か月	45〜90 分
	ADOS (Autism Diagnostic Observation Schedule)	検査具使用 検査と質問	1 歳〜成人	30〜90 分
一般用	ウェクスラー式知能検査 (WISC, WAIS)	検査具使用	5 歳〜成人	60〜90 分
	田中ビネー式知能検査	検査具使用	2 歳〜成人	60〜90 分

ASD：自閉スペクトラム症，ADHD：注意欠如・多動症，PDD：広汎性発達障害

ものもある．

詳細はインターネットなどをご参照いただきたい．特定非営利活動法人アスペ・エルデの会で検索すると「発達障害児者支援とアセスメントに関するガイドライン」がダウンロードできて，多くの質問表，評価尺度が解説されている．

臨床では研究と異なり，評価に際し，患者さん側の負担に配慮し，検査等は必要最小限が基本である．自分の臨床で使いやすいものを選ぶ．児童精神の専門でない限り（専門であっても）高価な，スペースをとる，施行に長時間かかるものは非現実的である．まして講習を長時間受けてはじめて使えるというようなものはクリニックには縁が薄い．

3 質問表，評価尺度利用の前提

質問表，評価尺度を利用するにあたっては 2 つの前提がある．一つは定型発達と比べて許容の範疇を逸脱しているのか否かが問われるので，定型発達の基本的知識が求められる．「多動」といっても目の前で動き回っている子どもは同年齢と比べて動き過ぎなのか，このような場面でこのくらいの動きは許容範囲なのか？ 内科の血液検査のようなデジタル的基準と異なり，精神科はアナログの世界で症状をとらえる．アナログの世界にあるものを箇条にしてデジタル的に切り進めなければならない難しさ

もあるだろう．

　もう一つ，その症状の背景にあるもの，なぜこの項目が質問表，評価項目に入れられたのかを理解しておく必要がある．質問される側は，必ずしもこの質問の背景に何があるのか，何を知ろうとしているのかを理解しているわけではない．「はいのうなずきがない」のは，ASDの非言語的コミュニケーション障害の表現形ではなく，日頃の母子関係の悪さの象徴として語られている可能性等々，言えばきりなく，質問表の文面だけでのやり取り，とりわけ質問者が介在せずに養育者，本人が記載する評価では知りたい情報にたどり着かないこともありうる．

　DSMは病因は問わず，症状を羅列し，基準に該当すれば診断に至るというものである．ではそれぞれのdisorderにはまったく機制が想定されないかというと，そのようなことはない．ASDに関していえば，こだわり，常同行動などをフレキシビリティの障害[4]，リセットしにくいために生じてくるとすると理解できる症状が多々ある．知的に低い例，幼い例から知的に高い例まで，認知，思考，活動と，その表現形はさまざまであるが，根底にあるのはフレキシビリティの障害である．高機能といわれる知的に遅れのない例では，ぴょんぴょん跳びなど，知的障害のはっきりした低機能例で頻々とみられる常同行動が多々語られることはないが，活動を終われない（遊びを切り上げられない）こと，課題をさせると保続がでることはよくある．これもフレキシビリティの障害，リセットの障害である．

　であるので，質問表，評価尺度利用に際しては「（定型発達や症状の背景をわかっている）専門家が評定すること，この質問表，評価尺度だけで診断はするべきではない」との注釈がつけられる．

4　質問表，評価尺度利用時の留意点

　患者さん側に記入していただく質問表を見ると，心配性の患者さん，保護者はたくさんの項目を該当させてくる．障害認知したくない場合は過小評価してくる．筆者はかつて，特性に関し同じ質問表を成人本人と親御さんに記入していただいた．本人よりも親御さんのほうが多くの項目に「該当」と返された．また，当院では，情報収集の流れがスムーズにいくように，初診前にあらかじめ，寄せ集めで作った質問表に記入していただいている．それをもとにインタヴューすると，「こだわりがない」と記入されていても，しっかりこだわりのある場合，「こだわりがある」と記入されていても，親の不都合なことが好き，ということであり，こだわりにはあたらないという場合といろいろである．すると，質問表だけで判断することは，事の核心とはずれた「にせ札をためる」ことにもなる．

　注意しなければならないのは，不適切養育，愛着障害である．該当する子どもにはADHD＋ASDのように行動コントロールが不良，コミュニケーションが一方的，常識を超えた言動等々，発達障害でよくみられるような言動が目立つことが多い．無論，子どもにADHDやASDの特性がまったくないわけではない（保護者もADHDや

ASD，愛着障害であったりする）．しかし，持って生まれた特性だけであればこうはならない．育てにくい，育ちにくい悪循環の果てに虐待の域に入ってしまったような親子に出会うこともある．こういうケースも質問表だけでみると，発達障害特性の強い子どもとしか見えてこなかったりする．

また，「ADHDを心配して」来院し，ADHD用の質問表では立派に該当するが，ASDの特性をしっかりもっているということは日常診療ではよく出会う．

昔，40年あまり前の学生時代の最後の授業で，「将来はチェックリストができて，コンピュータで診断ができる時代になる」と教わった．まさにその時代到来かもしれない．データ処理が容易になり，統計もたやすくとれる．何か非常に進歩したようにみえる．

しかし，臨床の場で聞かれるのは，「お医者さんはコンピュータばかり見ていて，子どもはほとんど見なかった」という声である．質問表をつけさせられ，その結果「あなたのお子さんはASDです」と診断されたと．親は24時間×数年間，修羅場もあった長きの期間をつきあって，すがる思いで医療機関に登場したのである．子どもに向き合わず，コンピュータと質問表で簡単に診断されるのは納得がいかない．質問表，評価尺度によって炙り出されてくるものには，養育者には刺さるような厳しい内容もある．診断の一助としての質問，評価には治療（他所への紹介も含む）の入り口の意味合いもある．「治療（支援）なくして診断なし」である．子どもに向き合ってくれる医師が診断してはじめて親はつらいことを話題にされても受け止められる．

5　発達障害を診断してみて

高機能といわれるASDが溢れるごとく登場してきてから，昔の微細脳機能不全症候群（minimal brain dysfunction：MBD）を思い出す．MBDがあれば不器用にもなるし，多動にもなるし，学習障害にもなる．MBDは，根拠もないのに脳の次元での表現は不適切ということで廃止され，診断名は「運動能力障害」「多動性障害」「学習障害」など具体的な行動次元に落とされた．ASDも全部とはいわないが，おおいにこれらと重なる部分があると思う．診療場面で子どもたちをみると，一つだけではなく，複数の問題を抱えている子が多い．ASDなのか，そうではなくADHDなのか？という設問の意義が薄れてきたように思える．ASDであっても，支援の中心はADHD特性に対するものであったり，不器用に対するものであったりとなる．診療の場では「ASDです．ADHD症状に対し，環境調整と，必要なら薬物療法をしましょう」「ASDです．不器用に対し作業療法士の評価を受け，課題をもらいましょう」「ASDです．読み書きが苦手なので，ヴィジョントレーニングをしましょう」というふうである．であるので，診断（治療，支援のターゲット）は一つではないことも念頭におく必要がある．実際，DSM-IVでは，ASDとADHDの並列診断は不可であったが，DSM-5ではそれが可となった．知的に遅れのないASDの例でみると，幼

児期，小児期には同じ神経発達障害の範囲内にある ADHD，コミュニケーション障害群，限局性学習障害，運動障害群の並列診断は多い．

これに対し，低機能 ASD の例で多い並列診断は，同じ神経発達障害群のなかでは知的能力障害以外には高機能ほどには該当せず，特記すべきは，睡眠障害と気分障害である．睡眠障害は過半数で成人になるまでに経験する．気分変動は，「季節病」「天気予報士」と命名しているが，気温，気圧に影響され，季節の変わり目，雨，台風などを敏感に察知予知して不安定になる例が少なくない．彼らの過敏は，聴覚，視覚，触覚等にとどまらず，気温，気圧にまで及んでいることを実感する．

また，成人となると，受診時の診断は抑うつ障害，心的外傷，ストレス関連障害等があげられる．

とまれ，発達障害，ASD とつきあって DSM の診断分類を眺めてみると，複数が該当することが珍しくない．根っこは一つであろうにこんなに診断名を羅列してよいものかと思わなくもないが，支援のターゲットを認識するには合理的なのかもしれない．

診断基準は何回も改変されてきた．それをリアルタイムでみてきた筆者は，「今がこうであっても，この先また変わるだろう」と思いながら現時点での診断基準にそって診断，対応をしている日々である．

文献

1) World Health Organization. The ICD-10 Classification of Mental and Behavioral Disorders : Diagnostic Criteria for Research. WHO ; 1992.
2) American Psychiatric Association. Diagnostic and Statistical Manual of Mental Disorders, 5th edition. American Psychiatric Publishing ; 2013.
3) Bailey A, Le Couteur A, Gottesman I, et al. Autism as a strongly genetic disorder : evidence from a British twin study. Psychol Med 1995 ; 25 : 63-77.
4) Ozonff S, Jensen J. Brief report : Specific executive function profiles in three neurodevelopmental disorders. J Autism Dev Disord 1999 ; 29 : 171-177.

VI 精神科診断に役立つ質問票，症状評価尺度—概要と利用法

3 依存症，嗜癖

大石雅之
大石クリニック

1 はじめに

　依存症は，ある特定の行動を反復的に繰り返す状態であり，問題の伴う飲酒を繰り返すアルコールへの依存，覚せい剤などの特定の薬物を反復的に摂取する薬物への依存，そして，競馬やパチンコ・パチスロといったギャンブル性の高い行動を繰り返すギャンブルへの依存が代表的である．これらの依存症は，国際的な診断基準の一つであるDSM-5（Diagnostic and Statistical Manual of Mental Disorders, 5th edition）[1]において，物質の摂取あるいは行動の生起に伴う報酬系の直接的な活性化によって特徴づけられる「物質関連障害および嗜癖性障害群」に分類されており，治療を要する状態である．

　依存症治療では，飲酒，物質の摂取，ギャンブル性の高い行動などを抑制することが目標であり，あらゆる依存症に共通して，その頻度と程度が直接的な症状の評価となる．一方で，依存症は，仕事の問題，対人関係の問題，そして心身の健康の問題などの心理社会的要因と相互作用的に影響しあっており，それらの改善もまた依存症治療の目標となりうる．これらの症状の重症度と心理社会的要因は，相応の個人差が想定されるため，治療ターゲットの選定においては，それら2つの評価が基本となる．

　そこで，本項では，依存症治療において評価が重要であると考えられる症状と症状に関連する要因を測定する質問票，および症状評価尺度を紹介する．

大石雅之（おおいし・まさゆき） 　略歴

1979年東京慈恵会医科大学卒．同大学麻酔科にて研修．同大学麻酔科，精神科，および栃木県立岡本台病院を経て，1991年大石クリニック開院，現在に至る．

論文として「アルコール依存症と就労（当院における過去の反省とデイケアから就労支援へのシフト）．日本アルコール関連問題学会雑誌 2014；16：21-28」，「窃盗，買い物依存，性的問題に関する嗜癖行動に対する治療の現状と課題．公衆衛生 2014；78：467-471」などがある．

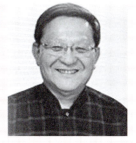

2 依存症治療における評価のポイント

　先に述べた通り，依存症治療においては，飲酒，物質の摂取，ギャンブル性の高い行動などの依存行動の頻度と程度が症状の直接的な評価となる．そのため，それらの評価が中心となる．しかしながら，いずれの依存行動も単純な回数や量のみで重症度の評価が行われるわけではなく，依存行動によって引き起こされた社会機能の障害の程度と合わせて重症度の評価となる．

　そして，それらの重症度と相互作用的に影響しあう要因として，心理社会的要因があげられるが，これは治療アウトカムである重症度に対し，それらの変化を導く要因としてプロセス変数と称されることがある．依存行動の頻度と程度などのアウトカム変数の直接的な操作は，入院医療といった治療環境においては可能である一方で，外来医療といった治療環境ではきわめて困難である．そのため，メンタルクリニックといった外来医療においては，直接的な操作が困難であるアウトカム変数ではなく，外来医療においても直接操作可能な心理社会的要因といったプロセス変数が主たる治療ターゲットとなる（図1）．

　たとえば，近年では，認知療法[2]などの個人の信念の操作を目的とした治療技法が用いられることが増えてきているが，認知療法における操作対象としての信念がプロセス変数にあたる．認知療法において，問題となる症状を生じさせている直接的な原因は，日常生活における出来事ではなく，個人の信念であると理解する．そのため，信念を変容することによって，日常生活における出来事が変わらずとも問題となる症状を変容可能であると考える．この場合に，信念は，アウトカム変数の改善を導きうるプロセス変数として，心理社会的要因に位置づけられることになる．

　このようにプロセス変数としての心理社会的要因を主なターゲットとして依存症治療を進めることになるが，プロセス変数の操作可能性に影響を及ぼしうる要因の評価もまた重要なポイントである．この要因は，治療反応性と称されることが多い．たとえば，先にあげた信念の変容においては，患者自身が自身の思考を観察可能であることが前提であり，自身の思考が観察可能な認知機能の高さが必要となる．そのため，認知機能が低い状態にあったり，あるいは著しい偏りがみられたりする場合には，信念の変容は難しく，操作可能性は低くなる．このような場合には，治療反応性が低い

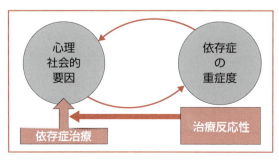

図1　依存症治療における評価のポイント

表 1 重症度の評価尺度

症状評価尺度名	著者（出版年）	概要
アルコールへの依存		
日本語版 AUDIT 問題飲酒指標	廣（2000）[3]	10項目5件法（10項目のうち2項目は3件法）の自記式質問紙である．cut-off得点を15点として，アルコール依存の重症度を測定する
薬物への依存		
DAST-20	Skiner（1982）[4]	20項目2件法の自記式質問紙である．「軽症群」(1〜5点)，「中等症群」(6〜10点)，「重症群」(11〜20点)として用いられることが多い
ギャンブルへの依存		
修正・日本語版 South Oaks Gambling Screen	齋藤（1996）[5]	16の質問項目からなる自記式質問紙である．20点満点で評価し，5点以上を病的賭博（DSM-5におけるギャンブル障害に該当する）として，得点の高さが病的賭博の重症度を示す

状態にあるとされる．

　以上のように，依存症治療における評価のポイントは，アウトカム変数としての「重症度の評価」，プロセス変数としての「心理社会的要因の評価」，そしてプロセス変数の操作可能性としての「治療反応性の評価」の3つに大別されるため，次にそれらの3つの評価を軸として質問票，および症状評価尺度を紹介する．

3 重症度の評価

　依存症では，重症度の評価を目的とした尺度の作成が行われており，代表的な尺度[3-5]を表1に掲載した．これらの尺度に共通する点は，依存行動によって引き起こされた社会機能の障害の程度を評価する項目が含まれていることであり，依存症治療の重症度の評価としていずれも有用である．

　一方で，これらの指標における社会機能の障害の程度を評価する項目は，いわゆる「経験」を尋ねる項目が含まれているために，その後の治療の経過が奏功したとしても得点に反映されない場合がある．そのため，治療の経過においては，依存行動の頻度と程度を評価することが中心となる．

4 心理社会的要因の評価

　心理社会的要因の評価について，アルコールへの依存，薬物への依存，そしてギャンブルへの依存における代表的な質問票を表2に掲載した．

　アルコールへの依存は，先に述べた，認知療法における信念を評価しうる質問票として飲酒関連認知尺度（Drinking-Related Cognitions Scale：DRCS）[6]が代表的である．この質問票を手がかりとして信念をターゲットとした治療を行うことが可能である．

表 2　心理社会的要因の評価質問票

質問票名	著者（出版年）	概要
アルコールへの依存		
Drinking-Related Cognitions Scale	Sawayama, et al (2009)[6]	15項目6件法の自記式質問紙である．「期待と断念」，「コントロール障害に対する認識」，「飲酒問題に対する認識」の3因子から構成されており，飲酒に対する考え方の特徴を測定する
薬物への依存		
刺激薬物再使用リスク評価尺度	Ogai, et al (2007)[7]	35項目5件法の自記式質問紙である．「再使用不安と意図」，「感情面の問題」，「薬物使用への衝動性」，「薬効へのポジティブ期待と刺激脆弱性」，「薬害認識（ネガティブ期待）の欠如」，「病識の強さ」の6因子から構成されており，薬物再使用リスクの高さを測定する
薬物依存に対する自己効力感スケール	森田ほか (2007)[9]	16項目（5項目5件法と11項目7件法）の自記式質問紙である．場面を超えた全般的な自己効力感と個別的な場面における自己効力感の2つのパートから構成されており，薬物に対する欲求が生じる時の，対処行動にどれほど自信または自己効力感をもっているかを測定する
Stages of Change Readiness and Treatment Eagerness Scale, 8th version for Drug dependence	小林ほか (2010)[10]	19項目5件法の自記式質問紙である．「病識」，「迷い」，「実行」の3因子から構成されており，薬物依存に対する問題意識と治療に対する動機づけの程度を測定する
ギャンブルへの依存		
Gambling Related Cognitions Scale 日本語版	Yokomitsu, et al (2015)[11]	23項目7件法の自記式質問紙である．「ギャンブルへの期待」，「幻想的必勝」，「誤った統計的予測」，「ギャンブルを断つことの放棄」，「誤った解釈」の5因子から構成されており，ギャンブルに関連する認知バイアスを測定する
Gambling Urge Scale 日本語版	田中ほか (2016)[12]	6項目7件法の自記式質問紙である．ギャンブルに対する渇望を測定する
Gambling Functional Assessment-Revised 日本語版	Weatherly, et al (2014)[13]	16項目7件法の自記式質問紙である．「正の強化」と「負の強化」の2因子から構成されており，ギャンブル行動を維持する随伴性（行動の機能）を測定する
依存一般		
日本語版 GHQ28	中川ほか (1996)[14]	28項目4件法の自記式質問紙である．「身体的症状」，「不安と不眠」，「社会的活動障害」，「うつ傾向」の4因子から構成されており，主観的健康度を測定する
Stress Response Scale-18	鈴木ほか (1997)[15]	18項目4件法の自記式質問紙である．「抑うつ・不安」，「不機嫌・怒り」，「無気力」の3因子から構成されており，日常生活のなかで経験される心理的ストレス反応を測定する
Tri-axial Coping Scale 24	神村ほか (1995)[16]	24項目5件法の自記式質問紙である．「情報収集」，「放棄・諦め」，「肯定的解釈」，「計画立案」，「回避的思考」，「気晴らし」，「カタルシス」，「責任転嫁」の8因子から構成されており，ストレッサーに対する対処傾向を測定する

　薬物への依存は，信念の評価を含む，再使用のリスクを多面的に評価可能な刺激薬物再使用リスク尺度[7]が代表的であり，この指標は，刑務所等で使用されている刑事施設における薬物依存者用評価尺度[8]の原版でもあるため，2016年に施行された「刑の一部執行猶予制度」の対象となった者のシームレスな治療評価を可能とするもので

ある.なお,薬物への依存においては,薬物への問題意識,治療への動機づけ,適切な対処への自己効力感といった治療過程に変化しうる側面を測定する代表的な2つの質問票[9,10]が作成されており,継続的な治療においても定期的に用いることが望ましい.

ギャンブルへの依存は,信念の評価を可能とする質問票としてGambling Related Cognitions Scale（GRCS）日本語版[11]が代表的であるが,Gambling Urge Scale（GUS）日本語版[12]を用いたギャンブルへの欲求の程度の定期的な評価との併用が望ましい.なお,ギャンブルへの依存においては,ギャンブル性の高い行動が「報酬を得るためにしていた行動（正の強化）」であるのか,あるいは「不都合な状況から逃げるためにしていた行動（負の強化）」であるのかを測定するGambling Functional Assessment-Revised日本語版[13]が作成されており,後者の「負の強化」の傾向が強い場合においては不都合な状況の解決を試みることが効果的な治療へと発展しやすい場合があるので,治療の初期において活用することが望ましい.

そして,最後に,依存一般に共通して使用可能な質問票として,主観的健康度を測定しうる日本語版General Health Questionnaire-28（GHQ28）[14],日常生活の心理的ストレス反応を測定しうる心理的ストレス反応（測定）尺度（Stress Response Scale-18：SRS-18）[15]があげられる.これらの質問票は,時として,アウトカム変数に位置づけられることもあるが,依存症治療においては,治療の経過を評価する指標として,心理社会的要因の一つとして活用することが望ましい.また,日常生活におけるストレス場面への対処傾向を測定するTri-axial Coping Scale 24（TAC-24）[16]も依存症治療における個人の変化を測定する質問票として有用である.

5 治療反応性の評価

メンタルクリニックにおける外来医療では主に診察等の面接が中心となるため,面接といった操作に対する反応性が主たる評価対象となる.面接における治療反応性を測定しうる質問票を表3に掲載した.

認知機能の特徴として,自閉症スペクトラム指数日本語版[17],Adult ADHD Self-

表3 治療反応性の評価質問票

質問票名	著者（出版年）	概要
自閉症スペクトラム指数日本語版	若林（2003）[17]	50項目4件法の自記式質問紙である.「社会的スキル」,「注意の切り替え」,「細部への注意」,「コミュニケーション」,「想像力」の5因子から構成されており,自閉性障害（DSM-5における自閉症スペクトラム障害に該当する）の症状を特徴づける5つの領域を測定する
Adult ADHD Self-Report Scale（ASRS）	Adler, et al（2003）[18]	18項目5件法の自記式質問紙である.注意欠如・多動性障害の症状を特徴づける3つの領域（「不注意」,「多動」,「衝動性」）を測定する
改訂 長谷川式簡易知能評価スケール（HDS-R）	加藤ほか（1991）[19]	9の質問項目からなる質問票である.認知症を特徴づける認知機能の障害を測定する

Report Scale（ASRS）[18]，および改訂長谷川式簡易知能評価スケール（Hasegawa Dementia Scale-Revised：HDS-R）[19] を使用し，面接といった操作において配慮すべき点を治療の初期の段階で確認し，認知機能の特徴に応じた補償方略，あるいはデイケア施設の紹介等の提案をすることが望ましい．

5 おわりに

　本項では，依存症治療における評価のポイントとして，「重症度の評価」，「心理社会的要因の評価」，および「治療反応性の評価」の3つを軸として質問票，および症状評価尺度の紹介を行った．紹介した質問票，および症状評価尺度は，メンタルクリニックにおける依存症治療の効果性を高めるためのアセスメントと効果測定にきわめて有用なツールである．一方で，身体疾患の状態，あるいはアルコールや薬物に起因する離脱症状等がみられる場合においては，本項で紹介した質問票，および症状評価尺度の使用以前に，入院医療への紹介手続きをとることが必要不可欠である．

　また，本項では，メンタルクリニックにおける依存症治療を前提として実施が容易な質問票，および症状評価尺度を中心に紹介を行ったが，可能であれば，心理士などの専門家が実施する知能検査等の心理検査，あるいは生理学的指標としての血液検査や尿検査などの客観的な指標を併用することも肝要である．

　なお，アルコールへの依存，薬物への依存，ギャンブルへの依存を中心に紹介を行ったが，近年では，買い物への依存，インターネットへの依存，窃盗への依存，性への依存などもメンタルクリニックに治療を求めてくることが増えてきているため，本項で紹介した3つの評価のポイントを軸に，それぞれの状態像に応じた質問票，および症状評価尺度を活用，場合によっては開発することが今後の課題であると考えられる．

文献

1) American Psychiatric Association. Diagnostic and Statistical Manual of Mental Disorders, 5th edition. American Psychiatric Publishing；2013／髙橋三郎，大野　裕（監訳）．DSM-5 精神疾患の分類と診断の手引．医学書院；2014．
2) Beck JS. Cognitive Behavior Therapy, 2nd edition：Basics and Beyond. Guilford Press；2011／伊藤絵美，神村栄一，藤澤大介（訳）．認知行動療法実践ガイド：基礎から応用まで，第2版―ジュディス・ベックの認知行動療法テキスト．星和書店；2015．
3) 廣　尚典．WHO/AUDIT 問題飲酒指標日本語版．千葉テストセンター；2000．
4) Skinner HA. The drug abuse screening test. Addict Behav 1982；7：363-371．
5) 齋藤　学．強迫的（病的）賭博とその治療―病的賭博スクリーニング・テスト（修正 SOGS）の紹介をかねて．アルコール依存とアディクション 1996；13：102-109．
6) Sawayama T, Yoneda J, Tanaka K, et al. Assessing multidimensional cognitions of drinking among alcohol-dependent patients：Development and validation of a drinking-related cognitions scale （DRCS）. Addict Behav 2009；34：82-85．
7) Ogai Y, Haraguchi A, Kondo A, et al. Development and validation of Stimulant Relapse Risk Scale for drug abusers in Japan. Drug Alcohol Depend 2007；88：174-181．

8) 山本麻奈, 等々力伸司, 西田篤史. 刑事施設における薬物依存者用評価尺度(C-SRRS)の開発―信頼性・妥当性の検討. 犯罪心理学研究 2011；49：1-14.

9) 森田展彰, 末次幸子, 嶋根卓也ほか. 日本の薬物依存症者に対するマニュアル化した認知行動療法プログラムの開発とその有効性の検討. 日アルコール・薬物医会誌 2007；42：487-506.

10) 小林桜児, 松本俊彦, 千葉泰彦ほか. 少年鑑別所入所者を対象とした日本語版 SOCRATES (Stages of Change Readiness and Treatment Eagerness Scale) の因子構造と妥当性の検討. 日アルコール・薬物医会誌 2010；45：437-451.

11) Yokomitsu K, Takahashi T, Kanazawa J, et al. Development and validation of the Japanese version of the Gambling Related Cognitions Scale(GRCS-J). Asian J Gambl Issues Public Health 2015；5：1-11.

12) 田中佑樹, 野村和孝, 嶋田洋徳. 報酬接近型および回避型のギャンブル障害患者におけるリスクを伴うギャンブル行動の生起メカニズムの差異に関する実証的検討. 特定非営利活動法人依存学推進協議会研究助成プログラム研究成果報告書. 2016. pp169-174.

13) Weatherly JN, Aoyama K, Terrell HK, et al. Comparing the Japanese version of the Gambling Functional Assessment：Revised to an American sample. J Gambl Issues 2014；29：1-20.

14) 中川泰彬, 大坊郁夫. 日本版 GHQ 精神健康調査票手引. 日本文化科学社；1985.

15) 鈴木伸一, 嶋田洋徳, 三浦正江ほか. 新しい心理的ストレス反応尺度(SRS-18)の開発と信頼性・妥当性の検討. 行動医学研究 1997；4：22-29.

16) 神村栄一, 海老原由香, 佐藤健二ほか. 対処方略の三次元モデルの検討と新しい尺度 (TAC-24) の作成. 教育相談研究 1995；33：41-47.

17) 若林明雄. 自閉症スペクトラム指数（AQ）日本語版について―自閉症傾向の測定による自閉性障害の診断の妥当性と健常者における個人差の検討. 自閉症と ADHD の子どもたちへの教育支援とアセスメント. 国立特別支援教育総合研究所；2003. pp47-56.

18) Kessler RC, Adler L, Ames M, et al. The World Health Organization Adult ADHD Self-Report Scale (ASRS)：A short screening scale for use in the general population. Psychol Med 2005；35：245-356.

19) 加藤伸司, 下垣 光, 小野寺敦志ほか. 改訂長谷川式簡易知能評価スケール（HDS-R）の作成. 老年精医誌 1991；2：1339-1347.

VI 精神科診断に役立つ質問票，症状評価尺度─概要と利用法

4 睡眠障害

中村真樹，井上雄一
睡眠総合ケアクリニック代々木

1 はじめに

　2013年5月に公開されたDSM-5（Diagnostic and Statistical Manual of Mental Disorders, 5th edition）[1]では，いわゆる睡眠障害は「睡眠-覚醒障害群（Sleep-Wake Disorders）」のカテゴリーに一括されており，その下位項目は主に「不眠障害」，「過眠障害」，「ナルコレプシー」，「呼吸関連睡眠障害群」，「概日リズム睡眠-覚醒障害群」，「睡眠時随伴症群」に分類されている．一方，統合失調症や双極性障害，抑うつ障害，不安障害群では不眠症状を伴うことが多く，回復・寛解後も「残遺不眠」を認めることがある．また，回復期や寛解期には日中の眠気・倦怠感といった「過眠様症状」も認めることがあるため，DSM-5の「不眠障害」および「過眠障害」では，追加コードに「精神疾患を伴う（物質使用障害を含む）」が含まれている．また，精神疾患の治療薬によって，不眠や過眠，もしくは寝ぼけ症状が誘発されることがあるが，DSM-5の「物質・医薬品誘発性睡眠障害」では，「不眠型」，「日中の眠気型」（眠気，疲労感，長時間睡眠），「睡眠時随伴症型」（睡眠中の異常行動），およびこれらの「混合型」の4型のいずれかに特定するよう指示されている．本項では，一般的な睡眠状態やその重症度の評価尺度を紹介する．

中村真樹（なかむら・まさき）　　略歴

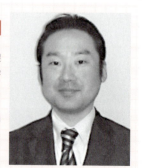

1971年東京生まれ．1997年東北大学医学部卒．2003年東北大学大学院医学系研究科博士課程修了，医学博士．1997年東北大学医学部附属病院，2008年財団法人神経研究所附属睡眠学センター，医療法人社団絹和会睡眠総合ケアクリニック代々木（旧称：代々木睡眠クリニック），2012年より同クリニック院長．東京医科大学睡眠学講座客員講師．
2007年日本生物学的精神医学会国際学会発表奨励賞，2014年Narcolepsy Network 29th Annual Conference, Researcher of the year award 2014（USA）を受賞．専門は，睡眠学，精神生理学，脳画像解析．

2 不眠症評価に用いる質問票

不眠の評価に用いられる主な質問票に，ピッツバーグ睡眠質問票（Pittsburg Sleep Quality Index：PSQI）[2]，アテネ不眠尺度（Athens Insomnia Scale：AIS）[3]，不眠重症度質問票（Insomnia Severity Index：ISI）[4]，セントマリー病院睡眠調査票（St. Mary's Hospital Sleep Questionnaire：SMH）[5]がある．

PSQI（図1）は，主に疫学調査に適しているが，過去1か月間における睡眠とその質を評価する質問票で，18の質問項目を指定の採点方法に従って，C1：睡眠の質，C2：入眠時間，C3：睡眠時間，C4：睡眠効率，C5：睡眠困難，C6：眠剤の使用，C7：日中の覚醒困難の7つの要素に分割して評価する．PSQIは，その信頼性，妥当性が検証された標準化尺度であり，5.5点がカットオフポイントと設定されている[6]．PSQIは，臨床・疫学研究や，うつ病など精神疾患に伴う不眠の評価にも利用できるという利点がある一方で，重症度分類が不明瞭であるという欠点があるし，過眠やリズム障害，睡眠不足などには適していない．これらが疑われる場合は，睡眠日誌や他の評価法を合わせて総合的に評価をすることが望ましい．

AIS[7]は，WHOの「国際疾病分類10版（ICD-10）」の不眠の診断基準に基づいて作成されたもので，世界標準の睡眠評価法といえる．図2に示すように，8項目（入眠困難，中途覚醒，早朝覚醒，熟眠感2項目，日中症状3項目）について，過去1か月において少なくとも週3回以上経験したことについて，0～3点で評価し，総点が6点を超えた場合，不眠症の可能性が高いと評価する．AISの利点は，総点での評価だけでなく，患者が苦と感じる夜間の不眠症状の特徴（入眠困難が強いのか，中途覚醒が強いのか，など）に加え，日中の機能評価も可能という点がある．AISにより，入眠困難が強いと判断される場合は超短時間型睡眠薬を，中途覚醒・早朝覚醒が強いと判断される場合は短時間～中間型睡眠薬を，熟眠障害が強い場合はオレキシン受容体拮抗薬や四環系抗うつ薬を，といった治療選択基準としても応用できよう．

ISIは，過去2週間の不眠症状7項目（入眠障害，中途覚醒，早朝覚醒，睡眠への満足度，日中への障害，他者からの気づき，心配・不快の程度）を0～4点で評価し，カットオフは10点とされている．

井上雄一（いのうえ・ゆういち）　　　　　　　　　　　　　　　　略歴

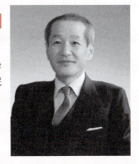

鳥取大学大学院博士課程卒．
鳥取大学医学部神経精神医学・順天堂大学医学部精神医学講師，財団法人神経研究所附属睡眠学センター長を経て，東京医科大学睡眠学講座・精神医学講座兼任教授，医療法人社団絹和会睡眠総合ケアクリニック代々木理事長．

編著書として，『眠気の科学－そのメカニズムと対応』（朝倉書店，2011），『不眠の科学』（朝倉書店，2012）などがある．

過去1ヶ月間における，あなたの通常の睡眠の習慣についておたずねします．過去1ヶ月間について大部分の日の昼と夜を考えて，以下のすべての質問項目にできる限り正確にお答えください．

問1．過去1ヶ月間において，通常何時ごろ寝床につきましたか？
　　　就寝時刻：(午前・午後)　　　時　　　　分ごろ

問2．過去1ヶ月間において，寝床についてから眠るまでにどれくらい時間を要しますか？
　　　約　　　　分

問3．過去1ヶ月間において，通常何時ごろに起床しましたか？
　　　起床時刻：(午前・午後)　　　時　　　　分ごろ

問4．過去1ヶ月間において，実際の睡眠時間は何時間くらいでしたか？
　　　これは，あなたが寝床の中にいた時間とは異なる場合があるかもしれません．
　　　睡眠時間：1日平均して　約　　　　時間　　　　分

過去1ヶ月間において，どれくらいの頻度で，以下の理由のために睡眠が困難でしたか？最もあてはまるものに1つ○印をつけてください．

問5．a：寝床についてから30分以内に眠ることができなかったから．(1週間に)
　　　　0．なし　　　1．1回未満　　　　2．1〜2回　　　3．3回以上
　　　b：夜間または早朝に目が覚めたから．(1週間に)
　　　　0．なし　　　1．1回未満　　　　2．1〜2回　　　3．3回以上
　　　　(1日当り，夜中に平均何回目を覚ましましたか？　　　回/晩)
　　　c：トイレにおきたから．(1週間に)
　　　　0．なし　　　1．1回未満　　　　2．1〜2回　　　3．3回以上
　　　d：息苦しかったから．(1週間に)
　　　　0．なし　　　1．1回未満　　　　2．1〜2回　　　3．3回以上
　　　e：咳が出たり，大きないびきをかいたから．(1週間に)
　　　　0．なし　　　1．1回未満　　　　2．1〜2回　　　3．3回以上
　　　f：ひどく寒く感じたから．(1週間に)
　　　　0．なし　　　1．1回未満　　　　2．1〜2回　　　3．3回以上
　　　g：ひどく暑く感じたから．(1週間に)
　　　　0．なし　　　1．1回未満　　　　2．1〜2回　　　3．3回以上
　　　h：悪い夢を見たから．(1週間に)
　　　　0．なし　　　1．1回未満　　　　2．1〜2回　　　3．3回以上
　　　i：痛みがあったから．(1週間に)
　　　　0．なし　　　1．1回未満　　　　2．1〜2回　　　3．3回以上
　　　j：上記以外の理由があれば，以下の空欄に記入してください．
　　　　理由：　　　　　　　　　　　　　　　　　　　　　　　　　
　　　　そういったことのために，過去1ヶ月間において，どれくらいの頻度で，睡眠が困難でしたか．(1週間に)
　　　　0．なし　　　1．1回未満　　　　2．1〜2回　　　3．3回以上

問6．過去1ヶ月間において，ご自分の睡眠の質を全体として，どのように評価しますか？
　　　0．非常によい　　1．かなりよい　　2．かなり悪い　　3．非常に悪い

問7．過去1ヶ月間において，どのくらいの頻度で，眠るために薬を服用しましたか？(1週間に)
　　　0．なし　　　1．1回未満　　　　2．1〜2回　　　3．3回以上

図1 ピッツバーグ睡眠質問票（PSQI）

（土井由利子ほか．精神科治療学 1998[6] より）

　SMHは過去24時間の睡眠に関して14項目を用いて評価を行うため，入院中の患者や，外来通院者の睡眠状態の日ごとの変化を評価することに適しているが，不眠症状の重症度の定量評価には向いていない．

　以上が代表的な不眠評価尺度であるが，DSM-5における「不眠障害」の診断には

問8. 過去1ヶ月間において，どれくらいの頻度で，車の運転中や食事中や社会活動中など眠ってはいけない時に，起きていられなくなり困ったことがありましたか？（1週間に）
　　0. なし　　　1. 1回未満　　2. 1～2回　　3. 3回以上

問9. 過去1ヶ月間において，物事をやり遂げるのに必要な意欲を持続する上で，どのくらい問題がありましたか？
　　0. 問題なし　　　　　　　1. ほんのわずかだけ問題があった
　　2. いくらか問題があった　　3. 非常に大きな問題があった

PSQI 採点方法

睡眠の質 (C1)	
問6の得点	

入眠時間 (C2)	
問2から，16分未満（0点）	問2の得点＋問5aの得点
16～31分未満（1点）	0点：0点
31～61分未満（2点）	1-2点：1点
61分以上（3点）	3-4点：2点
問5aの得点	5-6点：3点

睡眠時間 (C3)	
問4から，7時間以上（0点）	
6～7時間（1点）	
5～6時間（2点）	
5時間未満（3点）	

睡眠効率 (C4)	
問4（実睡眠時間）　　時間	
問3-問1（床内時間）　　時間	
睡眠効率　　％　実睡眠時間／床内時間＊100	
85%以上（0点）	
75～85%未満（1点）　得点化して	
65～75%未満（2点）　C4へ	
65%未満（3点）	

睡眠困難 (C5)	
	問5b～5jの総和から判定
	0点：0点，1-9点：1点
	10-18点：2点，19-27点：3点

眠剤の使用 (C6)	
問7の得点	

日中の覚醒困難 (C7)	
問8の得点	問8，9の総和から判定
問9の得点	0点：0点，1-2点：1点
問8と問9の得点の合計	3-4点：2点，5-6点：3点

図1 ピッツバーグ睡眠質問票（PSQI）（つづき）

睡眠困難が「少なくとも1週間に3夜」かつ「少なくとも3ヶ月間持続する」という条件があることを念頭におく必要がある．なお，ほかに，不眠の慢性化と関連があるとされる「睡眠に対する非機能的信念」を測定するDBAS（Dysfunction Beliefs and Attitudes about Sleep Scale）[8]や，状況負荷に対する不眠の易発現性を測定する

下に示す各項目で，過去1ヶ月間に，少なくとも週3回以上経験したものをえらんでください．

問1．寝床についてから実際に眠るまで，どのくらいの時間がかかりましたか？
　0：いつも寝つきは良い
　1：いつもより少し時間がかかった
　2：いつもよりかなり時間がかかった
　3：いつもより非常に時間がかかった，あるいは，全く眠れなかった

問2．夜間，睡眠の途中で目が覚めましたか？
　0：問題になるほどではなかった
　1：少し困ることがあった
　2：かなり困っている
　3：深刻な状態，あるいは，全く眠れなかった

問3．希望する起床時間より早く目覚め，それ以降，眠れないことはありましたか？
　0：そのようなことはなかった
　1：少し早かった
　2：かなり早かった
　3：非常に早かった，あるいは，全く眠れなかった

問4．夜の眠りや昼寝も合わせて，睡眠時間はたりていましたか？
　0：十分である
　1：少し足りない
　2：かなり足りない
　3：全く足りない，あるいは，全く眠れなかった

問5．全体的な睡眠の質について，どうかんじていますか？
　0：満足している
　1：少し不満
　2：かなり不満
　3：非常に不満，あるいは，全く眠れなかった

問6．日中の気分は，いかがでしたか？
　0：いつも通り
　1：少し滅入った
　2：かなり滅入った
　3：非常に滅入った

問7．日中の身体的および精神的な活動の状態は，いかがでしたか？
　0：いつも通り
　1：少し低下した
　2：かなり低下した
　3：非常に低下した

問8．日中の眠気はありましたか？
　0：全くない
　1：少しあった
　2：かなりあった
　3：激しかった

図2　アテネ不眠尺度（AIS）

（Okajima I, et al. Psychiatry Clin Neurosci 2013[7] より）

FIRST（Ford Insomnia Response to Stress Test）[9]がある．なお，FIRSTで評価されるストレスによる睡眠への反応は抑うつ症状と関連があるとされている[10]．

表 1　日本語版エプワース眠気尺度（JESS）

以下の状況になったことが実際になくても，その状況になればどうなるかを想像してお応えください（1〜8 の各項目で○は 1 つだけ）すべての項目にお応えしていただくことが大切です　出来る限りすべての項目にお応えください	うとうとする可能性はほとんどない	うとうとする可能性は少しある	うとうとする可能性は半々くらい	うとうとする可能性が高い
1) すわって何かを読んでいるとき（新聞，雑誌，本，書類など）	0	1	2	3
2) すわってテレビを見ているとき	0	1	2	3
3) 会議，映画館，劇場などで静かに座っているとき	0	1	2	3
4) 乗客として 1 時間続けて自動車に乗っているとき	0	1	2	3
5) 午後に横になって，休息をとっているとき	0	1	2	3
6) すわって人と話をしているとき	0	1	2	3
7) 昼食をとった後（飲酒なし），静かにすわっているとき	0	1	2	3
8) すわって手紙や書類などを書いているとき	0	1	2	3

（福原俊一ほか．日本呼吸器学会雑誌 2006[12] より）

3　過眠症評価に用いる質問票

　過眠の原因として，睡眠の量的問題（睡眠不足），質的問題（睡眠時無呼吸症候群や周期性四肢運動障害など睡眠妨害要因），そして睡眠覚醒維持にかかわる中枢機能の障害（ナルコレプシーや特発性過眠症）の 3 つがあげられる．いずれにせよ，主観的な「眠気」についての代表的な質問票による評価法に，エプワース眠気尺度（Epworth Sleepiness Scale：ESS）[11] がある．これは，日常生活における活動の場面で経験する眠気について，8 つの具体的な状況設定を行い，それぞれについて 0〜3 点で評価するものである．日本の状況に合わせ，日本語版[12]（表 1）も作成されており，カットオフポイントは 11 点である．ただし，ESS は交替勤務者の眠気の評価には向かず，また，閉塞性睡眠時無呼吸症候群の患者では過小評価されることがある点に注意が必要である．日中の眠気の評価にあたっては，客観的評価法である睡眠潜時反復検査（Multiple Sleep Latency Test：MSLT）が推奨されよう．ほかにも，スタンフォード眠気尺度（Stanford Sleepiness Scale：SSS），関西学院眠気尺度（Kansei-Gakuin Sleepiness Scale：KSS），カロリンスカ眠気尺度（Kalorinska Sleepiness Scale）があるが，いずれも継時的な眠気の変化の評価に用いられることが多い．

　なお，DSM-5 における「過眠障害」の診断は，「A．主な睡眠時間帯が少なくとも 7 時間持続するにもかかわらず，過剰な眠気の訴え」が「B．少なくとも 1 週間に 3 回起き，3 ヶ月以上」認められることを条件にしているように，まずは，睡眠不足や不規則な生活による眠気を除外する必要がある．また，診断基準に「E．物質の生理学的作用によるものではない」とあるように，眠気の出現・悪化に対する精神疾患の治療に用いた向精神薬の影響を，その投与開始や増薬のタイミングとの関係を念頭に，見極めることが重要である．

4 睡眠覚醒リズムの評価

　一部の感情障害，特に季節性感情障害での概日リズム後退仮説[13]や，睡眠相後退症候群の64％に中等度以上の抑うつ症状が認められることから[14]，抑うつ症状と睡眠覚醒リズムには多少なりとも関連があり，抑うつ症状を有する場合，睡眠覚醒リズムの評価は重要である．この概日リズムを確認するにあたり，日常の睡眠習慣や生活リズム，日中の眠気の出現パターンを把握することに最も有用なのは，睡眠日誌（図3）である．昼寝を含め眠っていた時間帯を塗りつぶし，起きてはいるが眠気を自覚した時間帯は斜線，寝ようと思って就床していた時間帯は矢印で結ぶというように，評価目的に合わせて自由に書式を設定でき，また，服薬や食事の影響を確認することも可能である．毎日記載するという煩雑さはあるが，記入者自身が自分の睡眠状態を常に記録・確認するので，認知療法としての効果も期待できる．

　一方，個人の体内時計の影響下にある概日リズムの特性に由来した，朝型あるいは夜型の睡眠覚醒リズムの位相差を評価する質問票に，朝型－夜型質問紙（Morningness-Eveningness Questionnaire：MEQ）がある．これは，スウェーデンのオストベルグ（Ostberg）とホルン（Horne）が開発し，1976年に英語版が公開され[15]，1986年に日本語版[16]が開発された．これは，自然な入眠時刻，起床時刻，起床後の心身の状態，パフォーマンスの良い時間帯などについて19項目の質問があり，その総点により，70～86点は「明らかな朝型」，59～69点は「ほぼ朝型」，42～58点は「中間型」，31～41点は「ほぼ夜型」，16～30点は「明らかな夜型」と判定できる．ほかにも，睡眠，活動性，社会活動，食行動について全18項目で概日リズムを評価するBiological Rhythms Interview of Assessment in Neuropsychiatry（BRIAN）[17]がある．

5 レストレスレッグス症候群の診断と評価

　レストレスレッグス症候群（restless legs syndrome：RLS）は，夜間に下肢を中心に不快な感覚異常を生じる疾患で，①脚を動かしたくてたまらなくなる欲求（urge to move），②この症状が安静臥位ないし座位で出現ないし悪化する（worsening at rest），③この症状が脚を動かすことにより改善する（relief by movement），④夕方から夜間に増悪する（worsening at night）という四徴を有し[18]，夜間に不快感が生じることで入眠困難の原因になることに加え，RLSの85％以上で，周期性四肢運動（periodic limb movements during sleep：PLMs）と呼ばれる夜間睡眠中の周期性の下肢の不随意運動が随伴し，これにより熟眠障害や中途覚醒を生じることから[19]，RLSは睡眠障害の一つとして位置づけられている．欧米ではRLSの有病率はおよそ10％弱[20]，わが国では2％程度[21]と推定されているが，いずれの調査においても男性より女性の有病率が高い傾向が示されている．また，筋肉痛や静脈うっ血，不定愁訴などRLS類似の下肢の不快感を訴える疾患があるため（RLS mimics），これらを鑑別・除外することを条件に加えた新たな診断基準が2014年に発表され

4 ●睡眠障害

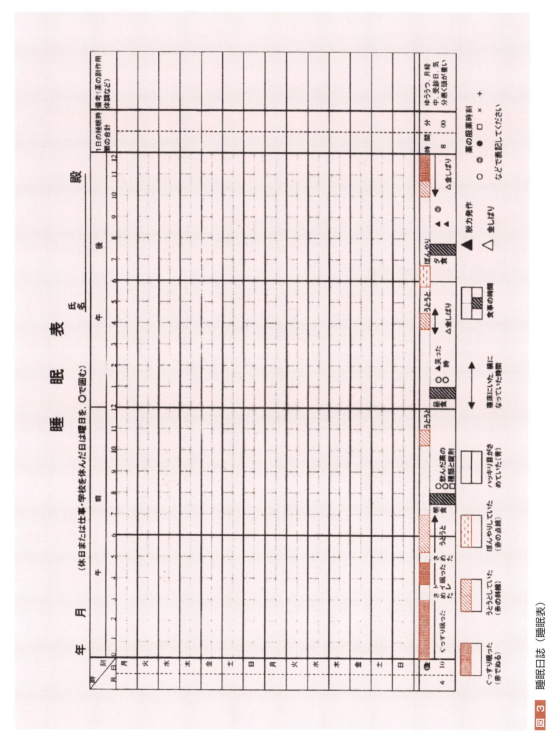

図3 睡眠日誌（睡眠表）

眠っていたところを赤で塗りつぶし、ウトウトしていた時間帯は赤の斜線、ぼんやりしていた時間帯は赤の点線、就床していた時間帯は矢印で結ぶ。入床時刻、起床時刻、睡眠時間、日中の眠気の出現パターンが把握できる。服薬や食事、中途覚醒の理由なども記載することで、より詳細に生活パターンと睡眠・覚醒の関係を確認できる。

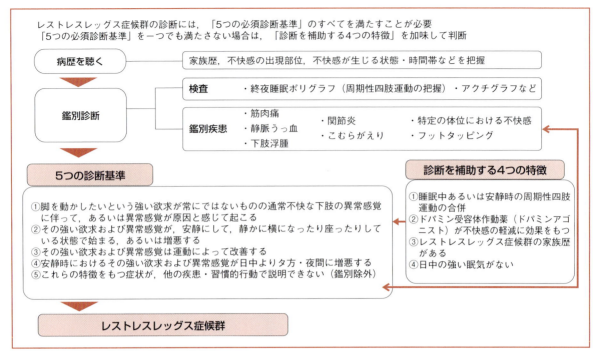

図 4 レストレスレッグス症候群（RLS）の診断

RLS の診断は，病歴を聴取し，臨床経過，臨床的特徴を把握し，「5 つの診断基準」に照らし合わせ，すべてが十分に満たされた場合，「RLS」の診断となる．必須診断基準を 1 つでも満たさない場合は「診断を補助する 4 つの特徴」を参考にして，鑑別が必要な疾患，つまり RLS mimics を念頭におきながら慎重に鑑別診断を行う．

(Allen RP, et al. Sleep Med 2014[22] を参考に作成)

た[22]．RLS の診断基準を図 4 に示す．なお，感情障害（うつ病）の約 94 ％に睡眠障害が存在し，これとともに心気症状として下肢の異常感覚を訴えることがあり，RLS との鑑別を要することがあるが，この場合には RLS 四徴をすべて満たすことはほとんどない．一方で，鉄欠乏状態や重篤な腎臓病などの身体疾患や薬物等によって続発性に生じる RLS があり，これを二次性 RLS という．二次性 RLS の原因に選択的セロトニン再取り込み阻害薬（selective serotonin reuptake inhibitor：SSRI）などの抗うつ薬の服用があり，その発症リスクは三環系抗うつ薬で 1.8 倍，SSRI で 1.4 倍になるという報告がある[23]．下肢の不快感の表現は「虫が這うようなムズムズ感」以外に，「電気が流れるようなしびれ感」「熱感」などさまざまであり，また，この症状は必ずしも下肢に限定されるわけではなく，上肢や体幹のこともある点に注意が必要である．また，RLS の重症度評価には，レストレスレッグス症候群重症度スケール（International Restless Legs Syndrome Rating Scale：IRLS）（図 5）[24, 25] が有用である．IRLS は，レストレスレッグス症候群に関連する症状，日常への影響についての 10 項目を 0～4 の 5 段階で評価し，40 点満点中，合計得点が 10 点以下は軽症，11～20 点は中等症，21～30 点は重症，31 点以上は最重症と分類する．

1. この1週間を全体的にみて，レストレスレッグス症候群による足や腕の不快な感覚は，どの程度でしたか？
    4) とても強い， 3) 強い， 2) 中くらい， 1) 弱い， 0) 全く無し

2. この1週間を全体的にみて，レストレスレッグス症候群の症状のために動きまわりたいという欲求はどの程度でしたか？
    4) とても強い， 3) 強い， 2) 中くらい， 1) 弱い， 0) 全く無し

3. この1週間を全体的にみて，レストレスレッグス症候群によるあなたの足または腕の不快な感覚は，動きまわることによってどれぐらいおさまりましたか？
    4) 全くおさまらなかった， 3) 少しおさまった， 2) 中くらい，
    1) 全くなくなった，ほぼなくなった， 0) 症状はなかった

4. レストレスレッグス症候群の症状によるあなたの睡眠の障害は，どれぐらいひどかったですか？
    4) とても重症， 3) 重症， 2) 中くらい， 1) 軽い， 0) 全く無し

5. レストレスレッグス症候群によるあなたの昼間の疲労感または眠気はどれぐらいひどかったですか？
    4) とても重症， 3) 重症， 2) 中くらい， 1) 軽い， 0) 全く無し

6. 全体的に，あなたのレストレスレッグス症候群は，どれぐらいひどかったですか？
    4) とても重症， 3) 重症， 2) 中くらい， 1) 軽い， 0) 全く無し

7. あなたのレストレスレッグス症候群の症状はどれぐらいの頻度でおこりましたか？
    4) とても頻繁（1週間に6～7日）， 3) 頻繁（1週間に4～5日），
    2) 時々（1週間に2～3日）， 1) 軽い（1週間に1日）， 0) 全く無し

8. あなたにレストレスレッグス症候群の症状があったとき，平均してどれぐらいひどかったですか？
    4) とても重症（24時間のうち8時間以上）， 3) 重症（24時間のうち3～8時間），
    2) 中ぐらい（24時間のうち1～3時間）， 1) 軽い（24時間のうち1時間未満），
    0) 全く無し

9. この1週間を全体的にみて，レストレスレッグス症候群の症状は，あなたが日常的な生活（家事，学校生活，仕事など）をする上で，どれぐらいひどく影響しましたか？
    4) とても強く影響した， 3) 強く影響した， 2) 中ぐらい影響した，
    1) 軽く影響した， 0) 全く影響なし

10. レストレスレッグス症候群の症状によって，たとえば，腹が立つ，憂うつ，悲しい，不安，いらいらするといったようなあなたの気分の障害はどれぐらいひどかったですか？
    4) とても重症， 3) 重症， 2) 中くらい， 1) 軽い， 0) 全く無し

40点満点中，0～10点：軽症，11～20点：中等症，21～30点：重症，31～40点：最重症

図5 レストレスレッグス症候群重症度スケール（Ver2.1）

（井上雄一．Mainichi Medical Journal 2007[25] より）

6 おわりに

　精神疾患に併発しやすい不眠，および過眠の評価に加え，抑うつ症状と関連のある睡眠覚醒リズムの評価，また，抗うつ薬によって誘発されることのあるレストレスレッグス症候群（RLS）の診断と評価を紹介した．これらは，精神症状そのものの評価

ではないが，精神疾患の回復期・寛解期に患者の QOL に影響を与えうる症状である．患者から何かしらの睡眠に関する訴えがあった場合，その睡眠障害にかかわる症状を適切に評価し，改善を図るうえで，これらを利用されることを期待したい．

文献

1) American Psychiatric Association. Diagnositc and Statistical Manual of Mental Disorders, 5th edition. American Psychiatric Publishing；2013.
2) Buysse DJ, Reynolds CF 3rd, Monk TH, et al. The Pittsburgh Sleep Quality Index：A new instrument for psychiatric practice and research. Psychiatry Res 1989；28（2）：193-213.
3) Soldatos CR, Dikeos DG, Paparrigopoulos TJ. Athens Insomnia Scale：Validation of an instrument based on ICD-10 criteria. J Psychosom Res 2000；48（6）：555-560.
4) Bastien CH, Vallieres A, Morin CM. Validation of the Insomnia Severity Index as an outcome measure for insomnia research. Sleep Med 2001；2（4）：297-307.
5) Ellis BW, Johns MW, Lancaster R, et al. The St. Mary's Hospital sleep questionnaire：A study of reliability. Sleep 1981；4（1）：93-97.
6) 土井由利子, 簑輪眞澄, 内山　真ほか. ピッツバーグ睡眠質問票日本語版の作成. 精神科治療学 1998；13：755-763.
7) Okajima I, Nakajima I, Shimada H, et al. Development and validation of the Japanese version of the Athens Insomnia Scale. Psychiatry Clin Neurosci 2013；67（6）：420-425.
8) Morin CM, Vallieres A, Ivers H. Dysfunctional beliefs and attitudes about sleep (DBAS)：Validation of a brief version (DBAS-16). Sleep 2007；30（11）：1547-1554.
9) Drake C, Richardson G, Roehrs T, et al. Vulnerability to stress-related sleep disturbance and hyperarousal. Sleep 2004；27（2）：285-291.
10) Vargas I, Friedman NP, Drake CL. Vulnerability to Stress-Related Sleep Disturbance and Insomnia：Investigating the Link with Comorbid Depressive Symptoms. Transl Issues Psychol Sci 2015；1(1)：57-66.
11) Johns MW. A new method for measuring daytime sleepiness：The Epworth Sleepiness Scale. Sleep 1991；14（6）：540-545.
12) 福原俊一, 竹上未紗, 鈴鴨よしみほか. 日本語版 the Epworth Sleepiness Scale (JESS)—これまで使用されていた多くの「日本語版」との主な差異と改訂. 日本呼吸器学会雑誌 2006；44（11）：896-898.
13) Magnusson A, Boivin D. Seasonal affective disorder：An overview. Chronobiol Int 2003；20（2）：189-207.
14) Abe T, Inoue Y, Komada Y, et al. Relation between morningness-eveningness score and depressive symptoms among patients with delayed sleep phase syndrome. Sleep Med 2011；12（7）：680-684.
15) Horne JA, Ostberg O. A self-assessment questionnaire to determine morningness-eveningness in human circadian rhythms. Int J Chronobiol 1976；4（2）：97-110.
16) 石原金由, 宮下彰夫, 犬上　牧ほか. 日本語版朝型-夜型 (Morningness-Eveningness) 質問紙による調査結果. 心理学研究 1986；57（2）：87-91.
17) Giglio LM, Magalhães PV, Andreazza AC, et al. Development and use of a biological rhythm interview. J Affect Disord 2009；118（1-3）：161-165.
18) Allen RP, Picchietti D, Hening WA, et al. Restless legs syndrome：Diagnostic criteria, special considerations, and epidemiology. A report from the restless legs syndrome diagnosis and epidemiology workshop at the National Institutes of Health. Sleep Med 2003；4（2）：101-119.
19) Montplaisir J, Boucher S, Poirier G, et al. Clinical, polysomnographic, and genetic characteristics of restless legs syndrome：A study of 133 patients diagnosed with new standard criteria. Mov Disord 1997；12（1）：61-65.

20) Hening W, Walters AS, Allen RP, et al. Impact, diagnosis and treatment of restless legs syndrome (RLS) in a primary care population : The REST (RLS epidemiology, symptoms, and treatment) primary care study. Sleep Med 2004 ; 5 (3) : 237-246.
21) Nomura T, Inoue Y, Kusumi M, et al. Prevalence of restless legs syndrome in a rural community in Japan. Mov Disord 2008 ; 23 (16) : 2363-2369.
22) Allen RP, Picchietti DL, Garcia-Borreguero D, et al. Restless legs syndrome/Willis-Ekbom disease diagnostic criteria : Updated International Restless Legs Syndrome Study Group (IRLSSG) consensus criteria--history, rationale, description, and significance. Sleep Med 2014 ; 15 (8) : 860-873.
23) Baughman KR, Bourguet CC, Ober SK. Gender differences in the association between antidepressant use and restless legs syndrome. Mov Disord 2009 ; 24 (7) : 1054-1059.
24) Inoue Y, Oka Y, Kagimura T, et al. Reliability, validity, and responsiveness of the Japanese version of International Restless Legs Syndrome Study Group rating scale for restless legs syndrome in a clinical trial setting. Psychiatry Clin Neurosci 2013 ; 67 (6) : 412-419.
25) 井上雄一. チェックポイント. 見落としやすい病気の話 27 レストレスレッグス症候群. Mainichi Medical Journal 2007 ; 3 : 594-595.

VI 精神科診断に役立つ質問票, 症状評価尺度—概要と利用法

5 性の障害

石丸径一郎[*1], 針間克己[*2]
*1 東京大学大学院教育学研究科
*2 はりまメンタルクリニック

1 はじめに

当院では，性や性別にまつわる悩みや問題を抱えた患者が多く来院している．精神科の診断分類に照らしていえば，性別違和（性同一性障害），性機能不全，パラフィリア障害にあてはまる人々が主である．この領域において利用可能な評価尺度や質問票について紹介したい．

2 性別違和（性同一性障害）

DSM-IV-TR[1)]では性同一性障害（gender identity disorder）という名称であったが，DSM-5[2)]では性別違和（gender dysphoria）と変更された．それに伴って診断基準がやや広がり，男女という枠組みにとらわれない何か別のジェンダーであるという感覚をもつ者や，性分化疾患をもつ者も診断に含むこととなった．とはいえ，出生時に割り当てられた自身の性別に対して強烈な嫌悪感をもつという中核症状としては大きく変わっていない．性別違和に関しては，性別違和症状の強度を測定する自記式質問紙尺度である「ユトレヒト性別違和スケール」と，その他当院でアセスメントに用いている方法について紹介する．

ユトレヒト性別違和スケール（Utrecht Gender Dysphoria Scale：UGDS）は，性同一性障害の主要な症状である性別違和感を測定するために，1997年にオランダの

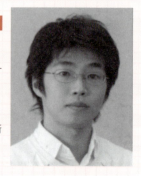

石丸径一郎（いしまる・けいいちろう） 略歴

1976年横浜市生まれ，長崎育ち．
1999年東京大学教育学部教育心理学コース卒，2006年同大学院教育学研究科臨床心理学コース博士課程修了．博士（教育学），臨床心理士．
国立精神・神経センター流動研究員，東京大学大学院教育学研究科講師を経て，現在，同研究員．

著書に『同性愛者における他者からの拒絶と受容』（ミネルヴァ書房，2008），『調査研究の方法』（新曜社，2011）がある．

表 1　日本語版 UGDS の項目

回答選択肢は，1：まったくあてはまらない，2：あまりあてはまらない，3：どちらともいえない，4：ややあてはまる，5：とてもあてはまる

MTF 用
1. もし男性として生きていかなければならないならば，私の人生には意味がない
2. 誰かが私を男性扱いするたびに，私は傷つく
3. 男性と呼ばれると，私は悲しい
4. 私は体が男性なので不幸だ
5. 私はずっと男性であると考えると落ち込む
6. 私は男性なので，自分のことが嫌いだ
7. 私はいつでもどこでも，男性として行動した時は不快である
8. 女性になれなければ私の人生に意味はない
9. 私は，立って小便をすることが嫌いだ
10. 男性的に見えるので，あごひげが生えるのが不満だ
11. 私は，勃起するのが嫌いだ
12. 男性として生きるくらいなら死んだほうがいい

FTM 用
1. 私は，男性のように行動したいと思う
2. 誰かが私を女性扱いするたびに，私は傷つく
3. 私は女性として生きていきたい（R）
4. 私は，ずっと男性として扱われたい
5. 女性としての人生よりも，男性としての人生のほうが私にとっては魅力的だ
6. 女性として行動しなければならないので，私は不幸だ
7. 女性として生きるのは，私にとって良いことだ（R）
8. 鏡で自分の裸を見る時，気分がいい（R）
9. 私は，女性として性的な関係を持ちたい（R）
10. 女性であることを思い出させられるので，月経が嫌いだ
11. 私は，胸があるのが嫌だ
12. 男性に生まれたら良かったのにと思う

※（R）は逆転項目

Cohen-Kettenis と van Goozen によって作成され，信頼性と妥当性が確認された自記式質問紙尺度である[3]．性別違和を測定する 32 項目のなかから，因子分析的に 1 因子 12 項目が選び出された．FTM（女性から男性へ）用と MTF（男性から女性へ）用との 2 種類があり，それぞれ 12 項目から成り立っている．回答選択肢は 5 件法であり，逆転項目を反転させた後の合計点を尺度得点とする．高い信頼性（クロンバックのα）を示し，性同一性障害当事者とそうでない者とをよく弁別することができる．日本語版は，筆者[*1]により翻訳され，信頼性と妥当性が確認されている[4]．日本語版 UGDS の項目を表 1 に示す．性別違和に関する経験の豊富な精神科医（筆者[*2]）によって，DSM-IV-TR における性同一性障害と診断された FTM 147 人と MTF 53 人，

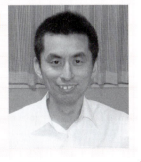

針間克己（はりま・かつき）　略歴

1990 年東京大学医学部医学科卒，1990 年東京大学医学部付属病院精神神経科入局，1992 年東京大学医学部大学院進学，1996 年東京大学医学部大学院修了，1996 年鶴が丘病院勤務，1997 年東京家庭裁判所医務室勤務，2005 年東京武蔵野病院勤務，2008 年はりまメンタルクリニック開院．

日本精神神経学会 性同一性障害に関する委員会委員，日本性科学会理事，GID（性同一性障害）学会理事

そして一般の大学生の女性174人,男性168人のデータからROC曲線を用いてカットオフポイントが検討された.最も効率的に弁別できるカットオフポイントは,FTM用で45/46,MTF用で35/36を使用するのがよいと考えられた.この質問紙は自記式であり意図をもって歪めた回答をすることも可能なので,これによってのみ診断をするべきではない.開発者ら研究チームの話では,多くの他の精神疾患とは違い,性別違和については症状が非常に強ければ重症で改善困難というわけではないとのことであった.つまり,この尺度で高くもなく低くもない中間的得点をもつものがむしろ困難例となる.十分に性別違和が強ければ,ホルモン療法や手術へ迷いなく進んでいける.一方,性別違和が弱いのなら,多少がまんしながらも生まれた時の性別で生きていくこともできる.しかし中程度の性別違和では,身体治療のメリットとデメリットが釣り合ってしまい,意思決定が難しい.このような例では,十分な精神療法を時間をかけて行うこととなる.

　当院では,性別違和の診断がつきそうな患者に対しては,情報を網羅的に押さえるための問診テンプレートを使用している.その内容は,家族について(両親の婚姻状況,兄弟姉妹数,双生児か否か,遺伝負因の有無,本人の婚姻歴,子の有無,パートナーの有無と性別),性別違和に関する治療歴(精神科治療,ホルモン療法,乳房切除術,性別適合手術,その他の治療),既往歴(不登校,拒食,過食,飲酒過多,リストカット,希死念慮,自殺未遂,過量服薬),学歴,利き手,性指向,性経験,実生活経験(real life experience：RLE〈望みの性別として働いたり通学したりしているか〉),カミングアウト(家族,学校,職場それぞれに対して)である.これに関しては診療統計や研究目的で聞いている意味もある.しかし,これを一通り聞いておくことで,全般的メンタルヘルスの状態をつかむこともでき,サポート資源の多寡,現在の生活の様子,今後の生活の展望など患者のイメージを立体的に把握することがしやすいように感じている.

　また,日本での性別違和の精神科領域での診療においては,アセスメントの一助とするため患者本人に自分史を書かせることが通例である.当院では,特にフォーマットを決めず,まったく自由に書いてきてもらっている.これにより,本人のパーソナリティを把握することもできるし,おおよその知能や発達障害傾向をつかむこともできる.たとえば,その辺からちぎってきた紙に箇条書きで5行程度を鉛筆で殴り書きしてくる人もいれば,ワープロで40ページを超えるような大論文を凝ったレイアウトデザインで書いてくる人もいる.そもそも「自分史を自由に書いてきてください」という"曖昧な"依頼に対してまったくどうすればいいかわからなくなってしまう人もいる.

3 性機能不全

　性機能不全はDSM-5では若干の変更が行われているが,その評価の枠組みという意味では,DSM-IV-TRで採用されていた欲求相,興奮相,オルガズム相それぞれ

の障害と性交に伴う痛みの障害という4区分でつかむのが実用的である.

女性性機能の評価については,Female Sexual Function Index(FSFI)が広く使われている.2000年にアメリカのRosenらが開発したもの[5]を,Takahashiらが翻訳し標準化した[6].性欲,性的興奮,腟潤滑,オルガズム,性的満足,痛みの6つを評価する19項目からなる.

男性性機能の評価については,国際勃起機能スコア(International Index of Erectile Function〈IIEF〉,IIEF5,Sexual Health Inventory for Men〈SHIM〉)が圧倒的に使われている.これは90年代から勃起障害治療薬の治験のアウトカム測定として使用されたためである.1997年にRosenらが開発した15項目版[7]と,5項目の短縮版[8]がある.木元らによる新しい邦訳版[9]が利用可能である.勃起機能スコアという名前であるが,より広く性欲,勃起機能,オルガズム機能,性交の楽しみ・満足,性生活の全般的満足感を評価できる.また,男性の勃起機能の満足度に大きな影響を与えるのは特に勃起の硬さであるというデータもあるため,勃起の硬さスケール(Erection Hardness Score:EHS)も使用されている.Mulhallらによって2007年に妥当性が確認された1項目5件法の簡単な尺度である[10].2009年に永尾によって日本語訳されている[11].そのシンプルさのため,質問項目の状況限定が非常に少なく,パートナーの有無,性交の有無にかかわらず使用できるという長所がある.

性欲相の障害については,性器の形態に依存しないため,男女で共通の評価を行える可能性がある.性嫌悪スクリーニング質問票は2015年に尾崎らが開発した4項目の評価尺度である[12].尾崎らは,女性に対してのみデータを取っているが,項目としては男性にも適用できると考えられる.精神科領域では,うつ病の症状として性欲低下があることは広く知られている.特に女性のうつの場合には低下どころか性嫌悪という状態になり,どうしてもパートナーを性的に受け入れられずカップル関係の危機が生じているケースも目立つ.

これらの評価尺度は,男女間のペニス−腟性交を念頭においているが,同性同士はもちろん性器以外を用いるなど多様な性行動が存在する.男女や性器にとらわれず,何を何に挿入したいのかを整理し(挿入する側:ペニス,指,舌,ディルド等/挿入される(包み込む)側:口腔,腟,肛門,手等),使用できる尺度を部分的に適用することが可能だろうと考えられる.実際に男性同士の肛門性交について,受け側男性の性機能(特に痛み)をFSFIで評価した研究も存在する[13].

4 おわりに

パラフィリア障害については研究が進んでおらず,日本で利用できそうな質問票は見あたらない.パラフィリアではその欲求や行為の多様性が高く,質問票を作るのは難易度が高いかもしれない.なお,パラフィリアの一部は実行すれば性犯罪となるが,その観点でいえば,再犯リスクを評価するための質問票が司法領域では使われているようである.

さて，性の障害についても，おおまかなところを質問票や評価尺度によって迅速につかむことは可能であり，多施設や多職種の連携・協働におけるコミュニケーションの共通語としては有用であると思われる．しかし，精神療法・心理療法によって扱っていくきめ細やかな深い部分を理解したい場合，また定型的な治療が通用しない非典型的で治療に工夫が必要なケースについては，質問票の利用は限界があるように感じる．また，性別違和，性機能不全，パラフィリア障害のいずれにおいても，自閉症スペクトラム障害との関連を感じさせるケースが目立つ．発達障害の丁寧なアセスメントが，性の問題の治療にも役立つであろう．

文献

1) American Psychiatric Association. Diagnostic and Statistical Manual of Mental Disorders : DSM-IV-TR. American Psychiatric Association ; 2000.
2) American Psychiatric Association. Diagnostic and Statistical Manual of Mental Disorders DSM-5 American Psychiatric Publishing ; 2013.
3) Cohen-Kettenis PT, van Goozen SH. Sex reassignment of adolescent transsexuals : A follow-up study. J Am Acad Child Adolesc Psychiatry 1997 ; 36（2）: 263-271.
4) 石丸径一郎, 針間克己. 性別違和の強度を評価する自記式質問紙尺度（UGDS）日本語版の信頼性, 妥当性, カットオフ値. GID（性同一性障害）学会雑誌 2011 ; 4（1）: 162-163.
5) Rosen R, Brown C, Heiman J, et al. The Female Sexual Function Index（FSFI）: A multidimensional self-report instrument for the assessment of female sexual function. J Sex Marital Ther 2000 ; 26（2）: 191-208.
6) Takahashi M, Inokuchi T, Watanabe C, et al. The Female Sexual Function Index（FSFI）: Development of a Japanese version. J Sex Med 2011 ; 8（8）: 2246-2254.
7) Rosen RC, Riley A, Wagner G, et al. The international index of erectile function（IIEF）: A multidimensional scale for assessment of erectile dysfunction. Urology 1997 ; 49（6）: 822-830.
8) Rosen RC, Cappelleri JC, Smith MD, et al. Development and evaluation of an abridged, 5-item version of the International Index of Erectile Function（IIEF-5）as a diagnostic tool for erectile dysfunction. Int J Impot Res 1999 ; 11（6）: 319-326.
9) 木元康介, 池田俊也, 永尾光一ほか. International Index of Erectile Function（IIEF）およびその短縮版であるIIEF5の新しい日本語訳の作成. 日本性機能学会雑誌 2009 ; 24（3）: 295-308.
10) Mulhall JP, Goldstein I, Bushmakin AG, et al. Validation of the erection hardness score. J Sex Med 2007 ; 4（6）: 1626-1634.
11) 永尾光一. 日本語版 EHS「勃起の硬さスケール」の開発. 日本性機能学会雑誌 2009 ; 24（1）: 1-3.
12) 尾崎由美, 永尾光一, 田井俊宏ほか. 性嫌悪スクリーニング質問票作成の試み. 日本性機能学会雑誌 2015 ; 30（1）: 15-23.
13) Vansintejan J, Vandevoorde J, Devroey D. The Gay Men Sex Studies : Design of an online registration of sexual behaviour of men having sex with men and preliminary results（GAMESSS-study）. Cent Eur J Public Health 2013 ; 21（1）: 48-53.

VI 精神科診断に役立つ質問票，症状評価尺度―概要と利用法

6 パーソナリティ障害

川谷大治，杉本 流
川谷医院

1 はじめに

　精神疾患の診断・統計マニュアル（DSM）-III が登場する前のわが国の精神科診断は主訴，現病歴，生活史，家族歴，そして病前性格を記録していくのが伝統的だった．研修医の頃，先輩医師に子ども時代の通知表を調べることの重要性を叩き込まれた経験もその表れである．DSM-III 以降は，現症が重視され症状評価尺度や自己記入式質問票などがさかんになり，ハミルトンうつ病評価尺度，簡易精神症状評価尺度（BPRS），陽性・陰性症状評価尺度（PANSS），陰性症状評価尺度（SANS），などは論文や学会発表では欠かせないアイテムになった．

　国際疾病分類（ICD）や DSM を発展させる欧米の精神医学界に対して，日本の包括的診断法は途絶えてしまった．日本の伝統的精神医学と精神分析の両方を学んだ筆者は，精神症状はパーソナリティ構造と現実的問題との絡みによって起きると考える．パーソナリティ構造は遺伝的気質と環境要因とが互いに関与しながら形成され，現実的問題はそのパーソナリティ形成に深く関与するものからそうでないものまである．パーソナリティ障碍（personality disorder：PD）とはこのパーソナリティ構造の病理性を表す．

　それゆえに，PD の病理性を特定するために，カテゴリー分類から症状を生み出すパーソナリティ構造を解き明かすディメンション分類へと研究が発展したのは至極当然のことなのである．本項では，保険診療の精神科クリニックでできる PD のためのスクリーニング検査や症状評価尺度を紹介し，カテゴリー分類の欠点を補う生活史と

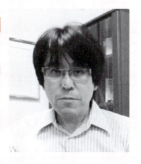

川谷大治（かわたに・だいじ） 略歴

1952 年長崎県五島市生まれ．
1980 年長崎大学医学部卒．長崎大学病院，五島中央病院，福岡大学病院を経て，1997 年福岡市にて川谷医院を開設．

著書に『思春期と家庭内暴力―治療と援助の指針』（2001），『自傷とパーソナリティ障害』（2009）〈以上，金剛出版〉など．

家族歴に関する質問票とについて述べることにする．

2 パーソナリティ障碍概念の歴史的変遷と診断

　PDの診断をめぐる臨床的研究は，シュナイダー（Schneider）の「異常性格論」（1932）の発表と同じ頃の1938年にアメリカで精神分析の臨床から起こった．当時のアメリカの精神医学は精神分析の影響下にあってフロイト（Freud）の神経症と精神病という2つの病態水準の区別が主流だったために，神経症と精神病の境界という意味で「境界例」という用語が用いられた．他方で精神分析領域からは神経症を症状神経症と性格神経症の2つに区別する動きも出てきた（ライヒ〈Reich〉やフェニヘル〈Fenichel〉）．症状よりも性格自体が治療の対象になったのである．以下，診断法の変遷について『DSM-5を読み解く5』[1]を参考に私見を述べることにする．

● カテゴリー分類

　臨床医の要請から「パーソナリティの深層に根ざした生涯持続する不適応行動のパターン」[2]という基本原理のもとにPDは1952年のDSM-Iから登場した．そして，脱精神分析を旗印にしたDSM-IIIが1980年に登場し，境界例は境界性PD（borderline personality disorder：BPD）と統合失調型PD（schizotypal personality disorder：SPD）の2つに分類され，今日のPDの診断分類の基本形が整ったのである．

　しかし，現行のカテゴリー分類はさまざまな問題を抱え，PDの診断で最も多いのは「特定不能のPD」という笑えない話が現実にある[1,2]．筆者[3-6]もBPDの診断は一つの病像に収まらないという臨床の現場を報告してきた．特に，思春期青年期患者の「精神病理は非定型的で個人差があり，しかも時間の経過や状況の変化にともなって推移する」[7]ので，症状評価尺度は現症を把握するのには便利だが，診断根拠にするのは抵抗がある．そのなかでガンダーソン（Gunderson）らによるBPD診断面接（DIB），カーンバーグ（Kernberg）の構造論的面接が登場したが，専門的訓練を要するのと利便性が悪いために臨床的には普及しなかった．

● カテゴリー分類を補う生活史，家族歴，そして現病歴

　診断のためのPDの症状評価尺度よりも治療関係を含めた治療経過のなかで得られる情報のほうがPD者のパーソナリティ構造の病理性の理解を深め，診断に必要な情

杉本　流（すぎもと・りゅう）　　略歴

2003年3月　鹿児島大学医学部卒．
2003年5月　長崎大学医学部付属病院精神神経科．
2016年4月　川谷医院．

報が得られる．一方，（カルテに独自に記載している）質問票は，パーソナリティ発達を知るために生活史や家族歴を中心に積極的に活用している．生い立ちの情報から診断するのは慎重でなければならないが[8]，治療の診立てにはとても役に立つので後述する．

● DSM-5 の代替モデル

PD を客観的に分類するにはカテゴリー分類よりもディメンション分類のほうが良いに決まっている．DSM-5 ではディメンション分類へと舵が切られたかにみえたが，臨床の場からの反対意見によって第 III 部に代替案が追加されることで落ち着いた．ディメンション分類は臨床の場で使うには煩雑で使い勝手が悪いからである．代替案は，その目玉がパーソナリティ機能およびパーソナリティ特性を診断の中核においているので，PD 者の実態をより把握できるだけでなくハイクオリティな治療プランに結びつくと思う．それだけにクリニックの待ち時間にチェックできる自己記入式質問票の開発が急がれる．

3 パーソナリティ障碍の診断面接

精神科診断は他科のそれと違って，診察医と患者との関係性によって症状の把握にバイアスがかかる．しかも対人関係の病理をもつ PD 者では診断面接（中立的姿勢）か治療面接（積極的にかかわる姿勢）か，という二者択一問題が発生しやすい．PD 者は症状形成に至るパーソナリティ構造の歪みへの理解と共感（妥当性）を求めるので，症状を中立的かつ客観的に把握する診断優先的姿勢はともすれば患者に冷たい印象をもたれ，ネガティブな反応（治療中断や突然の退行状態）を起こしやすい．一方，治療面接を優先すると，症状評価尺度や質問票は治療の流れを中断するので使いにくく，症状の取りこぼしが出るのは免れない．

しかも，PD 者は現実の一部を切り取り，かつ部分を全体化する心理機制が優位なために，診察医との関係性によって提供する情報も部分的になりやすい．さらに合併疾患も多く，BPD の場合だと診断される病名もパニック障害，解離性障害，心的外傷後ストレス障碍（PTSD），摂食障碍，うつ病，統合失調症，などと多彩である．そのために，PD 自体の診断より，合併症診断のために質問票や症状評価尺度を使うことは取りこぼしが少なく，説明されると患者自身も納得して受け入れる．

● 最初に「どうされましたか？」と問う

厚生労働省の「境界性パーソナリティ障害の治療ガイドラインつくり」（通称，牛島班）に参加していた時に，新来患者に「どのように困っていますか？」と問い，その反応について研究したことがある[4,9,10]．「困っていない」と返事したのは統合失調症と家族に無理やり連れられてきた思春期患者，自分の困ったことを手助けしなくても陳述できるのは神経症水準の患者，そして問われたことにとまどい診察医の顔色を

表1	初診時に「どのように困っていますか？」と質問すると		
		自分が困る	周りが困る
神経症水準		肯定	なし
パーソナリティ障碍水準		診察医との関係次第	あり
精神病水準		否認	あり

表2　病態水準：Bに挨拶を返してもらえなかったときのAの反応

1. 神経症水準：こころの中に不安や葛藤を抱える
   私は嫌われているのかと悶々とする（悩む）
2. パーソナリティ障碍水準：葛藤を行動化する
   Bとすれ違うのを回避，Bに対する怒りを行動で発散する
3. 精神病水準：葛藤を外在化し現実検討能力がない
   挨拶の件はないことにして別に物語をつくる（妄想）

窺うのはPDか思春期患者だった．「えーっ」と言ってたじろぐ者，「いろいろ」と述べて診察医の介入を待つ者，そのまま黙りこくってしまう者，診察医に受け入れられると流暢に話を進める患者，いろいろである．その結果をまとめると表1と表2のようになる．神経症水準では不安や葛藤を心の中に抱えることができるので，自分は困るが周囲は困らない．精神病水準では現実を否認するので，自分は困らないと答え周囲はどう対応してよいものか心配している．その中間にあるPD水準では不安や葛藤を抱えることができないために，それらを行動によって排出するので，周りは非常に困っている．そして，自分が困っているかどうかについては診察医との関係性次第で返答が変わる．

この診断的接近は患者を一時不安にさせ，その状況を患者がどのように立て直すか（防衛機制）をみることによってパーソナリティの病態水準を把握できるという利点がある．が，患者には負担を強いる手続きなので，最近は他科の医師同様に「どうされましたか？」と柔らかく問うようにしている．

生活史と家族歴を丁寧に聞く

DSM-IIIの登場によって疫学調査がさかんに行われ，PDの家族歴や生活史の情報が大量に得られた．その結果をまとめると，①家系内精神科疾患の発現，②幼少期の対象喪失体験や虐待体験，③合併症診断，などに関する情報である．しかし，先に述べたように，得られた情報を診断の決め手にするのは慎重でなければならない．診断よりも治療計画を立てるうえで必要な情報と考えている．

「どうされました？」という問いに対する反応でPD水準かどうかを想定し，現病歴，生活史，そして家族歴を訊ねていく．特に，生活史で得られるパーソナリティ診断は，今後の治療関係のなかでどのようなことが起こってくるのか（転移）の予測を立てる目安になるし，転移が起こった時の認識とその操作の手がかりとなるので，臨床では不可欠の作業といわねばならない．

◆家系内精神科疾患の発現

家族歴では家系内精神科疾患の発現を聞く．DSM-5のA群の妄想性PD，シゾイドPD，および統合失調型PDでは統合失調症の遺伝要因が強いし，B群のBPDでは気分障碍やアルコール関連障碍や物質使用障碍の有無は見逃せない．C群の回避性PDでは社交不安症の気質（「行動抑制と否定的評価に対する恐怖」）をもつものが多い[11]．

表 3　生活史で欠かせない質問

- 家系内精神科疾患の発現の有無
- 両親の離婚（父親不在）と養育環境
- 0～3歳：愛情剥奪体験の有無，愛着不全（虐待，情緒的無視）
- 3～5歳：母子分離不安や家庭外の集団適応と神経症的習癖
  子どもの頃の性格描写（外向と内向，神経質，強迫性など）
- 5～10歳：神経症問題の有無，家庭内緊張（虐待や夫婦の不仲など），小1の壁，環境の突然の変化，誇大性の映し出し
- 10～13歳：自我の芽生え，友達，いじめ，不登校，「私は悪い子」空想
- 13～15歳：第二次反抗期，集団適応（部活），魔の中2の2学期，性的問題
- 15～17歳：内的世界への没頭，高校中退，自傷行為，死の恐怖
- 18～22歳：アイデンティティ拡散
- 22歳以降：社会達成度と異性との交遊など

◆生活史の特徴

　生活史を明らかにしていく作業が重要なのは，患者を包括的に理解し生活史のなかでの体験が後の精神疾患の病因となるという仮説に基づいている[12]．PDの場合，もともとの気質に剥奪や虐待などのトラウマを体験したことで性格が病む，ということを意味している[13]．表3はパーソナリティ障碍の病因に欠かせない生活史の質問を羅列している．子どもの精神神経発達と環境の絡みを発達段階に沿って質問していく．BPDに特徴的な母親不在時の子どもの様子（不在を察して母親にしがみつく，あるいは呆然と立ち尽くす）は必ず押さえておく．3歳頃の性格傾向（手のかからない子ども，内気，かんしゃくもち，頑固など），習癖，子ども集団への適応，家庭環境（両親の不仲，離婚，再婚など），養育者の養育態度（過干渉，無視），などは聞き逃がせない項目である．落ち着きのない子ども，あるいは内気で恥ずかしがり屋な子どもが，家庭内の問題が大きいと，後にBPD化する危険性が高い[14]．

- **乳幼児期**

　人生の最初期の愛着や信頼の形成が心の発達にとって決定的で，幼児虐待による愛着不全は情緒発達に大きなダメージを与えることはよく知られている[15,16]．筆者[17]は1歳半の愛情剥奪体験によって自閉の殻に閉じこもり，長じてBPDと診断された女性の治療を経験したことがある．他方で，BPD者のなかには養育に手のかからない子どもが少なくない．環境に過剰適応している場合，そのパーソナリティ構造はそれだけ歪んでいるので注意したい．診察時にその「偽りの自己」に早く気づくことが求められる．

　母子分離の問題や幼稚園に入るときの適応様式は，治療への適応や社会参加の仕方の参考になるので詳しく聞きたい．あるSPD者は集団のなかに入れずに常に特別の庇護を必要とし，彼は改善後も親の庇護のもとにいつづけ社会に出ていけなかった．また，回避性PD者のなかには発表会で人目にさらされるのを嫌がったというエピソードが多い．BPD者の養育者には，逆ギレしやすい母親，文字通りに動く行間を読まない母親，子どもの失敗に対して逃げ場を許さない母親，などが多い．

- **学童期**

　5歳から小学校低学年を潜伏期という．学習に適した人生のなかで最も安定した時

期であるが，BPDやSPDでは潜伏期がないのが特徴である[3]．シゾイドPDは，医療の場に現れることはめったにないのだが，一人きりでいるのを好み友達をつくらない．社交不安症の気質（行動抑制と否定的評価に対する恐怖）をもつ子どもは他者とのぶつかり合いを避けるために自己形成過程が停滞するので，回避性PDへの発達（同一性拡散）に注意を払う[6,14]．また，環境の突然の変化（例：母親が働くようになった，父親の単身赴任など）への適応は，家族のまとまりや子どもの適応能力を知る手がかりになる．自己愛性PDの両親は子どもの誇大性を映し出すのに失敗を繰り返すので聞き逃せない項目である．

子どもは10歳前後の前思春期から「自意識」が芽生え，他者の視点を通して自己をみるようになる．それは新しい世界を子どもにもたらす一方で，他人が自分のことをどうみているのか悩みの種になる．それだけに，この頃のいじめや不登校は，恥・劣等感・憂うつ感を植えつけることになる．加えて教育現場からドロップアウトすると，自分の存在がわからなくなってPDへの道を急ぐことになる．

またこの時期は，同性の仲間と徒党を組み行動を共にすることが課題になる．だからこそ，この頃の仲間からの孤立は強い劣等感を抱かせる．養育者の虐待や学校でのいじめといったトラウマは，自己否定に彩られた自己像（「私は悪い子」）を形成し，自己を育む自己像を描けなくさせるのでぜひ押さえておきたい．

- 中高生のこころ

この時期は，本能的自己と社会的自己の形成過程にある．PD者は，性の問題を抱えきれなくて早すぎる性体験や情緒不安定や不登校として問題化する．女性のBPD者のなかには同性との関係を築けない者が少なくない．社会的自己は「共同体か自己か」という弁証法的関係，つまり自己の欲求を押し通すと共同体と衝突し，共同体を優先すると自己を失う，という矛盾を経験しながら形成されていく．PD者では，「共同体か自己か」を行き来することができずに偏った信念に固まり，それが同一性拡散症候群の先駆けとなる．

また性差の違いが目立つようになり，男子では能力に関する優劣の問題，女子では級友との対人関係の問題がトラウマになりやすい．高校生になると，死の恐怖に悩んだかどうかは内面の成熟に関するので必ず質問したい項目の一つである．対社会（家庭や学校）に対する反抗よりも，自己破壊的になって自傷行為に走る者が増加し，うつ状態を呈する者が増えるのもこの時期である．境界性PDや回避性PDでは高校中退が半数を超える現実は無視できない．

- 18歳以降

さらに高校卒業後，大学進学や就職というアイデンティティの確立の段階へと入ると，「これが私だ」という回答を出せるかどうかが課題になる．「普通であること」という社会的自己の確立が困難になった現代社会では，若者にとっては生きづらく，空虚感に彩られた抑うつ，アパシーに陥りやすい．統合失調型PDの場合，異性との対人関係が密になるときにその精神病理が表に現れてくることが多い．境界性PDや回避性PDの社会適応度の低さとは裏腹に，自己愛性PDの社会適応度は高く就労者が

表 4 BPD マクリン・スクリーニング検査（自己記入式）

1. あなたは，数多くの口論や何度も別れを繰り返すことによって，最も親しい人たちとの関係でこれまでに問題を抱えてきていますか？
2. あなたは，意図的に自分の体を傷つけたことがありますか？
   （例：自分自身を殴る，切る，やけどさせる）
   自殺を試みたことはありますか？
3. あなたは，衝動性にまつわる，少なくとも2つの種類の問題を抱えてきていますか？
   （例：過食や派手な金遣い，過剰な飲酒や言葉で罵倒すること）
4. これまでに極端に気分が変動しやすいところがありましたか？
5. ほとんどの時間で，とても怒りを感じてきましたか？ しばしば怒った態度で，あるいは皮肉な態度でふるまってきましたか？
6. あなたは，しばしば他人を信じないことがありましたか？
7. あなたは，しばしば非現実的な感じがしたことがありますか？ あるいは，頻繁に，自分の周りの物事が非現実的であるかのように感じることがありますか？
8. 慢性的に空虚さを感じてきていますか？
9. 自分が誰であるかわからないと感じたり，自分のアイデンティティがないと感じたりすることが，よくありましたか？
10. 見捨てられたと感じることや実際に見捨てられることを避けるために，気も狂わんばかりの努力をしてきたことがありますか？
    （例：彼や彼女がまだ自分を心配しているのだと，自分を安心させるために相手に繰り返し電話をする．繰り返し，相手に自分をおいていかないでくれと懇願したり，身体的にしがみついたりする）

以上，はい=1点　いいえ=0点

大半を占める．

4 パーソナリティ障碍の自己記入式評価尺度

PDに関する症状評価尺度や自己記入式評価尺度の開発はBPDに関するものが大半で，他には自己愛性PDや統合失調型PDが散見される程度である．

自己記入式BPDスクリーニングテスト

BPD治療に歴史あるマクリン病院のBPDのスクリーニング・インストゥルメント[18]は実際的で，時間に制限のある精神科クリニックで行うのに便利である．表4にある質問に，はい=1点，いいえ=0点を加点して，カットオフポイントは7点である．ザナリーニ（Zanarini）ら[19]のBPD評価尺度（ZAN-BPD）はDSM-IVのBPD診断基準9項目を0〜4段階で評価する自己記入式で，時間とともに変化する重症度を知るのに有益である．

自己記入式質問票によるディメンション評価

パーソナリティ機能を評価するには，現病歴を丁寧に記録していく過程で自己と対人関係における病理とその重症度を知ることができる．一方，パーソナリティ特性評価は，臨床の合間に行うのは時間的に余裕がない．そのために「DSM-5のためのパーソナリティ一覧表（Personality Inventory for DSM-5）」を用いるか，あるいは，アメリカ精神医学会のホームページから自己記入式尺度をダウンロードできるので，面接の合間に使用できるであろう．

5 おわりに

アメリカの社会心理学者ニスベット（Nisbett）[20]は東洋人と西洋人の思考の違いについて「東洋人は森全体を見渡す思考をもち（包括的），西洋人は木を見つめる思考（分析的）」だという．なるほど，日本の伝統的な精神医学は患者の全体を見て（名医は出現するが精神医学は育たない），アメリカのDSMは患者をカテゴリーに分類したがる（名医は少ないが精神医学は発展する）のだと変に納得した．そのカテゴリー分類を支えるのが症状評価尺度や質問票である．ところが，PDの場合，症状を生み出すパーソナリティ構造自体を評価するものでなければ信頼に値しない．とはいえ，ディメンション分類を精神科クリニックで普及させるための評価法や質問票を作成するのは並たいていの努力ではすまないだろうということを暗に述べてきた．

文献

1) 神庭重信（総編集），池田　学（編）．DSM-5を読み解く5 神経認知障害群，パーソナリティ障害群，性別違和，パラフィリア障害群，性機能不全群．中山書店；2014．
2) Kupfer DJ, First MB, Regier DA (eds). A Research Agenda for DSM-V. American Psychiatric Publishing；2002／クッファー DJ, ファースト MB, レジェ DA（編），黒木俊秀，松尾信一郎，中井久夫（訳）．DSM-V研究行動計画．みすず書房；2008．
3) 川谷大治．福岡大学病院における境界例診断の変遷と治療について．精神神経学雑誌 1990；92（11）：830-837．
4) 川谷大治．境界性パーソナリティ障害の外来治療．牛島定信（編）．境界性パーソナリティ障害〈日本版治療ガイドライン〉．金剛出版；2008．
5) 川谷大治．境界性パーソナリティ障害の現在．第108回日本精神神経学会学術総会シンポジウム「パーソナリティ障害の臨床」電子版 2013年4月．
6) 川谷大治．自己愛・回避性パーソナリティ障害の精神療法．日本サイコセラピー学会雑誌 2015；16（1）：25-33．
7) 西園昌久．今日の思春期心性と精神病理．精神医学レビューNo9 思春期の精神障害—今日的問題．ライフサイエンス；1993．
8) 皆川邦直．境界例の初期診断と対応．精神科治療学 1990；5（6）：749-756．
9) 川谷大治．外来診療所におけるパーソナリティ障害の治療．こころの臨床 à la carte 2006；25（4）：547-553．
10) 川谷大治．境界性パーソナリティ障害の外来治療．精神神経学雑誌 2007；109（6）：566-571．
11) American Psychiatric Association. Diagnostic and Statistical Manual of Mental Disorders, 5th edition (DSM-5) American Psychiatric Publishing；2013／日本精神神経学会（監），髙橋三郎ほか（訳）．DSM-5精神疾患の診断・統計マニュアル．医学書院；2014．
12) 西園昌久．生活史．川北幸男，栗原雅直，中尾弘之（編）．現代精神医学大系第2巻B 精神疾患の成因II．中山書店；1980．pp95-214．
13) 牛島定信．パーソナリティ障害とは何か．講談社現代新書；2012．
14) 川谷大治．境界性パーソナリティ障害は今．第112回日本精神神経学会学術総会シンポジウム「最近のパーソナリティ障害臨床事情」．2016．
15) 中田　力．穆如清風．日本医事新報社；2010．
16) 友田明美．被虐待者の脳科学研究—発達障害や愛着障害の脳科学研究．精神神経学雑誌 2015；117（11）：928-935．
17) 川谷大治．治療過程における「わたし」と「自分」．日本語臨床2「自分」と「自分がない」．星和書店；1997．pp109-125．

18) Zanarini MC. A screening measure for BPD : The Mclean Screening Instrument for Borderline Personality Disorder (MSI-BPD). Pers Disord 2003 ; 17 (6) : 568-573.
19) Zanarini MC. Development of the self-report version of the Zanarini Rating Scale for Borderline Personality Disorder. Personal Ment Health 2015 ; 9 : 243-249.
20) Nisbett ER. The Geography of Thought. Brockman；2003／村本由紀子（訳）. 木を見る西洋人　森を見る東洋人. ダイヤモンド社；2004.

VI 精神科診断に役立つ質問票,症状評価尺度—概要と利用法

7 認知症

植木昭紀[*1], 宇和典子[*2]
*1 うえき老年メンタル・認知症クリニック
*2 兵庫医科大学精神科神経科

1 はじめに

　認知症（dementia）では，いったん獲得された知能が器質的要因によって持続的に障害される．国際的な診断基準において認知症では，日常生活の個人的活動を損なう[1]，毎日の活動で自立が阻害される[2]，仕事や日常活動に支障をきたす[3]とされている．したがって認知症の診断にとって重要なことは，面接から収集した症状の出現時期や経過，既往歴，生活歴，学歴，家族歴，嗜好，十分な身体的・精神医学的診察と行動観察による現症の把握である．症状評価尺度は認知症の範囲で症状の特徴を把握すること，その変化を測定して症状の進行や治療効果を判定することに有用で，症例の理解や治療法の検討に資するものである．しかし，あくまでも補助であって，単に項目を採点し，その点数によって診断を下すような一元論的な解釈を行ってはならない．
　認知症ではまず記憶をはじめとする認知機能の障害による中核症状がある．次に中核症状に伴う精神症状・行動異常，さらに生活場面では日常生活動作（activities of daily living：ADL）の障害がみられる．これらの症状や障害を1つの尺度で評価することはできない．また認知症の疑いをスクリーニングする場合や認知症の重症度を考える場合では，心理的要因，環境要因による影響もあり，中核症状，精神症状・行動異常の多寡だけで評価できない．したがって認知症の評価尺度は，使用目的，評価対象に応じて使い分ける必要がある．評価する方法には，対象者に設問や課題を直

植木昭紀（うえき・あきのり）　　略歴

1959年兵庫県生まれ．1983年兵庫医科大学卒．1983〜84年同病院臨床研修医．1988年兵庫医科大学大学院医学研究科内科系（精神科神経科学）修了，同大学精神科神経科学講座助手．1991年スウェーデン王立カロリンスカ研究所組織学神経生物学客員研究員．1993年兵庫医科大学精神科神経科学講座講師，2001年同准教授．2011年より，うえき老年メンタル・認知症クリニック院長．専門領域は老年精神医学とくに認知症疾患．
共著書として，『臨床精神医学講座 S9 アルツハイマー病』（中山書店，2000），『よくわかるアルツハイマー病—実際にかかわる人のために—』（永井書店，2004），『看護のための最新医学講座第2版第13巻 認知症』（中山書店，2005），『老年医学の基礎と臨床第2巻 認知症学とマネジメント』（ワールドプランニング，2009）がある．

接与え，得られた成績から判断する質問式，対象者の行動の観察，家族，介護者，援助者からの情報によって評価する観察式がある．質問式では対象者のみで実施可能であるが，施行の方法，対象者の動機づけ，気分，身体状態，視聴覚機能，協調性が大きく影響する[4]．観察式においては対象者が拒否的で視聴覚障害があっても実施可能であるが，家族，介護者，援助者が対象者の普段の生活を熟知している必要がある[5]．

認知症の評価尺度には認知症の疑いのスクリーニングや診断の補助となる認知機能障害に加え，精神症状・行動異常，ADL障害，重症度に関するものがある．本項ではそれぞれの評価尺度のなかで日本版の代表的なもの[6]を紹介し，特徴，限界，解釈の注意点について述べる．

2 認知機能障害の評価尺度

認知症が疑われて受診する人に，特に自らの意思に反して家族らに連れられ受診した場合，いきなり評価尺度を実施してはいけない．まず検者が何気ない世間話を始めるように導入的な会話をして場を和ませ，検者への信頼感を少しでも作ったうえで同意を得て実施しなければならない．また，評価尺度の得点だけでなく，対人行動の様子が評価と診断にとって重要な情報であることも忘れてはならない．

Mini-Mental State Examination（MMSE）[7]

MMSEは，認知症か健常かを判断するための簡便で標準化された質問式のスクリーニング評価尺度である．感度，特異度の面で最も推奨され世界中で広く使われている[8]．時間の見当識，場所の見当識，単語の記銘，暗算で繰り返し引き算をする注意と計算，記銘した単語の想起，物品の呼称，復唱，三段階口頭命令と実行，文章を読み理解し実行する，任意の文を書く，図形模写の11項目の設問から成る．記憶，失行，失認，視覚認知などを多面的に評価できる．運動障害がある場合は評価が困難になる．回答を得て評価し，満点は30点である．得点が低いほど障害は高度となり，認知機能の異常は23点以下とされている．しかし学歴や職業歴が濃厚に影響し，高学歴で長期間職業に就いていた場合や教育年数の短い場合などは必ずしもあてはまらず，一応の目安とすべきである．また，初期のアルツハイマー型認知症では，記憶，見当識の失点が目立ち，レビー小体型認知症では他の設問に比し図形模写が拙劣[8]というよ

宇和典子（うわ・のりこ） 略歴

1978年京都府生まれ．
2002年兵庫医科大学卒，2002～04年同病院臨床研修医．
2008年兵庫医科大学大学院医学研究科内科系（精神科神経科学）修了，同大学精神神経科学講座助教．
2011年同大学病院認知症疾患医療センター外来担当兼任．

改訂長谷川式簡易知能評価スケール（HDS-R）[9]

改訂長谷川式簡易知能評価スケール（Hasegawa's Dementia Scale-Revised：HDS-R）は日本人を対象に開発され，信頼性が高く加齢や教育年数の影響を受けにくい日本で最も頻用されているスクリーニング評価尺度である．年齢，時間の見当識，場所の見当識，単語の記銘，計算，数字の逆唱，記銘した単語の想起，視覚性記銘，語の流暢性の9項目の設問から成る．それぞれの設問の順序を変えず注意事項を守って実施することが求められる．満点は30点であり，20点以下は認知症が疑われ詳しい診察，検査が必要とされる．言語性中心の評価尺度で運動障害の影響は排除できる．単語の想起の評価点が大きくアルツハイマー型認知症の鑑別には有用である．

時計描画検査（CDT）[10]

時計描画検査（Clock Drawing Test：CDT）では，時計の文字盤と指定した時刻の長針と短針を書かせる．時計に関する意味記憶，視空間・構成能力，言語理解，注意，実行機能を評価しているが，複数の採点方法があり，統一したものがない．教育による影響は少なく，認知機能障害を視覚的にとらえやすいが，軽度の認知症ではあまり有効ではない．そのためいくつかの評価尺度と併用しなければならない．

N式精神機能検査[11,12]

N式精神機能検査は，日本で独自に開発されたスクリーニング評価尺度である．MMSEやHDS-Rと比べ多く使われているとはいえない．記憶，見当識，計算のほかに図形模写，運動の動的統合といった構成，行為などの動作性課題も含まれ多方面の機能の評価が可能である．課題の難易度により得点が重みづけされ，満点は100点で得点によって正常，境界，軽度認知症，中等度認知症，重度認知症の判定が可能である．動作性課題や視覚や聴覚の認知的理解の課題が多く含まれ，高齢者ではMMSEやHDS-Rと比べ励ましが必要である．重度の運動障害，視覚障害，聴覚障害がある場合は施行できない．

ウェクスラー成人知能検査第3版（WAIS-III）[13,14]

ウェクスラー成人知能検査第3版（Wechsler Adult Intelligence Scale-Third Edition：WAIS-III）は世界で最も普及している知能検査で，適用年齢は16～89歳である．年齢別標準平均値から全体的な知能水準を全検査知能指数（全検査IQ）として算出する．IQの平均値は100に標準化されている．個人間差を言語性IQと動作性IQ，さらに言語理解，知覚統合，作動記憶，処理速度の4つの群指数から測定し，知能の構造特徴を多面的にとらえることができる．言語性知能には，一般常識，単語の意味，社会通念，共通概念を答えさせる問題，計算問題，数字の順唱と逆唱などが含まれる．動作性知能には，絵の不足部分を答えさせる，絵を並べ替えさせる，積み

木を模様に並べさせる，数列を符号列へ並べ替えさせるといった問題がある．認知症が明らかな場合，実施に困難を伴うことが多い．言語性IQと動作性IQが同程度に低下している場合は全般性認知機能低下が示唆されるが，平均範囲内であっても言語性IQと動作性IQの解離や下位検査ごとの結果から障害の構造を把握する必要がある．実施に長時間を要するため負担の程度，実施中の行動，対象者の背景情報を考慮し，他の評価尺度と併用して結果を理解することも大切である．

ウェクスラー記憶検査改訂版（WMS-R）[15]

ウェクスラー記憶検査改訂版（Wechsler Memory Scale-Revised：WMS-R）は，スクリーニング評価尺度の成績の低下が軽く軽度認知障害が疑われた場合に実施することが多い．主にエピソード記憶を測定している．13種類の下位尺度の結果から視覚性記憶，言語性記憶，注意/集中力，遅延再生の各指数を算出する．年齢別平均を100，標準偏差を15として5つの側面から記憶障害の主要因の目安を立てることができる．記憶障害がある場合，遅延再生，一般的記憶，注意/集中力の順で指数が低下する．学習効果の影響を受けやすく短期間で再評価する場合には注意が必要である．重度の記憶障害では評価できないことがある．記憶障害の程度が重いほど試行回数が増える下位尺度があるため，易怒性，易疲労性を伴う場合は実施が難しいかもしれない．

リバーミード行動記憶検査（RBMT）[16]

リバーミード行動記憶検査（Rivermead Behavioural Memory Test：RBMT）は日常生活で必要とされる記憶課題で，姓名の記憶，持ち物の記憶，約束の記憶，絵の再認，物語の直後と遅延再生，顔の再認，道順の直後と遅延再生，用件の記憶，見当識の9項目からなる．日々の暮らしに沿った状況下での評価のため日常生活での問題の予測にも有用である．指示や手順は理解しやすく比較的重度にも施行できる．しかし部屋の移動や特別な道具が必要であり簡便とはいえない．

ベントン視覚記銘検査（BVRT）[17]

ベントン視覚記銘検査（Benton Visual Retention Test：BVRT）は，単純な図形が描かれている10枚の図版を10秒間見せた後，その図形を描かせる手法のほかに模写させる手法など4通りの施行法がある．図版の正答数と誤謬数で評価する．難易度が等価な図版が3セット用意されており，経過や治療による変化をとらえるために複数回実施することができる．言語能力が低下していても施行可能である．視覚性注意，視覚認知，視覚構成能力も評価しており，記憶以外の認知機能障害の程度を確認しておく必要がある．

三宅（東大脳研）式記銘力検査[18]

三宅（東大脳研）式記銘力検査は，意味的な関連性のある単語からなる有関係対語

と関連性のない無関係対語のそれぞれ 10 対を検者が 1 対ずつ聞かせて覚えるように復唱させ，10 対を言い終わると検者が 1 対ごとに前の単語を言い，対象者に後ろの単語を想起させる施行を 3 回繰り返す．検者に特別な訓練は必要なく短時間で実施可能である．無関係対語のほうに意義があるとされる．記銘だけを純粋に検査しているわけではなく，記憶の形成，把握，再生，注意が関与しているため，意欲や発動性の減退，抑うつ，意識混濁，疲労などでも成績が悪くなる．

● Alzheimer's Disease Assessment Scale 認知機能下位検査 日本版[19,20]

アルツハイマー病では記憶，言語，行為において障害がみられやすいことから，Alzheimer's Disease Assessment Scale 認知機能下位検査 日本版は単語再生，口頭言語能力，言語の聴覚的理解，自発話における喚語困難，口頭命令に従う，手指および物品呼称，構成行為，観念運動，見当識，単語再認，テスト教示の再生能力の 11 課題で構成され，判断，抽象思考，注意の課題は含まれていない．課題の順序を変えずに実施する．近年，薬物療法の評価，特に患者を対象とした臨床試験では主要評価項目の一つとして広く使用されている．失点で評価し，得点は 0〜70 点で高得点ほど障害の程度は重い．継時的に複数回施行し，得点変化によって認知機能障害の進行程度を判断するためのものであり，認知症の重症度の判定や高度のアルツハイマー病には適さないためスクリーニング評価尺度としては用いない．

3 認知症の精神症状・行動異常の評価尺度

認知症の精神症状・行動異常の出現は，身体の不自由さ，身体的な合併症や不全感，家族に対する不満，入院や入所，介護者や援助者の交代などの環境の変化によって大きく左右される．そのため薬物療法だけでなく介護の仕方といった環境調節によっても精神症状・行動異常の出現を減らすこと，改善させることが可能である．適切な治療法や介護手段の選択とその効果を検討するには，精神症状・行動異常を正確に把握するための信頼性と妥当性を備えた評価尺度が必要である．しかし，その評価は観察式のため，家族，介護者，援助者からの情報に基づく評価が主になることに留意する必要がある．質問への家族，介護者，援助者の理解度だけでなく，対象者との人間関係も確認しながら客観的，適切な情報を得ることが大切である．

● Neuropsychiatric Inventory（NPI）[21,22]

NPI では，妄想，幻覚，興奮，うつ，不安，多幸，無関心，脱抑制，易怒性（易刺激性），異常行動，夜間行動，食行動についての主質問を行い，精神症状・行動異常が存在している場合には下位項目を尋ね，特に問題とした項目についての頻度を 1 から 4 の 4 段階，重症度を 1 から 3 の 3 段階，介護者の負担度を 0 から 5 の 6 段階で評価する．頻度と重症度の積を合計して点数化する場合は夜間行動，食行動を含めない．評価点数が大きいほど症状が激しい．元来，アルツハイマー型認知症の精神症状・行

動異常を評価するために開発されたが，アルツハイマー型認知症以外の認知症疾患にも用いられる．対象者の行動をよく知る家族，介護者，援助者から情報を得て評価するが，主質問，下位項目の質問は構造化されており，文言を変えず正確に尋ねることが必要である．

● Behavioral Pathology in Alzheimer's Disease (BEHAVE-AD)[23]

BEHAVE-AD はアルツハイマー型認知症の精神症状・行動異常に対する薬物療法の効果を判定するための評価尺度で，信頼性，妥当性が認められている．25の評価項目があり，妄想観念，幻覚，行動障害，攻撃性，日内リズム障害，感情障害，不安および恐怖の7領域に分類されている．項目ごとに評価の目安となる具体例が記載されているが，行動障害の評価項目は詳細さを欠く．実施時点から2週間前までの期間の家族，介護者，援助者の観察に基づき，各項目の重症度を「なし」の「0」から「重篤」の「3」の4件法で表す．1つの症状を複数の領域にまたがって評価してもよいが，1つの領域のなかで複数の項目にまたがって評価してはいけない[24]．

4 日常生活動作（ADL）の評価尺度

日々の暮らしのなかでADLの障害は最も切実な認知症の症状である．そのため，ADL機能の評価は認知機能の評価と同様に認知症において必須である．認知症では認知機能障害と運動機能障害の程度は一致せず，運動機能障害がないにもかかわらず行為ができなくなる．ADL障害の評価は，障害の要因となる認知機能の分析だけでなく，介護負担や認知症の進行度の指標として，また日常生活面での実際的能力を総合的にとらえられることから，介護福祉サービスの利用や介入方法の選択において有用である．評価する方法として家族，介護者，援助者の情報に基づくのが一般的である．

● N式老年者用日常生活動作能力評価尺度[25]

N式老年者用日常生活動作能力評価尺度では，ADLを歩行・起坐，生活圏，着脱衣・入浴，摂食，排泄の5項目に分け，各項目を0，1，3，5，7，9，10点の7段階で評価する．対象者に関する情報をもとに評価表に具体的に示されている各段階の動作能力にあてはめる．自立して日常生活が営める正常の場合が10点，まったく自ら動作できない最重度は0点である．認知症で生活機能を低下させる基本的なADL障害の評価尺度であり，介護の必要性の考慮に有用である．しかし買い物，料理，電話の使用などの複雑なADLの評価は含まれていないことに注意が必要である．

● Instrumental Activities of Daily Living Scale (IADL)[26]

IADLは，女性では電話の使い方，買い物，食事の支度，家事，洗濯，移動・外出，服薬の管理，金銭の管理の8項目，男性では食事の支度，家事，洗濯を除外した5項

目の道具使用機能について評価する尺度である．得点範囲は女性が0～8点，男性が0～5点である．これらの項目に示された複雑なADLは，注意，実行機能，記憶，構成能力など複数の認知機能が関与しており，認知症では排泄や更衣などの身辺自立に関する基本的なADLよりも先に障害されるため，認知症が疑われる場合の自立度の評価にも有用である．日常診療に使いやすく質問内容が平易で多様な職種で利用できるため情報の共有化に適している．

Disability Assessment for Dementia (DAD)[27]

DADは，在宅のアルツハイマー型認知症を対象に専門知識を必要とせず評価が可能である．評価前2週間で実際に観察された行動について測定する．高齢者で経験したことがない項目は得点の算出に含めない．衛生，着衣，排泄，摂食，食事の用意，電話をかける，外に出かける，金銭の取り扱いと通信，服薬，余暇と家事のそれぞれについて，開始すること，計画と段取りをつけること，有効に行うことの3つの要素を確認するための40の設問がある．家族，介護者，援助者から情報を得る時の質問は評価表通りにする．運動障害をもつ場合には適切に評価できない．

5 重症度の評価尺度

認知症でみられる認知機能障害，精神症状や行動異常の程度や多寡，ADLの低下を包括的に評価することは，社会適応能力を把握し，治療方針や介護のあり方を考え適切な対処を施すうえで非常に重要である．

Clinical Dementia Rating (CDR)[28]

CDRは，国際的な重症度評価法の一つである．対象者への質問と家族，介護者，援助者への半構造化面接法によって得た認知機能障害と日常生活に関する情報をもとに，記憶，見当識，判断力と問題解決，地域生活，家庭生活，介護状況の6項目について「障害なし」から「重度の障害」まで5段階で評価し，それらを総合して健常，認知症の疑い，軽度認知症，中等度認知症，重度認知症のいずれかに分類する．認知症の疑いには明らかに認知症ではないが健常ともいえない軽度認知障害が含まれる．対象者の元来の知的水準や過去の行動状況を考慮して評価する必要がある．評価者の主観が入りやすく，評価者間に違いが生じる可能性がある．

Functional Assessment Staging (FAST)[29]

FASTは，アルツハイマー型認知症の病期をADLの障害の程度によって分類する国際的に頻用されている観察式の評価尺度である．認知症だけでなく，正常と認知症の中間にある年齢相応や境界状態を含め，7段階の病期に分類され，病期ごとに臨床的特徴が詳細に記載されている．提示されている臨床的特徴を理解し，買い物，行事の計画や遂行，季節に適した服装など具体的にADLの障害について家族，介護者，

援助者に尋ねることが必要である．対象者に対する情報が得られない場合は評価できない．病期を判定することによってアルツハイマー型認知症の進行過程が理解でき，その後の経過や予後について大まかな予測が可能となる．経過が著しく異なる場合にはアルツハイマー型認知症ではない可能性がある[30]．

6 おわりに

　認知症の人の臨床的全体像をつかまえることは評価尺度だけではできない．詳細な病歴の収集，十分な診察から得た臨床所見，身体的諸検査の成績の統合が肝要であり，評価尺度の実施は症候学的に少しでも精緻な情報を集めるための一つの手段であることに留意せねばならない．多くの評価尺度を行い，いたずらに認知症の増悪につながる負担，困惑を助長することなく，限られた診療時間のなかで自然に導入できるよう対象者の心身の状態，医師–患者関係に配慮したうえで医師が症候，状態，目的に応じた評価尺度を選択し，診察の一環として実施することが望ましい．

文献

1) World Health Organization. International Statistical Classification of Diseases and Related Health Problems, 10th Revision. World Health Organization；1993.
2) American Psychiatric Association. Diagnostic and Statistical Manual of Mental Disorders, 5th edition. American Psychiatric Publishing；2013.
3) McKhann GM, Knopman DS, Chertkow H, et al. The diagnosis of dementia due to Alzheimer disease：Recommendations from the National Institute on Aging-Alzheimer's Association workgroups on diagnostic guidelines for Alzheimer's disease. Alzheimers Dement 2011；7：263-269.
4) 加藤伸司．質問式による認知機能障害の評価尺度（1）．老年精神医学雑誌 1996；7：1037-1044.
5) 新井平伊．観察式による痴呆の行動評価（1）．老年精神医学雑誌．1996；7：685-694.
6) 「認知症ガイドライン」作成合同委員会（編）．認知症疾患治療ガイドライン2010 コンパクト版2012．医学書院；2012．pp31-36.
7) Folstein MF, Folstein SE, McHugh PR, et al（著），杉下守弘（訳）．精神状態短時間検査—日本版．日本文化科学社；2012.
8) Ala TA, Hughes LF, Kyrouac GA, et al. Pentagon copying is more impaired in dementia with Lewy bodies than in Alzheimer disease. J Neurol Neurosurg Psychiatry 2001；70：483-488.
9) 加藤伸司，下垣　光，小野寺敦志ほか．改訂長谷川式簡易知能評価スケール（HDS-R）の作成．老年精神医学雑誌 1991；2：1339-1347.
10) Shulman KI, Feinstein A. The Clock Drawing Test. In：Shulman KI, Feinstein A（eds）. Quick Cognitive Screening for Clinicians：Mini Mental, Clock Drawing and Other Brief Test. Taylor and Francis；2003／成本　迅，北村百合之介（訳）．時計描画検査．福井顯二（監訳）．臨床家のための認知症スクリーニング—MMSE，時計描画検査，その他の実践的検査法．新興医学出版社；2006．pp43-77.
11) 福永知子，西村　健，播口之朗ほか．新しい老人用精神機能検査の作成—N式精神機能検査．老年精神医学 1988；5：221-231.
12) 西村　健，福永知子．N式精神機能検査（Nishimura Dementia Scale）．大塚俊男，本間　昭（監）．高齢者のための知的機能検査の手引き．ワールドプランニング；1991．pp27-34.
13) Wechsler D（著），日本版WAIS-III刊行委員会（訳・編）．日本版WAIS-III成人知能検査法実施・採点マニュアル．日本文化科学社；2006.

14) Wechsler D（著），日本版 WAIS-III 刊行委員会（訳・編）．日本版 WAIS-III 成人知能検査法理論マニュアル．日本文化科学社；2006．
15) Wechsler D（著），杉下守弘（訳）．日本版ウェクスラー記憶検査法（WMS-R）．日本文化科学社；2001．
16) Wilson BA, Cockburn J, Baddeley A（原著），綿森淑子，原　寛美，宮森孝史ほか（日本版著）．日本版 RBMT リバーミード行動記憶検査．千葉テストセンター；2002．
17) ベントン AL（著）．高橋剛夫（訳）．BVRT ベントン視覚記銘検査使用手引．新訂版．三京房；1995．
18) 記銘力検査．東京大学医学部脳研究所（編）．心理検査要項（記銘力検査の項）．医学出版社．
19) 本間　昭，朝田　隆，新井平伊ほか．老年期痴呆の臨床評価法－変化に関する全体的評価とサイコメトリックテスト．老年精神医学雑誌 1999；10：193-229．
20) 本間　昭，福沢一吉，塚田良雄ほか．Alzheimer's Disease Assessment Scale（ADAS）日本版の作成．老年精神医学雑誌 1992；3：647-655．
21) Cummings JL（著），株式会社マイクロン編集部（訳）．Neuropsychiatric Inventory：NPI；使用手引き The Manual of NPI．MICRON；2013．
22) 博野信次，森　悦朗，池尻義隆ほか．日本語版 Neuropsychiatric Inventory—痴呆の精神症状評価法の有用性の検討．脳と神経 1997；49：266-271．
23) 朝田　隆，本間　昭，木村通宏ほか．日本語版 BEHAVE-AD の信頼性について．老年精神医学雑誌 1999；10：825-834．
24) 本間　昭，朝田　隆，新井平伊ほか．老年期痴呆の全般臨床評価法—Clinician's Interview-Based Impression of Change plus-Japan（CIBIC plus-J）解説と評価マニュアル．老年精神医学雑誌 1997；8：855-869．
25) 小林敏子．N 式老年者用日常生活動作能力評価尺度（N-ADL）．大塚俊男，本間　昭（監）．高齢者のための知的機能検査の手引き．ワールドプランニング；1991．pp89-93．
26) 本間　昭．Instrumental Activities of Daily Living Scale（IADL）．大塚俊男，本間　昭（監）．高齢者のための知的機能検査の手引き．ワールドプランニング；1991．pp95-97．
27) 本間　昭，甘利雅邦，植木昭紀ほか．老年期痴呆の全般臨床評価法－CIBIC plus-J の下位尺度評価実施上の留意点とワークシート補遺版の作成．老年精神医学雑誌 2002；13：939-959．
28) 目黒謙一．痴呆の評価－CDR 判定用ワークシート解説．医学書院；2004．
29) 本間　昭．痴呆の行動評価．老年精神医学雑誌 1990；1：403-424．
30) 石井徹郎．Functional Assessment Staging（FAST）．大塚俊男，本間　昭（監）．高齢者のための知的機能検査の手引き．ワールドプランニング；1991．pp59-64．

VII

精神科診断をめぐる往復書簡

VII 精神科診断をめぐる往復書簡

1 原田誠一,山中康裕 往復書簡

原田誠一[*1],山中康裕[*2]
[*1] 原田メンタルクリニック・東京認知行動療法研究所
[*2] 京都ヘルメス研究所,京都大学名誉教授

1 山中康裕先生への第一書翰

　この度は,精神科診断〜精神療法にまつわる往復書翰を交わす提案に対して,ご快諾下さりありがとうございました.かつて『精神療法』誌の特集「認知行動療法をめぐる対話―これからの精神療法について語り合う往復書翰」において,同じ形式で先生とディスカッションさせていただきましたね[1].早いもので既に3年の月日が経っていますが,あの時のスリリングな経験は今も鮮やかに記憶に残っています.この度,再度山中先生と対話する機会をいただくことができ,大層嬉しく感じているところです.

　今回の『診断の技と工夫』〜『精神療法の技と工夫』の2巻では,① DSMに代表される従来の診断(病態理解)の問題点をふまえて,② 僅かなりとも新味のあるディスカッションを試み,③ それを治療(精神療法)の議論につなげて行きたいと目論んでいます.その特別コーナーに,この往復書翰も2篇設けてみた次第です.

　森山先生との第一書翰では,ギャンブル障害の病態理解(診断)において,(DSM-5が触れていない)次の3つの項目を再考してみることに意味がありはしないでしょうか,という形で議論を始めてみました.
① 人間にとってギャンブルが持つ普遍的な意味
② ギャンブル障害の背景にみられる日本人〜日本の組織の特徴

山中康裕(やまなか・やすひろ)　**略歴**

1941年名古屋市生まれ.
1971年名古屋市立大学大学院医学研究科卒,医学博士.
名古屋市立大学医学部助手,講師,南山大学文学部助教授を経て1980年京都大学教育学部助教授,1995年同教授,2001年同学部長・研究科長,2005年同大学退職,京都大学名誉教授.日本学術会議第19期会員(第一部会).
主要著書に『少年期の心』(中公新書,1978),『老いのソウロロギー(魂学)』(ちくま学芸文庫,1998),「山中康裕著作集・全6巻」(岩崎学術出版社,2004)ほか多数.

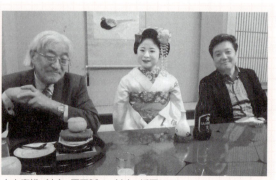

山中康裕(左),原田誠一(右),祇園にて.

③ 現代の日本人の生活事情も加味した，今日のギャンブル障害の病態理解

　言わずもがなですが，山中先生とは異なる切り口から診断～精神療法をめぐる対話を行ってみたいと考えました．端的に申し上げますと，山中先生の病態理解（診断）～治療（精神療法）のエッセンス～真髄を，活きたフレッシュな形で読者の皆さまにお伝えしたいと願ったのです．臨床の場における先生の，真摯で自由で大胆な共感の姿勢，遊び心を忘れない豊穣でシャープな感性，的確な読みに裏付けられた即興性と瞬発力，そしてこうした要素を統合した融通無碍な関わりの精華を，誌面を通して具体的にお示ししたいと念願した次第です．

　はたして，どういう形式でこの企みを実現したものか，あれこれ考えてみました．そして，最近観て印象深かった映画『グランドフィナーレ』を素材にしてみるのはどうか，とふと思いついたのです．幸い先生のご賛同をいただくことができ，今回実現の運びとなりました．

　現在（2016年5月）も上映中のこの映画の監督・脚本は，イタリアの俊英パオロ・ソレンティーノ．主演のマイケル・ケインの名演もあり，いくつかの映画祭で賞を獲得している世評の高い新作です．わたしがこの映画に目をつけたのには，次のような理由があります．
- 理由1：語るに値する名画である（前提条件）．
- 理由2：主人公が陥っている陥穽（診断）とそこから回復していく過程（精神療法）が，先生の臨床～表現療法のエッセンスを示す素材として好適ではないか（山中先生～表現療法と作品の相性）．
- 理由3：先生ご自身が，ソレンティーノの前作『グレート・ビューティー――追憶のローマ』を高く評価なさって映画評[2]を書いておられるので，恐らくはこの新作を既にご覧になって興味をお感じになっているだろう（山中先生とソレンティーノ監督の相性）＊．

　しかるに「理由3」（の一部）は，私の決めつけに過ぎなかったと判明しました．先生はわたしの提案をご覧になってから，わざわざ遠方まで足を運んで映画を鑑賞なさり，その上でOKを出して下さったのでしたね．今回賜りましたご厚誼に，改めて御礼申し上げます．

　これから議論を進めるために，先ずはこの映画のストーリーの「あらすじ」を公式パンフレットの"story"から引用してみます．

＊：『グレート・ビューティー』の映画評の中で先生は，キーワードとして《美そのもの》《死と永遠》《心の内なる旅》をあげ，「《心の内なる旅》をしながら，失いかけていた自らの生き方を再び求め始めるストーリィ」と全体を実に的確にまとめておられます[2]．この映画評をふまえて改めて『グランドフィナーレ』を振り返ってみると，キーワード～キーフレーズを変える必要はなく，この作品がソレンティーノが奏でた新たな変奏曲である事情がよく分かるように感じられます．

- **英国女王からの出演依頼**

「あの曲は，もう指揮しない」―女王陛下からの勲章の授与と出演依頼を，即座に断るフレッド・バリンジャー（マイケル・ケイン）．フレッドの名を世界中に知らしめた不朽の名曲「シンプル・ソング」を，フィリップ殿下の誕生日に指揮するという名誉あるオファーなのに，興味すら示さない．BBCのオーケストラの演奏で偉大なソプラノ歌手スミ・ジョーが歌うと言われても，フレッドはもう引退したからと頑なに拒むのだった．

- **スイスの高級ホテルに集うセレブたち**

母国イギリスのロンドン，そしてニューヨーク，最後はヴェネチアの楽団で24年，作曲と指揮に持てる才能のすべてを注ぎ込んだフレッド．80歳になった今はすっかり燃え尽きて，ここアルプスのリゾートホテルでバカンスを送っている．

宿泊客は，今も世界中の子供たちのヒーローである元サッカー選手や，かつて大ヒットしたロボット映画の役名で呼ばれることにウンザリしているハリウッドスターのジミー・ツリー（ポール・ダノ）などセレブぞろいで，皆世間とは違う風変わりな事情を抱えていた．

- **ハリウッドの巨匠との美しき友情**

フレッドの60年来の親友である，映画監督のミック・ボイル（ハーヴェイ・カイテル）もホテルに宿泊していたが，現役を続けるミックは若いスタッフたちと新作の脚本執筆に励んでいる．遺作にする覚悟で，タイトルも「人生最後の日」に決めていた．

父を心配する娘のレナ（レイチェル・ワイズ）が予約した，マッサージ，サウナ，健康診断を淡々とこなすフレッド．何ごとにも無気力になってしまったフレッドの唯一の楽しみは，ミックの昔話と悪ふざけ，そして歳を重ねたがために頭と体のあちこちに出てきた不具合自慢だった．

- **音楽に父を奪われた娘の遅れてきた反抗**

ある時，部屋へ戻ると，夫のジュリアンと旅行に出かけたはずのレナが泣きじゃくっている．ジュリアンの父親であるミックに，「君の息子が私の娘を捨てた」と告げるフレッド．驚いたミックは，すぐに息子を呼び出すが，彼が連れて来た新しい恋人を見てもっと驚く．レナの方がはるかに美しく魅力的なのだ．しかし，ジュリアンが告白した彼女を選んだ理由は，さらに父親たちを驚愕させる．

「お前の気持ちはよくわかる」とレナを慰めようとして，逆上されるフレッド．音楽がすべてでママのことなど一切顧みなかったパパに，夫婦の愛情の何がわかるのかと，激しく責められたのだ．

- **最後の大舞台，成功のカギを握る妻との再会**

自分には音楽しかないと娘に気付かされたフレッドのもとに，女王の特使が再び現れるが，やはり頑として断るフレッド．必至で食い下がる特使に，遂にフレッドは本当の理由を語る．父の「シンプル・ソング」にまつわる母への想いを初めて聞いたレナは，思わず涙するのだった．

思いもしなかった形で，バカンスが突然終わりを告げる．長年タッグを組んできたブレンダ・モレル（ジェーン・フォンダ）に主演を断られたミックが，製作中止に追い込まれたのだ．ミックが選んだ結末に衝撃を受けたフレッドは，「君の音楽は驚きや新しい感動をもたらした」という友の言葉を胸に，最後のステージに立つことを決意する．しかし，その前に会わなければならない人がいた．フレッドは，ヴェネチアに暮らす妻を訪ねるのだが——．

　これからの先生との議論につなげるために，ここでは前記の"story"に十分述べられていない主人公にまつわる事情を，3つのテーマに絞って追記してみます．
① 主人公が抱える問題の所在の一端：回避と強迫
②「自己認識」と「実態」の乖離
③ 変化のプロセス—前兆〜触媒〜実現の過程
　以下それぞれについて，少しだけ私見を述べさせていただきます．

- **テーマ1：主人公が抱える問題の所在の一端：回避と強迫**

　主人公が抱える問題は様々ですが，その中に「回避と強迫」があると感じました．回避と強迫は，不安に対処するためのすこぶる有効で強力な防衛機制ですが，それが前面に突出して生活全体を縛って固定してしまうと，様々な支障をきたしますね．この事情は日頃臨床の場で，いやという程見慣れている風景でしょう．主人公のフレッドも回避と強迫を様々な形で長年にわたって行い続けており，それが彼の時間を止めて停滞を生んで，「心の自然な流れの回復」[3] が妨げられていたように感じられます．以下，3点だけ具体例を記してみます．

◉ 認知症を患った妻と10年以上会わず生活してきた（認知症の配偶者と会うことの回避）

◉ 主人公と親友の間柄（「美しい友情においては美しいことしか話さない」という形での，親友との関係性における回避）

- レナ（娘）：それにしても，父はあなたにまったく話していなかったの？ 女王陛下のことも，ロンドンで「シンプル・ソング」を演奏する話も，それを断ったことも？
- ミック（親友）：まったく．何も聞いていない．
- レナ：なんて奇妙な友情なのかしら．
- ミック：奇妙？ いや，美しい友情だよ．美しい友情においては美しいことしか話さないんだ[4]．

◉ 主人公の癖（自らの生理的な欲求に対する，強迫的な形による鼻かみ）

- そしてジミー・ヒトラー（＝俳優ジミーが演じるヒトラー）は，いつものフレッドとまったく同じように，ポケットからハンケチを取り出して鼻をかみ，4回ぬぐってから，折りたたんで元の場所にしまった．フレッド・バリンジャーは自分の席で，みずからの癖が（ジミー演じる）ヒトラーにまねされているのを見て，

思わず苦笑いした[4].

- **テーマ2:「自己認識」と「実態」の乖離**

前記のように，主人公は様々な局面において回避と強迫を行い続けており，現実との接触を避け儀式化した対応を試みていますが，本人の自己認識はかなり異なっているようです．例えば，次のような具合．

🔴 エリック・サティ篇
- 女王陛下の特使：六月にあなたがサーの称号を受ければ，女王陛下もさぞご満足でしょう．
- フレッドは笑いをこらえられなかった．「エリック・サティがレジオンドヌール勲章を授けられたときになんと言ったかご存じですか？ 彼はこう言ったんです．『勲章を拒むだけでは足りない．勲章にふさわしい人間にならないことが必要なのだ』と．まあ，私はサティではありませんが．おっと，失礼．私の悪い癖でね，すぐに人の言葉を引用したくなるんですよ」[4]

🔴 ストラヴィンスキー篇
- ジミー：ストラヴィンスキーは，どんな人だったんですか？
- フレッド：とても冷静な男だった．
- ジミー：冷静？それだけですか？もっと教えて下さいよ．ぼくには心を開いてくれる友人が必要なんです．ストラヴィンスキーについてもっと教えて下さい．
- フレッド：昔，彼から言われたことがある．「知識人の言うことはつまらない」とね．その日から私は，知識人にならないように精いっぱい努力した．おかげでうまくいったよ[4]．

ここでフレッドは，「勲章にふさわしい人間にならないことが必要なのだ」(サティ)，「知識人の言うことはつまらない」(ストラヴィンスキー)という言葉を引用しつつ，「勲章にふさわしくない人間」＆「知識人にならない」という自己規定をしているようです．しかし実際には，回避と強迫を行っている彼はこうした人間像とは随分とかけ離れており，ある意味ではむしろ対極的な生き方をしているようにも見受けられます．そして，このこと自体～その悪影響に関する，フレッドの自覚は乏しいのですね．

フレッドが抱えていた問題の一面は，こうした「自己認識」と「実態」の乖離にあるように感じられます．ちなみに，フレッドにみられる「実態と必ずしも一致しない頑なな自己認識が，悪循環を生み出してしまう」図柄は，臨床の場でよく出会う事態と申し上げて良いでしょう．

- **テーマ3：変化のプロセス―前兆～触媒～実現の過程**

最後は，フレッドが体験した「変化の過程」です．この映画では，主人公のフレッドの「変化の兆し」と「変化の触媒」が様々な形で表現されており，興味深く感じられて愉しめました．例えば，夢，からだ～マッサージ，自然・動物，何らかの変化を

示して行動を始める男性の仲間たち．

そして何と言っても，外連味なくはつらつと生きる異性たちとの接触ですね．例えば，次のような面々．

① ヌードで堂々と闊歩して美しい裸身を楽しませてくれ，自らの野心〜知性の切れ味も披露し，あまつさえ夢にまで出てくれるミス・ユニバース嬢
② マッサージを介して他者のからだと巧みに対話するスキルを持つ一方で，ダンスに没入して自分のからだを通して法悦の時を作ることもできるマッサージ嬢
③ 長年の恩師〜同志であるミックに対して，深い愛情のもと決然と真実〜決意を告げる大女優ブレンダ・モレル（ジェーン・フォンダ）
④ 沈黙し，夫を叩打し，林間で絶叫する人妻
⑤ 「夜のテクニックがすごい」[4] 娘婿の新しい恋人
⑥ 試練を経て豹変し，底力を増して伸びやかになったフレッドの娘

これから山中先生のご所感を伺って，診断〜精神療法にまつわる対話を続けさせていただくことが，すこぶる楽しみに感じられます．どうぞ，よろしくお願い申し上げます．

2016 年 5 月 23 日

原田　誠一

追伸：今回の 2 往復書翰では，当初予定していた「診断」だけでなく，「診断〜精神療法」の双方を扱うことになってしまいました．このまま行きますと，次の「2 往復書翰」でも「診断〜精神療法」を論じることになりそうです．私が引き起こしましたこの不手際につきまして，お詫びを申し上げます．

2　原田誠一先生の第一書翰への返答

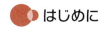 はじめに

原田先生．第一書簡のお手紙，大変愉しく拝見いたしました．

そして，今回の事で，まず，2 つのお礼を申さねばなりません．1 つは，言うまでもなく，此の書簡のやり取りをご提案くださったことそのものに対してです．あの，『精神療法』誌上での，「認知行動療法をめぐっての対談」から，もう 3 年もたったのですね．あの対談は，それまでの私の蒙を啓き，まさに目から鱗の体験をさせて頂けた，とても貴重な体験でもありました．それを，また，こういう形で，実現させてくださったことに対してです．とっても，わくわくしています．本当に有難うございます．

2つ目は，何と，此の監督の前作の映画評を同誌にしておきながら，今度の，前作を凌ぐかのごときこの傑作を，なんと，他の事で，見逃していたのですが，今度のこのご提案のお蔭で，急きょ，見に行くことができて，パオロ・ソレンティーノ監督の最高傑作を，きちんと見ることができたことに対してです．

本当に，私は，運のいい男です．この企画がなかったら，映画館で見る機会を逸するところでした．いつも申しますように，私は，映画をヴィデオで見るという習慣を持ちませんから．本当に有難うございます．そして，今，これを書き始めるのにあたって，もう一つ，お礼を言わねばならぬ事が増えました．それは，此の文章の中の，他の事でと申した，その「他の事」とは，先日やりおおせた，千葉・幕張メッセでの，第112回日本精神神経学会（会長：中山和彦・慈恵医大教授）での，会長企画シンポジウム〈その1〉の「東洋的叡知と心理療法（企画・司会；豊嶋良一埼玉医大名誉教授）」のシンポジストとしての仕事があったので，それが終わるまでは，どうしても，取り掛かれなかったのですが，なんと，先生は，その会場にもお姿を見せられ，壇上の私の写真まで撮ってくださったからです．本当にありがとうございました．

診断について

ご挨拶は，それくらいにして，本論に取り掛かります．

「診断と精神療法過程」という，いずれも，実例をあげて論じなければ，何ともならない，我われのいつものディレンマを，映画を素材にして語る，という，何とも小気味のよい方法をご提案くださったので，普段の，プライヴァシーをどう護るかとか云った，本当に大切なことではあるけれど，実はとても煩わしいことどもを，一気に払拭して下さったので，本当に純粋に，単刀直入に，議論そのものに取り掛かれます．今回は，更に，先生が，実に適切にも，映画の梗概を書いてくださっているので，それに立脚して，議論をしていきますね．

さて，ソレンティーノ監督の前作『グレート・ビューティー』の映画評の中で，私は，自分の取り上げたキーワードのうち《心の内なる旅》から，「《心の内なる旅》をしながら，失いかけていた自らの生き方を再び求め始めるストーリィ」と全体をまとめたのでしたが，先生は，「あの映画評を踏まえて，キーワードも変えることなく，この作品がソレンティーノが奏でた《新たな変奏曲》である事情がよく分かるように感じられる」と言っておられますが，全くその通りですね．今回も，その線上で考えていきたいと思います．

• **本事例の診断について**

ここでは，我々の患者は，齢80歳のイギリス人男性，此の映画の主人公マイケル・ケイン演ずる元・作曲家兼指揮者フレッド・バリンジャーです．これまで，50年を超える年月，ロンドン，ニューヨーク，そして，最後の24年間はヴェネチアで，タクトを振ってきた第一線の音楽家だったのが，すでに引退して，20年以上前から，スイスのセレブなリゾートホテルに夫婦で来ていたけれど，この10年は，妻が認知

症を患って以来，たった一人でやって来ています．今回は，娘，レイチェル・ワイズ演ずるところのレナと一緒です．

ところが，女王陛下に招待され，彼の作品「シンプル・ソング #3」の指揮棒を王子の誕生日に振ってほしい，同時に，貴方にナイトの称号を贈りたいという，英国人にとって，これ以上ないと思われる極上の誘いを運んできた女王付特使に，何の喜びも感動も感ずることなく，無下に，2度も断る彼でした…．つまり，症状としては明らかに，「無感動，意欲喪失」がまず，認められますね．そして，具（つぶさ）に見ていきますと，彼には，軽い強迫症状や，自己認識の乖離なども見えてきます．

ここで，原田先生の挙げられた第 1 のテーマ：主人公が抱える問題の所在の一端「回避と強迫」について，論じていきます．それにしても，すでに先生は，適切にもこう書いておられます．「回避と強迫は，不安に対処するための頗る有効で強力な防衛機制ですが，それが前面に突出して生活全体を縛って固定してしまうと，様々な支障をきたします．（中略）主人公のフレッドも回避と強迫を様々な形で長年にわたって行い続けており，それが彼の時間を止めて停滞を生んで，「心の自然な流れの回復」が妨げられていたように感じられます」として，次の 3 点の具体例を挙げられておられます．① 認知症を患った妻と 10 年以上会わず生活してきた（認知症の配偶者と会うことの回避），② 主人公と親友の間柄（「美しい友情においては美しいことしか話さない」という形での，親友との関係性における回避），③ 主人公の癖（自らの生理的な欲求に対する，強迫的な形による鼻かみ）．

これに加えて，私の目からは，映画の中で 2 回にわたって執拗に撮影されている，口に放り込んだキャンデーの，包み紙を強迫的に擦る癖があげられます．ただし，流石，音楽家だけあって，単に無意味に強迫的なだけでなく，紙を擦るテンポが，音楽的な間隔となっているのですが…．

かくして，主人公は様々な局面において回避と強迫を行い続け，「現実との接触を避け儀式化した対応を試みている」わけです．

次いで，テーマ 2：「自己認識」と「実態」の乖離について論じます．フレッドは，「勲章にふさわしい人間にならないことが必要なのだ」，「知識人の言うことはつまらない」というサティと，ストラヴィンスキーの言葉を，巧みに引用して，「勲章にふさわしくない人間」＆「知識人にならない」という自己規定をしています．ところが実際には，上記したように，無意識的に，回避と強迫を行っている彼は，こうした人間像とは全くかけ離れて，対極的な生き方をしています．そして，このこと自体，つまり，その悪影響に関する自覚には全く乏しいのです．

フレッドが抱えていた問題の一面は，こうした「自己認識」と「実態」の乖離にあるかも，とフレッドにみられる「実態と必ずしも一致しない頑なな自己認識が，悪循環を生み出してしまう」図柄を，原田先生は，もうすでに，巧みに取り出しておられます．

私も，これらには，全く同感ですが，ついでに，これも，DSM-5 には，全く見られない診断基準ですが，「アパシー」をも，見てとるのです．

　此処で，アパシー（apathy）とは，通常の人であれば何らかの感情がわく対象に対して，何の感情も湧かなくなった状態を指す言葉で，アメリカの Walters PA, Jr が，1961 年に Student Apathy として発表し，日本では，丸井文男氏，次いで，笠原嘉氏が，詳細に報告して，我が国の精神医学の世界で広く取り上げられた診断概念です[5,6]．

　いわゆるアパシーの人には，病前性格として以下の諸特性が見られます．
① 完全主義性格，あるいは，all or nothing（全か無か）的性格．そのため，専業に就けず，副業でひっそりと生きていることが多い．
② 人から拒否されることに過度に敏感．「叱られる」「意見される」ことに強い抵抗感あり．プライドが高く，強い自己愛傾向．ぶざまな姿を人に見せられない．人から習うのが下手．よって，敗北・屈辱を異常なほどに嫌がり，勝負する前に降りてしまう．傷つくことを回避し，万能感の維持を優先する．優勝劣敗の回避（笠原の絶妙なキャッチフレーズ）．
③ 過去に「よくできる子」「親の手のかからない子」だったことが多い．挫折体験に弱い．
④ 社交性に乏しく，人に心を劈くことが出来ず，親友や家族ぐるみの付き合いのできる相手がいない．よって，女性とのつきあいも下手．一人よがりで，過度の甘えや依存傾向を示す．
⑤ 内因性抑うつ病者とは異なり，全く反省的・自責的でなくて，どこかヌケヌケとした印象を与える．これは現実適応への挫折という実存的な抑うつ（心因性うつ・神経症性うつ）のためである．

　当然，治療は薬物ではなく，精神療法が中心となります．
　さて，広瀬氏の云う「逃避型抑うつ」は内因性うつ病と退却神経症の丁度中間に位置する症状ではないかと指摘して，笠原氏は，「回避性パーソナリティおよび自己愛性パーソナリティ，それに軽度の強迫性パーソナリティを持つ人々である」と言っておられます．

　此のアパシーは，うつ病の主要な症状でもありますが，アルツハイマー病，脳血管性認知症，パーキンソン病などでも生じるもので，疾病特有なものではないし，特に，Walters や笠原は，むしろ，うつというよりも，自分の心に作り上げた理想的自己イメージと，現実のそれとのギャップを埋めることができずにいる状態と考えて，「退却神経症」という新カテゴリーを提唱されました．私の「内閉神経症」と重なるカテゴリーです[7]．ただし，それらは若い世代のモノですが，ここでは老年期です．

　フレッドは，ドイツの作家ノヴァーリスを読んで悟った，と言い，「君主制ははかない．たった一人の人間がいなくなるだけで，たちまち世界が変わる」といった洒落

た文句を言うし，若者のジミーが「ハーブティーにこっそりジントニックを数滴落とした」と言ったら，即座に，「私は，ハーブティーを数滴落としたジントニックが好き…」と応じているなど，普通のうつでは考えられないほど，頭が回る．このことから，容易に，うつでもましてや統合失調症でも，認知症やパーキンソン病でもないことは一目瞭然です．

とくに，前者の君主制にまつわるもの言いなど，彼の妻との"あいまいな喪失"が語られていて，彼の，この状態に至った入り口が，それであったことを，さりげなく語ってもいるわけで，うつ病範疇ではないことは全く確かです．さて，ここでいう"あいまいな喪失"とは，一時の『精神療法』誌の特集であったように，「認知症」とか，「洪水・大規模災害などでの行方不明」のごとき，死体が確認されていないけれど，本人の"体や心"が，その場にいない，という性格の喪失の事です…．

もう一つ，大切なことに触れておきますが，英国女王の申し出を断ったのは，彼の意欲喪失からではなく，彼自身云っている通り，「全く個人的理由による…」のでした．このことは，実は，これまで娘にすら言ってなかったことなのですが，父と父の友人との会話で，娘は，実は，女王が所望している「シンプル・ソング#3」こそは，バリンジャーが，ほかならぬ妻の為だけに作曲したものであり，それを唄うのは，彼女しかない，ということだったのであって，その事実を知った娘は，父親つまり，我らが患者が，「全く妻にも自分（娘）にも関心がなく，もっぱら音楽だけに生きてきた人」だと思い込んでいたのが，そうではなかったことを知って，今や夫に背かれた自分を立て直す原点になっていくのですが，このことは，次回の「精神療法」にかかわる第2書簡で詳しく述べていくつもりです．

山中　康裕

3 山中康裕先生への第二書翰

ご多用のところ，早速お返事を賜り誠にありがとうございました．拝読しながら，臨床家としての先生の感性～判断～連想が，ダイレクトに鮮明に伝わってくることに驚き喜びました．第一書翰で申し上げたこの対話の狙い，「山中先生の病態理解（診断）～治療（精神療法）のエッセンス～真髄を，活きたフレッシュな形で読者の皆さまにお伝えする」ことが確かに実現されており，大層嬉しく感じられた次第です．

私が記した「回避と強迫」に関連して，先生が指摘なさったのは主人公・バリンジャーの「キャンディーの包み紙を強迫的に擦る癖」．当該のシーンを懐かしく想起しながら，「その通りですね！」と感じました．

また，彼の洒落た科白「君主制ははかない．たった一人の人間がいなくなるだけで，

たちまち世界が変わる」からの次の連想は実に見事で，まさに脱帽です．

　君主制にまつわるもの言いなど，彼と妻との"あいまいな喪失"が語られていて，彼の，この状態に至った入り口が，それであったことを，さりげなく語っている….

　そしてなんと言っても今回の書翰のハイライトは，主人公が陥っている状態にアパシーという診断を下されたことですね．Walters PA，丸山，笠原，広瀬らの業績を引用しながら，アパシーの観点から主人公の病態を読み解く臨床眼の冴えに，流石と感じ入りました．

　ご指摘の通り，アパシーという診断名は DSM-5 や ICD-10 には姿をみせないようですが，この概念を援用することで主人公の理解が深まり，介入の方針や変化のプロセスの予測も立ちやすくなるでしょう．例えば，笠原先生が指摘している「回避性パーソナリティおよび自己愛性パーソナリティ，それに軽度の強迫性パーソナリティを持つ人々である」という指摘は，主人公にそのまま当てはまる気がします．

　先生は「退却神経症」(笠原) や「内閉神経症」(山中) という術語をご紹介の上,「ただし，それらは若い世代のモノですが，ここでは老年期です」というコメントを附記しておられます．ご指摘の通りなのですが，我らが主人公バリンジャーを「老年期・退却神経症〜内閉神経症の一例」と看做すことが可能かもしれませんね．

　実際のところ，先生が挙げておられる「アパシーの人たちの病前性格」5 項目は，第 1 項目と第 3 項目（の下線部）だけを次のように微修正すれば，老年期のバリンジャーに結構当てはまるように感じられます．

- 第 1 項目「青年期アパシー」: 完全主義性格，あるいは, all or nothing（全てか無か）的性格．<u>そのため，専業に就けず，副業でひっそり生きていることが多い</u>．
→ 第 1 項目「老年期アパシー」: 完全主義性格，あるいは, all or nothing（全てか無か）的性格．<u>壮年期までの専業に就いている時期には，必ずしもこの傾向は顕著ではないが，現役を退いてひっそり生きる生活が始まってから，この特徴が顕在化して問題が生じることがある</u>．
- 第 3 項目「青年期アパシー」: <u>過去に「よくできる子」「親の手のかからない子」だったことが多い</u>．挫折体験に弱い．
→ 第 3 項目「老年期アパシー」: <u>幼少期〜青年期〜中年期〜壮年期を通して「よくできる人」「周囲の手のかからない人」</u>だったことが多い．挫折体験に弱い．

　従来あまり指摘され着目されてこなかった「老年期アパシーの症例」をバリンジャーに見出された先生が，次の書翰で変化の様子を解説して下さることになりますね．精神療法に関する次のご論が，益々楽しみに感じられます．

　こうした中，わたしが関心を寄せている内容の一つは，先生が先の書翰の最後で言及なさった「もう一つ，大切なことに触れておきますが，…」という箇所にまつわる今後の論の展開です．私見では，主人公バリンジャーが英国女王の申し出を断った理

由は，一見美談風ではあるものの，実は独りよがりの要素が濃厚と思っています．更に申し上げれば，私が彼の特徴として指摘した「回避・強迫」の一形態と看做すことが可能だろう，とさえ思っています．

例えば，主人公が次のプラン1～2のどちらを選択した場合，（たとえ認知症の漠然とした主観的世界における，あいまいな認識であったとしても）どちらが主人公の妻の気持ちに適うでしょうか．

- プラン1（現行のやり方）：認知症になった妻に会うことを長年にわたって回避しつつ，主人公自らの「個人的理由」に基づいて「シンプルソング#3」の演奏を拒否する．
- プラン2（仮想の別の振る舞い方）：認知症になった妻と実際に会い関わることを継続しながら，要請があれば演奏を続ける．その際，妻に対して例えば，「本当は君に歌ってほしいのだけれど，今は無理なので他の歌手に歌ってもらおうと思う．君に許してもらえると嬉しいが，どうだろう．演奏の際には，君のことを想い起こしながら精一杯やってくる．帰ってきたら，その様子を君に伝えるので，待っててね」と伝える．

こうした見方に基づくと，最後のシーンでバリンジャーが「シンプルソング#3」のタクトを振った姿は，変化を遂げた彼の必然の振る舞いのように感じられました．

最後に，この映画～先生の書翰を通じて連想～想起した2つの内容を附記させていただきます．

先ずは，この映画とヴィスコンティの関係．ソレンティーノ監督の前作『グレート・ビューティー――追憶のローマ』には，フェリーニの『甘い生活』を想起させる場面があり，フェリーニへのオマージュという側面がありました．しかるに本作からは，もう一人のイタリアの巨匠ヴィスコンティへのオマージュという特徴を強く感じました．具体的には，ヴィスコンティの『ベニスに死す』との次のような関連性です．

- 主人公～場の設定：老年期～初老期の少々疲弊した著名な男性音楽家が，夏のバカンスで保養地に赴くところが共通している．
- 美しい自然の中で物語が進行する設定：これも双方の共通事項ですが，『ベニスに死す』は海，『グランドフィナーレ』は山という違いがあります．主人公が死に至る物語の背景が「海」であり，再生につながるストーリーの環境が「山」であるのは，自然なことかもしれません．
- トーマス・マンとの関連：『グランドフィナーレ』のロケ地となったホテルは，マンが実際に『魔の山』を執筆した場所．映画『ベニスに死す』の原作者は，勿論マン．
- 『ベニスに死す』だけでなく，『グランドフィナーレ』でもベニスが重要な土地として画面に現れる（認知症の妻の在住地，ストラヴィンスキーの墓地がある土地）．
- 映画の冒頭で音楽が滔々と流れ，観客を銀幕に誘い込む．『ベニスに死す』ではマーラー5番アダージェット，『グランドフィナーレ』ではアメリカン・ポップス．

- 主人公の同性愛の傾向：『ベニスに死す』のアッシェンバッハ（ダーク・ボガード）はもとより，『グランドフィナーレ』のバリンジャーにも同性愛の傾向があり，そのことが記された手紙が妻子を一層傷つけた経緯が，映画の中で語られていました．
- 美の化身との遭遇を介しての変化：『ベニスに死す』では美少年・タジオ（ビョルン・アンドレセン），『グランドフィナーレ』ではミスユニバース嬢．

こうした二人の大先達へのソレンティーノの姿勢〜想いは，この映画の味わいを大いに深めています．加えて私が感じたのは，先達を敬い尊重しながらそこに新しい観点を加えてゆくソレンティーノのモダニズム的姿勢から，私たち精神科医〜精神療法に携わる人間も学ぶべきところがあるのではないか，ということです．近年，先達の業績を良く知らない若い先生方が増えてきている現状をふまえての，還暦まであと2年を切ったマイ・年寄的感想ですね．

もう一つは，先生も書翰の中で触れて下さった，3年前の『精神療法』誌の特集「認知行動療法をめぐる対話―これからの精神療法について語り合う往復書簡」に関する個人的な記憶〜感想です．あの特集号をお届けした当時，神田橋條治先生からいただいた私信の一部を紹介させていただきます．

これはすごい．内容が濃くて，なかなか読み進められません．やはり『対話』とはすばらしいものですねェ．それにしても，受けて立つ横綱相撲を最初にできたのが認知行動療法であるのがすごいですね．（後略）

そして，去る5月20日に刊行されたばかりの新刊書『治療のための精神分析ノート』[8]で，神田橋先生は次のように書いておられます．

…（精神分析の）汗牛充棟とも言える出版物もすべて，自らのコトバ世界への誘い込みであり，対話の意図に基づいてはいない．対話とはコトバの行き交いを通して自他が変化することを期待するおこないである．その意図を動因とする本は見当たらない．

まるで，対話精神療法の一分野であるはずの精神分析が対話を拒否し『洗脳』に専念しているが如き現状である．愚痴はさて置き，ボクの念頭にある（精神分析による）治療機序と治療目標を語っておこう．

結論から言おう．治癒機制が生じるのはアナログ水準での『出会い』である．出会いの場は『生身の身体内』である．

その種の出会いを用意するのは『正常な葛藤』『氷の上の白熊と海中のくじらとの戦いではない，…真のぶつかり合い』である．その葛藤は『いま・ここ』の身体内で起こるアナログ界のぶつかり合い・相互干渉である．

気魄のこもった神田橋先生の筆致に教えられ共感するとともに，二度にわたって「対

話」に応じて，まさに「アナログ水準での『出会い』」「『いま・ここ』の身体内で起こるアナログ界のぶつかり合い・相互干渉」を，かけがえのない形で体験させて下さった山中先生に，改めて感謝の念を抱いているところです．

本当に，ありがとうございました．

そして，次回もどうぞよろしくお願い申し上げます．

2016 年 6 月 15 日
原田　誠一

4　原田誠一先生への第二書翰

早速お返事をありがとうございます．私の勝手な思いや連想からの書翰に対して，全面的に賛同されたばかりか，私の書いた青少年版の診断を，見事，老年版としても適用できるものとして，ほんの少し触ってくださっただけで，立派に，「アパシー」老年期版の「アパシーの人たちの病前性格」5 項目となりました．ありがとうございます．

- 第 1 新項目「老年期アパシー」：完全主義性格，あるいは，all or nothing（全てか無か）的性格．<u>壮年期までの専業に就いている時期には，必ずしもこの傾向は顕著ではないが，現役を退いてひっそり生きる生活が始まってから，この特徴が顕在化して問題が生じることがある</u>．
- 第 3 新項目「老年期アパシー」：<u>幼少期〜青年期〜中年期〜壮年期を通して「よくできる人」「周囲の手のかからない人」</u>だったことが多い．挫折体験に弱い．

「従来あまり指摘され着目されてこなかった"老年期アパシーの症例"をバリンジャーに見出された先生が，次の書翰で変化の様子を解説して下さることになりますね．精神療法に関する次のご論が，益々楽しみに感じられます」との先生のおだてにのって，語っていきますね．

私は，通常でいう精神療法過程を，この映画においてみる場合，2 人の女性との関係性に，その重要なプロセスを見ることができると思います．また，隠し味としての，例えば，ヴァイオリンを習っている少年や，間欠的に登場するポップ歌手の動きにさえ，精神療法を支える周囲の家族の方々などの雰囲気を感じてしまいます．

2 人の女性との関係性の一つは，娘レナとの関係性の変化であり，いま一つは，その娘レナがそれとなくあてがってくれた，内気な清純な色気をほのかに感じる，しかし，確かな技術の持ち主であるマッサージ師です．

娘レナは，バリンジャーの親友であるミック・ボイルの息子と結婚していたのですが，あろうことか，この夫は，美しい妻レナを捨てて，単にベッドでのテクニックが

うまい，といった他愛もない馬鹿な理由で新しい女の方に行ってしまい，レナは，打ちひしがれているのですが，彼女は，父親，つまり，我らが主人公バリンジャーが，母も，娘（つまり自分）の事をも顧みず，ひたすら「音楽」という対象だけを愛してこの40年を過ごしてきた，と思い込んでいたのですが，女王陛下の特使とのやり取りを聞いてしまった時，実は，そうではなくて，女王陛下が聴かせてほしいと望まれた「シンプル・ソング＃3」は，他ならぬ母一人への愛のために作られたものであり，だからこそ，彼女以外には歌わせたくない，という意味の拒絶だったことを知って，深い感動に襲われ，父を見る目が変わり，父をしっかりと守っていこうと思うのでした．

一方，マッサージ師は，指先で，ちょっと体の一部に触れるだけで，体のしこりの原因のみならず，心の在り方まで見抜いてしまう，真正のプロの身体療法師でもあったのですし，その彼女自身は，若くてピチピチした肉体を持っていて，通常ならそれが見え隠れしてしまい，逆方向のヴァージョンを賦活させかねないのに，マッサージの場面では，その片鱗すら示さず，もっぱら，自らの為だけのダンスに興ずることで，その健康なエロスのエネルギーを発散させており，まさに，プロの心理療法家そのものであります．

こうした中，わたしが関心を寄せている内容の一つは，先生が，先の書翰の最後で言及なさった「もう一つ，大切なことに触れておきますが…」という箇所にまつわる今後の論の展開です．私見では，主人公バリンジャーが英国女王の申し出を断った理由は，一見美談風ではあるものの，実は独りよがりの要素が濃厚と思っています．更に申し上げれば，私が彼の特徴として指摘した「回避・強迫」の一形態と看做すことが可能だろう，とさえ思っています．

例えば，主人公が次のプラン1～2のどちらを選択した場合，（たとえ認知症の漠然とした主観的世界における，あいまいな認識であったとしても）どちらが主人公の妻の気持ちに適うでしょうか．

- プラン1（現行のやり方）：認知症になった妻に会うことを長年にわたって回避しつつ，主人公自らの「個人的理由」に基づいて「シンプルソング＃3」の演奏を拒否する．
- プラン2（仮想の別の振る舞い方）：認知症になった妻と実際に会い関わることを継続しながら，要請があれば演奏を続ける．その際，妻に対して例えば，「本当は君に歌ってほしいのだけれど，今は無理なので他の歌手に歌ってもらおうと思う．君に許してもらえると嬉しいが，どうだろう．演奏の際には，君のことを想い起こしながら精一杯やってくる．帰ってきたら，その様子を君に伝えるので，待っててね」と伝える．

こうした見方に基づくと，最後のシーンでバリンジャーが「シンプルソング＃3」のタクトを振った姿は，変化を遂げた彼の必然の振る舞いのように感じられました．

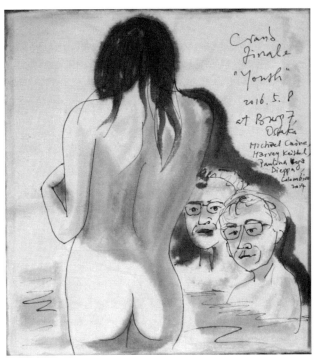

山中の『ペン墨画日記』2016年5月8日より

というくだりに関してですが，私は，僭越ながら，このプラン2はあり得ないと思います．なぜなら，これまで，指摘してこなかったのですが，彼には多分に，いわゆる「発達障害的」な性格もあり，そのように器用にふるまえる人とも思えません．勿論，先生からの引用文のラストの部分は，その通りです．ただし，その結果，というのではなく，先に触れた2人の女性の，意図的ではなく，まさに渾身の，献身的な関わりがあったればこその結果だと思うからです．その上に，親友ミックとの関わりがありました．彼と，（シナリオでは，サウナの中で，となっていたのですが）映画では，なんと大胆にも，本物のミス・ユニヴァース（2014年度．ミス・コロンビアでもあったPaulina Vegaさん）が，一糸まとわぬ姿で，プールの2人の前に現れ，「…神だ！」と2人が感嘆する場面がありました（編集会議のときにお見せしたように，私のこの日の日記には，迷わず，此の素敵な後ろ姿の裸身を墨絵で描いたのでした！）が，そうした場面に，以前なら，「昨日は2滴出た…」とか何とかの話ばかりだったのが，そのお道具が，それ以外の用途にも使えていた，ことを思い出す辺りにまで，心も体も回復していたのでありました．ミックとは，美しい思い出だけでなく，例えば，妻メラニーとのことで，「…本当に献身的であろうとすれば，時には裏切りだって必要なこともある…」というような会話すらできるくらいに，親密さは表面的だけではなくなっていました．ただ，とても残念なのは，そのミックが，これが最期の作品だと命をかけていた映画に，ジェーン・フォンダ演ずる大女優ブレンダ・モレルに出演依頼を断られて，ベランダが命を見限る境になってしまい…，文字通り跳んだ形で友情を絶縁してしまったのでした．ただ，その時には，すでに，バリンジャーの精神は，

見事にアパシーも軽うつも乗り越えていて，女王陛下の前でのタクトが振れる状態に復帰していたのでした．

　それにしても，先生が触れられたヴィスコンティや，トーマス・マンや，フェリーニとの関連にかかわる連想は，全く，私にも同感同考でした．本当に驚くべきほど一致した感性と考えで，2人ともあの映画を見ていて同じことを考えていたんだ，と，むしろ，共感性の質が，先生ととてもよく似ている，と思いましたし，先生が，認知行動療法でそれを実現しておられることに，またしても，驚きと，これまでの私のCBTに対する無知とを，深く恥じた次第です．

　さて，先生は，「先達を敬い尊重しながらそこに新しい観点を加えてゆくソレンティーノのモダニズム的姿勢から，私たち精神科医～精神療法に携わる人間も学ぶべきところがあるのではないか」と言ったあと，「近年，先達の業績を良く知らない若い先生方が増えてきている現状をふまえての，還暦まであと2年を切ったマイ・年寄的感想ですね」と言われますが，何の何の，年寄的発想などと言わないでください．先生のことを年寄などと言ったら，間違いなく，私は化石ということになってしまいます…．先に触れたヴィスコンティ，トーマス・マンやストラヴィンスキーらへの連想は，確かに，老年期の心理を通過せずには，ありえない深い連想ですが，今の若者たちも，こうした名作などの鑑賞は可能であり，それらによって連綿として人間の原点としての大切なコトは，ちゃんと受け継がれて行ってると信じたいので，そんなに危惧はしていないからなのです．

　ところで，先生の挙げられた神田橋條治先生からの先生宛の私信の一部からの抜粋はオドロキでした．だって，神田橋先生にとっては，私など眼中にもない存在かと思っていたからです…．
　「…これはすごい．内容が濃くて，なかなか読み進められません．やはり『対話』とはすばらしいものですねェ．それにしても，受けて立つ横綱相撲を最初にできたのが認知行動療法であるのがすごいですね…」と．
　ひょっとして，その横綱相撲の横綱の一人は，私ということでしょうか？　それこそ，これ以上ないサイコーの賛辞ですが，今，ワードをしていて，「賛辞」と打ったつもりが，「惨事」という字になっていたので，思わず苦笑するとともに，むしろ，戒めにこそ思いが至りました．
　そして，新刊書『治療のための精神分析ノート』[8]で，神田橋先生が書いておられる「…まるで，対話精神療法の一分野であるはずの精神分析が対話を拒否し『洗脳』に専念しているが如き現状である．（中略）…その種の出会いを用意するのは『正常な葛藤』『氷の上の白熊と海中のくじらとの戦いではない，…真のぶつかり合い』である．その葛藤は『いま・ここ』の身体内で起こるアナログ界のぶつかり合い・相互干渉である」云々と…．

他にも，ここにいっぱい引用したい名言が鏤められていて，私も，仏陀の『スッタニパータ』や老子の『道徳経（タオ・テー・チン）』あるいは，マルクス・アウレリウスの『自省録』以来の，透徹した言葉の箴言に満ち，芥川龍之介の『侏儒の言葉』や，神谷美恵子先生の『生きがいについて』や，中井久夫先生の御著書と匹敵する，近来にない名著だと思っていたので，全く同感です．

私個人も2度にわたって「対話」に応じさせていただいて，まさに「アナログ水準での『出会い』『いま・ここ』の身体内で起こるアナログ界のぶつかり合い・相互干渉」を，かけがえのない形で体験させて下さった原田誠一先生に，私からも感謝の念をお返ししたいと思います．本当にありがとうございました．

2016年6月16日
山中康裕，拝

文献

1) 山中康裕，原田誠一．表現療法との対話．精神療法 2013；39：539-549．
2) 山中康裕．映画評『グレート・ビューティ』．精神療法 2014；40：924-925．
3) 山中康裕．Jung 学派．岩崎徹也，小出浩之（編）．臨床精神医学講座15 精神療法．中山書店；1999．pp103-116．
4) パオロ・ソレンティーノ（著），清水由貴子，矢野亜矢子（訳）．グランドフィナーレ．ハヤカワ文庫NV．早川書房；2016．
5) Walters PA Jr. Student apathy. In：Blame GB Jr, McArthur CC（eds）. Emotional Problems of the Students. Appleton-Century-Crofts. 1961. pp129-147.
6) 笠原 嘉．退却神経症という新カテゴリーの提唱―スチューデント・アパシー第2報．中井久夫，山中康裕（編）．思春期の精神病理と治療．岩崎学術出版社；1978．pp287-319．
7) 山中康裕．思春期内閉．中井久夫，山中康裕（編）．思春期の精神病理と治療．岩崎学術出版社；1978．pp17-62．
8) 神田橋條治．治療のための精神分析ノート．創元社；2016．

VII 精神科診断をめぐる往復書簡

2 原田誠一,森山成彬 往復書簡

原田誠一[*1], 森山成彬[*2]
*1 原田メンタルクリニック・東京認知行動療法研究所
*2 通谷メンタルクリニック

1 森山成彬先生への第一書翰

　この度は,精神科診断〜精神療法にまつわる往復書翰を交わすという突飛な申し出に対して,ご快諾下さり誠にありがとうございました.精神科医にとってすこぶる切実な意味を持つテーマをめぐって,こうした形式で自由に森山先生と語り合う機会をいただくことができ心嬉しく感じています.かねてから先生のご著作・ご論文を拝読しておりましたが,中山書店のこのシリーズの編集会議でお目にかかることができ,先生のお人柄・見識・気骨を存じ上げて以来更に私淑して参りましたので,今感じている喜びも一入です.

　今回の往復書翰を通して,DSM に代表される従来の精神科診断の問題点をふまえて,僅かでも新味のあるディスカッションをして,更に精神療法の議論にもつなげて行けたらと思っております.どうぞ,よろしくお願い申し上げます.

　この第一書翰での私の任務は,往復書翰の主題を提案することです.それについて,先生にとって畢生のテーマのお一つであるギャンブル障害を題材にするのはどうだろう,と考えていますが如何でしょうか.

　個人的な話になりますが,ギャンブル障害に関する先生のご講演を初めて拝聴したのが,2013 年 5 月に福岡で開かれた第 109 回日本精神神経学会における市民公開講

森山成彬（もりやま・なりあきら） 　略歴

1947 年福岡県生まれ.
1969 年東京大学文学部仏文学科を卒業後,TBS に勤務.2 年後に退職して九州大学医学部に学び,精神科医となる.その傍ら小説の執筆に励み,「帚木蓬生」（ははきぎ・ほうせい）のペンネームで作家としても活動.
1978 年九州大学医学部卒.1979〜81 年フランス留学.1988 年八幡厚生病院診療部長.2005 年通谷（とおりたに）メンタルクリニック院長.
主な受賞歴
1992 年『三たびの海峡』吉川英治文学新人賞,1995 年『閉鎖病棟』山本周五郎賞,1997 年『逃亡』柴田錬三郎賞,2010 年『水神』新田次郎賞.

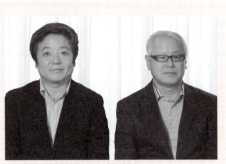

原田誠一（左）と森山成彬（右）

座でした．説得力に富む刺激的な講演にすっかり魅せられたのですが，100年を超える長い精神神経学会の歴史の中でギャンブル障害が扱われたのは，何とあの熱演が嚆矢だったのですね[1]．以来，遅きに失してはいますが先生のご高著[1-3]を通して，ギャンブル障害について学んでまいりました．

　ご著書[1,3]の中で，先生が指摘し糾弾しておられる「ギャンブル障害をめぐる5つの不作為の大罪」の中に，「精神医学界の不作為の大罪」の項が入っています．そこで先生は，深刻重大な社会問題であるギャンブル障害を看過してきた精神医学界～精神科医の蒙昧を，痛烈に批判なさっておられます．私自身が同じ穴の貉，無知な精神科医の一人に他なりませんので，忸怩たる思いを抱きながら拝読させていただきました．

　ご高著『ギャンブル依存国家・日本―パチンコからはじまる精神疾患』[1]において，先生は我が国のギャンブル障害の実態～歴史～背景事情を，ものの見事に活写なさりました．精神科医として長年ギャンブル障害と真摯に取り組み奮闘努力なさってこられたご経験がある上に，ご高名な作家としての抜群の筆力をお持ちの先生にして初めてなしえた，我が国の精神科医～日本人全体必読の力作と感じ入りました．ギャンブル障害の疫学，患者・家族がおかれている悲惨な実態，背景でうごめく様々な利権構造が，具体的なデータ～資料を通して読者にくっきりと伝わってきます．

　その後半部分に出てくる，先ほども触れた「5つの不作為の大罪」の項が，何とも切れ味抜群で快刀乱麻の味わいですね．そこでは，「政府と行政の不作為の大罪」「警察の不作為の大罪」「メディアの不作為の大罪」「精神医学界の不作為の大罪」「法律家の不作為の大罪」が舌鋒鋭く弾劾されており，出色の現代日本人～日本社会論になっていると感じました．

　さて，ここから本題に入ります．あるいは私の誤解かもしれませんが，自分の直感を基に率直に論旨を述べさせていただきます．

　ご高著を拝読して，精神科医としての森山先生はまだ十分満足なさっておられないところがあるのではないかと，僭越ながら私は推測しました．勿論，既に記しましたように「疫学～実態～様々な背景事情」に関する内容は，委曲を尽くして精述されています．一方，ギャンブル障害の病態理解（診断）～患者・家族への情報提供と治療的な接近法（心理教育～精神療法）に関してはどうでしょうか．人間全般～日本人～日本社会へのとぎすまされた深い理解と洞察をお持ちの先生のことですから，まだ十全に語り尽くしておられないところがあるのではないか，と憶測した次第です．

　一例をあげれば，ご高著での「ギャンブルにはまった人たち」の描き方．確かにそこからギャンブル歴のあらましは伝わってきますが，成育史～家族関係～生活状況が十分記されていないラフスケッチに留まっていることもあり，ギャンブル障害発症に至った経緯～必然性が判然としません．このことは，ご高著が一般向けの啓蒙書であるため詳しい個人事情を描くことができず，また紙幅も限られているという大きな制約をふまえれば，当然の結果と思います．そこで今回の機会を利用して，一般向けの

書物には書きにくい精神科医向けの更に突っ込んだ内容も含め，ギャンブル障害の病態理解（診断）〜関わり方（精神療法）について，じっくりご見解を伺ってみたいと考えました．

　今回の「診断〜病態理解」の往復書翰で扱ってみたいポイントを具体的に挙げると，次の3項目になりそうです．
① 人間にとってギャンブルが持つ普遍的な意味
② ギャンブル障害の背景にみられる日本人〜日本の組織の特徴
③ 現代の日本人の生活事情も加味した，今日のギャンブル障害の病態理解
　これらについて詳しく考察するのは今後の課題になりますが，道筋をつけるために私的な連想を少しだけ記させていただきます．

① **人間にとってギャンブルが持つ普遍的な意味**
　ご高著で先生も触れられている通り，ギャンブルが古今東西を問わず広く行われてきたことは，改めて申し上げるまでもありません．太古の昔から，一部の人間はギャンブルに強い魅力を感じて惹かれ，そのまた一部がギャンブル障害に陥ってきた歴史があります．それでは精神医学の視点からみたギャンブルの意味合い，ギャンブルが持つ魅力〜効能，危険性〜陥穽がどこにあるのか．改めてそのポイントを検討し押さえておくことに，一定の必要性と有用性がありはしないでしょうか．

　ご高著の中で，先生は精神分析派の論考を紹介なさっておられますが，私見ではこのテーマに関してはフロイトよりもバリントの方が有用で活きた知見を与えてくれるのではないか，と思っています．ちなみに，バリントの著作『スリルと退行』[4]の1章「遊園地とスリル」で様々な「伝統的に遊園地で行われる娯楽」が挙げられていますが，最後の七番目に登場するのが，現在の我が国のギャンブル障害の主役の一つである「スロットマシーン」です．これから，バリントの業績をふまえた議論もできたらと願っているところです．

② **ギャンブル障害の背景にみられる日本人〜日本の組織の特徴**
　個人的な印象では，他国と比較して我が国のギャンブルに対する寛容度が高いように感じますが，如何でしょうか．一例をあげれば先生がご専門の文学では，色川武大の作品や生き方に対する世間の高い評価（私自身も色川さんの大ファンで，人生の師の一人と仰いでいます）．目を転じて他の分野，例えば映画〜落語〜歌舞伎などの世界を覗いてみても，博徒の描き方は概して肯定的なことが多いと思います．

　ちなみに日本人が寛容に傾きがちなのはギャンブルに限らず，所謂「飲む，打つ，買う」に代表される享楽的な遊びの世界全般へのブレーキが甘めですね．そして「飲む，打つ，買う」は，そのすべてが依存〜嗜癖の主要なテーマでもあります．

　加えて今回改めて考えてみたいのが，「5つの不作為の大罪」に示される日本の組織の特徴です．「5つの大罪」では政府〜行政，警察，メディア，精神医学界に代表される学問，法曹界の負の側面に鋭いメスが入って，見事な分析がなされています．しかるに先生もご承知の通り，ここで露呈している我が国の組織の欠点については，

⑴ ギャンブル以外の領域でも，日本の組織は（残念ながら）同じような問題点を示しがちであり，⑵ 更には，（残念ながら）昔から連綿と続いている伝統的な側面もある，と指摘できるように感じます．

③ 現代の日本人の生活事情も加味した，今日のギャンブル障害の病態理解

今日のギャンブル障害の病態を把握するには，以上の 2 つの事柄に加えて，「現代の日本人の生活の特徴」を考えることも必要かつ有効かと思います．現代の私たちは，ストレス満載でゆとりの乏しいせわしない生活を送る一方で，「自然と接する」「体を動かす」「質の良い人間関係を味わう」といった，本来人間にとって必要な経験の質と量が貧しくなりがちです．

我が国のギャンブル障害の病態を，精神医学の立場から的確に捉えて対応を考える際に，以上の「人間にとってギャンブルが持つ普遍的な意味」「ギャンブル障害の背景にみられる日本人～日本の組織の特徴」「現代の日本人の生活事情の特徴」をふまえることに，それなりの意味があるかもしれないと思っています．診断の中にこうした要素を含めることで病態理解が深まり，関わり方（精神療法）の工夫や洗練につながる可能性を期待できるかもしれません．ちなみに言わずもがなですが，これに類した記載～考察は DSM-5 の中にはみられないようです．

もしかすると，このような発想が浮かぶのは私自身がギャンブル嫌いでないことが，少なからず影響しているのかもしれません．実は，次の日曜日も友人と連れ立って東京競馬場に行く予定になっています．五月の薫風に吹かれながら，朝からビールを楽しみつつ予想紙に目を通し，目に鮮やかな新緑の馬場を疾走する駿馬の姿に見惚れる時間は悪くありません．

"語るに落ちる"依存症傾向丸出しの体たらくのような気もしますが，ご寛恕をお願いできれば幸いに存じます．先生からのお返事を，楽しみにお待ち申し上げております．

2016 年 5 月 9 日
原田　誠一

2 原田誠一先生へ

拝復

お手紙ありがとうございました．"宿題"の Michael Balint "Thrills & Regressions" を読むのに手間どり，返事が遅れました．

その本の中で Balint は人と対象のあり方を，スリルという状況下での対応の差で二分しています．一方は臆病かつ悲観的，自信欠乏のしがみつき群ともいうべき ocnophil です．もう一方は自己の能力で対象を制御できるという自信があり，視覚優

位の philobat です．もちろんこの二型は一人の中に入り込みあって機能しています．ギャンブル障害に陥るギャンブル症は，どちらの類型がより濃厚だろうかと考えながら読み進めました．

　ギャンブルという対象を前にして，それに魅了される人は，どちらかというと，自己の力を信じている philobat です．しかしギャンブルにはまっていくにつれて変化し，ギャンブルにしがみつく ocnophil に成り果てます．また Balint がとりあげた遊技場や遊園地の中の乗物やスロットと，ギャンブルの違いも感じました．ギャンブルは，スリルに財貨の獲得がからむ物欲がからみ，対象と人間のあり方がより複雑になってくるからです．

　現時点で私が説得力を感じる考え方は，novelty seeking（新奇性希求），sensation seeking（興奮希求），risk taking（危険志向）の強い人がギャンブルにはまりやすいのではないか，という仮説です．この三要素は，自分の若い頃を思い返すと分かるように，若者の心理特性でもあります．ギャンブル症者の大部分が二十歳前にギャンブルを開始しているという事実は，この仮説の有効性を示しています．ちなみに，二十歳少し前に始まったギャンブルで，借金が始まるのは二十代半ばです．

　となると，ギャンブルに手を染めて借金に至るまでギャンブルにはまっていく人と，そうでない人との差はどこにあるのでしょうか．自己の制御能力に自信のある philobat のような気もするし，対象にしがみついてこそ安心感を得る ocnophil かもしれません．あるいは単に beginner's luck というような偶然性の可能性もあります．ギャンブルで数億円を費消した貴闘力はいみじくも，「ギャンブル依存のきっかけは，5千円が40万円に」(2016年2月) と告白しています．

　ギャンブル障害の代表的な自助グループである Gamblers Anonymous（GA）が使う12ステップのテキストでは，ギャンブル症者が克服すべき性向として，次のような項目をあげています（ステップ3）．他人を非難する，ひとりよがり，優越感に浸る，他人を裁きたがる，論争好き，自己正当化，他人を信じない，自分のことは分かっているつもり，失敗の過小評価，反抗的態度，他人への攻撃，自己釈明，殻に閉じ込もる，物質的成功を望む，批判嫌い，などです．

　しかしこれらの嫌な性向は，ギャンブルにはまってから形成される性格傾向だと私は思うのです．その証拠に，長年 GA に通い，ギャンブルをやめ続けている人は，おしなべて上述の性向がなくなっています．治療による変化というよりも，ギャンブルをやめて元の性向に戻ったように感じるのです．GA でギャンブルをやめ続けている息子を持つ母が，「以前の息子に戻りました」と述懐するのも，私の印象の補強材料になります．

　原田先生は質問の中で，「成育史〜家族関係〜生活状況」の記載が不充分ではないかと，疑問を投げかけられていました．しかし私はこれこそ，人の行動の原因にはい

つも成育史，家族関係，生活状況が関与していると考えやすい，精神科医特有の病だと思うのです．確かにギャンブル障害の家族負因を調べると，ギャンブル障害・アルコール乱用／依存・うつ病が多いのは事実です．しかしこれは家族関係というよりも遺伝傾向を示しています．

とはいえ，嗜癖にある人が陥り，ある人は陥らないという厳とした事実が存在します．しかしその差に成育史～家族関係～生活状況が関与するという考え方は，病気には必ず原因があるとする一般医師の病でもあります．

こういう考え方を採用するとすれば，原因は無数にあって特定不能とみたほうがいいように思うのです．GAの12ステップのステップ1で早くも「原因探しを諦めよう」と促しているのもそのためでしょう．

それよりも私は，環境さえ整えれば，たとえお釈迦様でもギャンブルにはまるという考え方の方が正しいと思っています．つまり，誰でもギャンブルにはまる可能性と脆弱性を持っていると考えたほうが理にかなっています．2010年の相撲界の野球賭博，2015年の巨人軍の野球賭博，そして今年（2016年）のバドミントン界での裏カジノ出入りなどで，はまったアスリートとそうでないアスリートで，成育史～家族関係～生活状況で差が出るとは思われません．

また，2014年8月，厚生労働省は全国のギャンブル障害の有病者数が536万人と発表しました．これは2008年（男性9.6％，女性1.6％，全体で5.6％）と，2013年（男性8.7％，女性1.8％，全体で4.8％）の2度にわたる厚労省研究班の有病率調査に基づく数字で，北海道の人口と同じです．こうなると，成育史・家族関係・生活状況が原因というより，まさしく疫病そのもので環境要因が大きいと判断すべきです．

先日，村田豊久先生の『新訂自閉症』[5]を読んでいて，競馬場に日参しながら全く馬券を買わず見るだけを楽しんでいる人を知りました．人間離れした仙人のような人ですので，村田先生の筆をそのまま引用します．

彼は競馬が好きで毎土曜日に日本中央競馬会主催のレースを見るために競馬場に行く．いつも決まったスタンドの同じ場所に座っているので，そこに行けば彼に会える．彼は馬のことにくわしい．

そのレースに出ている各馬の過去の戦績を覚えていて，どういうレースが得意だったと知っている．馬によってはその父親馬，祖父母の走りも記憶している．もう二〇年近く競馬に関心をもち続けて記憶を保持しているので，並の知識ではない．彼にこのレースはどの馬が来るかなと聞いてもわからないとしか言わない．予想は述べない．もちろん彼は馬券を買ったことはない．ただじっとレースを見ていて結果をメモする．馬券を買うとその二五％はJRAに行き，残りの七五％を皆で分け合う仕組みなので買えば買うだけ損する．それを知っていながら皆馬券を買う．そしてちょっともうかったとか，大損したと言って喜んでいる．これは彼には理解できない不思議な行為であるに違いない．馬券は買わずに，買ったつもりでレースを楽しめたら言うことはな

いのだが，これが凡人にはできない．それができるのはやはり自閉症の人だけがもつ能力によることだろう（173～174頁）．

まさしく環境要因に左右されない人の典型です．しかしこういう人も隠れ暴力団員が裏カジノに誘い込み，人為的に数回大勝ちさせれば，はまること必至でしょう．

日本のギャンブル障害の有病率4.8％は，イギリス（0.5％），スペイン（0.3％），スイス（0.8％），スウェーデン（0.6％），カナダ（0.5％），米国（0.4％），マカオ（1.8％），シンガポール（2.2％）と比べると異様なまでの高値です．これは，日本人特有の性向，生育史，家族要因，生活状況に原因を求めるよりも，ギャンブルにはまりやすい仕掛けが国中にはびこっている結果だと解されます．

こうしてギャンブルのとりこになると，人間が変容します．嘘と言いわけが常習になり，反省がなくなります．「失敗は成功のもと」の金言は，内省と反省があるからこそ成立します．しかしギャンブル症者は嘘と言いわけの日々なので，失敗が失敗を呼ぶのです．行き着く先が3ザル状態と3だけ主義です．自分の病気が見えない（見ザル），人の忠告を聞かない（聞かザル），言わざる（自分の気持ちを他人に言わザル）で，何を考えているのかさっぱり分からない人間になります．3だけ主義は，大切なのは今だけ（将来なんかどうでもいい），大切なのは自分だけ（妻子や親兄弟などどうでもいい），大切なのは金だけ（愛情や友情など知ったことか）です．

このとき脳内の報酬経路には変化が生じています．脳内報酬経路には，前頭葉を介した思慮的報酬系と，扁桃体を基盤とする衝動的報酬系があります．繰り返しのギャンブル行為で，思慮的報酬系が衝動的報酬系によってハイジャックされ，遠い未来の報酬よりも，今すぐの報酬にすがるようになってしまいます．

最近の脳画像では大まかな知見が得られています．勝ちにも負けにも，脳の活性は鈍化しているというのが大雑把な所見です．これは臨床像ともよく合致します．ギャンブル障害が重症化するにつれて，小さな勝ちでは満足できなくなり，大勝ちをねらうようになります．競馬なら穴ねらいです．しかし穴が来る確率は当然低く，負けがこんできます．7レース，8レースで勝っても満足せず，ついに最終レースまで賭け，最後にはおけらになって，歩いて帰るはめになるのです．普通の人間なら，パチンコで20万円も負ければ，もう金輪際するものかと思うのでしょうが，ギャンブル症者にとっては，このくらいの負けは蛙の面に小便なのです．

ギャンブル症者の思考の中心は，「ギャンブルで負けた金はギャンブルで取り返さなければならない」です．結局，ギャンブル地獄とは，「同じ行為を繰り返しながら，別の結果をねらう」状況をさします．統計的にみて，今まで負け続けているのであれば，将来も負けるのは当然です．この理屈が分からなくなってしまうのです．村田先生の著書に出てくる自閉症の患者さんにも分かる理屈なのですけれど――．

どうもBalintからの連想が長くなってしまいました．原田先生の質問の第一は，人類にとってのギャンブルの普遍的な意味でした．人とギャンブルは切り離せなく，人の定義を，ギャンブルをする動物としていいくらいでしょう．

ギャンブルの歴史的起源は，おそらく占いや神判です．亀の甲羅を焼いて割れ方で吉凶を占ったり，色の違う小石を投げて散らばり具合で神託を推測する行為がそれです．しかしこの段階では，まだギャンブルとはいえません．

ギャンブルが成立するには，そこに財貨の所有がからむ必要があります．つまり，偶然による勝ち負け，賭けられる財貨，そして実施のルールという3要素が揃ってこそギャンブルが成立します．わずか3要素でこと足りるのですから，ギャンブルは人間社会の始まりとともにあったと考えられます．

事実，紀元前のギリシャの壺絵には，神話上の英雄アキレスとアイアスがさいころ賭博をしている状況が描かれています．同様に，さいころに興じる美神アフロディテと牧神パンを描く青銅製の鏡も出土しています．キリストが磔刑に処せられたとき，その衣服を誰が取るか，賭けていたローマの兵士たちもいたそうです．

ことそれほど，人とギャンブルは切っても切り離せない関係なのです．意味どころか人間存在そのものかもしれません．その結果，ギャンブルに溺れた例もこと欠きません．古代ローマ帝国の暴君ネロは，さいころ賭博に今日の金にして五百万円相当を毎回賭けたといいます．古代エジプトでは，ギャンブルでこしらえた負債を返すため，石切場の労働者になった貴族もいました．古代インドの叙事詩マハーバーラタの中には，さいころ賭博にのめり込み，まずは宝石やお金を賭けることからはじまり，家畜や領土も賭けて失い，最後には妻と自分までも賭けてしまった王子の話が載っています．先の大戦でシベリヤに抑留された軍医の手記の中に，手製の花札賭博にのめり込んだ兵士が登場します．お互い賭ける物がないので，なけなしの食事を賭けるのです．とうとうその兵士は最後の食事までも賭けて負け，餓死したそうです．ギャンブルの魅力は，餓死をも選んでしまうほど強力といえます．

マスコミを賑わす，窃盗や横領の背後に，ギャンブル障害が潜んでいることもしばしばです．ですからいつの世でも為政者はギャンブルを取り締まってきました．日本での双六禁止令の最初の記述は『日本書記』にあり，持統天皇三年（689年）に出されています．以来ギャンブルの統制は先の大戦前まで綿々と続いてきました．これが破られたのが戦後で，もう日本人は70年近く，ギャンブル汚染地域に住まされているのです．これが原田先生の第2の質問，日本特有の組織の特徴に対する解答です．

それが具体的には何なのか，冗長とはいえ，重要な事項なので詳述します．

① ギャンブルへのアクセスのよさ

環境そのものにギャンブルしやすさが整備されていると，ギャンブル障害は確実に増えます．ギャンブル場の場所・立地条件，開催時間，年齢制限の有無，ギャンブルの害への無知などがそうです．公営ギャンブルの競馬・競艇・競輪・オートレースで

は，開催場所や開催日時は制限されているとはいえ，場外売場やネットでもギャンブルができる至便性があります．宝くじやスポーツ振興くじの売場は，人の集まる場所には必ずあり，1年中手を変え品を変えして売り出されています．

ましてや，法律上ギャンブルとみなされていないパチンコ・スロットのホールは，コンビニのローソンより多く，全国に1万2千軒あります．ギャンブル機器の台数では，世界720万台のうちの3分の2が日本に集中しています．朝は10時から夜は10時まで開店しており，冷蔵庫つきのロッカーや託児所を備えているホールも珍しくありません．ATMの設置もほぼ行きわたっています．窮極の至便性と安楽性が実現されているのが日本特有のパチンコ・スロットです．

② ギャンブル機器の射倖性

パチンコ・スロットなどの機器はElectronic Gaming Machine（EGM）と言います．このEGMは，人をギャンブルにのめり込ませるために，あらゆる技術改良と工夫が可能です．古来からある闘鶏やさいころゲーム，花札の比ではありません．もう少しで当たる感覚を演出するnear miss（near gain）の細工，大当たりの前振れを知らせるリーチ表示だけでなく，画像に馴染みのアニメや映画を登場させて物語性を付加します．これらの脳刺激は，派手な光と音響によって何倍にも増強されます．危険ドラッグ同様，数回これらの脳刺激をあびせられると，もう抜け出せなくなるのです．

③ 借金のしやすさ

パチンコ・スロットホールにATMが設置されているくらいですから，日本の銀行もギャンブルに費消されるお金を狙っているのは確かです．ひと昔前までは消費者金融が大流行で，無人の貸金所までありました．当人に返済能力があるかどうかの調査は等閑視されました．しかもその金利は2割を超えていたのですから，高利貸しと大差ありません．

しかし，消費者金融からの借金が膨らんで自殺者と自己破産者が増えたため，2006年に貸金業法が改正されます．過剰融資を防止するためです．総量規制が定められ，年収の3分の1を超える融資は禁止されました．ところが銀行は，この過剰貸し付けの規制からは対象外にされています．銀行のカードローン広告にも，「総量規制なし，年収の3分の1以上借入可」とうたっているほどです．

しかも，この銀行の融資に，消費者金融が返済保証しています．今では大手消費者金融は，大手銀行グループの子会社です．これでは貸金業法の総量規制の脱法行為と非難されても当然です．

④ 尻ぬぐいの常態化

ギャンブル症者がこしらえる借金の多くは，ほぼ例外なく家族や親族が返済の肩代わりをしています．それも1回ではなく数回に達し，そのたびに尻ぬぐいの額が増えるのが通常です．しかも尻ぬぐいのたびに，ギャンブル障害は重症化するので，事は

重大です.

　わが息子や娘のために,借金をチャラにして身を軽くしてやりたい意向はよく分かります.しかし,子供がこしらえた借金を親が支払う必要はありません.本来なら,返済能力のない者に金を貸した側が悪いと考えるべきでしょう.そしてあくまでも本人の借金は本人が返す,返済不可能であれば迷わず債務整理をするという原則を守るべきです.欧米では,この認識が徹底しているので,たとえギャンブルにはまっても,家族や親族の金銭的被害は少なく,病気も重症化しないのです.

⑤ 制限のないギャンブル広告

　ギャンブル障害は嗜癖ですから,アルコール依存やニコチン依存と同等に扱われてしかるべきです.喫煙は新聞やテレビの広告には登場せず,煙草のパッケージにはその害さえも記載されています.アルコールのテレビCMにも,時間帯の自己規制がされています.しかしギャンブルには全く規制がありません.公営ギャンブルの宣伝は,タレントが使われ,テレビや新聞にのべつまくなし登場します.

　パチンコ・スロットに至っては,文字どおりやりたい放題です.テレビCMは朝から晩まで,新聞のチラシの半分はホールの宣伝です.液晶の屋外広告,宣伝の旗,夜間の夜空のビーム,ラッピング車輛など,あの手この手を使っています.社会全体がこれを容認しているのですから,日本人はギャンブルに対して脱感作されてしまっていると考えてさしつかえないです.

⑥ 予防教育のなさ

　ギャンブルには必ず影の部分,ギャンブル障害が付随します.この影の部分の予防教育が必要なのは,アルコールや麻薬,シンナーや危険ドラッグと同じです.アルコールや麻薬,シンナー,危険ドラッグでは未成年者に教育が行き届きつつあります.飲酒運転に関しては,大人よりも子供に向けて「飲酒運転は犯罪です」と教えているNPO法人も存在します.子供にアルコール教育をしておけば,子供が大人を教育してくれると考えての運動です.

　ところがギャンブルに関しては,そうした教育は一切手つかずのままであり,それどころか子供たちを熱狂させるゲームセンターは花盛りです.ゲームとギャンブルはひと続きであり,なし崩し的な危険性(slippery slope)も指摘できるのに,完全に無視されています.

　このように日本はギャンブルについて異常なほどの過剰に親和性のある環境なのです.gamble friendly country といっていいでしょう.これが福岡県の人口よりも多い536万人というギャンブル症者を生み出しているのでしょう.

　ここまで書くと,原田先生の第3の質問,日本人の生活事情も加味したギャンブル障害の病理理解にも,大方答えたのではないかと思います.ギャンブルが身近にはび

こった国であるからこそ，他のより健全，建設的な遊びやレジャーが芽を出しにくかったと考えられます．

今回の原田先生の指摘によって，これまで先延ばししてきた，大局的な問題について，考える機会を持つことができました．心より御礼申し上げます．

拝白　再見
森山　成彬

3 森山成彬先生への第二書翰

早速，お返事とご高著（『やめられない―ギャンブル地獄からの生還』[6]，『ギャンブル症者100人の臨床的実態・続報』[7]）を賜り，誠にありがとうございました．ご多用の中，大変詳しい啓発的なご論を用意下さりましたご厚誼に，こころより感謝を申し上げます．これから，私からの二通目の書翰をしたためてみます．

先ずは，恐らくは私の不十分な説明が先生の誤解を招いてしまった（ように感じられる）点から取り上げます．先生は，次のように書いておられます．

原田先生は質問の中で，「成育史と家族関係〜生活状況」の記載が不十分ではないかと，疑問を投げかけられていました．しかし私はこれこそ，人の行動の原因にはいつも成育史，家族関係，生活状況が関与していると考えやすい，精神科医特有の病だと思うのです．

…とはいえ，嗜癖にある人が陥り，ある人は陥らないという厳とした事実が存在します．しかしその差に成育史〜家族関係〜生活状況が関与するという考え方は，病気には必ず原因があるとする一般医師の病でもあります．

こういう考え方を採用するとすれば，原因は無数にあって特定不能とみたほうがいいように思うのです．GAの12ステップのステップ1で早くも「原因探しを諦めよう」と促しているのも，そのためでしょう．

ここで，わたしの原文を再掲します．

一例をあげれば，ご高著での「ギャンブルにはまった人たち」の描き方．確かにそこからギャンブル歴のあらましは伝わってきますが，成育史〜家族関係〜生活状況が十分記されていないラフスケッチに留まっていることもあり，ギャンブル障害発症に至った経緯〜必然性が判然としません．

わたしはここで，「病気には必ず原因がある」とする「一般医師の病」に基づいて，一方的で断罪的な「原因探し」を意図している訳ではありません．わたしが申し上げ

ようとしたのは，次の内容です．

　患者の病態を精緻に把握して（診断），適切な対応を工夫する際には（精神療法を含めた治療），患者の人間の総体を理解しようとする姿勢が必要となる．そしてそれを実施する際には，（患者の元来の心身の資質を含めた）成育史〜家族関係〜生活状況の把握が欠かせない．診療の場で患者に共感〜サポートし活きた介入を試みる際には，こうした「元来の資質〜成育史〜家族関係〜生活状況の理解」が必須要素である．

　第一書翰における私の表現内容が不十分だったのですが，こうした認識に則って原文を書きました．恐らくは，多くの（ほとんどの？）精神科医が賛同すると思われるこの内容に関しては，先生の同意をいただけるのではないかと推測していますが，如何でしょうか．

　仮に先生が，「元来の資質〜成育史〜家族関係〜生活状況の理解」は精神科診療に当たって必要ないと考えておられる場合には，是非ご趣旨をお伝え下さい．それこそ，診断〜精神療法に関する斬新な議論が展開する基点になるかもしれません．

　ちなみに，先生の「たとえ御釈迦様でもギャンブルにはまるという考え方」に，私は諸手を挙げて賛成です．「誰でもはまりうる」という意味合いも込めて，私自身の「依存症傾向丸出しの体たらく」を前の書翰で記しました．

　2点目に移ります．大層お忙しい中，バリントの著作『スリルと退行』を紐解いて下さりありがとうございました．

　しかるに，この点に関しても自らの説明不足を実感しています．バリントに言及するのならば，誤解の余地を減らすべくもっとしっかり述べる必要があり，例えば彼の主著『治療論からみた退行—基底欠損の精神分析』も引用して，「基底欠損の一類型としてのフィロバティズム」を詳しく論じるべきだったと反省しているところです．

　紙幅の関係もあり十全な論述はできませんが，できる範囲で論旨を説明させていただきます．先ずは，先生の書翰の記述を引用します．

- novelty seeking（新奇性希求），sensation seeking（興奮希求），risk taking（危険志向）の強い人がギャンブルにはまりやすいのではないか，という仮説です（ポイント1）．
- こうしてギャンブルのとりこになると，人間が変容します．嘘と言いわけが常習になり，反省がなくなります．…行き着く先が3ザル状態と3だけ主義です．自分の病気が見えない（見ザル），人の忠告を聞かない（聞かザル），言わざる（自分の気持ちを他人に言わザル）で，何を考えているのかさっぱり分からない人間になります．3だけ主義は，大切なのは今だけ（将来なんてどうでもいい），大切なのは自分だけ（妻子や親兄弟などどうでもいい），大切なのは金だけ（愛情や友情など知ったことか）です（ポイント2）．
- ギャンブル症者の思考の中心は，「ギャンブルで負けた金は，ギャンブルで取り返さなければならない」です．…統計学的にみて，今まで負け続けているのであれば，

将来も負け続けるのは当然です．この理屈が分からなくなってしまうのです（ポイント3）．

　私がバリントを引用したのは，彼の「基底欠損～フィロバティズム」「スリル～退行」という概念を援用することで，まさに先生がご指摘下さった「ポイント1～3」をうまく理解～説明できはしないか，と考えているためなのです．バリントの業績をふまえることで，「ポイント1～3」に代表されるギャンブル症者の心理・行動パターンの理解が若干なりとも進んで，より有効な介入を考える端緒になる可能性はないか，という目論見を持っている訳です．
　こうした推論の根拠を示すために，「ポイント1～3」に対応するバリントの記載を具体的に記してみます．引用文中の下線は，私がつけました．

- ポイント1：スリルには<u>高速力と関係している</u>ものがある．…次には<u>危険に身をさらす場と関係している</u>スリルがある．…最後に，<u>非日常的な，さらには全く新しい形の満足</u>がある[3]．
- ポイント2：この根本的相違は，この水準では患者が，<u>自分の欲しいものは貰って当然と感じている</u>ことがその理由の一つだ．…基底欠損水準において分析者が自らの受身的態度を放擲するならば，<u>嗜癖の持つ危険極まりない果てしない螺旋運動</u>に足を一歩踏み入れることになる．ここは底なしの泥沼である．それは，患者からの，<u>感謝というお返しが，フシギな具合に欠如している</u>からでもあり，<u>いくらでもねだる強欲性</u>のためでもある．…
　　基底欠損から発する力は高度の力動性を持ちながら本能の形も<u>葛藤の形ももたない</u>．それは欠損である．…
　　それ（＝基底欠損）は決定的に二人関係であり，しかも<u>パートナーのうちの一方だけが大切にされる関係</u>である．<u>その人の願望や必要だけが問題で，必ずそれを満たさなければならない関係</u>である．
　　…仮にそれを"フィロバティズム"と名付けた．この場合，<u>対象は冷淡なもの，我関せず焉のもの，いや信頼できない欺される危険性のあるもので避けるに如くはない</u>，とされる．…万一主体対象間に何らかの<u>障害や不協和音が発生した時の反応</u>は何であろうか．それは派手で激烈な症状である．それはきわめて<u>攻撃破壊的過程</u>か，さもなくば深く解体的な過程の存在を推定せしめる類のものである．
　　…私は，私にとって重要な万人万物からあらゆる点で愛され介護されなければならない．こちらからの努力や反対給付を求められることは一切抜きで，である．<u>私自身の願望，関心，需要以外は問題にならない</u>．私にとって重要な人物は皆，私と違った願望，関心，需要を抱いてもらっては困る．万一抱いているとしても，<u>私の願望，関心，需要が優先する</u>[8]．
- ポイント3：フィロバットは<u>いわれなき楽観主義者</u>であるといってよいであろう．
　　…フィロバットとは，<u>現実的な危険を軽視し，そんなものは存在しないと否認さ</u>

する人となる．…フィロバットは危険に対処する自己の能力を妄信し安全な帰還を妄信し，…[4]．

最後にバリント～フィロバティズムに関して，蛇足を一つだけ追記させていただきます．ここで，すべてのギャンブル症者が発症前～回復後を通してフィロバティズム的特徴を明確に示す，と述べようとしているのではないことは勿論です．ここで申し上げたいのは，若干なりともフィロバティズム的特徴を持つ人が，ある生活状況下で悪循環に陥ってこの要素を顕著に示すが，回復後にはフィロバット的傾向は再び目立たなくなる，という仮説です．ちなみに「若干なりともフィロバティズム的特徴を持つ人」は，人間の多数派に属すると思われ，決して限られた人だけがこのプロセスに陥る訳ではありません．

次に，論点「日本特有の組織の特徴」に移ります．初めに，私の原文を再掲します．

…しかるに先生もご承知の通り，ここで露呈している我が国の組織の欠点については，(1) ギャンブル以外の領域でも，日本の組織は（残念ながら）同じような問題点を示しがちであり，(2) 更には，（残念ながら）昔から連綿と続いている伝統的な側面もある，と指摘できるように感じます．

これに対して先生は，① ギャンブルへのアクセスのよさ，② ギャンブル機器の射倖性，③ 借金のしやすさ，④ 尻ぬぐいの常態化，⑤ 制限のないギャンブル広告，⑥ 予防教育のなさをあげて，具体的で詳細な教示をして下さりました．わたしはこの「ギャンブルにはまりやすい仕掛けが国中にはびこっている」という指摘に全く異論はないのですが，ここでも私の説明不足が原因となり，議論のポイントが若干ずれてしまった面があると感じています．

私が申し上げたかったのは，「ギャンブルに典型的に現れているように，一旦ある構造～仕組みが出来上がってしまうと，そこに大きな問題が内包されていることが明々白々であるにもかかわらず，本質的な改革がなされないままずるずると推移して，『不作為の大罪』を犯しがちな傾向が我が国に広くみられるように思われる．そしてその問題を，政治～行政，警察，メディア，学問，法曹界も，黙認する傾向がある．当の問題点にメスが入って本質的な変化が生じるのは，① のっぴきならない破綻が実際に生じてしまう，② 危機状況における海外からの外圧が誘因となるパターンを呈しがち」という内容です．

一例だけあげるとすれば，現在の我が国の財政状況はどうでしょう．世界に冠たる莫大な額の借金国家であるにもかかわらず，その深刻な問題を政治～行政，メディア，学問が正面切って真剣にしっかり取り上げることは，比較的稀なように見受けられます．残念ながら解決への本格的なステップは，① 何らかののっぴきならない破綻が生じるか，② 深刻な危機状況で強力な外圧がかかる際に，初めて始動するのではな

いかと懸念しています．

　最後は，「現代の日本人の生活事情」です．ここでも私の説明が不足していたことを，お詫び申し上げます．

　精神医療に携わる者からみた「現代の日本人の生活事情の問題点」を描写するやり方はいくらもあるでしょうが，第一書翰で私が記したのは，「現代の私たちは，ストレス満載でゆとりの乏しいせわしない生活を送る一方で，『自然と接する』『体を動かす』『質の良い人間関係を味わう』といった，本来人間にとって必要な経験の質と量が貧しくなりがちです」という内容です．こうした「本来人間にとって必要な経験」が乏しくなっている現代の人間の一部が，ギャンブルを初めとする各種依存～嗜癖に傾く傾向は，了解できるように感じます．そしてこの内容も，治療論に結びつく可能性がないだろうかと勝手に考えております．

　実は，第一書翰を書き終えて中山書店編集部に届けた日（5月9日）の後に，神田橋條治先生の新刊書『治療のための精神分析ノート』[9]が刊行されました（5月20日）．この本の中に，ここまで述べてきた私の論旨（① 退行と嗜癖の関係，② 日常生活の過ごし方と嗜癖の関係）と重なる部分がありましたので，少々長くなりますが引用させていただきます．ここも，下線は私がつけました．

　　<u>三昧</u>：<u>「退行」は自然治癒発動の本質状況</u>であり，自然治癒を「抱え」ている．<u>その退行現象をさらに「抱え」ているものが「三昧」の活動である</u>．
　　夢中・没頭・我を忘れて・時を忘れて，などと表現される活動は，「迷い・右顧左眄（うこさべん）・心配・纏（まと）まらない」などの表現と対極の雰囲気である．その原型は乳房を吸う幼児である．さらに発展して「遊びをせむとや生まれけむ」も三昧の境地であり，<u>退行を「抱えている」その特徴は「目的と手段の不二」「心身の不二」「不二のいのちの躍動」</u>である．そして「不二」こそがいのちのありのままであり，分離されるのはときどきの必要な状況でのやむなき処置であることが連想される．
　　そして<u>「三昧」を日々の中核に置いている人の健やかな人生</u>を次々に思い浮かべることができる．その人々も若い頃は「目的と手段が分かれた」生き方をしており，長年の集中の結果三昧に到達されている．
　　<u>そこに到達するに至らず，本来やむなき処置であるありようが慢性化して，いのちを疲弊させているとき，お手軽な「三昧」として，さまざまな工夫が採用される．祭りや趣味の多くがそれであるが，ギャンブル依存を含む嗜癖行動のほとんどが「目的と手段の不二」「心身の不二」という特徴を備えていることに思い至ると，悲しみといたわりの気分が生じる．飽きもせずに同じことが繰り返される犯罪行為の行為者の日常生活には，恐らく三昧の欠如といのちの疲弊がある．</u>

　いかがでしょうか．前回の書翰では，私の説明不足が様々なズレを引き起こしてしまいましたが，この度はそうした事態が生じるリスクが少しは小さくなっているので

はないか，と期待しています．

それでは，どうぞよろしくお願い申し上げます．

2016年6月13日
原田　誠一

追伸：神田橋先生の引用文の一節，「『三昧』を日々の中核に置いている人の健やかな人生」という箇所から，私は診療〜執筆を自在になさっておられる先生のお姿を連想致しました．

4 原田誠一先生　　硯北

拝復

　早々の第二信ありがとうございました．原田先生ご指摘のBalintに対する私の読解力不足，ならびにご質問に関する読み違いは，全く恥じ入るばかりです．申し訳ありません．

　とはいえ，これがいわば怪我の功名となって，先生から胸のすくような解答を引き出したと，ひとりほくそ笑んでいます．

　さて論点の第2は，外圧が加わらない限り組織が変わらない日本の悪弊についてです．まさに先の大戦の終結がそうでした．しかし現代は軍部が跋扈しているわけではなく，治安維持法もありません．ことギャンブル障害に関しては，確実に内なる変化の芽が見られます．不作為を私が断罪したのは，行政，警察，メディア，精神医学界，法曹界のギャンブル障害に対する無策ぶりでした．

　このうち行政を担う自治体は，ギャンブル障害の問題を無視できなくなり，専門の相談窓口を設ける気運が高まっています．GAの開催についても，会場や料金の面で便宜をはかってくれるようになりました．特筆すべきは大阪府です．大阪アディクションセンターを設け，薬物・アルコールとともにギャンブルも含めた治療と回復支援に取り組みはじめています．当事者団体，司法，医療，行政がネットワークをつくって連携する体制です．この動きはやがて，他の自治体にも広まっていくはずです．

　メディアも，ギャンブル障害の深刻さに気がつき出しました．広告に依存するテレビや新聞は別にして，週刊誌や月刊誌が特集を組む頻度は増えています．

　そしてもっとも動かねばならないはずの精神医学界も重い腰を上げつつあります．最大の学会である日本精神神経学会で，初めてギャンブル障害がとり上げられたのは2013年でした．市民公開講座で私が指名され，対策の必要性を声高に叫びました．しかし相手は市民であり，精神科医ではありませんでした．それでも翌年からはギャ

ンブル障害に関するシンポジウムが少なくともひとつ組まれるようになりました．この流れは今後も続き，いずれ精神医学会が政府のギャンブル施策について，物申す日がやって来るはずです．

　最も変わりつつあるのは法曹界です．相談業務を通して，社会をむしばんでいるギャンブル障害の病根の深さに気がついたからだと思われます．今秋開かれる九州弁護士会連合会定期大会では，「ギャンブル依存症のない社会をめざして」という表題のもと，宣言が採択される予定です．そこでは，ギャンブル障害の危険性に関する教育と啓発がなされていない現状を告発し，当事者と家族が孤立し放置されていると慨嘆し，政府各省庁が公営ギャンブルを奨励し，警察はパチンコ・スロットを放任していると告発しています．この世界でも類を見ないギャンブル天国によって生み出されるギャンブル障害は，まさしく消費者被害であり，人権侵害だと訴えています．

　この正当な見解が他地区の弁護士会にも広まっていけば，大きなうねりになるのは間違いなしです．

　ひとり知らん顔を決め込んでいるのが警察と国です．国は臆面もなく，国民をギャンブル漬けにして，財政や税収をギャンブルに依存する政策をとり続けています．先進国は例外なく，ギャンブルは国が管理し，統制し，総量規制やアクセスを制限，広告を禁じています．ひとり日本だけがギャンブル垂れ流しの国なのです．

　2013年に「アルコール健康障害対策基本法」が制定されたように，いずれ「ギャンブル障害防止対策推進法」ができるのを，私は夢見ています．不可能だとは思いません．現在ある「過労死等防止対策推進法」も，始まりは遺族会の地道な運動だったのですから．

　論点の第3は，日本人の生活から，自然との接触，自らの身体を動かす，質の良い人間関係が失われているという，先生の主張です．全くそうで，ギャンブルに関していえば，半世紀前の学生時代，東府中に下宿をしており，土日は府中競馬場にアルバイトに行っていました．仕事は打券機で券に穴を開け，売子さんに渡す作業でした．今は券は印刷になっているはずですが，当時は穴を開けて数字を刻印していました．

　田舎から出て来て，早朝の競馬場に足を踏み入れたとき，クラシックの音楽が流れ，花園もふんだんにある競馬場のたたずまいに驚嘆しました．まるで公園だったからです．友人や家族連れ，子供も遊ぶ姿も見られました．その後，銀座や錦糸町の場外馬券売場に配属され，眼を血走らせた人々が行き交う殺伐とした光景に接し，ギャンブルの本質を知った思いがしました．

　ギャンブル行為は，自然との接触を絶ち，身体を運ばず，良質の人間関係を奪いとるものだと思います．逆にGAは，その3つを再獲得していく営みでもあります．大会はたいてい自然豊かな場所で開かれ，わざわざそこまで身体を運ばねばなりません．GA仲間の交友はベトつかず，淡きこと水の如しで，見ていて気持ちのよいものです．

　最後の第4点は，神田橋條治先生が提示された実に奥行きのある視点，「三昧」です．

ここにあるギャンブル症者の告白があります.

　パチンコを打っている間だけは,金貸しのこともすべて忘れて,このままずっと打っていられたらいいのに,と思うんです.でも,どんなにジャンジャン玉が出ていても,ふと正気に戻る瞬間があって,そんなときは,こんなこと続けていたらまた生活が立ち行かなくなる,ギャンブルなんかやめてしまいたい,と思うこともありました.

　三昧を構成するのは,繰り返しの行為です.ギャンブルも反復行為です.その差は,ギャンブルにおいては,同じ行為をしながら,違う結果(勝ち)を求めるところにあります.同じ行為ですから,違う結果が出るはずはありません.これが目的と手段の乖離なのかもしれません.もうひとついえば,三昧の場合は,同じ反復行為でも,少しずつ工夫があります.結果を望むとしても,勝ち負けではなく,自分なりのわずかな進歩であって,自己完結しています.ギャンブル行為における工夫は,自己完結しようのない結果を求めての空しい反復にとどまっています.とうてい三昧の境地にはたどりつけません.

　これで語り尽くしたような気がします.二つの先生の手紙によって,私ひとりでは絶対に気づきえない多くの重要事項を学ぶことができ,心より感謝申し上げます.

　また今度はギャンブル障害の治療に関して,同様なやりとりができるのを楽しみにしています.

拝白　再見
森山　成栽

文献

1) 帚木蓬生.ギャンブル依存国家・日本―パチンコからはじまる精神疾患.光文社(光文社新書);2014.
2) 森山成栽.ギャンブル障害の臨床.原田誠一(編).外来精神科診療シリーズ メンタルクリニックが切拓く新しい臨床―外来精神科臨床の多様な実践.中山書店;2015.pp130-136.
3) 森山成栽.ギャンブル障害は「自己責任」ではなく,「国家責任」.森山成栽(編).外来精神科診療シリーズ 不安障害,ストレス関連障害,身体表現性障害,嗜癖症,パーソナリティ障害.中山書店;2016.pp285-288.
4) バリント M(著),中井久夫,滝野　功,森　茂起(訳).スリルと退行.岩崎学術出版社;1991.
5) 森田豊久.新訂 自閉症(こころの科学叢書).日本評論社;2016.
6) 帚木蓬生.やめられない―ギャンブル地獄からの生還.集英社;2010.
7) 森山成栽:ギャンブル症者100人の臨床的実態(続報).臨床精神医学 2016;45:517-522.
8) バリント M(著),中井久夫(訳).治療論からみた退行―基底欠損の精神分析.金剛出版;1978.
9) 神田橋條治.治療のための精神分析ノート.創元社;2016.

索引

和文索引

あ

愛着障害	260
愛着不全	291
アイデンティティの確立	292
"あいまいな喪失"	315
アウトカム変数	264
アクセプタンス＆コミットメントセラピー	34
朝型-夜型質問紙	276
アスペルガー症候群	149, 150, 151
アセスメント	13, 110
神経認知機能の——	141
動作——	94
復職準備性の——	141
アテネ不眠尺度	271, 274
アドラー心理学	54
アパシー	292, 314, 316
青年期——	316
老年期——	316, 319
アバン®	167
安全の確保	77

い

依存症	263
BZ——	218
依存症重症度の評価尺度	265
依存症治療	263
イデベノン	167
飲酒関連認知尺度	265

う

ウェクスラー記憶検査改訂版	299
ウェクスラー成人知能検査第3版（WAIS-III）	298
ウェル・フォームド・ゴール	110
うつ状態	140
うつ状態の鑑別	179, 182
うつ病	138, 148
神経症性——	28, 29
単極——	140
内因性——	28, 29
うつ病の診断	135
うつ病の発症メカニズム	135
上の空	5, 6, 7

え

エクスタシー	172, 173, 175
エナクトメント	17, 18
エピソード	55
エプワース眠気尺度	275
日本語版——	275
円環的因果律	116
円環的な認識	115
エンパワーメント	235

お

オープンダイアローグ	185, 186, 236, 238
オキシトシン	136, 139

か

懐疑意識	91, 92
解決志向	159
解決志向ブリーフセラピー	108, 159
解決像	162
外傷性記憶	140
改訂長谷川式簡易知能評価スケール	267, 298
回避	6, 7, 309, 313
回避型性格	179
解離性同一性障害	171
解離の投企的側面	175
科学知	236
化学調味料アレルギー	157
化学調味料過敏症	157
覚醒亢進	140
家系内精神科疾患	290
重ね着症候群	139
カサンドラ症候群	149, 150, 151
過剰適応	291
カスタマー関係	111
仮想的目標	56
家族史	103
家族史研究	102
家族史的課題	102
家族史分析	104
家族史療法	105
家族ライフスタイル	121
家族療法	114, 115
構造的——	117
偏った価値観	147
葛藤	13, 231
葛藤の「行動化」	222

活動量の不足	5, 6, 7
過度の悲観	6, 7
過眠症評価	275
カラン®	167
加齢性性腺機能低下症	154
感覚過敏	211
感覚飽和	211
環境因子	5
患者因子	4, 5
感情	14
干渉現象	197
感情のコントロール	77
感情の法則	63
観測	197
神田橋條治	183
神田橋の「3つの診断」	159
鑑別不能型身体表現性障害	93

き

器官劣等性	55
基底的想定	124
基底的想定グループ	124, 125
機能レベル	79
気分障害	242
逆転移	17
『ギャンブル依存国家・日本』	325
ギャンブル障害の背景	326
ギャンブル障害の有病率	330
ギャンブルの歴史的起源	331
境界侵犯	18
境界性人格障害	216
境界性人格障害の診断基準	221
競合的な構え	57
『狂人日記』	189
鏡像	199, 200
共通感覚	54
強迫	6, 7, 309, 313
強迫型性格	180, 182
強迫観念型うつ	82
強迫症	36
恐怖	137
協力的な構え	57
筋力低下	155

く

『雲の都』	188
『グランドフィナーレ』	307

け

形式分析	88, 89
芸術表現	87
芸術療法	84
精神力動的――	87
リハビリテーション的――	87
レクリエーション的――	87
芸術療法を用いた診断	89
現実検討力	77

こ

抗うつ薬のRCT	29
抗うつ薬のプラセボ対照二重盲検	
ランダム化比較試験	29
構造上のルール	77
構造的家族療法	117
構造的カップリング	178
構造的時間	174
交替人格	174
行動特性	132, 133
行動の連鎖	117, 118
行動療法	27
第一世代の――	31
第二世代の――	32
第三世代の――	34
更年期障害	155
男性――	154, 155, 156
広汎性発達障害	209
交流分析	76
国際勃起機能スコア	285
心の影	199
心の流れと滞り	63
心の「窓」	52
「心の理論」の障害	149
個性化の過程	49
個体の構造	177
孤独	230
コフート心理学	20
コフート理論	21
孤立	233
コンプレイナント関係	111

さ

最早期記憶	18
作動グループ	124
ザナリーニのBPD評価尺度（ZAN-BPD）	293
三角関係化	117, 118
三昧	338, 341

し

ジェノグラム	120
自記式のパニック症評価尺度	246
自記式パニック症評価尺度	247, 248, 249
刺激薬物再使用リスク尺度	266
自己愛転移	23
自己愛の成熟度	23
指向する課題の判定	101
自己概念	60
自己実現の過程	49
自己心理学	20
自己治癒力	131
無意識の――	51
自己同一性障害	216
自己内省	62
「自己認識」と「実態」の乖離	310, 313
『自己の修復』	21
『自己の治癒』	22
自己の病理	24
『自己の分析』	21
自己否定感	230
自己理想	60
自殺企図	222
視床下部-下垂体-副腎系	136
自傷行為	222
自尊心	14
自体感	92
疾病抵抗力	111
私の意味づけ	59
私的感覚	54, 57
私的信念	59
私的論理	58
自動思考	136, 138
否定的――	4, 6, 7
『シナプスの笑い』	203
『死の棘』	190
自閉	149
自閉症スペクトラム指数日本語版	267
自閉症スペクトラム障害	209
自閉症スペクトラム障害の特徴	210
自閉症の診断	209
自閉症の特徴	211
自閉スペクトラム症	138
社会適応能力	130
社会適応能力の改善	131
社会的自己	292
社交不安症問診票	246, 249, 250
修正・日本語版 South Oaks Gambling Screen	265
集団内の精神力動	124
集団療法	122

受動攻撃型うつ	81
シュレーディンガー	196
純粋経験	195
準備段階	163
障害特異的スキーマ	46
障害の告知	211
障害非特異的スキーマ	46
初回夢	51, 52
初回面接	19
人為的・操作的診断基準	168
人格適応論	79
神経質性格	61, 65
神経質性格の短所	63
神経質性格の特徴	62
神経症水準	290
神経症性うつ病	28, 29
神経認知機能のアセスメント	141
診察	110
身体表現性障害	96
鑑別不能型――	93
診断横断的アプローチ	34
診断基準	35, 36
境界性人格障害の――	221
人為的・操作的――	168
「診断基準」の未来	169
診断の功罪	151
診断の3つの機能	185
診断名の「重さ」	205
診断名の「軽さ」	205
診断面接	289
心的外傷後ストレス障害	140
信念	41, 42
信念の操作	264
信念の変容	264
心理教育	34
心理社会的要因の評価	265
心理社会的要因の評価質問票	266
心理的ストレス反応（測定）尺度	267
心理的見立て	78

す

睡眠覚醒リズムの評価	276
睡眠障害	270
睡眠日誌	276, 277
スキーマ	42
障害特異的――	46
障害非特異的――	46
スキゾイド型うつ	80
スケーリング・クエスチョン	111

せ

性格類型	178
生活史	290, 291

生活知	236
生活特性	99
生活特性の判定	100
生活特徴	99, 100
生活臨床	98
生活臨床の診断体系	99, 101
生活類型	99
生活類型の判定	100
性機能低下	155
性機能不全	284
性嫌悪スクリーニング質問票	285
精神運動制止	216
『精神科診断面接のコツ』	183
精神科リハビリテーション	128
精神病水準	290
精神分析	12
精神力動的芸術療法	87
精神療法の実践	15
性同一性障害	282
青年期アパシー	316
生の欲望	62
性別違和	282, 284
セルフエスティーム	14
全人的理解	49
全体性	49
セントマリー病院睡眠調査票	271

そ

早期回想	59
双極型性格	180, 181, 182
双極性障害	140
操作的診断	3
創造段階	163
挿話性緊張病	173

た

第一世代の行動療法	31
対応原理	197
退却神経症	314
第三世代の行動療法	34
対象転移	23
対処行動	56
第二世代の行動療法	32
対話方程式	196
他者に依存できる能力	25
「だらだらダウン」	101
単極うつ病	140
男性更年期障害	154, 155, 156

ち

注意欠如・多動症	138
直線的因果律	116
直線的な認識	115

治療的会話	119
「治療のために立てる仮説」	206
治療反応性	264
治療面接	289

て

低血糖感知	156
転換性障害	91
伝統的な診断学	3

と

同一化	14
同一性拡散	292
同意入院	30
投影性同一化	124, 125
投企	175
動機づけ面接	34
統合失調症スペクトラム	132
動作アセスメント	94
動作課題	92, 93
動作情報	95
動作体験	94
動作不調	94
動作療法	91
当事者研究	236, 237
当事者の知	238
東大式社会不安尺度	246
逃避型抑うつ	314
時計描画検査	298

な

内因性うつ病	28, 29
内観	69, 74
内観三項目	70
内観方法	70
内観療法	9, 69
内観療法の対象	74
内省力	74
内的対象	14
内閉神経症	314
内容分析	88
『中井久夫と考える患者シリーズ』	204
名づけ	146

に

西田哲学	195
日常生活動作評価尺度	301
日本語版 AUDIT 問題飲酒指標	265
日本語版 General Health Questionnaire-28(GHQ28)	266, 267
日本語版 UGDS	283

日本語版エプワース眠気尺度	275
人間関係尺度	246, 251
認知機能	132
認知機能障害の評価尺度	297
認知行動療法	6, 32, 40
認知再構成	142
認知症	296
認知症の重症度評価尺度	302
認知症の精神症状・行動異常評価尺度	300
認知的概念化	41, 42
認知的概念化図	41, 42, 43, 44, 45
認知療法	32, 264

の

脳内報酬経路	330

は

パーソナリティ構造	287
パーソナリティ障碍	287
パーソナリティ障碍概念	288
パーソナリティ障碍水準	290
パーソナリティ診断	290
発達障害	256
広汎性――	209
発達障害の「正しい」診断	208
発病時課題	102
波動方程式	196
パラノイド型うつ	81
パラフィリア障害	285
半構造化面接	33, 35, 36
反社会型うつ	80
反芻思考	136, 138
反発	232
反復循環	118

ひ

ビオンの理論	124
ビジター関係	111
ヒステリー（演技）型うつ	82
ヒステリー型性格	179, 182
ピッツバーグ睡眠質問票	271, 272, 273
否定的自動思考	4, 6, 7
憑依	174
病因となる信念	14
描画テスト	88
表現病理学	87, 88
標準化リワークプログラム評価シート	141
病跡学	187
病跡学的診断	190
病態水準	290

病名の告知	204	
ビンポセチン	167	

ふ

不安	137	
惨めな――	137, 138	
不安うつ病尺度	252, 253	
不安症	242	
不安症の併発率	243	
不安抑うつ発作	252	
フィロバティズム	336, 337	
フォーミュレーション	13	
力動的――	13	
フォロワーシップ	123	
不確定性	197	
複雑トラウマ	16	
復職準備性のアセスメント	141	
不適切養育	260	
不眠重症度質問票	271	
不眠症評価	271	
フラッシュバック	140	
ブリーフサイコセラピー	107, 108	
ブリーフセラピー	108	
解決志向――	108, 159	
フレキシビリティの障害	260	
プロセス変数	264	
文化精神医学	171	
分析可能性	22, 23	

へ

併存診断	34
並列診断	261, 262
ベーチェット病	154
変化抵抗	93
変化のプロセス	310
扁桃体	136
ベントン視覚記銘検査	299

ほ

防衛	13

訪問段階	163
勃起機能スコア	285
国際――	285
勃起の硬さスケール	285
ホルモン補充療法	154
梵我一如	196
本能的自己	292

ま

マインドフルネス	138
慢性ストレス経路	136, 138

み

惨めな不安	137, 138
三宅（東大脳研）式記銘力検査	299

む

無意識の自己治癒力	51

も

森田療法	9, 61
森田療法の適応	64

ゆ

優越目標	60
ユトレヒト性別違和スケール	282
ユング心理学	48

よ

幼小児期・思春期問診票	244, 245
予診	109

ら

ライフスタイル	59
家族――	121
ラカン	195

ラカンの想像界	200
ラグーナ出版	203

り

リーダーシップ	123
リーダーレス・グループ	123
リーボビッツ社交不安症尺度	246
離隔	173
リカバリー	234, 235
リカバリーカレッジ	235, 238
力動的フォーミュレーション	13
離人症	52
リセットの障害	260
リソース	110
リソース探し	110
リバーミード行動記憶検査	299
リハビリテーション的芸術療法	87
リワーク	134, 141
リワークデイケア	141
臨床の知	236

れ

レーモン・ルーセル	172
レクリエーション的芸術療法	87
レジリアンス	139
レジリエンス	110
レストレスレッグス症候群	276
レストレスレッグス症候群重症度スケール	278, 279
レストレスレッグス症候群の診断	276, 278
レストレスレッグス症候群の評価	276
劣等の位置	60
レポート	55

ろ

老年期アパシー	316, 319

欧文索引

A

acceptance & commitment therapy（ACT） 34
ADL 評価尺度 301
Adult ADHD Self-Report Scale（ASRS） 267
Alzheimer's Disease Assessment Scale 認知機能下位検査日本版 300
anxiety disorder 242
anxiety-depressive fit 252
anxious-misery 137
apathy 314
ASQ（Autism Screening Questionnaire） 259
Athens Insomnia Scale（AIS） 271, 274
attention-deficit/hyperactivity disorder（ADHD） 138, 139
autism spectrum disorder（ASD） 138, 139, 257

B

basic assumption 124
basic assumption group 124
Behavioral Pathology in Alzheimer's Disease（BEHAVE-AD） 301
Benton Visual Retention Test（BVRT） 299
BPD マクリン・スクリーニング検査 293
brief psychotherapy 108
brief therapy 108
broader autism phenotype（BAP） 258
BZ 依存症 218

C

CARS（Childhood Autism Rating Scale） 259
Clinical Dementia Rating（CDR） 302
Clock Drawing Test（CDT） 298
co-operative attitude 57
cognitive behavior therapy（CBT） 32
cognitive behavioral therapy（CBT） 6, 7
cognitive conceptualization 41
cognitive conceptualization diagram 41
cognitive therapy（CT） 32
comorbidity 34
competitive attitude 57
complainant type 111
conversion disorder 91
coping behavior 56
customer type 111

D

DAST-20 265
dementia 296
detachment 173
Disability Assessment for Dementia（DAD） 302
dissociative identity disorder（DID） 171
Drinking-Related Cognitions Scale（DRCS） 265
DSM-5 3, 168
DSM-5 のためのパーソナリティ一覧表 293
DSM 診断 167, 168

E

early recollection 59
enactment 18
episode 55
Epworth Sleepiness Scale（ESS） 275
Erection Hardness Score（EHS） 285

F

family history therapy 105
family therapy 115
fear 137
Female Sexual Function Index（FSFI） 285
fictional goal 56
followership 123
Functional Assessment Staging（FAST） 302

G

Gambling Functional Assessment-Revised 日本語版 266, 267
Gambling Related Cognitions Scale（GRCS）日本語版 266, 267
Gambling Urge Scale（GUS）日本語版 266, 267

H

Hasegawa's Dementia Scale-Revised（HDS-R） 267, 298
hormone replacement therapy（HRT） 154
HPA 軸 136
hypothalamic-pituitary-adrenal 136

I

IIEF5 285
inferiority position 60
Insomnia Severity Index（ISI） 271
Instrumental Activities of Daily Living Scale（IADL） 301
International Index of Erectile Function（IIEF） 285
International Restless Legs Syndrome Rating Scale（IRLS） 278

J

JESS 275

L

late onset hypogonadism（LOH 症候群） 154
leaderless group 123
leadership 123
Liebowitz Social Anxiety Scale（LSAS） 246
life style 59

M

M's 理論 193, 198
Mini-Mental State Examination（MMSE） 297
mood disorder 242
Morningness-Eveningness Questionnaire（MEQ） 276
motivational interviewing（MI） 34

N

Neuropsychiatric Inventory（NPI） 300
N 式精神機能検査 298
N 式老年者用日常生活動作能力評価尺度 301

O

ocnophil 328
omnipotence 9
organ inferiority 55

P

PARS（Pervasive Developmental Disorders Autism Society Japan Rating Scale） 259
personality disorder（PD） 287

Personality Inventory for DSM-5 293	self concept 60	**U**
philobat 328	self-ideal 60	
Pittsburg Sleep Quality Index（PSQI） 271, 272, 273	Sexual Health Inventory for Men（SHIM） 285	Utrecht Gender Dysphoria Scale（UGDS） 282
private belief 59	solution-focused brief therapy 108	日本語版—— 283
private logic 58	St. Mary's Hospital Sleep Questionnaire（SMH） 271, 272	**V**
private meaning 59	STAR*D（Sequenced Treatment Alternatives to Relieve Depression） 4	visitor type 111
private sense 57		
project 175		
projective identification 124	Stress Response Scale-18（SRS-18） 266, 267	**W**
PTSD 140	superiority goal 60	Wechsler Adult Intelligence Scale-Third Edition（WAIS-III） 298
R	**T**	Wechsler Memory Scale-Revised（WMS-R） 299
report 55	therapeutic conversation 119	Well Formed Goal 110
resilience 111	"Thrills & Regressions" 327	wholeness 49
restless legs syndrome（RLS） 276	Tokyo University Social Anxiety Scale（TSAS） 246	work group 124
Rivermead Behavioural Memory Test（RBMT） 299	Tri-axial Coping Scale 24（TAC-24） 266, 267	**Z**
RLS の診断 278	triangulation 117	ZAN-BPD 293
S		
scaling question 111		
SCID（Structured Clinical Interview for DSM-IV-TR） 33		

中山書店の出版物に関する情報は，小社サポートページを御覧ください．
https://www.nakayamashoten.jp/support.html

外来精神科診療シリーズ
診断の技と工夫
しんだん わざ く ふう
がいらいせいしん か しんりょう

2017年2月10日　初版第1刷発行 © 〔検印省略〕

編集主幹 ………… 原田誠一
　　　　　　　　　はら だ せいいち
担当編集 ………… 原田誠一
　　　　　　　　　はら だ せいいち

発行者 …………… 平田　直

発行所 …………… 株式会社 中山書店
　　　　　　　　　〒112-0006　東京都文京区小日向4-2-6
　　　　　　　　　TEL 03-3813-1100（代表）　振替 00130-5-196565
　　　　　　　　　https://www.nakayamashoten.jp/

装丁 ……………… 株式会社プレゼンツ
印刷・製本 ……… 三松堂株式会社

ISBN978-4-521-74006-5
Published by Nakayama Shoten Co., Ltd.　　　　　　　Printed in Japan
落丁・乱丁の場合はお取り替えいたします

・本書の複製権・上映権・譲渡権・公衆送信権（送信可能化権を含む）は株式会社中山書店が保有します．

JCOPY ＜(社)出版者著作権管理機構 委託出版物＞
本書の無断複写は著作権法上での例外を除き禁じられています．複写される場合は，そのつど事前に，(社)出版者著作権管理機構（電話 03-3513-6969, FAX 03-3513-6979, e-mail: info@jcopy.or.jp）の許諾を得てください．

本書をスキャン・デジタルデータ化するなどの複製を無許諾で行う行為は，著作権法上での限られた例外（「私的使用のための複製」など）を除き著作権法違反となります．なお，大学・病院・企業などにおいて，内部的に業務上使用する目的で上記の行為を行うことは，私的使用には該当せず違法です．また私的使用のためであっても，代行業者等の第三者に依頼して使用する本人以外の者が上記の行為を行うことは違法です．

一冊でわかる！こころの評価法のすべて

精神・心理機能評価ハンドブック

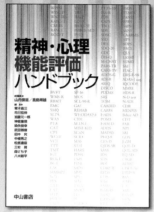

B5判／並製／2色刷
定価（本体13,000円＋税）
ISBN978-4-521-74192-5

総編集●**山内俊雄**（埼玉医科大学名誉学長）
　　　　鹿島晴雄（国際医療福祉大学大学院教授・慶應義塾大学医学部客員教授）

臨床や研究で用いられることの多い約200の精神・心理機能評価法につき，その概要，有用性と限界，各評価法の施行目的，具体的な評価方法，および施行上の注意，解釈に際しての注意を的確に解説した．精神科領域，心理領域の臨床や研究の場で，心理測定法や症状評価法を施行する際の指針となる書．

Contents

I. 臨床評価法総論
II. 知的機能の評価法
III. 記憶機能の評価法
IV. その他の高次脳機能の評価法
　［言語（失語），行為（失行），視覚・視空間認知，注意（選択性・分配性・持続性注意），遂行機能，意思決定課題，表情・情動判断　その他］
V. パーソナリティの評価法
　［質問紙法，投映法，作業法］
VI. 精神発達の評価法
VII. 精神症状の評価法
　A. 健康調査ならびに精神科診断に関連した臨床評価
　B. 神経症領域に関連した臨床評価法
　C. 行動障害・自閉症・子どもの発達
　D. 気分障害に関連した臨床評価法
　E. 統合失調症に関連した精神症状評価
　F. 脳器質障害に関連した臨床評価法
　G. 物質依存ならびに薬の副作用に関連した臨床評価法
　H. 全般的評価

中山書店　〒112-0006 東京都文京区小日向4-2-6　TEL 03-3813-1100　FAX 03-3816-1015
https://www.nakayamashoten.jp/

精神療法をはじめるとき・途中で迷ったときの指南の書
西園精神療法ゼミナール

著●**西園昌久**
（福岡大学名誉教授／心理社会的精神医学研究所所長）

わが国の精神分析療法の第一人者である著者が1999年から継続して開催している「精神療法講座」の講義内容を書籍化．症例検討・質疑応答など，臨床の現場に即した内容は，精神療法の入門書として最適．〈コーヒーブレイク〉〈コラム〉では参考書籍や海外の精神療法事情などを紹介している．

❶ 精神療法入門

CONTENTS

- 1時限目●精神療法とは何か
- 2時限目●精神療法の治療メカニズム
- 3時限目●診断アセスメント
- 4時限目●治療法の選択

ISBN978-4-521-73223-7
A5判／144頁／定価（本体2,800円＋税）

❷ 力動的精神療法

CONTENTS

- Lesson 0●フロイトの時代から100年──現在の精神分析のありかた
- Lesson 1●治療同盟と治療構造
- Lesson 2●治療の過程
- Lesson 3●コミュニケーションと介入
- Lesson 4●治療の終結と転帰
- まとめ

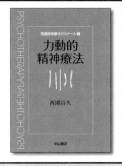

ISBN978-4-521-73363-0
A5判／240頁／定価（本体3,800円＋税）

❸ 精神療法の現場から
実践力動的精神療法

CONTENTS

- Lesson 1●神経症
- Lesson 2●境界性パーソナリティ障害
- Lesson 3●うつ病

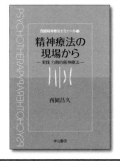

ISBN978-4-521-73436-1
A5判／200頁／定価（本体3,500円＋税）

中山書店 〒112-0006 東京都文京区小日向4-2-6　TEL 03-3813-1100　FAX 03-3816-1015
https://www.nakayamashoten.jp/

データで読み解く発達障害

信頼できるデータに基づく知見が，発達障害最良の診療になる

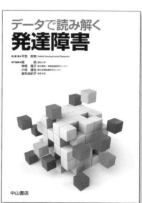

総編集●平岩 幹男（Rabbit Developmental Research）
専門編集●岡 明（東京大学）
神尾 陽子（国立精神・神経医療研究センター）
小枝 達也（国立成育医療研究センター）
金生由紀子（東京大学）

B5判／並製／2色刷／256頁
定価（本体8,000円＋税）
ISBN978-4-521-74371-4

本書の特長

- ▶ 信頼できるデータに基づく読み切りサイズの総説
- ▶ プライマリケア医が実践できるスクリーニングや対応策を紹介
- ▶ サイエンスから臨床のヒントをつかみ，臨床がサイエンスを進展させる

CONTENTS

発達障害を理解する

発達障害とは

自閉症スペクトラム障害（ASD）
診断をめぐって／疫学／ゲノム研究と家族歴／自然経過・成人移行／必要な検査／治療と療育

ADHD
診断をめぐって／疫学と家族歴／遺伝子研究／自然経過・成人移行／必要な検査／治療と療育／コンサータとストラテラ

学習障害（LD）
診断をめぐって／疾患としての学習障害／疫学と家族歴／遺伝子研究／自然経過・成人移行／必要な検査／治療と療育

Tourette障害
診断をめぐって／疫学と家族歴／遺伝子研究／自然経過・成人移行／必要な検査／治療と療育

発達性協調運動障害（DCD）
診断をめぐって／自然経過，他の神経発達障害との関連／必要な検査／治療と療育

選択性緘黙
診断をめぐって／疫学と病因，家族歴／自然経過／評価と治療

表出性言語遅滞
診断と考え方

主な検査
聴力検査／画像検査／染色体・遺伝子検査／脳波検査／内分泌・代謝検査／発達検査，知能検査／M-CHAT／PARS-TR

二次障害への対応
不登校／ひきこもり／いじめ／うつ病／強迫性障害／パニック障害

診断の説明（告知）

社会的対応

発達障害者に対する行政的支援―関連法・制度等

教育的対応
障害児保育と加配／就学相談／就学時健康診断／適正就学／就学猶予／特別支援教育／特別支援学級／特別支援学校／通級指導教室／月経指導

治療と療育の原則

治療と療育の原則
かかりつけ医による発達障害診療
薬物療法と注意点
ASD／ADHD／Tourette障害
療育とは
SST／PT／LST／TEACCH／PECS／ABAとは／ABAの資格―BCBAとBCaBA／ABA/VB（Verbal Behavior）／ABAのティーチング・ストラテジー―DTTとロヴァスの研究に関して／NETの種類とDTTとの比較／ABAの教育的ストラテジー―学校での利用と積極的行動支援／認知行動療法（CBT）／療育と医療の探し方
ディスレクシアの療育的対応
補充代替療法

中山書店 〒112-0006 東京都文京区小日向4-2-6　TEL 03-3813-1100　FAX 03-3816-1015
https://nakayamashoten.jp/

生活障害として診る 発達障害臨床

著●田中康雄（こころとそだちのクリニック むすびめ院長）

発達障害診療の第一人者が，33年間の臨床実践から得た知と技と哲学を余すところなく開陳した1冊．
発達障害を生活障害としてとらえ，生きづらさを抱える当時者に寄り添い，その理解と支援の実際を，豊富な事例を提示しつつ年代別に詳述．家族，学校関係者への対応や支援，多職種との連携の方法についても，具体例をあげて指南．診察室の臨場感溢れる珠玉の1冊．

B5判／並製／2色刷／176頁／定価（本体4,500円＋税）　ISBN978-4-521-74428-5

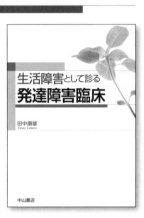

Contents

第1章　「生活障害」としての「発達障害」
1. 発達障害は増えているのか
2. そもそも発達障害とは
3. 発達を考える
4. スペクトラムとしての発達障害
5. 生活のなかでの発達障害の評価
6. 精神医学の宿命
7. 発達障害は生活障害
8. DSM-5からみた発達の障害（生活障害）
9. その人の心のありように近づく診断の意味を考える

第2章　ライフサイクルからみた面接の工夫と治療の実際
1. 面接で心がける3つの視点
2. ライフサイクルにおける心の危機
3. ライフサイクルによる面接の工夫と治療の実際

第3章　ライフサイクルのなかで行う鑑別診断を通した支援
1. 出生後から就園まで
2. 就園から就学前まで
3. 小学校
4. 青年・成人
5. 思春期（中学校，高等学校）

第4章　二次的問題について
1. 出生後から就園まで
2. 就園から就学前まで
3. 小学校，中学校
4. 思春期
5. 青年・成人

第5章　きょうだいを考える ―映画『シンプル・シモン』から―
1. 発達障害をもつ方のきょうだいのさまざまなありよう
2. きょうだいの思い，親の思い
3. 映画『シンプル・シモン』にみるきょうだい関係

第6章　精神療法的視点における抄察
1. 精神療法的視点とは
2. 発達障害への精神療法と精神療法的視点

第7章　薬物療法について
1. 精神科薬物療法を考えるとき
2. 精神科薬物療法にある課題―特に子どもに対するとき
3. 子どもへ精神科薬物療法を行ううえでの留意点

第8章　福祉・教育・医療の現状と課題
1. 福祉の現状と課題
2. 教育の現状と課題
3. 発達障害者支援法の改正
4. 私の医療の現状と課題

おわりに―発達障害臨床から素人の相談者へ

中山書店　〒112-0006　東京都文京区小日向4-2-6　TEL 03-3813-1100　FAX 03-3816-1015
https://www.nakayamashoten.jp/

検査値に頼れない精神科診療の，頼りになる治療指針

精神科外来診療の実際

著●**宮里勝政**（府の森メンタルクリニック）

客観的指標の少ない精神科診療では，治療者自身が客観的な尺度をもたなければ，診療できない．各疾患の治療指針をわかりやすく，コンパクトにまとめた．操作診断との関係もひとめでわかる．

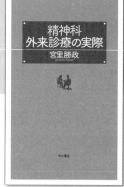

新書判／並製／2色刷／192頁
定価（本体3,500円＋税）
ISBN978-4-521-74265-6

Contents

第1章 病気とその鑑別診断

総論
- 面接準備
- 診断面接

各論
- 症状性を含む器質性精神障害の診断
- 精神作用物質使用による精神および行動の障害の診断
- 統合失調症，統合失調症型障害および妄想性障害の診断
- 気分（感情）障害の診断
- 神経症性障害，ストレス関連障害および身体表現性障害の診断
- 生理的障害および身体的要因に関連した行動症候群の診断
- 成人のパーソナリティおよび行動の障害の診断
- 精神遅滞［知的障害］の診断
- 心理的発達の障害の診断
- 小児期および青年期に通常発症する行動および情緒の障害の診断

第2章 治療の実際

総論
- 治療面接の流れ
- 治療の基本
- 環境調整
- 薬物療法

各論
- 症状性を含む器質性精神障害の治療
- 精神作用物質使用による精神および行動の障害の治療
- 統合失調症，統合失調症型障害および妄想性障害の治療
- 気分（感情）障害の治療
- 神経症性障害，ストレス関連障害および身体表現性障害の治療
- 生理的障害および身体的要因に関連した行動症候群の治療
- 成人のパーソナリティおよび行動の障害の治療
- 精神遅滞［知的障害］，心理的発達の障害の治療
- 小児期および青年期に通常発症する行動および情緒の障害の治療
- 病状に対応した処方例

付録
- ICD-10分類
- DSM-5分類
- 改訂版 長谷川式簡易認知症評価スケール

中山書店　〒112-0006 東京都文京区小日向4-2-6　TEL 03-3813-1100　FAX 03-3816-1015
https://www.nakayamashoten.jp/